临床肿瘤
免疫治疗学
LINCHUANG ZHONGLIU MIANYI ZHILIAO XUE

主编◎胡　胜

长江出版传媒　湖北科学技术出版社

图书在版编目(CIP)数据

临床肿瘤免疫治疗学 / 胡胜主编.—武汉：湖北科学技术
出版社，2020.11
　　ISBN 978-7-5706-0093-9

　　Ⅰ.①临… Ⅱ.①胡… Ⅲ.①肿瘤免疫疗法 Ⅳ.①R730.51

中国版本图书馆 CIP 数据核字(2020)第 115009 号

责任编辑：冯友仁　　程玉珊　　　　　　　　　　　　　封面设计：曾雅明

出版发行：湖北科学技术出版社　　　　　　　　　　　　电话：027－87679447
地　　　址：武汉市雄楚大街 268 号　　　　　　　　　　邮编：430070
　　　　　　（湖北出版文化城 B 座 13－14 层）
网　　　址：http://www.hbstp.com.cn

印　　　刷：湖北恒泰印务有限公司　　　　　　　　　　邮编：430223

889×1194　　　　　　　　1/16　　　　　　21.75 印张　　　　　　610 千字
2020 年 11 月第 1 版　　　　　　　　　　　　　　2020 年 11 月第 1 次印刷
　　　　　　　　　　　　　　　　　　　　　　　　　　定价：158.00 元

《临床肿瘤免疫治疗学》

编　委　会

主　编　胡　胜

副主编　彭　敏　冯　刚　董　爽

编　者（以姓氏笔画为序）

丰明乾　王志刚　尹宜发　卢　驰　卢宏达

冉凤鸣　付　烊　冯　刚　李佑民　杨全军

何　度　张利玲　张明生　陈亚君　林　犀

欧武陵　罗成刚　赵　勇　胡　胜　徐慧婷

曹凤军　彭　敏　董　爽　雷　萍　蔡　茜

主编简介

胡　胜,男,主任医师,2003 年博士毕业于中山大学中山医学院,现为湖北省肿瘤医院肿瘤内科副主任,生物治疗中心主任。

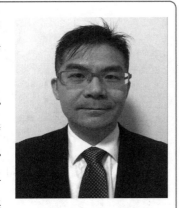

中国抗癌协会生物治疗专业委员会委员,中国抗癌协会化疗专业委员会委员。湖北省免疫学会生物治疗专业委员会主任委员,湖北省免疫学会常务理事。湖北省抗癌协会生物治疗专业委员会副主任委员,湖北省抗癌协会内科专业委员会常委。长期从事癌症靶向治疗和免疫治疗的基础和临床研究工作,尤其是在新型溶瘤病毒和细胞治疗产品的开发方面有一定的造诣。《肿瘤防治研究》杂志编委,发表论文 80 余篇,出版专著 3 部,主持参与课题 20 余项,其中重点项目 2 项。

前　言

在过去的 20 年，我对癌症的分子基础有了深入的理解，现在可以根据癌细胞的基因组测序和通路分子的激活确定特定的基因变异，然后制订个体化治疗方案。肿瘤免疫治疗，在几十年的失望之后，是继手术、放疗、化疗和靶向治疗后的第五大治疗方法。1975 年 Kohler 和 Milstein 通过杂交瘤技术首次推出了肿瘤单克隆抗体，随着嵌合抗体及人源化技术的发展，单克隆抗体在人类肿瘤治疗中发挥着越来越重要的作用，成为治愈肿瘤最有希望的治疗方法之一。

美国食品和药物管理局（Food and Drug Administration，FDA）已经批准 7 种新的免疫检查点抑制剂（immune-checkpoint inhibitors，ICI），我国国家药品（NMPA）监督管理局也批准了 3 种，进入临床实践，用于许多晚期癌症的辅助治疗，如黑色素瘤、非小细胞肺癌（NSCLC）、小细胞肺癌、头颈鳞状细胞癌、肾细胞癌、霍奇金淋巴瘤、膀胱癌、肝癌、子宫内膜癌、宫颈癌、三阴乳腺癌、皮肤鳞癌、食管鳞癌、胃癌、Merkel 细胞癌和微卫星不稳或错配修复缺损的成人和儿童实体肿瘤，也有可能在未来被批准用于治疗其他肿瘤。另一个独特的新策略是所谓嵌合抗原受体（CAR）-T 细胞治疗，FDA 已经批准 CD19-CAR-T 细胞用于治疗具有 CD19 分子的恶性 B 细胞肿瘤，甚至可以导致患者癌症完全消失。而 FDA 批准癌症治疗性疫苗 talimogene laherparepvec（T-VEC）用于治疗黑色素瘤。

肿瘤免疫治疗的时代已经到来，但是不是所有的患者有反应（肺癌约 20%）。虽然高 PD-L$_1$ 表达、高突变负荷、高微卫星不稳定和肿瘤浸润淋巴细胞是预测疗效的标志，但上述标志阴性的患者，也存在治疗反应。而且，一些患者对治疗有非常规反应，如混合反应或假性进展，被定义为肿瘤负荷的初始激增，通常在影像成像时检测到，然后是肿瘤缩小。而且，临床病例报告在开始抗 PD-1/PD-L$_1$ 抗体治疗后，观察到患者反常的肿瘤加速进展，即超进展。

重要的是，肿瘤免疫治疗明显延长了癌症患者的生存时间，但毒副反应也值得我们的足够重视。不同类型的肿瘤免疫治疗药物的毒副反应谱不同，在不同癌症肿瘤患者中的毒性也不相同。常见的毒性机制包括细胞因子诱导的毛细血管通透性增加，肿瘤疫苗诱导的低水平自身免疫反应，过继细胞治疗引起的交叉反应，以及检查点蛋白抑制剂诱导的自身炎症反应。细胞因子可能产生的是弥漫性非特异性 T 细胞反应，而肿瘤疫苗、过继细胞治疗以及检查点蛋白抑制剂似乎能激活更多特异性 T 细胞，作用于正常组织后可造成特定器官的损害。重要组织的严重损害是致命的，所以需要时刻警惕、早期识别，并立即予以积极处理。

因此，我们需要对免疫生物学的深入理解，获得消灭癌症的必要知识。目前生物医学的数据具有"3V"的特征，即数据量大（volume of data）、数据来源多（variability of data sources）和数据处理速度快（velocity of processing the data）。面对生命科学领域的大数据爆炸时代，要求我们肿瘤免疫学工作者必须强制性继教学习。

因此，湖北省免疫学会生物治疗专业委员会组织编写的《临床肿瘤免疫治疗学》也是一种再学习的过程。由于水平和时间有限，错误和纰漏在所难免，希望同道不吝斧正。

目 录

第一章　肿瘤免疫治疗概论 ………………………………………………………………… 1

第一节　前言 ……………………………………………………………………………… 1

第二节　产生抗肿瘤免疫的机制 ………………………………………………………… 2

第三节　肿瘤的免疫治疗手段 …………………………………………………………… 4

第四节　免疫肿瘤学试验研究的报告标准 ……………………………………………… 14

第五节　结论与展望 ……………………………………………………………………… 17

参考文献 …………………………………………………………………………………… 19

第二章　免疫系统与肿瘤的关系 ………………………………………………………… 20

第一节　肿瘤抗原及抗肿瘤免疫应答 …………………………………………………… 20

第二节　机体抗肿瘤免疫效应 …………………………………………………………… 22

第三节　肿瘤逃避免疫监视 ……………………………………………………………… 25

第四节　肿瘤细胞逃避免疫监视的机制 ………………………………………………… 27

第五节　肿瘤恶性生物学行为的免疫学机制 …………………………………………… 29

第六节　肿瘤免疫治疗和诊断 …………………………………………………………… 30

第七节　肿瘤免疫诊断和预后评估 ……………………………………………………… 32

参考文献 …………………………………………………………………………………… 33

第三章　癌症的疫苗治疗 ………………………………………………………………… 34

第一节　前言 ……………………………………………………………………………… 34

第二节　肿瘤疫苗的生物学特点 ………………………………………………………… 35

第三节　疫苗的佐剂和给药方式 ………………………………………………………… 38

第四节　常规的肿瘤治疗疫苗 …………………………………………………………… 39

第五节　个体化的癌症疫苗 ……………………………………………………………… 42

第六节　肿瘤疫苗的疗效评价 …………………………………………………………… 44

第七节　癌症疫苗的临床应用 …………………………………………………………… 45

第八节　总结与展望 ……………………………………………………………………… 48

参考文献 …………………………………………………………………………………… 50

临床肿瘤免疫治疗学

第四章 癌症的 T 细胞免疫治疗 ···································· 51

第一节 前言 ·· 51

第二节 用于 CAR-T 的肿瘤抗原 ························· 52

第三节 目标抗原的异质性 ······························· 54

第四节 增强 T 细胞的活性 ······························· 55

第五节 加强 T 细胞向肿瘤微环境趋化 ··············· 57

第六节 抑制性肿瘤微环境 ······························· 58

第七节 增加 T 细胞的数目 ······························· 59

第八节 解除免疫 T 细胞的抑制 ························· 61

第九节 肿瘤浸润淋巴细胞治疗 ························· 62

第十节 CAR-T 细胞治疗的临床研究 ··················· 64

第十一节 其他细胞治疗方法 ····························· 69

第十二节 总结与展望 ······································· 71

参考文献 ··· 72

第五章 癌症的抗体治疗 ·································· 73

第一节 抗体的结构及其工程改造 ······················ 74

第二节 肿瘤治疗性抗体的作用机制 ··················· 81

第三节 抗体药物的安全性与副作用 ··················· 85

第四节 结论与展望 ·· 87

参考文献 ··· 89

第六章 以免疫治疗为基础的肿瘤联合治疗 ········· 90

第一节 前言 ·· 90

第二节 抗肿瘤免疫系统的机制 ························· 91

第三节 基于提高抗原提呈与免疫治疗联合 ·········· 94

第四节 基于提高 T 细胞功能与免疫治疗联合 ······· 97

第五节 诱导 T 细胞分化与免疫治疗联合 ············· 98

第六节 改善 TME 与免疫治疗联合 ···················· 99

第七节 基于增加对免疫治疗的敏感性与免疫治疗联合 ··· 102

第八节 化疗、放疗与免疫治疗联合 ··················· 104

第九节 联合策略面临的挑战 ····························· 105

参考文献 ··· 106

第七章 中医与癌症非特异性免疫治疗 ··············· 108

第一节 恶性肿瘤病因病机与肿瘤免疫 ················ 108

第二节　中成药的分类 ……………………………………………………… 109

第三节　恶性肿瘤中医治疗 ………………………………………………… 109

第四节　中药及中药多糖调节肿瘤免疫研究进展 ………………………… 113

第五节　不同类别的抗肿瘤中药的免疫调节作用 ………………………… 115

第六节　常用抗癌中成药与免疫调节 ……………………………………… 118

第七节　其他中医疗法与肿瘤免疫调节 …………………………………… 120

参考文献 ……………………………………………………………………… 121

第八章　癌症免疫治疗的常用药物 ………………………………………… 122

第一节　免疫调节剂（非特异性免疫治疗） ……………………………… 122

第二节　肿瘤疫苗（主动免疫治疗） ……………………………………… 127

第三节　过继性免疫治疗（被动免疫治疗） ……………………………… 130

第四节　免疫检查点阻断治疗 ……………………………………………… 132

参考文献 ……………………………………………………………………… 143

第九章　癌症免疫治疗敏感与耐药的机制 ………………………………… 144

第一节　前言 ………………………………………………………………… 144

第二节　预测免疫检查点阻断疗效的相关因素 …………………………… 146

第三节　原发性和适应性耐药的肿瘤细胞内在因素 ……………………… 148

第四节　原发性和适应性耐药的肿瘤细胞外在因素 ……………………… 153

第五节　获得性免疫治疗抵抗 ……………………………………………… 159

第六节　耐药机制的监测 …………………………………………………… 160

第七节　克服免疫治疗的耐药 ……………………………………………… 160

第八节　结论和展望 ………………………………………………………… 163

参考文献 ……………………………………………………………………… 163

第十章　肿瘤免疫治疗的副作用及处理 …………………………………… 165

第一节　前言 ………………………………………………………………… 165

第二节　细胞因子的毒性 …………………………………………………… 165

第三节　肿瘤疫苗的毒性 …………………………………………………… 166

第四节　免疫检查点抑制剂（ICI）相关毒副作用及处理 ……………… 167

第五节　免疫细胞治疗相关毒副作用及处理 ……………………………… 181

第六节　总结与展望 ………………………………………………………… 188

参考文献 ……………………………………………………………………… 189

第十一章　肺癌的免疫治疗 ………………………………………………… 191

第一节　前言 ………………………………………………………………… 191

第二节　肺癌的生物学特征 ·· 191

第三节　非小细胞肺癌的免疫检查点抑制治疗 ·················· 193

第四节　免疫检查点阻断治疗的生物标志 ·························· 209

第五节　NSCLC 的其他免疫治疗策略 ······························· 214

第六节　小细胞肺癌的免疫治疗 ··· 218

第七节　肺癌的免疫治疗的展望 ··· 221

参考文献 ·· 222

第十二章　白血病/淋巴瘤的免疫治疗 ······························· 225

第一节　前言 ··· 225

第二节　PD-1/PD-L1 免疫检查点抑制剂 ······················· 226

参考文献 ·· 236

第十三章　泌尿生殖系统肿瘤的免疫治疗 ······················· 239

第一节　前列腺癌的免疫治疗 ··· 239

第二节　肾细胞癌的免疫治疗 ··· 244

第三节　膀胱癌的免疫治疗 ··· 248

参考文献 ·· 254

第十四章　黑色素瘤的免疫治疗 ······································· 256

第一节　流行病学 ··· 256

第二节　病理分型 ··· 256

第三节　治疗原则 ··· 257

第四节　药物治疗 ··· 257

第五节　免疫治疗 ··· 258

第六节　总结与展望 ··· 265

参考文献 ·· 265

第十五章　头颈部癌症的免疫治疗 ··································· 267

第一节　前言 ··· 267

第二节　HNC 的肿瘤微环境 ··· 269

第三节　HNC 的其他免疫抑制机制 ································ 269

第四节　HNC 的免疫检查点阻断治疗 ···························· 270

第五节　其他免疫治疗方法 ··· 277

第六节　HNC 免疫治疗与放疗的联合 ·························· 279

第七节　总结和展望 ··· 281

参考文献 ·· 282

第十六章 结直肠癌的免疫治疗 ·· 284

第一节 前言 ··· 284

第二节 抗肿瘤免疫在结直肠癌中的作用 ·· 284

第三节 主动性免疫治疗（肿瘤疫苗治疗） ··· 286

第四节 非特异性免疫治疗 ··· 288

第五节 过继性免疫治疗 ·· 289

第六节 免疫检查点阻断治疗 ·· 289

第七节 结直肠癌治疗的生物标志 ··· 296

第八节 总结与展望 ··· 297

参考文献 ·· 298

第十七章 肝癌的免疫治疗 ·· 299

第一节 前言 ··· 299

第二节 HCC 的抗原性和免疫逃逸 ··· 300

第三节 免疫抑制的成分 ·· 302

第四节 肝癌免疫治疗 ··· 306

第五节 生物标志物 ··· 316

第六节 总结与展望 ··· 316

参考文献 ·· 318

第十八章 其他癌症的免疫治疗进展 ··· 319

第一节 卵巢癌 ··· 319

第二节 乳腺癌 ··· 321

第三节 胃癌 ··· 328

第四节 子宫颈癌 ·· 331

第五节 子宫内膜癌 ··· 332

第六节 食管鳞癌 ·· 333

第七节 皮肤鳞状细胞癌 ·· 335

参考文献 ·· 335

第一章

肿瘤免疫治疗概论

第一节 前　言

历史上，人类癌症的治疗手段一直是手术、放疗和化疗。虽然自 1890 年以来，威廉科利博士（William B. Coley）（图 1-1）证明细菌产物（后来命名为 Coley 细胞毒素）和随后的卡介苗（bacillus calmette-guerin，BCG），以及其他粗制免疫刺激剂具有一定的抗癌症活性，而且监管机构批准其在一些实体瘤（如膀胱癌）中进行使用。然而在随后的 40 年里，虽然也有一些疗效显著的记录，但成功的都是难以复制的个案，方法并不科学严谨，因此免疫治疗的抗肿瘤作用常常被忽略。

直到 20 世纪中叶，发现近交小鼠中化学诱导的肿瘤可以抵抗移植肿瘤的形成，提示新兴免疫学方法可实现抗肿瘤功能。在 20 世纪 70 年代和 80 年代，免疫学家们寻找可以与癌症患者血清中的癌细胞结合的抗体，发现凝集素或白细胞介素-2（IL-2）活化的淋巴细胞在体外可以对抗肿瘤细胞。在 20 世纪 80 年代对乳腺癌、肾细胞癌（renal cell carcinoma，RCC）、胶质母细胞瘤、淋巴瘤和黑色素瘤进行大规模临床试验，研究了细胞因子的抗肿瘤作用。正是在同一时期，发现干扰素-α（IFN-α）在多毛细胞白血病、黑色素瘤、RCC 和其他实体瘤中表现出抗肿瘤活性。1986 年，IFN-α_2 被批准用于治疗多毛细胞白血病，并于 1995 年成为第一个由 FDA 批准用于辅助治疗Ⅱb/Ⅲ期黑色素瘤的免疫治疗药物。

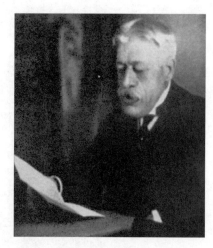

图 1-1　威廉科利博士（1862—1936）

IL-2 是第二个外源性细胞因子，具有抗实体瘤（包括黑色素瘤和 RCC）活性，在 1998 年被 FDA 批准用于治疗转移性黑色素瘤。IL-2 在 1976 年首次作为 T 细胞生长触发因子的糖蛋白被发现，在免疫调节和 T 细胞增殖中起着重要作用。在 1983—1995 年进行的 8 项临床试验，包括 270 例晚期转移性黑色素瘤患者，发现不论有和没有淋巴因子激活的杀伤 T 细胞，高剂量静脉内注射 IL-2 具有抗肿瘤作用，回顾性长期分析显示客观缓解率为 16％（中位持续时间 8.9 个月），4％具有记忆性 T 细胞反应。

即使如此，很多年来，癌症免疫治疗仍处于沉睡状态，原因是大多数癌症免疫治疗的试验结果不佳。然而，在 2010 年，FDA 批准普列威（sipueucel-T，Provenge）治疗晚期前列腺癌，被认为是癌症免疫治疗的主要突破，由此开启了癌症免疫疗法的时代。但除了人乳头状瘤病毒相关宫颈癌疫苗的预防之外，癌症特异性免疫治疗疫苗的应用仍然有限。

随后，发现治疗性抗肿瘤免疫的最有前途的方法是阻断免疫检查点（immune checkpoint）。免疫检查点是指免疫系统中的抑制通路，其对于维持自身耐受性和调节外周组织中生理性免疫反应的持续时间和幅度，以使附属组织损伤最小化至关重要。细胞毒性 T 淋巴细胞相关抗原 4（CTLA-4）抗体是第一个获得 FDA 批准的免疫治疗药物。其他免疫检查点蛋白质阻断剂，如程序性死亡受体-1（programmed cell death protein 1，PD-1）的临床试验结果，提供了广泛且多样化的机会来增强抗肿瘤免疫力，并具有产生持久临床反应的潜力。免疫治疗的效果除了最初在晚期癌症患者中得到证实，目前也转化为术后复发高风险患者的辅助治疗和术前的新辅助治疗。

对免疫治疗疗效的追求导致我们对实体肿瘤免疫系统的调节作用进一步了解，发现循环细胞因子和趋化因子、树突状细胞（dendritic cell，DC）抗原加工的调节、效应 T 细胞的耗竭或功能障碍，与癌症微环境的复杂相互作用，为免疫治疗开辟了多种途径。此外，发现预测反应的生物标志，给癌症患者提供最佳获益也至关重要（图 1-2）。

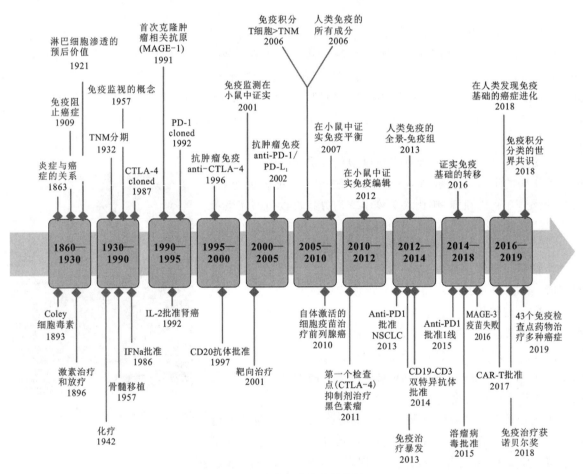

图 1-2　癌症免疫治疗的发展

第二节　产生抗肿瘤免疫的机制

基于我们目前的了解，免疫反应必须实现三个不同的步骤，无论是自发或诱导的，以触发有效的抗肿瘤免疫（图 1-3）。为了启动免疫系统，树突状细胞必须从肿瘤中获得抗原，可以在原位摄入或由外源性治疗疫苗提供。肿瘤抗原可以是癌细胞分泌的典型突变蛋白，也可以是癌细胞优先表达的非突变蛋白（如癌-睾丸抗原），或与癌细胞起源有关的分化抗原，但对其尚未完全建立胸腺或外周耐受。一旦与抗原相遇，树突状细胞也必须收到一个合适的激活信号（发育成熟），导致免疫细胞能够广泛分化，促进免疫反应（而不是免疫耐受）。激活信号可以通过外源性途径提供，如 Toll样受体（TLR）的配体、针对激动受体 CD40 的激活性抗体、肿瘤细胞死亡或坏死后释放的内源性因子（如高活动性蛋白或 ATP），均会导致树突状细胞免疫成熟。另外，肿瘤细胞似乎会在细胞膜上异位表达内质网蛋白（如钙网织蛋白，促进肿瘤细胞被吞噬），可能促使肿瘤抗原提呈到主要组织相容性复合体（MHC）Ⅰ类和Ⅱ类分子上。某些形式的化疗或靶向治疗可能促进恶性细胞出现一个更具有免疫原性的表型。

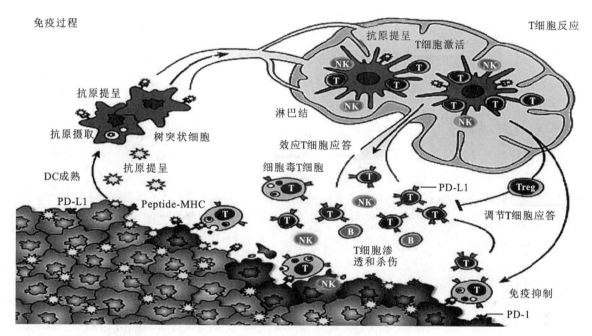

图 1-3 抗肿瘤免疫的过程

其次，在淋巴样器官，负荷肿瘤抗原的树突状细胞诱导抗肿瘤 T 细胞反应。反应需要哪种确切的 T 细胞类型参与尚且未知，但肯定包括具有细胞毒潜力的 CD8$^+$ 效应 T 细胞。树突状细胞也可能引发抗体和自然杀伤细胞（natural killer cell，NK）或自然杀伤 T 细胞（NKT）的反应，参与形成抗肿瘤免疫。然而，树突状细胞又一次扮演了关键角色，因为其必须由佐剂刺激成熟，以得到进一步激活 T 细胞的机会。在静止状态下，树突状细胞的抗原提呈（即树突状细胞没有收到免疫原性成熟信号）促进调节性 T 细胞（Treg）诱导的免疫耐受，抑制抗肿瘤免疫反应。

最后，癌症特异性 T 细胞必须进入瘤床执行其功能，但存在明显困难，因为肿瘤部位具有明显的免疫抑制性微环境。肿瘤细胞（主要通过阻滞树突状细胞的成熟）可以阻止免疫过程，触发错误的免疫反应，或诱导 Treg 细胞局部聚集或扩增，对抗效应 T 细胞的活性。事实上，浸润的 Treg 细胞与多种类型上皮肿瘤预后不良相关。肿瘤可能下调 MHC-Ⅰ类分子的表达或肿瘤目标抗原的表达，也可以产生各种表面分子（如 PD-L1 或 PD-L2），与活化 T 细胞表面上的受体（PD-1）结合，从而导致 T 细胞失活或耗竭。许多癌症中，免疫抑制性配体的表达与癌基因突变（如 PTEN 丢失）相关。此外，肿瘤可以释放其他代谢相关的免疫抑制分子，如吲哚胺 2，3-双加氧酶（IDO），耗竭色氨酸并限制 T 细胞的功能。髓源抑制细胞（myeloid-derived suppressor cell，MDSC）也可以向肿瘤募集，并释放其他 T 细胞抑制分子，如精氨酸酶和一氧化二氮合酶。肿瘤缺氧微环境可促进腺苷生成，抑制效应 T 细胞功能；缺氧也可导致 CCL28 形成，趋化 Treg 细胞向肿瘤迁移。最后，肿瘤间质细胞也能抑制效应淋巴细胞的功能。如间质干细胞可抑制效应性 T 细胞的增殖和功能，而肿瘤血管上皮细胞可以抑制 T 细胞黏附至肿瘤内皮细胞，并阻止 T 细胞对肿瘤迁移。在某种程度上，该效应是由血管内皮生长因子（VEGF）以及内皮素-B 受体（endothelin-B receptor，ETBR，也称为 EDNRB）调节的。

因此，成功的免疫治疗似乎困难重重，不太可能。任何免疫治疗策略都必须克服一些重大障碍，即肿瘤相关抗原通常与自身抗原密切相关或相同，因此很难区分治疗反应和病理性自身免疫反应。然而，现在似乎有几条临床成功的途径——肿瘤治疗性疫苗、基因工程免疫细胞回输和免疫检查点阻断治疗。

第三节　肿瘤的免疫治疗手段

一、疫苗治疗

产生抗肿瘤免疫反应的基础是通过抗原提呈细胞（antigenpresenting cell，APC，如树突状细胞）激活或诱导幼稚的抗原特异性 T 细胞成为效应 T 细胞。疫苗的活性成分包含四种关键组分：肿瘤抗原、制剂成分、免疫佐剂和递送载体。预防性疫苗已经对病毒起源的癌症起到了相当成功的预防作用，如乙型肝炎病毒和人类乳头瘤病毒。与此相反，激活抗原提呈细胞的治疗性癌症疫苗可以促进肿瘤抗原提呈，并促进有效的抗肿瘤免疫反应，但到目前为止，在人类癌症中的成功数据还比较稀缺。

通常可以将肿瘤抗原分为肿瘤相关或肿瘤特异性抗原。肿瘤相关抗原（tumor-associated antigen，TAA），包括过度表达、参与组织分化或优先由癌细胞（除胎儿或免疫特异性组织外）表达的抗原。肿瘤过度表达抗原的突出实例是表皮生长因子受体 2（HER-2）、人端粒酶逆转录酶（telomerase reverse transcriptase，TERT）和抗凋亡蛋白（BIRC5）。组织分化抗原由特定细胞谱系表达的基因编码，如前列腺特异性抗原（PSA）和黑色素瘤细胞（MART1）表达的，黑色素细胞蛋白（PMEL）。然而，由于这些抗原也在正常组织中表达，具有诱导自身免疫性疾病的风险。癌症-睾丸抗原（cancer testis antigen，CTA）是 TAA 的特殊子集，具有更高的肿瘤特异性，目前已经确定了 60 多个编码 CTA 的基因。

肿瘤新抗原由于体细胞突变产生，因此不仅具有精确的肿瘤特异性，而且缺乏中心耐受性，导致具有高免疫原性。虽然肿瘤新抗原一直被认为是理想的抗原，但是直到最近的下一代测序出现之前，大部分难以发现。现在通过将肿瘤测序与 MHC 结合表位的预测整合，有可能个体化筛选肿瘤新抗原，用于开发个体化疫苗。

全肿瘤细胞疫苗由经照射的完整肿瘤细胞或肿瘤细胞裂解物产生，来源于自体肿瘤组织或异源的肿瘤细胞系，并且可以通过基因修饰促进粒细胞-巨噬细胞集落刺激因子（GM-CSF）分泌。另外，通过树突状细胞与肿瘤细胞的融合可以产生树突状细胞-肿瘤细胞杂合疫苗，不仅赋予树突状细胞抗原提呈功能，而且能连续提供内源性肿瘤抗原，目前该抗原已在急性髓性白血病患者中显示出效果。

蛋白质疫苗由重组或纯化的蛋白质组成，其中多肽是疫苗接种最常用的抗原形式。与单肽制剂相比，多肽疫苗显示出改善的功效；长肽（定义为 20～30 聚体）与 MHC-Ⅰ类分子结合之前，经过 APC 的内化和加工，提供最佳的 T 细胞活化。此外，长肽也通常含有 MHC-Ⅱ类限制性肽，因此具有刺激 CD4$^+$ 和 CD8$^+$ T 细胞的潜力。Racotumomab 是一种抗独特型单克隆抗体疫苗，针对几种实体瘤中过度表达的 Neu-glycolyl-GM3 神经节苷脂（NeuGcGM3），对于晚期 NSCLC 患者具有轻度的临床活性。2010 年 4 月，FDA 批准第一个确认对癌症治疗有效的主动免疫药物普列威，用于治疗进展期前列腺癌。普列威最初被定义为一种以自体树突状细胞为基础的疫苗；然而，事实上是由外周血单核细胞、细胞因子和肿瘤分化抗原组成的混合物。

对于基于核酸的疫苗，正在开发基于 DNA 和 mRNA 的疫苗，不仅编码抗原蛋白，还具有佐剂功能，如双链和未甲基化的 CG-质粒 DNA 刺激先天免疫系统，发挥内源免疫佐剂作用。DNA 疫苗已经在几种类型的癌症中进行了评估，包括黑色素瘤、乳腺癌、结肠直肠癌、前列腺癌和宫颈癌。但遗憾的是，迄今为止，DNA 癌症疫苗的免疫原性和临床活性并不高。基于 mRNA 的疫苗接种是另一种平台，能编码几乎任何蛋白质的 mRNA，具有极好的安全性、灵活性和佐剂能力。

体内递送抗原的替代策略是使用病毒载体。已经获得 FDA 批准的第二种癌症疫苗是用于治疗黑色素瘤的 T-VEC，是一种由编码 GM-CSF 的基因工程减毒单纯疱疹病毒 1 型（HSV-1）组成的溶瘤病毒疫苗，用于病灶内给药的免疫治疗。另一个例子是前列腺癌疫苗 Prostvac，以 2 个编码 PSA 的重组痘病毒为载体，其中牛痘病毒载体作为初始免疫，随后给予禽痘病毒加强免疫。两种病毒载体都含有编码 PSA 的转基因和 3 种免疫共刺激分子，如 CD80、细胞间黏附分子 1（intercellular adhesion molecule 1，ICAM1）和淋巴细胞功能相关抗原 3（lymphocyte function related antigen 3，LFA3）。由于黑色素瘤具有良好的免疫原性和高突变负荷，初步研究发现具有明显的临床获益。而且，新抗原的个性化癌症疫苗的临床试验正在其他肿瘤类型中进行，包括用于成人/儿童胶质细胞瘤、乳腺癌、胰腺癌和肝癌。

总之，数据显示各种抗原分子的疫苗具有各自固有的优点和局限性。如基于核酸和多肽的疫苗都可以相当容易地产生，具有最小的毒性。然而，RNA 疫苗不能像肽疫苗那样灵活地与不同的免疫佐剂组合，临床应用受到限制。

二、直接利用淋巴细胞的回输进行治疗

在过去的 10 年中出现了几种有效的策略，导致现在广泛认为免疫治疗是治疗癌症的重要工具，其中一个强大的方法是过继细胞输注（adoptive cell transport，ACT）。在理论上，输注能杀伤癌细胞功能的 T 淋巴细胞，能够绕过对肿瘤抗原的免疫耐受，并产生大量的高亲合力 T 细胞。事实上，源自肿瘤的浸润淋巴细胞（TIL）、表达高度活性 T 细胞受体（TCR）或嵌合抗原受体（CAR）的基因工程淋巴细胞，已显示有效的抗肿瘤活性，有些甚至可产生完全和持久的反应，而且宿主淋巴细胞耗竭会提高 T 细胞回输的效果。T 细胞的培养方法和 T 细胞基因工程的进展，如通过逆转录病毒载体克隆 T 细胞受体或嵌合抗原受体（CAR），可以携带更丰富的共刺激信号域，扩大了肿瘤患者 T 细胞治疗的机会。

（一）工程 T 细胞治疗

在 T 细胞被特异的抗原提呈细胞所激活的过程中，不仅需要接受 TCR 的刺激，同时也要接受来自于 CD28 和肿瘤坏死因子家族分子，如 CD27、4-1BB 和 OX40 信号通路的刺激。第一代表达 CAR 的 T 细胞正是因为缺乏共刺激信号，仅接受来自 CD3-ζ 的刺激，所以导致 T 细胞不能完全被激活。考虑到上述问题，研究者将一个 CD28 信号域加入到 CD3-ζ 链上，形成了大家所知道的第 2 代 CAR，在受到靶细胞所表达的肿瘤抗原刺激后，会诱导 T 细胞增殖，同时也会分泌许多重要的

细胞因子（如干扰素-γ、白介素-2 和肿瘤坏死因子-α）。此外，第二代 CAR-T 细胞在体内持续时间明显延长，有更强的体内抗瘤活性。研究者根据上述研究结果，将更多的共刺激域（OX40 或者 4-1BB）加入到 CAR 中，由此就产生了第三代 CAR。几个临床前试验显示，第三代 CAR 可以增强细胞因子的分泌，扩散和持续表达，在体内能够明显促使肿瘤退缩（图 1-4）。

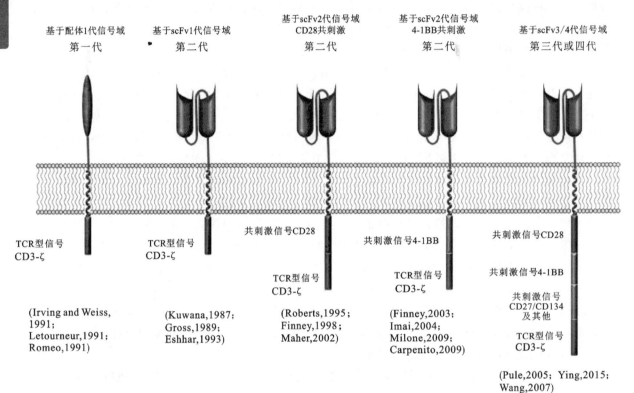

图 1-4　CAR-T 细胞构建图

　　临床应用 CAR-T 细胞治疗血液系统恶性肿瘤中，反应率令人印象深刻。一些临床试验已经用以 CD19 抗原为靶点 CAR-T 细胞，治疗 B 细胞恶性肿瘤患者，观察到明显疗效，甚至能诱导疾病的完全缓解。靶向另一个 B 细胞抗原即 CD20 的多个试验中，也显示出治疗恶性淋巴瘤的前景。因此，靶向 B 细胞抗原 CD19 的 CAR-T 细胞治疗在 2017 年被 FDA 批准用于急性淋巴细胞白血病/淋巴瘤。

　　但是，实体肿瘤通常缺乏共同的表面抗原靶点，治疗实体瘤的疗效则不明显，可能是由于 CAR-T 细胞穿透实体瘤的能力较小。目前试验结果提示，输注前预处理方案的类型，相比其他参数如 T 细胞剂量，似乎对治疗效果更为重要。目前 30 多项使用 CAR-T 的临床研究正在招募患者。

　　目前研究也发现，CAR-T 细胞潜在毒性也需要关注，即对患者的正常组织有靶内毒性，严重的导致患者在激活全血凝固时间（ACT）后死亡。原因是 T 细胞对低水平表达肿瘤抗原的重要组织产生免疫反应，导致细胞因子风暴。强调需要对这种类型的治疗采取保障措施和几种不同的策略，以增加基因修饰 T 细胞 ACT 的安全性。

　　将足够数量的 T 细胞定位到肿瘤仍然是成功消灭肿瘤的主要需求，解决此问题的一种可能方法是，以关键的肿瘤细胞为靶点，如肿瘤干细胞，数量稀少，可以规避大量募集肿瘤反应性 T 细胞的需求。过继回输的 T 细胞持续存活并扩增是目前面临的挑战，选择产生中心记忆 T 细胞和干细胞记忆 T 细胞亚群的方法，可能会产生更有效的抗癌反应。最后，改善动物模型以及使用标准化协议的多中心随机临床试验，可能促进癌症 ACT 治疗的进展。

（二）过继输注同种异体 NK 细胞

回顾过去，最初就有证据表明 NK 细胞用于过继性免疫治疗。NK 细胞就如同其名所描述的那样，具有天然的调节细胞杀伤效应而不需要预刺激诱导。NK 细胞通过激活性或抑制性配体和受体（调节抗体依赖的细胞毒作用）系统来识别自身和非自身。靶细胞中相应配体之间的平衡决定了 NK 细胞是否选择其细胞杀伤功能，或导致免疫耐受。

不同中心的研究结果似乎都表明，在同种异体的环境中，NK 细胞回输可能更加高效，由于此环境中杀伤细胞免疫球蛋白样受体（killer cell Ig-like receptor，KIR）错配导致 NK 细胞更容易发挥抗肿瘤活性。尽管目前存在许多有前景的研究成果，NK 细胞在用于肿瘤免疫治疗的道路上仍有许多障碍。因为 NK 细胞仅占外周血循环淋巴细胞的 $3\%\sim20\%$，因此，需在体内同时给予 IL-2，而 IL-2 与不良反应的发生密切相关，因此一些研究者一直在试图寻找局部给予 IL-2 的方法。最近，NK 细胞扩增培养新技术，以及通过基因修饰改善 NK 细胞体内存活和功能的新方法的出现，毫无疑问增加了未来 NK 细胞用于临床免疫治疗的可能性。

三、以免疫检查点为靶点的治疗

T 细胞受体（TCR）处理肽-MHC 和阳性共刺激信号，以及 T 细胞上 CD28 与 APC 上 CD80（也称为 B7.1）和/或 CD86（也称为 B7.2）之间的相互作用激活 T 细胞。在激活过程中，负性调节物除了 CTLA-4，PD-1 也可通过与其配体 PD-L1（也称为 CD274 和 B7-H1）和/或 PD-L2（也称为 CD273 和 B7-DC）结合，抑制激活信号，阻断 T 细胞的激活或耗竭 T 细胞，因此效应 T 细胞必须克服负性调节物——免疫检查点以发挥其全部功能。阻断抑制性信号是癌症免疫治疗最重要的进展。伊匹单抗（ipilimumab）治疗晚期转移性黑色素瘤的Ⅲ期临床试验中的数据，为许多没有其他治疗选择的患者，提供了新的治疗模式，因此，2011 年 3 月 FDA 批准其用于治疗转移性黑色素瘤患者，无论作为初始或复发后的治疗。

同样，PD-1 通路抑制剂治疗促进持续的抗肿瘤免疫反应，成功导致 FDA 对纳武利尤单抗（Nivolumab，anti-PD-1）、帕博利珠单抗（Pembrolizumab，anti-PD-1）、阿特珠单抗（Atezolizumab，anti-PD-L1）、阿维鲁单抗（avelumab，anti-PD-L1）和德瓦鲁单抗（Durvalumab，anti-PD-L1）的批准，用于治疗各种癌症，包括黑色素瘤、非小细胞肺癌（NSCLC）、小细胞肺癌、食管癌、胃癌、头颈部鳞状细胞癌、肾细胞癌、霍奇金淋巴瘤、膀胱癌（尿路上皮癌）、肝癌、子宫内膜癌、三阴乳腺癌、皮肤鳞状细胞癌、Merkel 细胞癌和微卫星不稳或错配修复缺损的成人和儿童实体肿瘤等。

（一）CTLA-4 的阻断治疗

CTLA-4 是一个关键的负性调节分子，在 T 细胞活化时被募集到细胞膜上，能与 APC 细胞（图 1-5）所表达的 B7 家族的辅助分子结合。CTLA-4 的结合有效抑制了 T 细胞进一步的激活和扩增，从而控制免疫反应的进展，并减少慢性自身免疫性炎症的发生。CTLA-4$^{-/-}$ 的小鼠，因严重的淋巴增殖性疾病而很早死亡，提示 CTLA-4 在控制 T 细胞的功能中具有重要性作用。有趣的是，CTLA-4 的激活对 Treg 细胞的免疫抑制功能也很重要，以进一步协同抑制 T 细胞反应；同时，Treg 的功能可被抗 CTLA-4 阻断。

在癌症治疗中，阻断 CTLA-4 可解除对抗癌 T 细胞的抑制，并触发新的免疫反应。由于小鼠模型的临床前研究结果具有希望，两家公司（辉瑞公司和施贵宝公司）把两种不同的抗 CTLA-4 抗体用于临床研究。Ⅱ期临床试验未能达到肿瘤消退的终点，但施贵宝公司认为，有长期获益的可能，所以开展了治疗复发难治性转移性黑色素瘤患者的长期随机Ⅲ期临床试验，以研究总生存时间。一组使用伊匹单抗，另一组伊匹单抗联合黑色素瘤分化抗原的短肽（GP100），而对照组只使用短肽。虽然 Kaplan-Meier 生存曲线在最初几个月是没有差异的，但在 12～15 个月随访中，2 个抗体组出现两倍的生存获益，而且在 2.5 年后仍能持续，并且部分患者出现完全缓解。随后的第二个随机试验中，502 例以前未治疗的转移性黑色素瘤患者，伊匹单抗联合标准的达卡巴嗪比单独使用达卡巴嗪，显示出更长的总生存时间（11.2 个月 vs 9.1 个月）。确立了伊匹单抗是具有治疗作用的药物，尤其对处于晚期的患者有明显的临床意义。

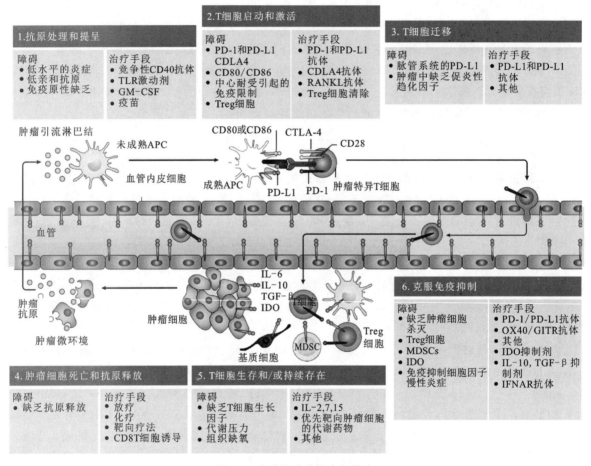

图 1-5 免疫治疗的靶点和策略

(Vanneman M et al. 2012)

伊匹单抗也带来了一些临床和科研的挑战。首先是伊匹单抗治疗的患者高达 23％ 出现了严重（等级 3～4）不良反应，包括由于诱导炎症（本质可能是自身免疫）所致的结肠炎和垂体炎症，而且联合达卡巴嗪的患者，约 20％ 存在显著的肝功能异常。然而，毒性不能准确地预测治疗效果，提示许多患者会出现炎症病理过程，但却不能得到抗肿瘤作用。而且，已经发现 CTLA-4 阻断（伊匹单抗）与 PD-1 阻断治疗联合使用时，毒性和免疫相关不良事件（IRAE）明显上升。相比标准的癌症治疗方法，伊匹单抗治疗中导致了不同的毒性谱，提示肿瘤学家在处理炎性免疫疾病时，需要获得更多的专业知识。

伊匹单抗治疗挑战了疗效评估体系。与常规细胞毒治疗直接杀死癌细胞迅速导致肿瘤体积缩小不同，伊匹单抗刺激 T 细胞反应可能需要数月才能产生。事实上，多达 10％ 的患者伊匹单抗治疗后，依据 WHO 的评估标准，肿瘤大小增加了，但却显示出达到病情稳定并延长生存。伊匹单抗给黑色素瘤患者带来了确实的希望，特别是那些晚期患者。伊匹单抗的其他应用已经在大力进行，尤其与其他免疫疗法相结合，如有效的免疫检查点抑制剂、疫苗接种、小分子酪氨酸激酶抑制剂。

（二）PD-1/PD-L1 通路阻断治疗

所有 T 细胞在激活期间均表达 PD-1，使其成为效应 T 细胞的标志物。此外，PD-1 也广泛表达于其他免疫细胞、一些骨髓来源细胞和癌细胞。虽然 PD-1 通路在 T 细胞耗竭和肿瘤免疫抑制中的作用受到重视，但 PD-1 不是耗竭的特异性分子。因此，定时、定位、T 细胞分化状态、抗原负荷、炎症水平、代谢状态等因素，都会影响 PD-1 通路发挥功能。

PD-1 在其细胞质结构域中具有两个酪氨酸基序，当与配体结合时，PD-1 的酪氨酸残基磷酸化，导致与蛋白酪氨酸磷酸酶（PTP），如 SHP2 的结合，随后 PTP 可以磷酸化激酶，并拮抗通过 TCR 和 CD28 发生的阳性信号，影响下游信号通路，包括涉及磷酸肌醇 3-激酶（PI3K）-AKT、RAS、细胞外信号调节激酶（ERK）、VAV 和磷脂酶 Cγ（PLCγ），最后降低 T 细胞的活化、增殖和存活，并导致细胞因子的产生和代谢的改变。如果活化抗原被急性清除，则 T 细胞中 PD-1 表达水平降低；如果抗原不被清除（如在慢性感染和癌症期间），PD-1 保持表达高且持续。在抗原激活的 T 细胞中，几种转录因子调节 PD-1 的表达，包括活化的 T 细胞的核因子细胞质 1（NFATC1），叉头蛋白 O1（FOXO1），T-bet（也称为 TBX21）和 B 淋巴细胞-诱导成熟蛋白 1（BLIMP1）以及丝氨酸-苏氨酸激酶糖原合酶激酶 3（GSK3）。

PD-L1 和 PD-L2 的信号功能是广泛研究的一个领域。PD-1 的配体 PD-L1 在许多不同的细胞类型广泛表达。相比之下，PD-L2 表达受到更多的限制，该配体主要由树突状细胞，巨噬细胞和 B 细胞群体表达。PD-L1 和 PD-L2 都可以由癌细胞表达，但 PD-L1 更常见。除了与 PD-1 相互作用外，PD-L1 和 PD-L2 还具有其他配偶体结合。

在临床研究中，靶向 PD-1 或 PD-L1 的阻断抗体已经取得了显著的成功。然而，大多数患者在 PD-1 治疗后尚未显示出稳定的缓解。大量的工作正在确定生物标志，以预测哪些患者将受益于作为单一药物的 PD-1 通路阻断。对于 PD-1 通路阻断单药治疗，肿瘤边缘 CD8$^+$ T 细胞的浸润和高水平 PD-L1 的表达与更好的反应率相关。然而，PD-L1 表达并不总是与治疗结果相关，一些 PD-L1$^+$ 肿瘤对 PD-1 通路阻断反应较差，而一些 PD-L1$^-$ 肿瘤显示出良好的反应。因此，多个生物标志物可能比单独 PD-L1 表达水平，预测抗 PD-1 单一治疗的反应更有效。

此外，在 RCC 中，某些代谢信号与治疗失败相关，可能是由于肿瘤细胞的代谢适应性增加。相反，含有 BACH2 的免疫学标志，其编码调节效应 T 细胞和记忆 T 细胞分化和功能的转录因子，以及 CCL3，编码参与白细胞迁移的趋化因子，与 PD-L1$^+$ 的 RCC 治疗成功相关。最近转移性黑色素瘤的数据显示，间充质和"抑制性炎症"转录表型与 PD-1 抑制剂疗效有关。一些研究表明，肿瘤中 TCR 的克隆增加与 PD-1 抑制剂的更好反应相关，而且较少的 TCR 多样性或更多的克隆性 T 细胞群体可以与更好的抗肿瘤免疫相关。肿瘤内的体细胞突变代表了免疫系统出现反应的机会，可能增加肿瘤的免疫原性。临床报告显示，在检查点阻断（PD-1 或 CTLA-4 信号）之后，突变负荷与临床结果之间存在不同程度的相关性。在非小细胞肺癌中，较高比例的非同义突变与帕博利珠单抗治疗持久临床获益相关。然而，数据支持低突变负荷并不一定排除获益。鉴于肿瘤内异质性，以及新抗原的克隆与亚克隆水平可能影响检查点阻断的敏感性。

虽然对 PD-1 通路的阻断有益于许多癌症患者的治疗，但大多数患者不能单独应用。抗 PD-1 抗体治疗已经成为联合治疗的基础，旨在增加患者的反应，但为了指导合理的基于 PD-1 的联合治疗，需要解决几个关键问题。

第一，在常规 CD4$^+$ T 细胞和 CD8$^+$ T 细胞的不同分化阶段（原始、效应细胞、记忆细胞），

PD-1 的功能如何变化?

第二,除了常规 CD4$^+$ T 细胞和 CD8$^+$ T 细胞,PD-1 在 Treg 细胞、B 细胞、骨髓细胞和 NK 细胞上的功能是什么?

第三,与其他抑制性受体(CTLA-4、LAG3、TIM3 和 TIGIT)相比,PD-1 的独特功能是什么?多个受体在相同的细胞上表达,同时进行信号通路阻断,是否观察到更好的协同作用?

第四,是否有可能将免疫检查点阻断点抗肿瘤活性与维持自我耐受,以及 IRAE 分离开?一个潜在的解决方案是,将肿瘤微环境中的检查点抑制剂进行局部递送,可能会限制 IRAE,但也可能难以募集肿瘤特异性 T 细胞,导致降低抗肿瘤效果。

第五,PD-1 调节的抑制信号如何参与促进免疫耐受性?鉴于 PD-1 通路可以屏蔽潜在致病效应 T 细胞对组织的损害,因此具有重要的临床意义。

最后,尽管免疫检查点阻断取得了一些有希望的结果,但在大多数肿瘤类型中,单药的客观缓解率(ORR)低于 30%(例外情况包括微卫星不稳定的肿瘤、默克尔细胞癌和霍奇金淋巴瘤,ORR 为 50%~80%)。此外,已报道免疫检查点阻断在几种恶性肿瘤中基本不存在抗肿瘤活性,包括微卫星稳定的结直肠癌和胰腺癌。

四、阻断其他免疫检查点的免疫治疗

由于黑色素瘤的抗 CTLA-4 取得成功,导致开发其他可激活 T 细胞反应的抗体的兴趣。有许多已知的受体,可以作为激活抗体的靶点,包括 4-1BB、OX40、GITR、CD27 和 CD28(图 1-6)。然而,对于后者,必须进行警示说明,因为抗 CD28(TGN1412)激动剂的早期临床研究发现,出现了意外的细胞因子释放的毒副反应,甚至导致死亡。提示在使用任何免疫激动剂时,需要格外地小心并采用保守的试验设计。使用比完整 IgG 更迅速地从循环中清除的药物,可能有助于减轻潜在毒性,或至少使药物能更快地代谢。

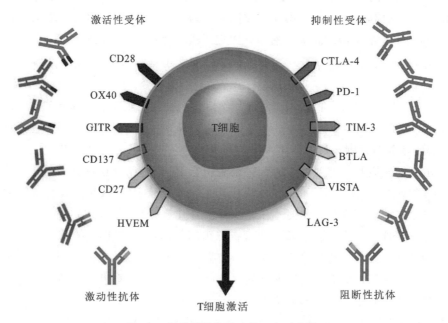

图 1-6 调节性抗体治疗的 T 细胞靶点

(一)抑制性分子的阻断

LAG3 在 20 世纪 90 年代初作为 CD4 同源物被克隆。LAG3 被确定为 Treg 细胞的选择性标记。

虽然单独抑制 LAG3 不足以恢复抗原特异性 T 细胞的反应性，但对 LAG3 和 PD-1 的联合阻断比单独阻滞 PD-1 更有效。多家公司已经开发了 LAG3 特异性拮抗性抗体，一种 LAG3-Fc 融合蛋白 IMP321（Immutep），正在临床上测试，在肾细胞癌、转移性乳腺癌和晚期胰腺癌中表现出生物活性和临床反应。在晚期实体瘤的 I 期临床试验中，研究 LAG3 特异性抗体 BMS986016 与纳武利尤单抗联合。

另一个有前景的 T 细胞表达的 IgSF 蛋白是 TIM3，是属于 TIM（T 细胞免疫球蛋白域黏蛋白）蛋白亚家族的一种受体。TIM3$^+$/PD-1$^+$ CD8$^+$ 肿瘤浸润淋巴细胞被认定为衰竭的 T 细胞，反映 TIM3 对于癌症治疗的重要性。TIM3 拮抗剂的抗肿瘤疗效在与 PD-1 阻断，或与激动性 4-1BB 特异性抗体联合后得到提升。

最近的研究已经表明，IgSF 蛋白与 CD28 和 CTLA-4 配体 CD80（B7-1）和 CD86（B7-2）有关，包括 B7-H3（也称为 CD276）、B7-H4（也称为 VTCN1）、T 细胞的活化 V 型结构域免疫球蛋白抑制因子（VISTA）、HERV-H LTR 相关蛋白 2（HHLA2），以及表达于免疫细胞和肿瘤细胞上的其他蛋白。虽然这些靶点积累了有意义的临床前数据，但相关的临床试验数据有限。

另一种具有不同功能活性的蛋白质是 TIGIT，类似于 PD-1，表达于耗竭的 CD8$^+$ T 细胞，但也表达于自然杀伤细胞，影响自然杀伤细胞和 T 细胞的免疫活性。最近的研究表明，同时阻断 TIGIT 和 PD-L1，可以通过恢复耗竭的肿瘤浸润的 CD8$^+$ T 细胞的功能，导致抗肿瘤效果。

（二）共刺激分子的激活

4-1BB 是 T 细胞和自然杀伤细胞上的一种有共刺激受体，也表达于中性粒细胞和髓系细胞，包括树突细胞的某些亚群。临床前数据显示，4-1BB 影响 CD8$^+$ T 细胞的增殖和存活。4-1BB 对 Treg 细胞功能的作用不明，数据互相矛盾。两个竞争的 4-1BB-特异性抗体，urelumab（IgG4 单克隆抗体）和 PF-05082566（IgG2 单克隆抗体），在 I 期临床试验中进行测试。初步的研究结果表明，4-1BB-特异激动剂会增加 T 细胞和自然杀伤细胞的增殖和活性。在剂量递增临床研究中，PF-05082566 已经用于治疗实体肿瘤，如非霍奇金淋巴瘤。

OX40（又名 CD134/TNFRSF4），表达于不同的 T 细胞亚群、自然杀伤细胞、自然杀伤 T 细胞和中性粒细胞，而其配体 OX40L 存在于 APC，包括树突状细胞、B 细胞、巨噬细胞、活化的内皮细胞。OX40 促进活化 T 细胞亚群的生存和扩增，以及 T 细胞记忆的建立。临床上有几种 OX40 激动抗体，如 OX40-特异性抗体 MEDI6469（阿斯利康）。上述抗体联合 CTLA-4 特异性抗体 tremelimumab，PD-L1 特异性抗体 durvalumab（MEDI4736），以及其他治疗药物如利妥昔单抗正在进行临床研究（NCT 02205333）。

糖皮质激素诱导的肿瘤坏死因子受体相关蛋白（GITR），表达在 T 细胞、树突状细胞、单核细胞和自然杀伤细胞。GITR 通过诱导 T 细胞增殖促进效应 T 细胞活性。在临床前模型中，一种 GITR 激动抗体协同抗 PD-1 治疗消除了肿瘤，目前 GITR 特异性抗体正在进行临床前和早期临床研究。共刺激分子 CD27 表达在大多数效应 T 细胞、记忆 B 细胞和自然杀伤细胞，对于保持效应 T 细胞的功能和获得 T 细胞记忆很重要。正在进行的临床试验包括 PD-1 抗体纳武利尤单抗与 CD27 特异激动剂抗体 CDX-1127（varlilumab）的联合试验。CDX-1127 在非霍奇金淋巴瘤和实体瘤的 I 期剂量递增研究（NCT 01460134）的早期数据显示，具有耐受性好和可测量的临床反应。

不同于上面讨论的靶点，TNFRSF 成员 CD40 表达在 APC 和各种其他类型的细胞，特别是 B 细胞。CD40 的配体 CD40L，表达于活化的 T 细胞、血小板和多种细胞类型。CD40 激活促进 APC 功能的成熟，并且促进共刺激分子的表达，增加抗原特异性 T 细胞的活化。在一个 I 期临床试验中，CD40 特异激动剂 CP-870893 联合 CTLA-4 特异性抗体 tremelimumab，结果显示结肠炎、垂体炎是剂量限制性毒性。

五、免疫治疗的联合

免疫系统和癌症之间的动态相互作用是复杂的，部分原因在于肿瘤和相应的免疫反应是多样的和异质性的。由于肿瘤和免疫细胞都影响治疗的反应，所以在开发联合疗法时都需要考虑。

（一）联合治疗的机制

化疗药物在传统肿瘤学治疗上一直是中流砥柱。尽管传统观点认为，化疗对免疫机制是有害的。有证据表明，肿瘤细胞可因多种方式死亡，某些形式的死亡（凋亡）实际上会导致针对肿瘤的免疫反应增强——所谓的免疫原性细胞死亡。因此，导致这些死亡方式的细胞毒性药物，会成为与免疫激活药物形成联合治疗的更好候选者，如在 IMpassion130 临床试验中，PD-L1 靶向抗体 atezolizumab 联合纳米紫杉醇，明显改善 PD-L1 阳性三阴乳腺癌（TNBC）的总生存时间（22.0 个月 vs 15.5 个月）。

最近在小分子药物领域取得了明显的成功，在 BRAFV600E 激活突变的黑色素瘤患者，BRAF 抑制剂 vemurafenib 在超过 50% 的患者中产生了明显的疗效。由于 vemurafinib 诱导的肿瘤死亡，导致内源性肿瘤抗原的释放，使小分子药物和免疫治疗协同成为可能。Janus 激酶 2（JAK2）抑制剂不仅干扰肿瘤细胞的生存信号，还通过阻断信号转导和转录激活因子 3（STAT3）增加树突状细胞的功能。体外 JAK2 抑制剂显示增加树突状细胞上 MHC-Ⅱ类分子，CD40 和 CD86 的表达。

曲妥珠单抗和西妥昔单抗分别作用于受体酪氨酸激酶 HER-2 和 EGFR，通过形成免疫复合物增强肿瘤抗原的提呈，增加肿瘤特异性 T 细胞的活性。在体外研究中，西妥昔单抗促进树突状细胞对肠癌细胞的调理作用，与树突状细胞成熟相关，导致 MHC-Ⅱ类分子、CD40、CD80 和 CD86 表达增加。此外，西妥昔单抗促进 NK 细胞调节抗体依赖性细胞毒（ADCC）和补体依赖性细胞毒（CDC），进一步增强对肿瘤细胞的杀伤。近来Ⅰ/Ⅱ期临床试验，联合 HER-2 肽疫苗和曲妥珠单抗治疗显示，69% 的患者对表达 HER-2 的肿瘤细胞出现 T 细胞免疫功能，并有 70% 的患者出现针对 HER-2 肽疫苗，以及其他肿瘤相关抗原的表位扩展。

许多靶向治疗调节 T 细胞增殖和对肿瘤抗原的反应，与免疫治疗有潜在的协同作用。在转移性肾癌小鼠模型中，mTOR 抑制剂 AZD8055 与 CD40 激动性抗体联合激发肿瘤内的 $CD8^+$ T 细胞，树突状细胞和巨噬细胞渗透，以及更好的疾病控制。然而，需要说明的是，另一个 mTOR 抑制剂（雷帕霉素）与 CD40 抗体激动剂联合没有协同作用。免疫（如疫苗）刺激前，mTOR 抑制剂可能会增加 Treg 细胞的数目；而免疫刺激后，继续 mTOR 抑制可能同时抑制 Treg 细胞和效应 T 细胞，mTOR 的抑制解除后，可能会导致 Treg 细胞的数目快速反弹，诱导免疫抑制。这些结果提示，mTOR 与免疫抑制剂联合的给药时间、剂量、治疗顺序影响抗肿瘤作用。

最近一项研究发现 Wnt 信号通路与记忆性 T 细胞分化存在联系。GSK3β 抑制剂 TWS119 可诱导转基因 T 细胞分化成干细胞样记忆表型，称为 TSCM 细胞，荷瘤小鼠中，TSCM 细胞发挥强有力的肿瘤抑制作用。靶向治疗，也可充当共刺激药物，如细胞凋亡蛋白（IAP）抑制分子的拮抗剂，可增加疫苗和其他 T 细胞免疫治疗的作用。

虽然 T 细胞能够有效地杀死肿瘤细胞，但肿瘤细胞可降低 MHC-Ⅰ类分子的表达以避免被发现，或增加抗凋亡蛋白抵抗细胞毒作用。硼替佐米是一种强效的蛋白酶抑制剂，可能会提高肽负荷和 MHC-Ⅰ类分子的表达，导致肿瘤细胞更容易受到 NK 细胞杀伤。PI3K-AKT 信号通路抑制剂是另一类提高肿瘤细胞对免疫调节性破坏的靶向药物，部分是通过抑制抗凋亡信号。AKT 高表达的肿瘤细胞中，对 T 细胞杀伤不敏感，AKT 抑制剂减少上述细胞抗凋亡蛋白的表达，在体内增加肿瘤细胞对 T 细胞杀伤的敏感性。

热休克蛋白 90（HSP90）抑制剂，增强肿瘤细胞的抗原表达，增加体外肿瘤细胞对 CTL 调节的裂解的敏感性，以及体内过继 T 细胞回输。组蛋白去乙酰化酶（HDAC）抑制剂同样促进 NKG2D 配体的表达，提示这些药物可能通过共同机制提高免疫细胞的肿瘤细胞杀伤作用。

T 细胞抗肿瘤的主要障碍是肿瘤微环境的免疫抑制，血管内皮生长因子 A（VEGFA）是已知最强的血管生成作用的分子，阻止树突状细胞成熟，促进 MDSC 的扩增。树突状细胞分化过程中，加用贝伐珠单抗，可提高效应 T 细胞反应。的确，转移性 NSCLC 患者贝伐珠单抗联合 atezolizumab 和化疗，改善无进展生存期和 OS，最近获得了 FDA 的批准。在结肠癌小鼠模型中，舒尼替尼减少全身和肿瘤微环境中 MDSC 和 Treg 的数量和功能。然而，一个值得注意的是，索拉非尼是一种多激酶抑制剂，靶点包括血管内皮生长因子受体，但此药物似乎是免疫抑制，可能与其 MEK 信号抑制作用有关。IDO 催化降解色氨酸，其代谢产物对 T 细胞有直接毒性，伊马替尼可减少骨髓细胞 IDO 的表达。最后，已证实肿瘤促进的炎症通路的重要性，如 STAT3 和 NF-κB 信号，以及细胞因子 IL-6、IL-17、IL-23 和肿瘤坏死因子-α（TNF-α）。抑制这些信号网络不仅可以对抗肿瘤进展，也增强免疫治疗的疗效。

（二）联合策略面临的挑战

靶向治疗对提高免疫反应提供了很大的希望，但适当的给药时间、剂量和顺序可能是联合治疗成功至关重要的。在某些情况下，某些靶向治疗与免疫刺激药物联合，也显示免疫抑制作用。mTOR 抑制剂替西罗莫司（temsirolimus）可能会降低树突状细胞启动肿瘤特异性 T 细胞的功能；而硼替佐米和 HDAC 抑制剂可能会阻碍一些 NK 细胞活性。联合治疗的第二个关键问题是加强的抗肿瘤效果是否可以没有相应高的严重毒性反应。相反，一些临床前实验发现联合治疗可以减少毒性的可能性，如 CTLA-4 阻断和 4-1BB 受体激动剂抗体联合，减少而不是加重炎症和毒性。

靶向治疗在免疫治疗（接种疫苗或过继 T 细胞输注）之前应用，可能会促进树突状细胞的作用向效应 T 细胞的反应倾斜，而不是激活 Treg 细胞。相反，周期性舒尼替尼（4 周治疗和 2 周休息）治疗有利于 MDSC 和 Treg 细胞积累。此外，拮抗树突状细胞功能的药物，如 HSP90 抑制剂或索拉非尼，应避免免疫治疗后使用，以最大限度启动肿瘤特异性 T 细胞。T 细胞启动后，使用阻断免疫检查点激活的抗体，激动共刺激抗体，以保持效应 T 细胞的活化和防止耗竭。其次，抑制微环境的靶向治疗，伊马替尼（抑制 IDO）、舒尼替尼（拮抗 MDSC 和调节性 T 细胞），以及 p110γ 抑制剂（消除肿瘤促进的炎症），均可杀死 MDSC。最后，必须考虑免疫治疗药物本身的联合，要合理地做到这一点，必须仔细评估重叠或协同的毒性，降低而非增加治疗指数。

六、癌症干细胞与免疫治疗

癌症干细胞（cancer stem cell，CSC）也称为干细胞样细胞或肿瘤起始细胞（tumour-initiating cell，TIC），是肿瘤细胞的特殊亚群，具有独特的启动肿瘤生长和自我更新的内在能力，可能以变化和不可预测的方式出现。虽然一直推测存在 CSC，直到 1994 年首次提供实验证据，具有 CD34 高、CD32 低表型的急性髓细胞性白血病细胞亚群，为白血病起始细胞。实体肿瘤 TIC 在 2003 年首次在乳腺癌（CD44$^+$CD24$^{/low/linage}$）细胞中被发现，随后在各种恶性肿瘤中进一步发现。关于正确的名称，CSC 被认为是肿瘤细胞的不成熟祖细胞，位于肿瘤细胞分化等级组织的顶端。相反，TIC 的定义是基于这些细胞具有独特的能力，在非常低的细胞数量下，可以在体内形成异常复杂的肿瘤。

虽然传统的癌症治疗（如放疗或化疗）可能会消除大部分肿瘤，但 CSC/TIC 对治疗耐药性被认为是导致复发的原因——重新生长肿瘤并转移至新的部位。CIC/CSC 的免疫学特性是免疫抑制，在体外，胶质瘤和黑色素瘤中的 CSC/TIC 抑制 T 细胞反应和 IL-2 产生，增加 Treg 的数目。CSC/TIC 分泌的 TGF-β、IL-10、IL-4 对 NK 细胞，T 细胞和抗原提呈细胞发挥免疫抑制作用。在 CSC/TIC 上表达的 CD200 等细胞表面分子也可抑制免疫反应，与抑制 Th1 反应，低中性粒细胞浸润和肿瘤诱导的 IL-10 产生增加相关。CSC/TIC 可能与局部缺氧有关，促进 PD-L1 的表达，已报道常见于头颈部肿瘤、CD133$^+$ 的结肠和胃癌，而黑色素瘤中的 CSC/TIC 无此作用。

与非 CSC 相比，在胶质细胞瘤 CSC/TIC 上出现一定程度的 MHC-Ⅰ类分子下调。由于 CSC/TIC 上的 MHC-Ⅰ类分子表达常常比大部分肿瘤细胞低，因此 CSC/TIC 更可能对 NK 细胞的杀伤敏感，但来自同一患者的新鲜分离的 NK 细胞不会杀死 CSC，提示癌症患者中 NK 细胞活性被抑制。此外，IFN-γ 处理增强了 CSC 对 T 细胞调节的免疫反应的易感性。转染人巨细胞病毒的 pp65 抗原到 CD33$^+$ 脑肿瘤 CSC/TIC，可以被病毒特异性记忆 T 细胞有效地杀死，提示 CSC/TIC 是 T 细胞潜在的免疫治疗靶点。

正常情况下癌症/睾丸抗原（CT）仅在生殖细胞中表达，而在某些恶性肿瘤中重新表达。目前有超过 100 个 CT 抗原基因家族，如 MAGE、BAGE、GAGE、XAGE、SPANX、NY-ESO1，其中的 18 个优先在 CSC/TIC 上表达。印迹位点调节子（BORIS）超家族 6 是另一个 CT 抗原，优先在子宫颈癌 CSC/TIC 上表达，维持 CSC 功能，可以作为特异性细胞毒性 T 细胞的靶点。胎儿抗原 5T4 优先在肺癌和头颈部癌症中的 CSC 样细胞上表达，与预后不良有关。通过靶向 5T4 抗原的抗体-药物螯合物治疗，可以减少 CSC 数目，抑制肿瘤进展和局部复发。Numb-1 和 Notch 特异性 T 细胞可以消除乳腺癌中的 CSC/TIC 细胞。调节 Wnt/b-catenin 通路的转录因子 SOX2，在许多实体瘤中扩增，并主要在 CSC/TIC 中表达。恶性细胞突变可能会产生全新的 T 细胞表位，因此可以有效激活 T 细胞。

大多数针对癌症干细胞免疫治疗的临床试验，基于从实体瘤中分离 CSC/TIC 并将其与树突状细胞共培养，然后将其用作癌症疫苗，试验包括胰腺癌、鼻咽癌、结直肠癌、卵巢癌、肺癌、肝癌和脑肿瘤。然而，与非 CSC-树突状细胞疫苗一样，任何单一治疗都不太可能产生巨大的效果。需要与检查点抑制剂、放疗或化疗相结合，以便提供最佳的机会来产生强大且持久的 T 细胞反应，导致肿瘤消退。CAR-T 细胞在治疗血液恶性肿瘤中的成功引起了人们对使用该方法对抗实体瘤，甚至肿瘤干细胞的兴趣。在 CSC 上表达的细胞表面抗原，如 CD44、CD133、醛脱氢酶（ALDH）和 EpCAM 可以作为靶点。目前已有针对 EGFR 和 CD133（NCT01869166 和 NCT02541370）的临床试验正在进行。

第四节　免疫肿瘤学试验研究的报告标准

与传统的癌症治疗如化疗相比，免疫治疗具有不同的机制，并且可能表现出独特的效果和毒性作用。因此，免疫治疗临床试验的报告、设计、实施、分析和结果，存在额外的注意事项。2018 年，ASCO 和癌症免疫治疗协会（Society for Immunotherapy of Cancer，SITC）提出了临床试验报告的建议，以解决肿瘤免疫治疗独特的疗效，毒性和联合用药，以及用药次序方面的问题。

一、免疫药物试验中有效性的报告

抗肿瘤免疫可以表现出不寻常的反应模式，具体而言，免疫治疗的效果变得明显之前，可能存在反应时间滞后，因为激活抗肿瘤免疫反应需要时间。一旦激活，抗肿瘤免疫反应可以随时间波动。肿瘤炎症也有可能导致一些肿瘤在进行成像扫描时，比初始目标测量更大，即假性进展，因此使反应评估变得复杂。捕获这些非典型反应模式，已提出各种免疫相关反应标准，来定义免疫药物临床试验中的疗效标准。

（一）抗肿瘤活性的定义

实体肿瘤反应评估标准（RECIST）用于评估肿瘤药物临床试验的抗肿瘤活性，包括大多数免疫治疗药物试验。此标准是开发用于实体肿瘤患者常规化疗，发现肿瘤大小增加一定的量（20％）或新发肿瘤时，宣告进展。但是，RECIST 可能低估了一些免疫治疗方法的效果，导致将最终可能受益的患者，过早定义为进展。已经提出了几种迭代的特定免疫治疗反应标准，即免疫相关 RC[irRC]、irRECIST、iRECIST、imRECIST。在所有免疫治疗试验中，没有统一采用特定的反应评估标准。在研究中，研究人员应说明使用哪些标准，是否预先指定，以及选择它们的理由。与先前临床试验比较时，应考虑报告的连续性，RECIST 标准与对应的免疫治疗特定反应标准的一致性。

（二）反应疗效动态变化的图示

大多数免疫治疗试验显示效果为瀑布图。然而，瀑布图具有天生的不足，因为只报告了患者的最佳总体反应，并没有捕捉到反应与治疗的时间关系（即患者反应的时间连续性）。因此，除了瀑布图，研究人员应该使用蜘蛛图或泳道图，报告肿瘤负荷变化的动力学，来显示更多关于疗效的有意义的信息。

蜘蛛图通常说明每个患者随着时间推移的肿瘤负荷，包括表示何时出现新病变。蜘蛛图的主要局限性在于，当患者数量很大，而且代表疾病进展的患者与完全反应、部分反应、疾病稳定的患者存在不平衡的时候，在图上很难进行解释。因此，蜘蛛图最重要的应用是，报告较小的试验或大型试验中感兴趣的特定人群。泳道图通常描述每个患者的治疗过程，并且可能显示患者接受治疗的时间，终止治疗时间和反应的持续时间，或随着疾病进展时的其他相关临床事件。

（三）报告如何定义疾病控制率及其组成要素

研究人员经常使用非标准化术语，如"疾病控制""临床获益""客观反应"（完全和部分）和"病情稳定"（一般规定至少 6 个月）报告临床试验中的终点。当报道这样的复合终点，定义应该是明确的，同时应清楚地描述其评估频率和方法。对于时间-事件的终点，研究人员应提供明确的基线定义（即时间 0），以及什么情况被定义为事件，什么事件被认为是删失。

目前有争议的问题是稳定疾病的患者，如病情稳定 6 个月，可能符合临床获益或疾病控制的试验设计，但如果该患者的癌症本身具有潜在惰性的生物学特征，可能暗示药物干预没有明显的获益。非随机研究在证明真正的临床获益或疾病控制时，天生存在不足，由于研究方法缺乏比较组，这是解释时间终点的必要条件。

二、疾病进展后的临床事件

历史上，癌症临床试验要求确定疾病进展后，需要停止试验性治疗。然而，免疫药物临床试验，经常让明确客观进展的患者继续治疗，原因是认识到具有假性进展的现象。假性进展表现为通过临床或影像学评估，新病变的出现（通常伴有基线肿瘤负荷指数缩小）或初始病变指数增加，但随后病灶出现反应。

免疫药物进展后，继续治疗的常用标准是，患者临床情况稳定或改善，没有严重的实验室异常或相关的不良事件，并且在后续确认的成像中缺乏临床上明显的进展。但是，免疫临床试验中，疾病进展后可能发生的情况，没有普遍接受的标准定义。因此，应报告试验中，进展后许可治疗使用的具体标准。也应该包括随后验证性成像所需的时间间隔。研究人员也应该报告最初记录疾病进展时，与患者是否讨论了替代治疗方法，以及进一步治疗是否签署了知情同意书。

从真实进展中区分假性进展的患者至关重要，避免暴露可能的无效治疗与有关不良事件。捕捉假性进展的发生率也很重要。因此，研究人员需要报告进展后接受治疗的患者数目（比例）和疗效治疗持续的时间，新出现的毒性或现有毒性的恶化。

三、报告无进展生存和总体生存

在免疫治疗试验中，研究人员应使用 Kaplan-Meier 分析报告无进展生存和总体生存。在试验中，Kaplan-Meier 生存曲线存在两个值得注意的方面：一是延迟的曲线分离，由于免疫治疗组的临床效果延迟而导致；二是存在非零尾部概率，由于在免疫组中更高比例的患者经历持续肿瘤控制或者更长的生存期。生存曲线的这两个方面可能导致低估试验持续时间，以及损失检测治疗效果的能力。任何用于比较治疗之间生存曲线的统计检验方法，应详细描述；而且注意免疫药物 Kaplan-Meier 曲线早期与晚期的生存差异变化。对于进展后继续治疗，但是随后评估确认有真正进展的患者，研究人员应报告疾病进展的最早证据日期，而且作为患者疾病进展的日期。

四、免疫药物试验毒性的报告

患者从免疫治疗中经历的毒性与其他癌症治疗不同，如化疗和分子靶向治疗。免疫检查点阻断，不良事件与器官特异性相关，如肝炎、结肠炎、皮炎、肺炎和内分泌疾病如垂体炎；而且不良事件可以持续更长的时间。处理免疫毒性需要特殊的干预措施，基于免疫的作用机制。免疫治疗的毒性大多数是可逆的，可以使用免疫抑制皮质类固醇和/或其他免疫抑制剂药物。尽管了解癌症治疗的安全性至关重要，但有证据表明在临床试验中，毒性报告不是最理想的，包括免疫药物试验。在试验中准确及时的毒性报告，提供有关事件的重要细节和免疫毒性的处理，可以确保研究人员描述所有捕获的毒性，特别是免疫治疗独有的副作用，以实现更好表征药物的安全性概况。

免疫毒性的临床诊断，通常描述各种影响患者的特定体征和症状，如头痛和疲劳。研究者应报告免疫毒性的临床诊断，与相关症状的原始数据分开。美国国家癌症研究所（NCI）的常见不良事件标准（CTCAE）是现行用于临床试验中，毒性报告的标准，最近更新到 CTCAE v5.0，未来的更新可能需要免疫毒性知识的增加。

如果数据收集中使用了预先指定的临床诊断，如免疫相关不良事件或特殊的不良事件，试验报告应陈述如何定义这些术语及选择这些术语的原因。当研究人员使用预定毒性类别时，应该解释如何及为什么选择包含这些类别的某些毒性，以及满足哪些标准来分类。鉴于免疫毒性的性质，研究人员应报告临床试验中收集的每种毒性的特定等级。毒性等级 1 和 2 以及 3 和 4 级之间，临床上存在有意义的差异。因为免疫毒性可以持久，报告毒性持续时间与毒性严重程度（等级）一样具有临床重要性，有助于临床处理，对随后免疫药物联合试验的设计和解释，提供有用的信息。研究人员还应该报告毒性处理是否与"指南共识"的处理一致，至少对意外毒性或显著影响患者的毒性。专业组织，如国家综合癌症网络、SITC 和 ASCO 已发布一般免疫毒性处理的指南。也有 CAR-T 细胞和其他过继回输细胞治疗的特异性毒性的处理指南，由于其非同寻常的毒性。

五、免疫治疗联合或序贯的报告

越来越多的临床试验正在测试 2～3 种和更复杂的免疫治疗同步和序贯联合，以及评估免疫治疗彼此之间，与靶向治疗、化疗和放疗之间的联合。进行联合和序贯治疗的反应率大于单独使用任何一种药物。然而，联合治疗也增加了新毒性的风险。免疫试验中，同步联合或序贯治疗需要充分报告，包括各个组成药物的生物学和/或临床数据。

研究者应报告支持免疫药物联合或序贯治疗假设的临床前和/或临床数据，可能具有增加或协同抗肿瘤作用和有利的治疗指数；也应该提供选择特定剂量和药物顺序的理由，以及药物剂量和给药顺序、给药频率、给药中断时间长度、每种药物的治疗持续时间。

六、总结

目前，ASCO 提出了免疫治疗临床研究报告的建议，旨在改进临床试验的报告，解决免疫治疗独特的疗效、毒性、联合和序贯治疗的特征。鉴于免疫临床试验的数量迅速增加，以及支持在临床中使用免疫治疗的证据持续改进，上述建议可能需要定期修订，以确保适当地解释免疫治疗临床试验数据，并最终有助于改善癌症患者的治疗。

第五节 结论与展望

尽管肿瘤免疫治疗具有悠久的历史，但只是近期取得了进展和进入临床实践。作为一个令生物制药行业和临床肿瘤学界兴奋的治疗策略，最近的研究成果终于迎来了癌症免疫治疗的时代。2019 年，研发中的活性药物数量增加到 3 876 个，比两年前增长了 91%，其中细胞治疗增长最大，溶瘤病毒类别的增长最小。当前针对的靶点为 468 个，过去两年中增长了 78%，尤其是 CD19、PD-1、PD-L1、CTLA-4、HER-2、HPV、IDO1、NY-ESO-1、CSF1R 和 STAT3。虽然美国的组织（公司和学术机构）正在开发 1 837 个活性药物，占整个研究的 47%，可喜的是来自中国的公司也有 614 个活性药物（占 16%，以细胞治疗为主，占总研究的 61%）。

对于 20 世纪的大部分时间来说，研究的重点是癌症的免疫监视/免疫编辑，包括识别免疫复合体，肿瘤和宿主之间动态的信息交换过程（贯穿整个疾病发生发展阶段中），以及免疫耐受。然而，在 21 世纪，临床前和临床数据导致直接把注意力转向免疫耐受和免疫抑制的作用。

免疫治疗是利用机体自身的免疫系统产生抗肿瘤应答，最常用的策略是阻断免疫检查点，特别是 CTLA-4，PD-1 或 PD-L1；尽管新的抑制性（LAG-3、TIM-3、VISTA）或刺激性（ICOS、OX40、4-1BB）通路也已成为靶点。而且，作为替代方案，目前也重点在临床研究中探讨免疫检查点抑制剂联合其他单克隆抗体分子，CAR-T 细胞和溶瘤病毒疫苗（表 1-1）。

肿瘤免疫治疗的时代已经到来，具有明显的特异性，重要的是有时显示惊人的疗效。然而，即使是在特殊的人群中，疗效可能是暂时性的，或需要持续用药。不幸的是，免疫检查点治疗也存在一些局限性，包括反应异质性——其中一些患者达到完全缓解，但其他患者从未出现反应。由于替代性免疫逃逸机制可能导致肿瘤复发，并且缺乏预测反应和毒性的最佳生物标志物。其他主要问题是，出现新的不良事件和自身免疫反应，以及与此治疗相关的高成本。如果靶向治疗药物可以联合合适的免疫治疗方案，首先快速诱导肿瘤缩小和症状缓解期间，随后激活患者的免疫系统可能是最好的治疗方式，以确保短期疗效转换为一个长期和持久的获益。最后，科学家、药物开发者和肿瘤学家必须协同，开发新的免疫治疗效果的标准评估；由于免疫治疗无论是机制上还是时空上，明显与传统的细胞毒药物不同，不能依据以前的标准判断疗效。目前使用基因工程 T 细胞的 ACT 既昂贵又费时，难以应用于大量患者，但是，2019 年 9 月，Medicare 和 Medicaid Services 中心（CMS）宣布，Medicare（医疗保险）将在全美范围内为合格的患者提供 CAR-T 细胞治疗。最后，改善细胞制造方法，尤其是封闭系统的发展，不需要昂贵的无尘室设施，应该会降低成本并提高可行性。

表 1-1　恶性肿瘤抗 PD-1/PD-L1 和 CAR-T 免疫治疗的现状

癌症类型	ORR 排序	FDA 批准	EMA 批准	法国批准	CAR-T FDA 批准	CAR-T EMA 批准
黑色素瘤	√	√	√	√		
非小细胞肺癌	√	√	√	√		
头颈癌	√	√	√	√		
膀胱癌	√	√	√	√		
Merkel 细胞癌	√	√	√	√		
滤泡性/霍奇金淋巴瘤	√	√	√	√		
食管癌	√	√				
结直肠癌	√	√				
宫颈癌	√	√				
鼻咽癌	√	√				
胃癌	√	√				
肝细胞癌	√	√				
微卫星不稳定癌	√	√				
小细胞肺癌	√	√				
皮肤鳞状细胞癌	√	√	√			
三阴乳腺癌	√	√				
子宫内膜癌	√	√				
卵巢癌	√					
恶性胶质瘤	√					
成神经细胞瘤	√					
成神经管细胞瘤	√					
星形细胞瘤	√					
乳头状甲状腺癌	√					
非三阴乳腺癌	√					
胆道癌	√					
肛门癌	√					
胸腺癌	√					
间皮瘤	√					
唾液腺癌	√					
肉瘤	√					
原发中枢淋巴瘤	√					
NKT 淋巴瘤	√					
滋养细胞癌	√					
高级别浆液性卵巢癌	√					
骨肿瘤						
前列腺癌						
胶质瘤						
胰腺癌						
弥漫大 B 细胞淋巴瘤	√				√	√
纵隔大 B 细胞淋巴瘤	√	√			√	√
高级别 B 细胞淋巴瘤					√	
儿童急性淋巴细胞白血病					√	√
套细胞淋巴瘤					√	

胡　胜

参 考 文 献

[1] Galon J,Bruni D.Tumor Immunology and Tumor Evolution:Intertwined Histories[J].Immunity,2020,52(1):55-81.

[2] Mellman I,Coukos G,Dranoff G. Cancer immunotherapy comes of age[J].Nature,2011,480(7378):480-489.

[3] Fesnak AD,June CH,Levine BL. Engineered T cells:the promise and challenges of cancer immunotherapy[J].Nat Rev Cancer,2016,16(9):566-581.

[4] Khalil DN,Smith EL,Brentjens RJ,et al. The future of cancer treatment:immunomodulation,CARs and combination immunotherapy[J]. Nat Rev Clin Oncol,2016,13(6):394.

[5] Sharma P, Hu-Lieskovan S, Wargo JA, et al. Primary, Adaptive, and Acquired Resistance to Cancer Immunotherapy[J]. Cell,2017,168(4):707-723.

[6] Vanneman M,Dranoff G. Combining immunotherapy and targeted therapies in cancer treatment[J]. Nat Rev Cancer, 2012,12(4):237-251.

[7] Melero I,Berman DM,Aznar MA,et al. Evolving synergistic combinations of targeted immunotherapies to combat cancer[J]. Nat Rev Cancer,2015,15(8):457-472.

[8] Hammerbacher J,Snyder A. Informatics for cancerimmunotherapy [J]. Ann Oncol, 2017, 28 (suppl _ 12): xii56-xii73.

[9] Sharpe AH,Pauken KE. The diverse functions of the PD-1inhibitorypathway[J]. Nat Rev Immunol, 2018,18(3):153-167.

[10] HNair S,Dhodapkar MV.Natural Killer T Cells in Cancer Immunotherapy[J]. Front Immunol, 2017,8:1178.

[11] u Z,Ott P. A,Wu C J. Towards personalized,tumour-specific,therapeutic vaccines for cancer[J]. Nat Rev Immunol, 2018,18(3):168-182.

[12] Rubin R.Medicare to Cover CAR T-Cell Therapies[J]. JAMA,2019,322(12):1133.

[13] Tsimberidou AM,Levit LA,Schilsky RL,et al.Trial Reporting in Immuno-Oncology(TRIO):An American Society of Clinical Oncology-Society for Immunotherapy of Cancer Statement[J]. J Clin Oncol,2019,37(1):72-80.

第二章
免疫系统与肿瘤的关系

恶性肿瘤免疫学是生命科学领域发展极为迅速的一个分支，其研究内容涉及肿瘤抗原及其免疫原性；肿瘤发生、发展与机体免疫的关系；应用免疫学原理和方法对肿瘤进行预防、诊断和治疗。

肿瘤免疫的概念起源于 20 世纪初。1909 年 Ehrlich 首先提出，免疫系统不仅具有抵御病原体感染的功能，也负责清除异常的自身组分，包括癌细胞等。20 世纪 50 年代研究发现，化学致癌物及病毒诱发的肿瘤具有肿瘤特异性移植抗原，其后又发现多种化学致癌物或致癌病毒诱发的动物肿瘤及动物自发性肿瘤均表达肿瘤相关抗原，证实肿瘤确能被宿主视为"非己"而产生特异性免疫排斥。

20 世纪 60 年代，Thomas、Burnet 和 Good 等提出了免疫监视（immunosurveillance）学说，其要点是：免疫系统具有完备的监视功能，可精确识别"自己"和"非己"成分；免疫系统不仅可清除侵入人体的微生物、排斥同种异体移植物，还能识别并消灭体内突变的细胞，防止肿瘤形成和生长。该学说奠定了肿瘤免疫学的理论基础。

20 世纪 70 年代单克隆抗体问世，极大地推动了肿瘤免疫诊断技术和肿瘤免疫治疗；80 年代中后期，随着分子生物学和免疫学迅速进展，导致对肿瘤抗原的性质及其提呈过程以及机体抗肿瘤免疫机制有了较深入认识。据此，Schreiber 等提出肿瘤"免疫编辑理论"（immunoediting），认为免疫系统和肿瘤的相互作用经历 3 个阶段：①免疫监视/清除阶段，免疫系统对早期肿瘤进行有效攻击；②免疫相持阶段，表现为免疫系统对肿瘤的杀伤和肿瘤生长处于动态平衡；③免疫逃逸阶段，表现为肿瘤借助不同机制逃避机体免疫系统攻击。该理论揭示，在肿瘤发生、发展的不同阶段，肿瘤与机体免疫系统存在复杂的相互作用。

近年来，通过对肿瘤相关基因、肿瘤相关抗原及其提呈、机体抗瘤效应、肿瘤逃避机体免疫监视的机制进行深入研究，极大促进了肿瘤免疫学进展。

第一节　肿瘤抗原及抗肿瘤免疫应答

一、肿瘤抗原概述

肿瘤抗原（tumor antigen）指细胞恶变过程中，由于基因突变或正常静止基因被激活而产生的新抗原（neoantigen）。此类蛋白质在细胞内被降解所形成的某些短肽可在内质网中与 MHC-Ⅰ类分子结合，表达于细胞表面，成为被 CD8$^+$ CTL 识别的肿瘤特异抗原。此外，某些细胞恶变后，可使正常情况下处于隐蔽状态的抗原表位暴露，成为肿瘤相关抗原。

二、肿瘤抗原的分类

（一）根据肿瘤抗原的特异性分类

1. 肿瘤特异性抗原（tumor specific antigen，TSA）。TSA 指仅存在于某些肿瘤细胞表面而不存在于正常细胞的新抗原。20 世纪 50 年代通过近交系小鼠间肿瘤移植，发现存在此类抗原，亦称肿瘤特异性移植抗原（tumor specific transplatation antigen，TSTA）或肿瘤排斥抗原（tumor rejection antigen，TRA）。1992 年在人黑色素瘤细胞表面首次鉴定出具有明确分子结构的 TSA，是静止基因激活的产物，含 9 个氨基酸，可与 HLA-A1 分子共表达于某些黑色素瘤细胞表面，称为 MAGE-1。TSA 只能被 $CD8^+CTL$ 识别，是诱发 T 细胞应答的主要肿瘤抗原。

2. 肿瘤相关抗原（tumor associated antigen，TAA）。指某些肿瘤细胞表面的糖蛋白或糖脂成分，其在正常细胞仅微量表达，但在肿瘤细胞表达明显升高（如胚胎抗原）。此类抗原一般可被 B 细胞识别并产生相应抗体。

（二）根据肿瘤抗原发生分类

1. 化学或物理因素诱发的肿瘤抗原。此类肿瘤抗原特点是特异性高而免疫原性较弱，常表现出明显个体独特性。例如，用同一化学致癌剂或同一物理因素（如紫外线、X 线等）诱发的肿瘤，在不同宿主体内，甚至在同一宿主不同部位，所诱发的肿瘤其免疫原性各异。因此，针对单一化学致癌物所诱发的不同组织类型肿瘤，难以研制出具有广谱疗效的单一抗癌疫苗。由于人类很少暴露于上述强烈化学、物理刺激的环境中，故多数人类肿瘤抗原不属此类抗原。

2. 病毒诱发的肿瘤抗原。在病毒诱发的肿瘤中，前病毒基因整合至宿主细胞基因组中，病毒基因编码的蛋白以病毒肽-MHC-Ⅰ类分子复合物形式表达于肿瘤细胞表面，诱导机体产生特异性抗瘤免疫应答。同一种病毒所诱发的肿瘤，不管其组织来源或动物种属，均表达相同 TSA，即无种属及组织特异性，可引起交叉反应。但是，由不同 DNA 或 RNA 病毒诱生的肿瘤抗原，其分子结构和生物学特性各异，即具有病毒特异性。病毒所诱生 TSA，其诱导宿主产生的免疫反应一般仅针对肿瘤细胞，而对宿主正常组织细胞无作用。

3. 自发肿瘤抗原。指某些无明确诱发因素的肿瘤抗原，多数人类肿瘤抗原属此类，如突变的癌基因和抗癌基因所编码蛋白质、转化病毒癌基因所编码蛋白质、体细胞突变所产生的独特型表位、黑色素瘤相关抗原、癌-睾丸相关抗原（cancer-testis antigen，CTA）等。自发肿瘤抗原包括 TAA 和 TSA。

4. 胚胎抗原（fetal antigen）。指胚胎发育期由胚胎组织产生的正常成分，其在胚胎后期表达下降，出生后逐渐消失，或仅存留极微量。细胞恶性变时，此类抗原可重新合成。胚胎抗原可分为两类：①分泌性抗原，由肿瘤细胞产生和释放，如肝细胞癌表达的甲胎蛋白（alpha fetoprotein，AFP）；②肿瘤细胞膜相关抗原，其疏松地结合于细胞膜表面，易脱落，如结肠癌细胞表达的癌胚抗原（carcinoembryonic antigen，CEA）、胚胎性硫糖蛋白抗原（fetal sulfoslycoprotein antigen，FSA）、α_2-H 铁蛋白、胎盘碱性磷酸酶及神经外层衍生的癌胚抗原等。一般情况下，宿主对胚胎抗原已产生耐受，故不对其产生免疫应答。胚胎抗原对异种动物具有强免疫原性，可借此制备抗体，用于检测血清 AFP 和 CEA 水平。

三、肿瘤特异性抗原的探寻和筛选

严格意义上，肿瘤抗原是肿瘤免疫的物质基础，其不仅在肿瘤发生、发展及诱导机体抗肿瘤免疫效应中起关键作用，亦可作为肿瘤免疫诊断和免疫治疗的靶分子。但是，由于肿瘤病因不明、肿瘤细胞恶变机制尚不清楚、肿瘤抗原免疫原性较弱等原因,肿瘤特异性抗原的筛选和鉴定一直是限制肿瘤免疫学发展的重要因素。目前该领域取得如下进展:

(一)建立抗原特异性 CTL 克隆发现 TSA

体外制备人黑色素瘤特异性 CTL 克隆,应用其杀伤转染人黑色素瘤 cDNA 文库并表达 MHC-I 类分子的靶细胞,筛选出 CTL 识别的人黑色素瘤特异性抗原(如 MAGE 等)。借助此原理,目前已从不同肿瘤患者体内扩增出多种抗原特异性 CTL 克隆,并据此发现多种人类肿瘤抗原。

(二)应用重组 cDNA 表达文库的血清学鉴定筛选肿瘤抗原

SEREX 技术(serological analysis of autologous tumor antigens by recombinant cDNA expression cloning)是肿瘤抗原研究领域的重大进展,其原理为:提取肿瘤细胞或组织的 mRNA,构建表达 cDNA 的噬菌体文库,用含高滴度抗体的患者血清筛选阳性克隆;通过测序,借助生物信息学技术,分析和鉴定肿瘤抗原。借助此技术,已在黑色素瘤、胃癌、卵巢癌、小细胞肺癌等恶性肿瘤中发现 1 500 余种肿瘤抗原。以该技术为基础,其后又建立了鉴定肿瘤抗原的噬菌体文库技术、基因差异筛选技术及蛋白质组技术等。

(三)蛋白质组学分析和抑制性消减杂交技术等发现肿瘤抗原

采用血清蛋白质分析技术(SERPA 技术)分析大量患者的血清样品,同时统计肿瘤抗体的发生频率,可以发现经过各种翻译后修饰的肿瘤蛋白抗原。基本原理是利用双向电泳分离肿瘤组织或细胞的总蛋白后将其转膜,再与肿瘤患者的血清免疫杂交而显色,通过质谱鉴定双向凝胶上对应的反应点而确定肿瘤抗原。

抑制性消减杂交技术(suppression subtractive hybridization,SSH)是结合了抑制性 PCR 和消减杂交技术的一种高效分离差异表达基因的方法,可进行肿瘤及相应正常组织基因的表达变化分析、差异基因的克隆和鉴定,用于分析肿瘤抗原。基本原理是通过利用消减杂交技术的消减富集来去除两组之间的同源序列,又利用抑制性 PCR 技术进行高效率的动力学富集,可有效地分离出差异表达的肿瘤抗原片断。

(四)基于生物信息学的 TSA 快速筛选

通过分析在临床上广泛认可和应用的经典 TSA 的表达谱特点,利用生物信息学算法(heterogeneous expression profile analysis)从人类全基因组中筛选与经典 TSA(如 AFP、CTAG1B、MAGEA3、ACPP、PSA、MLANA、PMEL、TYR 等)具有相似表达谱特点的基因,再通过生物学实验验证其表达谱,检测患者血清中自发的抗肿瘤免疫反应以确定 TSA 的免疫原性。借助此技术,已初步得到 19 个新的肿瘤特异性抗原,如 IGF2BP3、KRT23、IQGAP3 和 CLCA2 等。

第二节 机体抗肿瘤免疫效应

一、抗肿瘤的固有(天然)免疫效应

多种固有免疫细胞如 NK 细胞、T 细胞和 B 细胞具有抗肿瘤作用,具体如下。

(一)NK 细胞

NK 细胞是机体抗肿瘤的第一道防线,其无须抗原致敏即可直接杀伤敏感的肿瘤细胞,且不受

MHC 限制。NK 细胞具有较广抗瘤谱，可杀伤同系、同种或异种瘤细胞，对淋巴瘤和白血病细胞尤为有效，在抗新生瘤、已形成肿瘤及转移瘤中均发挥重要作用。但是，NK 细胞对实体瘤作用较弱。

NK 细胞表面的调节性受体参与识别肿瘤抗原：①激活型受体（如 NKG2D）可识别人肿瘤细胞表面 MHC-Ⅰ类分子相关蛋白 A、B（MICA、MICB）和 RAET-1 蛋白；②抑制性受体可识别宿主自身 MHC-Ⅰ类分子。另外，NK 细胞表面 FcγRⅢ（CD16）可识别肿瘤细胞表面的抗原-抗体复合物。NK 细胞可被肿瘤细胞激活，其机制为：多种肿瘤细胞表面 MHC 分子表达下调，影响 NK 细胞表面抑制性受体（KIR）对相应配体的识别，使激活性受体（KAR）效应占主导地位，导致 NK 细胞激活并对肿瘤细胞产生杀伤作用。激活的 NK 细胞可通过如下途径非特异性杀伤肿瘤细胞：①通过 FasL/Fas、穿孔素、颗粒酶途径直接杀伤肿瘤细胞；②NK 细胞表面 CD16 通过与抗肿瘤抗体 Fc 段结合，可诱导 ADCC 效应；③分泌 IFN-γ 产生抗肿瘤效应。

（二）巨噬细胞

巨噬细胞（Mφ）可能在肿瘤早期阶段发挥重要抗肿瘤效应，其机制为：①诱导 ADCC 作用；②Mφ 调节的细胞毒作用（Mφ-mediated cytotoxity，MMC），即激活的 Mφ 分泌 TNF、蛋白水解酶、IFN 及活性氧等细胞毒性分子，直接杀伤肿瘤或抑制瘤细胞生长；③与激活的 T 细胞、特异性抗体和补体协同发挥抗肿瘤效应；④发挥抗原提呈作用，参与适应性免疫应答。

（三）γδT 细胞

γδT 细胞的 TCR 缺乏多样性，其可能通过如下机制识别肿瘤抗原：①表达 NKG2D，识别肿瘤细胞表面相应配体；②识别肿瘤细胞表面磷酸化非肽类抗原；③协同 DC 识别肿瘤抗原。

γδT 细胞杀瘤作用的机制为：①γδT 细胞表面 NKG2D 可识别肿瘤细胞表面相应配体，产生活化信号，通过颗粒酶、穿孔素途径而直接杀伤肿瘤细胞；②γδCTL 可识别 HSP70-肿瘤抗原肽复合物而被激活，发挥杀瘤效应；③活化的 γδT 细胞可诱导 DC 成熟；④活化的 γδT 细胞分泌多种细胞因子，发挥杀瘤或抑瘤作用；⑤激活的 γδT 通过表达共刺激分子和产生 IL-12，可激活肿瘤特异性 T 细胞。

（四）NKT 细胞

NKT 识别肿瘤抗原的机制为：①与 γδT 细胞类似，NKT 细胞表达 NKG2D，可识别肿瘤细胞表面相应配体；②NKT 细胞的恒定 TCRα 链可通过 CD1 识别肿瘤细胞表面糖脂（α-GalCer）。

NKT 细胞通过如下机制发挥抗肿瘤效应：①肿瘤细胞或 APC 将肿瘤细胞 α-GalCer 以 CD1 复合物形式提呈给 NKT 细胞，活化的 NKT 细胞通过 Fas/FasL 等途径杀伤肿瘤细胞；②活化的 NKT 细胞释放 IFN-γ，通过激活 NK 细胞和 CD8⁺CTL，并促进 DC 成熟，发挥抗肿瘤效应。

（五）中性粒细胞

中性粒细胞与单核/巨噬细胞在功能及效应机制上有许多共同之处。肿瘤周围组织可见大量中性粒细胞集聚及浸润。未经活化的粒细胞抗肿瘤活性很低，活化的中性粒细胞可通过释放活性氧、细胞因子（如 TNF 和 IL-1 等）而非特异性杀伤肿瘤细胞。

二、抗肿瘤的适应性免疫效应

（一）T 细胞调节的抗肿瘤作用

T 细胞可通过如下机制识别肿瘤抗原：①肿瘤细胞扩散至淋巴管并转移至淋巴结，CD8⁺ T 细胞识别肿瘤细胞表面的肿瘤抗原-MHC-Ⅰ类分子复合物；②脱落的肿瘤细胞或可溶性肿瘤抗原被

APC 摄取、加工和提呈，以 MHC-Ⅱ类分子限制性的方式供 CD4⁺T 细胞识别。

肿瘤抗原一般含多个抗原表位，可被肿瘤细胞表面所表达的不同型别 MHC 抗原提呈给 T 细胞，例如：MAGE-3 抗原所含不同表位可分别被 HLA-A1 和 HLA-A2 分子提呈。通过肿瘤抗原表位预测，可人工合成肿瘤抗原肽，用于肿瘤免疫治疗。

细胞免疫在机体抗肿瘤效应中起重要作用。荷瘤动物和肿瘤患者体内均存在肿瘤抗原特异性 T 细胞反应，参与抗肿瘤效应的 T 细胞包括多个亚群。

（二）CD8⁺T 细胞调节的抗肿瘤效应

在机体抗肿瘤效应中，CD8⁺CTL 的杀伤活性起关键作用。CTL 通过识别和杀伤潜在的恶性细胞发挥免疫监视作用。一般情况下，机体主要借助 CTL 清除体内出现的少量肿瘤细胞，此效应在荷瘤早期、肿瘤缓解期或清除术后残余瘤细胞中发挥重要作用。若肿瘤增殖至一定程度并发生扩散或至肿瘤晚期，多数患者已处于免疫抑制状态，则免疫系统不能有效清除肿瘤。

在肿瘤浸润的淋巴细胞（tumor-infiltrating lymphocytes，TIL）中，主要的效应细胞是 CTL，可特异性杀伤相应肿瘤细胞。体外将荷瘤动物的淋巴细胞与肿瘤细胞共同培养，可获取肿瘤抗原特异性 CTL。该特异性 CTL 可用于筛选和鉴定编码肿瘤抗原的基因。其原理为：通过随机点突变编码多种无关联的内源性细胞蛋白质，将其与 MHC-Ⅰ类分子结合为复合物，用于激活 CD8⁺CTL，后者再作用于肿瘤细胞。若所克隆基因可编码肿瘤抗原，即可被肿瘤特异性 CTL 克隆所识别。

（三）CD4⁺T 细胞调节的抗肿瘤效应

APC 可捕获肿瘤细胞分泌的可溶性抗原、从肿瘤细胞表面脱落的抗原，或摄取从肿瘤组织脱落的肿瘤细胞，经加工处理后，以 MHC-Ⅱ类分子限制性方式提呈给 CD4⁺T 细胞。不同 CD4⁺Th 细胞亚群，其介导抗肿瘤效应的机制各异：①活化的 CD4⁺Th1 可辅助 CD8⁺CTL 活化；②活化的 CD4⁺CTL 可直接杀伤瘤细胞；③活化的 CD4⁺Th2 细胞参与辅助 B 细胞产生特异性抗肿瘤抗体；④活化的 CD4⁺T 细胞可参与激活固有免疫细胞（如 NK 细胞、DC 细胞）。

（四）B 细胞调节的抗肿瘤效应

荷瘤动物或肿瘤患者血清中存在可与瘤细胞发生反应的抗体（包括抗 TAA 和 TSA 抗体），提示机体存在针对肿瘤的体液免疫应答。B 细胞表面 BCR 可直接识别肿瘤抗原肽，在 CD4⁺Th 细胞辅助下，B 细胞对可溶性肿瘤抗原产生反应，并分泌抗瘤抗体。但是，由于肿瘤抗原免疫原性较弱，患者体内自然产生的抗体并非抗肿瘤的重要效应机制。抗肿瘤抗体的作用机制为：①ADCC：抗肿瘤细胞膜抗原的 IgG 类抗体可通过 ADCC 效应杀伤肿瘤细胞，对防止肿瘤细胞血流播散及转移具有重要意义。体内能发挥 ADCC 作用的效应细胞包括中性粒细胞、NK 细胞和巨噬细胞等，但对特定肿瘤细胞，通常仅其中某一类效应细胞起主要作用。②补体依赖的细胞毒作用（CDC）：抗瘤抗体可通过 CDC 杀伤瘤细胞并参与防止癌细胞转移，但不同瘤细胞对 CDC 的敏感性各异（白血病细胞较敏感，肉瘤不敏感）。③干扰肿瘤细胞的黏附作用：某些抗瘤抗体与瘤细胞表面抗原结合，可通过如下机制发挥抑瘤作用，修饰肿瘤抗原，通过干扰肿瘤细胞黏附特性而影响肿瘤生长；其次是阻断所结合蛋白抗原的生物学活性，抑制肿瘤增殖。④形成免疫复合物：抗肿瘤抗体与肿瘤抗原结合为抗原-抗体复合物，其中抗体的 Fc 段可与巨噬细胞表面 Fc 受体结合，从而富集肿瘤抗原，有利于摄取和提呈肿瘤抗原并激活肿瘤抗原特异性 T 细胞。另外，抗独特型抗体的"内影像"组分可模拟肿瘤抗原，在诱导、维持抗肿瘤免疫效应中发挥一定作用。⑤调理作用：抗肿瘤抗体可通过调理作用促进巨噬细胞吞噬肿瘤细胞。

必须指出，抗体也可能促进肿瘤发生、发展。例如：①某些抗瘤抗体具有封闭抗体（blocking antibody）效应，通过与肿瘤细胞表面抗原结合，阻碍效应细胞识别和攻击肿瘤细胞，从而有利于肿瘤细胞持续生长。②某些抗瘤抗体可直接促进肿瘤生长，被称为增强抗体（enhancing antibody）。③某些抗瘤抗体可使肿瘤细胞黏附特性改变或丧失，从而促进肿瘤细胞转移。

第三节　肿瘤逃避免疫监视

如前所述，机体免疫监视功能可控制并清除恶变的肿瘤细胞。但是，许多情况下肿瘤细胞仍可逃避宿主免疫系统攻击，导致肿瘤发生和发展，其涉及肿瘤细胞本身、肿瘤生长微环境和宿主免疫系统等，主要机制为：机体免疫监视作用有一定限度，难以完全清除突变细胞，使肿瘤得以发生、发展；肿瘤可诱导机体产生免疫耐受，从而抵御抗肿瘤免疫效应，并导致肿瘤免疫逃逸（tumor immune escape）。

一、免疫监视功能障碍

机体免疫监视障碍是导致肿瘤发生的重要机制。相关依据为：①动物新生期切除胸腺或应用化疗药物、放射线、肾上腺皮质激素、抗淋巴细胞球蛋白处理等均可抑制机体免疫功能状态，从而使病毒诱癌和肿瘤异种移植获得成功；②先天性免疫缺陷、后天适应性免疫缺陷（如 HIV 感染或长期应用免疫抑制药物）的个体，其肿瘤发病率较高。

二、抑制性免疫细胞下调免疫监视功能

早已发现，肿瘤局部微环境集聚大量固有免疫细胞、适应性免疫细胞，并表达高水平炎性细胞因子，具有正常组织炎症反应的特点（无菌性炎症）。近年大量研究表明，浸润肿瘤淋巴细胞的多为具有负调节作用的抑制性免疫细胞，在肿瘤发生、发展中起重要作用。

（一）CD4$^+$CD25$^+$Treg 细胞

小鼠和人类多种肿瘤局部浸润大量 Treg 细胞，其来源为：①肿瘤微环境中趋化因子诱导外周血天然 Treg 向肿瘤局部集聚；②肿瘤微环境中 VEGF、TGF-β1、IL-10 等诱导耐受性 DC 分化，后者继而诱导 Treg 并使胸腺来源的天然 Treg 扩增；③肿瘤微环境内多种抑制性分子（TGF-β、IDO 等）诱导 CD4$^+$、CD25$^+$T 细胞转化为 Treg。

肿瘤局部 Treg 细胞可显著抑制肿瘤免疫，机制为：①分泌抑制性细胞因子（IL-10、TGF-β等），抑制免疫效应细胞的杀瘤功能；②释放颗粒酶和穿孔素，直接杀伤效应细胞；③干扰细胞代谢，抑制效应细胞功能；④抑制 DC，干扰 T 细胞活化及 Treg 诱生、增殖。

目前，基于 Treg 细胞的抗肿瘤治疗已成为关注的热点，涉及阻断 Treg 细胞分化；清除 Treg 细胞；逆转 Treg 细胞的免疫抑制作用。

（二）髓源抑制细胞（myeloid-derived suppressor cell，MDSC）

MDSC 是造血系统在髓系分化阶段产生的一类早期髓性细胞群，可进一步分化为粒细胞、DC 及巨噬细胞。小鼠 MDSC 表面标志为 Gr-1$^+$、CD11b$^+$ 或 Gr-1$^+$、CD115$^+$；人 MDSC 为 Lin$^-$、HLA-DR$^-$。荷瘤小鼠脾脏、血液或肿瘤患者外周血中广泛分布 MDSC，后者在趋化因子（如 CCL2）诱导下聚集于肿瘤组织，可明显抑制机体抗瘤免疫，并与肿瘤生长和恶性程度相关。其机制为：①IFN-γ激活 MDSC，使之大量产生 NO 而抑制肿瘤特异性 T 细胞活化；②Th2 型细胞因子（如 IL-13、IL-10）刺激 MDSC 高表达精氨酸酶 1（arginase 1）并催化精氨酸水解，导致过氧化氮类

中间代谢产物大量聚集，发挥免疫抑制作用；③精氨酸酶 1 可下调 CD3 分子 π 链表达，影响 T 细胞功能；④诱导肿瘤特异性 T 细胞转化为 Foxp3$^+$ Treg 细胞；④促进多种促血管形成因子，如 VEGF、bFGF（basic fibroblast growth factor）和 MMP 表达，直接促进肿瘤血管形成。

（三）肿瘤相关的巨噬细胞（tumor-associated macrophage，TAM）

在肿瘤微环境中趋化因子 CCL2（MCP-1）、CCL5（RANTES）、CCL7（MCP-3）、CCL8（MCP-2）、CXCL12（SDF-1α/β）及细胞因子 VEGF、PDGF 和 M-CSF 等诱导下，循环中单核细胞穿越血管内皮细胞而浸润至肿瘤灶。进而，在肿瘤微环境中细胞因子，如 M-CSF（CSF-1）、PGE2、IL-6、IL-4、IL-13 和 IL-10 等的作用下，浸润的单核细胞进一步分化成熟为巨噬细胞，即 TAM。

激活的巨噬细胞一般具有杀瘤效应，但 TAM 却显示杀伤和促进肿瘤生长的双重效应。其促瘤作用的机制为：①生成 EGF、FGF、VEGF、PDGF、TGF-β 等细胞因子，促进肿瘤血管生成；②产生纤溶酶原激活因子（urokinase-type plasminogen activator，uPA）和基质金属蛋白酶 MMP 等，重塑肿瘤微环境，促进肿瘤生长和转移；③促进 IL-10、TGF-β 等抑制性细胞因子及 B7-H1、B7-H4 等共抑制分子表达，抑制抗肿瘤免疫应答。

（四）肿瘤相关成纤维细胞（tumor-associated fibroblast，TAF）

TAF 是肿瘤间质的主要细胞成分，来源于肿瘤组织间质成纤维细胞、骨髓来源间质干细胞、血管周细胞转分化、上皮细胞通过上皮-间质转化或内皮细胞通过内皮-间质转化等。TAF 参与肿瘤发生的机制为：①分泌多种活性因子（如 SDF-1、EGF、TGF-β、HGF、PDGF、VEGF、FGF、IGF-1 和 MMP），刺激肿瘤细胞增殖，促进肿瘤血管发生；②清除肿瘤细胞所产生毒性代谢产物，缓冲肿瘤细胞所产生酸性物质，从而促进肿瘤生长；③干扰免疫细胞与肿瘤细胞间信息交流，促进肿瘤细胞恶性生物学行为（如浸润和转移）；④调控肿瘤干细胞表型，影响肿瘤形成。

（五）调节性 B 细胞（Breg）

首先在自身免疫性疾病研究中被发现，可以分为 CD19$^+$、CD5$^+$-Foxp3$^+$ 的 Breg、分泌 IL-10 的 B10（Br1）和产生 TGF-β 的 Br3，调节性 B 细胞通过分泌抑制性细胞因子等作用负调节免疫应答，影响肿瘤的发生、发展。

三、免疫效应细胞功能异常

（一）NK 细胞杀伤功能异常

机制为：①肿瘤细胞表面 MICA/MICB（激活性受体 NKG2D 的配体）表达下降；②肿瘤灶局部 MMP 将 MICA、MICB 酶解为可溶性分子，可封闭 NK 细胞表面 NKG2D；③肿瘤微环境产生 IL-10、TGF-β，可抑制 NK 细胞活化；④肿瘤灶浸润 Treg、MDSC 及未成熟 DC，负调控 NK 细胞活性。

（二）T 细胞功能异常

肿瘤发展所形成的微环境，可抑制 T 细胞分化、激活和功能：①肿瘤细胞表面共刺激分子（B7-1、B7-2）、MHC-II 类分子和 Fas 等表达下降；②肿瘤细胞表面共抑制分子（如 B7-H1、B7-H3）和 CTL/NK 细胞抑制性受体的配体（HLA-G 等）表达上调；③肿瘤细胞分泌 IL-10、TGF-β 等抑制性细胞因子；④肿瘤灶局部浸润 Treg 细胞、MDSC、iDC 等具有负调控作用的免疫细胞；⑤肿瘤细胞合成与分泌多种具有负调节作用的活性分子（如 NO、活性氮、IDO 等）。

四、炎症与肿瘤

19世纪中叶德国病理学家 Rudolf Virchow 提出肿瘤起源于慢性炎症。流行病学研究也发现高达15％肿瘤的发生、发展与感染引起的炎症有关，如慢性反流性食管炎是食管癌发病的高危因素；HBV 及 HCV 感染与肝癌相关、幽门螺杆菌（HP）感染与胃癌相关、巨细胞病毒及 EB 病毒感染与血液系统恶性肿瘤相关、HPV 感染与宫颈癌相关等。一方面，感染尤其是病毒感染可将其癌基因插入宿主基因组导致细胞变异。另一方面，慢性炎症或创伤修复过程会持久激活和趋化大量免疫细胞聚集在损伤部位，通过释放细胞因子、趋化因子（如 IL-6、IL-10，TNF-α、PDGF、EGF、FGF、VEGF、TGF-β等）、酶类物质、ROS 等组成新的微环境，导致正常组织破坏及萎缩，促进肿瘤基质和血管大量生产；同时炎性细胞因子及 ROS 和活性氮类物质（RNS）导致细胞 DNA 突变、染色体不稳定、激活癌基因、灭活抑癌基因，引起细胞修复程序紊乱，凋亡减少，增殖失控，周围持续血管生成，形成有利于肿瘤发生、发展的微环境，显著增加肿瘤进展的风险。

第四节 肿瘤细胞逃避免疫监视的机制

综上所述，肿瘤与机体免疫系统存在极为复杂的相互作用：一方面，机体具有完善的抗瘤免疫效应机制；另一方面，肿瘤细胞可能通过多种机制逃避机体免疫攻击。肿瘤发生与否及其转归，取决于上述两方面作用的综合效应，且在肿瘤发生、发展的不同阶段，发挥作用的主要机制可能各异。

迄今，肿瘤发生的确切机制尚未被阐明。近年提出肿瘤发生的免疫编辑理论（cancer immunoediting）受到广泛关注，其要点是：免疫系统不但具有清除肿瘤细胞的能力，还具有促进肿瘤生长的作用；癌细胞在体内发生、发展是免疫系统与癌细胞相互作用的动态过程。简言之，肿瘤发生过程中，免疫系统在清除肿瘤细胞的同时，也对肿瘤细胞某些生物学特性（如肿瘤抗原的免疫原性）进行重塑（reshape），即免疫编辑。经历免疫编辑的肿瘤细胞，其恶性程度及对免疫攻击的抵御能力增强，最终摧毁机体免疫系统，导致肿瘤细胞恶性生长并扩散。该理论将肿瘤与免疫系统相互作用分为3个阶段。

1. 清除阶段（elimination）。即免疫监视阶段，指肿瘤发生早期，由于新生肿瘤具有较强免疫原性，易被免疫系统识别，并通过固有免疫和适应性免疫系统对肿瘤细胞进行攻击。清除阶段免疫系统占主导地位，可有效控制肿瘤生长并杀伤肿瘤细胞，此过程即经典的免疫监视功能。若清除过程彻底，肿瘤细胞被完全排除，免疫编辑就此结束。若某些变异的肿瘤细胞得以逃避免疫系统清除作用而存活，则肿瘤与免疫系统相互作用进入第二阶段。

2. 相持阶段（equilibrium）。指在清除阶段幸存的肿瘤细胞，经机体免疫系统"塑造"而具有较低免疫原性，从而与机体免疫系统长期处于势均力敌的平衡状态。处于此阶段的肿瘤细胞不易被免疫系统识别和清除，但又持续处于免疫系统清除压力下，不能过度增殖，体内不能检出可见的肿瘤。此阶段中，针对肿瘤的适应性免疫应答是维持二者平衡状态的主要机制。

3. 逃逸阶段（escape）。随时间推移，处于免疫清除压力下的肿瘤细胞可逐渐逃避免疫识别和攻击，其机制包括修饰自身肿瘤抗原、改变肿瘤组织微环境、肿瘤细胞自分泌免疫抑制因子（如 TGF-B、VEGF、IL-10、PGE2、M-CSF 等）并抑制免疫细胞（如 DC、T 细胞、NK 细胞）功能，最终导致肿瘤免疫逃逸，出现恶性增殖和恶性生物学行为，发展成为临床可见的肿瘤。

上述 3 个阶段所持续时间长短各异，其与原发肿瘤恶性程度及机体免疫状态密切相关。肿瘤免疫逃逸是肿瘤免疫研究的热点，其机制尚未完全阐明，已提出如下观点。

一、肿瘤细胞缺乏激发免疫应答所必需的成分

（一）肿瘤抗原免疫原性弱及抗原调变

不同肿瘤抗原的免疫原性各异：表达强免疫原性肿瘤抗原的细胞可有效诱导机体产生抗肿瘤免疫应答，从而被清除；表达弱免疫原性肿瘤抗原的细胞则可逃脱免疫监视而增殖，此过程称为免疫选择（immunoselection）。多数瘤细胞仅表达低水平 TSA 或 TAA，且其免疫原性很弱，故肿瘤生长早期难以刺激机体产生足够强度的免疫应答。另外，宿主对肿瘤抗原的免疫应答也可能导致肿瘤细胞表面抗原表达减少或丢失，使肿瘤细胞不易被宿主免疫系统识别，得以逃避免疫攻击。这种现象称为"抗原调变"（antigen modulation）。

（二）MHC 抗原表达异常

许多人类肿瘤细胞系其表面 MHC-Ⅰ 类抗原表达降低或缺失，使 CTL 不能识别瘤细胞表面抗原，以至瘤细胞得以逃避宿主免疫攻击。临床显示，MHC-Ⅰ 类抗原表达减少或缺失的肿瘤患者，其转移率较高、预后较差。MHC-Ⅱ 类抗原可能是某些组织细胞分化早期的表面标志，其异常表达反映肿瘤细胞处于去分化状态，使其逃避 T 细胞识别。此外，肿瘤细胞表面异常表达非经典 MHC-Ⅰ 类分子（如 HLA-E、HLA-G 等），可被 NK 细胞表面 KIR 识别，从而启动抑制性信号，抑制 NK 细胞的杀伤作用。

（三）肿瘤细胞表面抗原覆盖或被封闭

抗原覆盖指肿瘤细胞表面抗原可能被某些物质覆盖。例如：肿瘤细胞高表达唾液黏多糖可覆盖肿瘤抗原，从而干扰宿主淋巴细胞对瘤细胞的识别和杀伤作用。

另外，肿瘤患者血清中存在封闭因子（blocking factor），可封闭瘤细胞表面的抗原表位或效应细胞的抗原识别受体（TCR、BCR），从而使肿瘤细胞不易被机体免疫系统识别，逃避致敏淋巴细胞攻击。封闭因子的本质可能为：①封闭抗体（blocking antibody），其附于肿瘤细胞表面，遮盖肿瘤抗原；②可溶性肿瘤抗原，其封闭效应细胞相应抗原识别受体；③形成肿瘤抗原-抗体复合物，可通过其抗原组分与效应细胞表面抗原识别受体结合而封闭之，也可通过其抗体组分与肿瘤细胞表面抗原结合而封闭肿瘤细胞。

（四）肿瘤抗原的加工、提呈障碍

某些人类肿瘤细胞低表达 MHC-Ⅰ 类分子或不能将 MHC-Ⅰ 类分子从胞质内质网转运至细胞表面，且肿瘤细胞内参与抗原加工提呈所必需的 LMP-1、LMP-2、TAP-1、TAP-2 的 mRNA 表达降低，导致肿瘤抗原加工和提呈障碍。转移性恶性肿瘤遗传不稳定性较高，导致其细胞内 LMP 和 TAP 缺失频率明显高于原位肿瘤。

（五）共刺激分子及黏附分子表达下降

某些肿瘤细胞共刺激分子（如 B7-1、ICAM-1、IFA-3、VCAM-1 等）表达下降，不能有效激活肿瘤抗原特异性 T 细胞。

二、肿瘤细胞逃避免疫监控的其他机制

肿瘤发生早期其肿瘤细胞量少，不足以刺激机体免疫系统产生足够强的应答。肿瘤生长至一定程度并形成肿瘤细胞集团后，肿瘤抗原编码基因可能发生突变，从而干扰或逃避机体的免疫识别。

（一）肿瘤抗原诱导免疫耐受

肿瘤细胞在宿主体内长期存在并不断增长的过程中，其肿瘤抗原可作用于处在不同分化阶段的特异性淋巴细胞，其中幼稚阶段的淋巴细胞接触肿瘤抗原后即可被诱发免疫耐受。以小鼠乳腺癌病毒诱发的肿瘤为例，新生期感染过该病毒的小鼠，至成年期再感染此病毒时易诱发乳腺癌；若将该肿瘤移植给新生期未经感染过的同系小鼠，则可诱发宿主产生较强的抗瘤免疫应答。

（二）肿瘤细胞诱导免疫细胞凋亡或自身抵抗凋亡

多种癌细胞（如肝癌、肺癌、乳腺癌、胃肠道肿瘤）高表达 Fas 配体（FasL），活化的肿瘤特异性 T 细胞 Fas 表达增高，肿瘤细胞可通过 FasL/Fas 通路调节肿瘤特异性 T 细胞凋亡。瘤细胞内某些 Fas 信号转导分子发生获得性缺陷，可抵制 FasL 介导的细胞凋亡，并逃避免疫攻击。

（三）恶性肿瘤直接或间接抑制机体免疫功能

恶性肿瘤可直接侵犯免疫器官，也可释放免疫抑制因子或激活体内抑制性细胞。肿瘤细胞产生的抑制性因子主要有：①细胞因子，如 TGF-β 可强烈抑制 Th 细胞活性，CSF 参与抑制性 Mφ 产生和肿瘤细胞转移；②前列腺素 E（PGE），具有较强免疫抑制活性，可抑制肿瘤微环境局部的 T 细胞活性；③游离肿瘤抗原，其从肿瘤细胞表面脱落，并在瘤细胞周围形成抗原屏障，阻碍激活淋巴细胞或抗体与肿瘤细胞结合，使肿瘤细胞得以逃避免疫攻击。

第五节 肿瘤恶性生物学行为的免疫学机制

细胞生长失控、局部浸润和远处转移等恶性生物学行为，是恶性肿瘤最重要的特点，也有免疫学机制参与。

一、免疫学机制介导肿瘤局部浸润和扩散

原位实体肿瘤内，肿瘤细胞镶嵌在由细胞外基质、基底膜和血管组成的复杂网格结构中。肿瘤细胞可通过多种机制瓦解该网格结构，从而发生侵袭和扩散。例如：①肿瘤细胞下调某些黏附分子（如 E-cadherin 等）表达，可减弱肿瘤细胞同质黏附及肿瘤细胞与间质细胞、基质细胞的黏附，使肿瘤细胞从原发灶脱落；②肿瘤细胞上调某些蛋白水解酶（如 MMP）表达，可降解基底膜及胞外基质；③肿瘤细胞产生赖氨酰羟化酶，使胶原蛋白交联，通过干扰整合素信号通路而促进肿瘤侵袭和转移。

二、免疫学机制介导肿瘤细胞转移至血道和淋巴道

肿瘤细胞浸润周围组织后，细胞分裂控制蛋白 42 同源物（cell division control protein 42 homolog，cdc42）介导肿瘤细胞高表达整合素β1，使其黏附于内皮细胞，进而跨内皮并进入循环系统。此外，肿瘤细胞分泌 ANGPTL4、TGF-β、表皮调节素（EREG）、COX2、MMP1、MMP2、MMP3、ANGPT2、MMP10 和 VEGF 等，增加周围血管渗透性，进一步促进肿瘤细胞跨内皮迁移。肿瘤浸润淋巴细胞（TIL）产生 TGF-β，诱导肿瘤细胞分泌血管生成素样蛋白 4（ANGPTL4），破坏血管内皮细胞间连接。

肿瘤细胞快速生长导致微环境缺氧，促进肿瘤细胞高表达 HIF-1α，上调 NO 依赖的 VEGF 表达，促进肿瘤细胞跨内皮迁移及转移。肿瘤细胞产生 TNF-α，可上调内皮细胞表达 E-selectin、

P-selectin和VCAM1等黏附分子，促进肿瘤细胞黏附和转移，并保护肿瘤细胞抵抗NK细胞杀伤。肿瘤局部缺氧和炎症微环境是肿瘤细胞转移的强烈诱导剂，反应中分泌的TGF-β1可诱导肿瘤细胞发生上皮-间质转化，使肿瘤上皮细胞失去细胞极性及与基底膜连接的功能，并抗凋亡和降解细胞外基质，从而促进肿瘤细胞转移。Treg细胞可促进TAM分泌EGF，后者与瘤细胞表面EGFR结合，同时瘤细胞表达CSF1，可趋化表达CSF1R的TAM浸润肿瘤局部，进一步促进瘤细胞侵袭和转移。

三、免疫学机制调节肿瘤细胞转移进入远处组织定植

循环肿瘤细胞（circulating tumor cell，CTC）分泌VEGF、bFGF，促进血小板表达整合素αⅡβ3，调节血小板聚集；CTC表达凝血因子Ⅶa和X的受体，使血小板、肿瘤细胞相互黏附形成癌栓，将肿瘤细胞包裹于其中，保护CTC抵抗NK细胞攻击，并增强肿瘤细胞穿越血管进入远端组织的能力。

（一）免疫学机制决定肿瘤细胞转移具有器官、组织倾向性

临床发现，不同类型肿瘤细胞易选择性转移至特定组织器官。例如：前列腺癌易转移至骨；肺癌易转移至骨、肝、脑；乳腺癌易转移至肝、肺、骨、脑等；肌肉组织很少出现肿瘤转移。上述转移的倾向性主要取决于转移灶微环境（尤其是局部趋化因子）。例如：乳腺癌细胞表达CXCR4和CCR7，可定向转移至表达相应配体SDF1和CCL21的组织脏器；黑色素瘤细胞还表达CCR10，可选择性转移至皮肤、肝、脑、淋巴结；胰腺导管腺癌细胞表达CX3CR1，而外周神经元细胞表达相应配体CX3CL1，故易向神经系统转移。

（二）免疫学机制调节肿瘤细胞在远处组织定植

肿瘤细胞浸润转移灶后，局部组织巨噬细胞、中性粒细胞、肥大细胞等可释放趋化因子、血管生长因子、基质降解酶等，形成有利于肿瘤定植的微环境。例如：①肺巨噬细胞借助其表面VCAM1和整合素β4与转移的肿瘤细胞结合，激活肿瘤细胞AKT信号通路，促进转移细胞存活，同时分泌CXCL1促进肿瘤细胞增殖；②肝和肺组织（转移灶）局部产生TGF-β，可促进结肠癌TAF分泌IL-11，通过STAT3信号通路促进转移而来的结肠癌细胞增殖及克隆形成；③骨基质来源的TGF-β可抑制免疫效应细胞增殖，并诱导肿瘤转移灶产生ANGPTL4，从而促进转移灶周围血管形成，为浸润生长的肿瘤提供营养；④血小板分泌SDF1，可募集表达CXCR4的BMDC转移至转移灶，抑制局部抗肿瘤免疫应答，同时分泌多种血管生成因子（如VEGF），募集内皮细胞及周细胞到达转移部位，促进血管生成，有利于肿瘤微小转移灶的建立和持续生长。

综上所述，多种免疫细胞及免疫相关分子形成特殊的肿瘤微环境，通过不同机制参与肿瘤细胞发生、发展及侵袭、转移。

第六节　肿瘤免疫治疗和诊断

一、肿瘤免疫生物治疗策略及原理

肿瘤免疫生物治疗基本原理是：通过激发或调动机体免疫应答，增强机体抗肿瘤免疫效应，从而控制、杀伤肿瘤细胞。目前，免疫生物治疗已成为与手术、化疗和放疗并列的肿瘤治疗模式。其优点是：特异性针对肿瘤细胞，一般不伤及正常组织细胞；副作用小；效果持久；对转移病灶有效。

二、肿瘤的主动免疫治疗

(一) 肿瘤疫苗

借助主动免疫治疗肿瘤的历史十分悠久，其目标是：激发机体产生有效的抗瘤免疫应答，同时避免激发免疫抑制或其他毒副作用。

1.肿瘤细胞疫苗。指将自身或异体同种肿瘤细胞，经物理（照射、高温）、化学（酶解）及生物（病毒感染、基因转移等）手段处理，以改变或消除其致瘤性但保留其免疫原性，常与佐剂（卡介苗等）联合应用。

2.肿瘤抗原疫苗。此类疫苗包括 TAA/TSA 疫苗、MHC-抗原多肽复合疫苗、HSP-肽复合体疫苗、人工合成肿瘤肽疫苗等（包括目前在研的黑色素瘤相关抗原、HPV16E7 抗原及 P21-k-ras、P53 蛋白中特定序列多肽等）。例如：人工合成8~12 个氨基酸的肿瘤抗原肽，能直接与 MHC-I 类分子结合而激活特异性 CTL，从而在体内外特异杀伤表达相似天然肽序列的肿瘤细胞。

3.DC 疫苗。指体外诱生单核细胞来源 DC，并使之负载患者自身肿瘤抗原，接种后可激发机体特异性抗肿瘤免疫应答，杀伤肿瘤细胞。

4.DNA 疫苗。指人工克隆编码肿瘤特异性抗原的 DNA，将质粒注入体内并由机体组织细胞有效表达蛋白产物。此策略模拟内源性抗原提呈途径，可诱导机体产生特异性抗肿瘤免疫应答。

5.抗肿瘤相关病原体（主要是病毒）的疫苗。鉴于多种高发肿瘤与病原体感染相关（如 HBV 或 HCV 感染与原发性肝癌；HPV 感染与宫颈癌；EBV 感染与鼻咽癌；HTLV-1 感染与成人 T 细胞白血病等），制备相应病原体疫苗可能防治肿瘤发生、发展。接种 HPV 疫苗用于预防宫颈癌是成功的范例。

6.抗独特型抗体疫苗。此类疫苗可模拟肿瘤抗原而诱导机体产生免疫应答。

(二) 细胞因子治疗

转输或体内诱生细胞因子可增强肿瘤抗原特异性 T 细胞活化和增殖，从而发挥抗肿瘤效应。临床常用细胞因子包括 IL-2、TNF、IFN 及 GM-CSF 等。但是，由于细胞因子具有多样性生物学功能，此类药物产生明显的毒副作用。

(三) 阻断共抑制信号

该策略可促进 T 细胞持续激活并延长活化 T 细胞存活时间。目前，B7 家族分子（如 CTLA-4、PD-1、PD-L1、B7H3 等）的人源化抗 CTLA-4 抗体（伊匹单抗）PD-1/PD-L1 抑制性抗体，已用于治疗晚期转移性黑色素瘤、肺癌、肝癌、三阴乳腺癌、淋巴瘤、尿路上皮癌和部分皮肤癌。

(四) 非特异性免疫增强剂

包括：①Coley 毒素（一种细菌混合物，可激发机体产生强免疫应答）；②卡介苗，已常规用于膀胱癌治疗；③TLR 激动剂，如 CpG（TLR9 激动剂）、PolyI：C（TLR3 激动剂）、R848/CL075（TLR7/8 激动剂）、BLP（TLR1/2 激动剂）等。

三、肿瘤的被动免疫治疗

(一) 免疫细胞过继治疗

原理为：体外用肿瘤抗原或细胞因子刺激自体/同种异体免疫细胞，扩增出具有特异性抗肿瘤能力的效应细胞，如肿瘤浸润淋巴细胞（tumor infiltrating lymphocyte，TIL）、细胞因子诱导的杀伤细胞（cytokine induced killer cell，CIK）、DC-CIK、细胞毒性 T 细胞（cytotoxic T lymphocyte）、肿瘤抗原特异性 TCR 转基因 T 细胞等，将此类细胞重新回输肿瘤患者体内，并辅以合适的生长因子，可发挥杀瘤作用。

（二）体外基因修饰的细胞过继治疗

原理是：克隆具有抗瘤作用的目的基因，将其在体外转染受体细胞后回输体内，可增强机体抗瘤免疫应答或增强抗肿瘤免疫力。常用的为细胞因子（IL-2、IL-12、IFN、TNF、CSF 等）基因、肿瘤抗原（MAGE、CEA 等）基因、MHC 基因、共刺激分子（B7、CD54、LFA-3 等）基因、肿瘤自杀基因（如 TK、CD 等）、抑癌基因（如 RB、P53 等）。常用的受体细胞为 T 细胞、LAK、TIL、巨噬细胞、造血干细胞、成纤维细胞、肿瘤细胞等。

（三）调控肿瘤微环境

鉴于肿瘤微环境中负调节作用占优势，故抑制 Treg 细胞（以及 TAM、MDSC 等）分化和功能，并联合其他生物疗法，是具有应用前景的干预策略。

（四）抗瘤抗体治疗

1. 抗肿瘤抗体。确认肿瘤特异性抗原并研制相应单克隆抗体，为肿瘤靶向治疗奠定了基础。抗瘤抗体在体内直接与肿瘤细胞结合，可通过 CDC 等机制发挥杀瘤作用。

2. "生物导弹"。通过抗瘤抗体与抗癌药物、生物毒素、细胞因子或同位素偶联而制成，抗瘤抗体可将效应分子引导至肿瘤局部，发挥杀伤作用。常用杀伤效应分子为放射性核素[131]I、抗肿瘤药物（氨甲蝶呤、阿霉素）、毒素（蓖麻毒素、白喉毒素、绿脓杆菌外毒素等）。其中放射性核素应用方便、标记简便，易显像及定位定量检测，并能破坏邻近未被单抗结合的肿瘤细胞。

3. 双特异性抗体。指抗体的两个 Fab 段分别针对肿瘤和抗效应细胞表面分子的重组抗体，可引导杀瘤效应细胞向肿瘤灶集中，增强局部抗肿瘤效应。迄今已有 200 余种抗肿瘤的治疗性单抗进入临床研究，其中抗 CD20 抗体以及抗 VEGFR 抗体等已获明显疗效。

第七节 肿瘤免疫诊断和预后评估

一、肿瘤的免疫学诊断

迄今尚未能获得纯化的 TSA，故肿瘤免疫诊断主要限于检测 TAA。

（一）血清肿瘤相关标志物检测

肿瘤标志物通常指由肿瘤组织自身产生、可反映肿瘤存在和生长的一类分子，包括肿瘤胚胎抗原、异常糖基化蛋白抗原、某些激素、酶（同工酶）以及癌基因产物等。应用单克隆抗体检测肿瘤标志物的临床意义为：①早期发现和诊断肿瘤；②鉴别良性或恶性肿瘤；③提示肿瘤发生部位和严重程度，为确定治疗方案提供依据；④评价抗瘤治疗效果；⑤监测肿瘤复发。

另外，为有助于肿瘤诊断，临床通常联合检测数种肿瘤标志物进行综合分析。例如：联合测定 CA19-9、CA50 和 CEA 用于诊断胰腺癌；联合检测 HCG 和 AFP 用于诊断生殖系统恶性肿瘤。

（二）免疫组织化学法辅助诊断肿瘤

借助免疫组化技术检测某些 TAA，可用于肿瘤辅助诊断。例如：①检测相同组织来源癌细胞的共同肿瘤抗原，用于鉴别胃癌患者淋巴结中的微小转移灶，以及探寻腹腔渗出液中癌细胞；②检测细胞核抗原，以评估人类恶性黑色素瘤、乳腺癌和恶性霍奇金病等癌细胞增殖情况，用于辅助诊断和预后判断；③检测角蛋白，辅助诊断小细胞未分化癌、低分化癌；④检测上皮膜抗原，辅助诊断各种上皮性肿瘤、淋巴瘤；⑤检测波状蛋白，辅助诊断胸腺癌、甲状腺癌、肾癌、卵巢癌；⑥检测癌胚铁蛋白，辅助诊断肝癌相关疾病等。

（三）体内免疫成像诊断

应用抗瘤单抗-核素偶联物可将核素导向肿瘤局部，从而杀伤靶细胞，或对肿瘤进行体内定位诊断。近年报道，将抗瘤单抗（或配体）-荧光素偶联物或其融合蛋白注入体内，采用低温荧光成像技术可对肿瘤进行体内诊断及光敏治疗。

二、评估肿瘤患者免疫功能状态

肿瘤患者免疫功能状态并不能直接反映机体抗瘤免疫效应，但有助于判断肿瘤发展及预后。一般而言，免疫功能正常者预后较好；晚期肿瘤或已有广泛转移者其免疫功能常明显低下；白血病缓解期发生免疫功能骤然降低者，预示可能复发。常用免疫学检测指标包括 T 细胞及其亚群、巨噬细胞、NK 细胞等功能及血清中某些细胞因子水平。

由于肿瘤免疫疗效不佳，肿瘤免疫学的发展一直踟蹰不前，直到近 10 年来，随着大量的免疫治疗药物不断面世，癌症免疫学进入了全新的时代。同时，大家也逐渐认识到，癌症免疫学是一门复杂的学科，其中不仅涉及大量的基础免疫学，而且覆盖肿瘤诊断、治疗及预后方面的内容。

雷 萍

参 考 文 献

[1] Zahn LM. Effects of the tumor microenvironment[J]. Science，2017,355(6332):1386-1388.

[2] Nagarsheth N,Wicha M S,Zou W. Chemokines in the cancer microenvironment and their relevance in cancer immunotherapy[J]. Nat Rev Immunol，2017,17(9):559-572.

[3] Wang RF,Wang HY. Immune targets andneoantigens for cancer immunotherapy and precision medicine[J]. Cell Res，2017,27(1):11-37.

[4] Weiden J,Tel J,Figdor C.G. Synthetic immune niches for cancer immunotherapy[J]. Nat Rev Immunol，2018,18 (3):212-219.

[5] Yarchoan M,Johnson B A,Lutz E R,et al. Targeting neoantigens to augment antitumour immunity[J]. Nat Rev Cancer，2017,17(9):569.

[6] Sarvaria A,Madrigal J.A,Saudemont A. B cell regulation in cancer and anti-tumor immunity[J]. Cell Mol Immunol，2017,14(8):662-674.

[7] Fesnak A D,June C H,Levine B L. Engineered T cells:the promise and challenges of cancer immunotherapy[J]. Nat Rev Cancer，2016,16(9):566-581.

[8] Mlecnik B,Bindea G,Kirilovsky A,et al. The tumor microenvironment and Immunoscore are critical determinants of dissemination to distant metastasis[J]. Sci Transl Med，2016,8(327):327ra26.

[9] Melero I,Berman D M,Aznar M A,et al. Evolving synergistic combinations of targeted immunotherapies to combat cancer[J]. Nat Rev Cancer，2015,15(8):457-472.

[10] Blankenstein T,Coulie P G,Gilboa E,et al.The determinants of tumor immunogenicity free[J]. Nature Reviews Cancer，2012,12:307-313.

[11] Chaffer C L,Weinberg R A. A perspective on cancer cell metastasis[J]. Science，2011,331(6024):1559-1564.

第三章

癌症的疫苗治疗

第一节 前 言

肿瘤免疫治疗是目前肿瘤治疗领域中备受瞩目的研究方向，自 1891 年 William Coley 首次利用细菌裂解物（Coly 毒素）激发机体免疫来治疗肿瘤的试验开始，已经经历了 100 多年漫长的探索。随着新技术、新疗法的不断涌现，人们对肿瘤抗原的性质、提呈、肿瘤免疫应答的启动以及抗肿瘤免疫效应的分子机制有了更深入的了解，从早期的非特异性疫苗发展到今天的肿瘤抗原特异性疫苗，从 20 世纪 90 年代初以基因修饰肿瘤细胞为基础的疫苗发展到现在以树突状细胞为基础的肿瘤抗原特异性疫苗，癌症疫苗的研究在近年来取得了很大进展（图 3-1）。

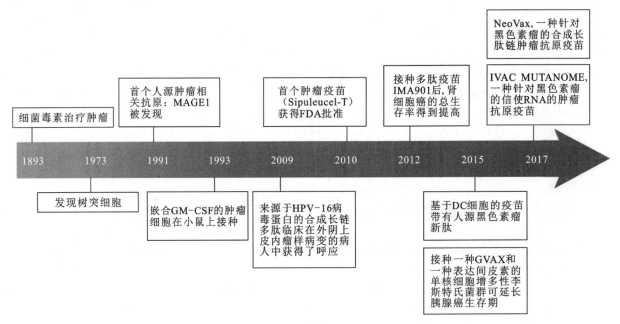

图 3-1　肿瘤抗原和癌症疫苗的发展历史

癌症疫苗的活性成分包含 4 种关键组分：肿瘤抗原、制剂成分、免疫佐剂和递送载体。各种肿瘤特异性抗原和肿瘤相关性抗原的不断发现和克隆成功，丰富了肿瘤免疫学理论，展现出肿瘤免疫诊断和免疫治疗新的应用前景。

第二节　肿瘤疫苗的生物学特点

产生抗肿瘤免疫反应的基础是通过专职抗原提呈细胞如树突状细胞激活或激发幼稚抗原特异性 T 细胞，其需要不同细胞类型和不同组织成分之间的相互作用。肿瘤疫苗是将肿瘤抗原物质以多种形式（如肿瘤相关蛋白或多肽、抗原提呈细胞、肿瘤细胞和病毒载体等）导入患者体内，由抗原提呈细胞摄取并提呈给免疫细胞，诱导机体的特异性细胞免疫和体液免疫反应，从而达到控制或清除肿瘤的目的。正常组织细胞在癌变过程中，由于癌基因激活、抑癌基因失活或基因突变等因素产生新的蛋白质，在内质网内这些蛋白被降解成肽段后可与 MHC-Ⅰ类分子结合，并被提呈于细胞表面，成为可被 CD8$^+$ 细胞毒 T 细胞（cytotoxic T lymphocyte，CTL）、NK 细胞等识别和杀伤的肿瘤特异性新抗原。同时，新抗原中隐蔽状态的抗原决定簇暴露出来，可以被 B 细胞识别并产生抗肿瘤抗体。一般认为，在肿瘤免疫中细胞免疫的作用更为重要，体液免疫仅发挥辅助作用。

随着免疫学技术的进步，大量的肿瘤抗原被不断发现。长期以来，癌症免疫治疗领域的优先抗原（针对特定肿瘤类型）的鉴定一直是重中之重。通常可以将肿瘤抗原分类为肿瘤相关的或肿瘤特异性的，前者是指非肿瘤细胞特有的、在正常细胞和组织上也表达的糖蛋白或糖脂成分，但在肿瘤细胞中含量明显增加，缺乏特异性。后者是只存在于某种特定肿瘤细胞中而不存在于正常细胞或其他类型的肿瘤细胞中的抗原分子，化学或物理因素诱生的肿瘤抗原、自发肿瘤抗原和病毒诱导的肿瘤突变抗原等多属此类。

从小鼠模型和临床观察中，人们越来越多地认识到，在携带肿瘤的宿主中，抗原加工和提呈水平存在各种缺陷以及免疫抑制性肿瘤微环境中肿瘤特异性 T 细胞的功能受损，导致原发免疫耐受和适应性免疫耐受。肿瘤之间的异质性也是癌症免疫治疗发展的主要挑战，一个关键因素是选择压力导致肿瘤细胞的克隆性进化，出现突变的克隆扩大。大多数肿瘤抗原的免疫原性较弱，不能诱发有效的抗肿瘤免疫应答，导致机体免疫监视功能减退、无法有效清除"异己"成分或突变细胞时，就会发生肿瘤或复发。因此，有研究设计用于激活 APC 的治疗性癌症疫苗，以促进肿瘤抗原提呈和有效的抗肿瘤免疫反应。其他的途径包括：通过增强肿瘤细胞来源抗原的免疫原性或特异性，强化免疫系统对肿瘤抗原的识别能力，从而诱发强有力的抗肿瘤免疫应答，同时保持长期免疫记忆预防肿瘤复发，成了研发肿瘤疫苗的主要思路。但是，最有效类型的佐剂、递送途径、剂量和给药时间点等基本问题仍未得到解答。

一、肿瘤疫苗的分类

根据肿瘤疫苗的用途可以将其分为两类：一是预防性肿瘤疫苗，可以通过接种此类疫苗减少或消除肿瘤发生的概率。当前用于临床的肿瘤预防性疫苗主要是通过对抗致癌病原微生物而间接降低特定肿瘤的发生，如乙型肝炎疫苗通过预防乙肝病毒感染减少原发性肝癌的发生，预防 HPV 的宫颈癌疫苗，预防胃癌的幽门螺杆菌疫苗已进入临床研究；另外，以肿瘤抗原作为有效成分的预防性疫苗也正在研发中。另一类是治疗性肿瘤疫苗，主要针对自体或异体肿瘤细胞或其相关抗原，通过激发机体的特异性免疫功能来攻击肿瘤细胞以期治愈或防止肿瘤进展。2017 年 7 月，在全基因组测序技术的支持下，对晚期黑色素瘤患者分别制定了以肿瘤新抗原、RNA 为基础的个体化治疗性疫苗，进行了Ⅰ期临床试验，并发表了积极成果。根据肿瘤疫苗的来源又可将其分为肿瘤细胞疫苗、树突状细胞疫苗、DNA 疫苗、多肽疫苗、CTL 表位疫苗、靶向肿瘤新生血管疫苗等（图 3-2）。

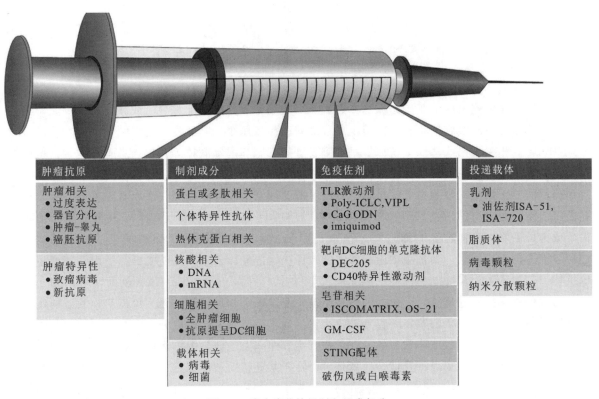

肿瘤抗原	制剂成分	免疫佐剂	投递载体
肿瘤相关 • 过度表达 • 器官分化 • 肿瘤-睾丸 • 癌胚抗原	蛋白或多肽相关 个体特异性抗体 热休克蛋白相关	TLR激动剂 • Poly-ICLC,VIPL • CaG ODN • imiquimod	乳剂 • 油佐剂ISA-51, ISA-720 脂质体
	核酸相关 • DNA • mRNA	靶向DC细胞的单克隆抗体 • DEC205 • CD40特异性激动剂	病毒颗粒 纳米分散颗粒
肿瘤特异性 • 致瘤病毒 • 新抗原	细胞相关 • 全肿瘤细胞 • 抗原提呈DC细胞	皂苷相关 • ISCOMATRIX, OS-21 GM-CSF	
	载体相关 • 病毒 • 细菌	STING配体 破伤风或白喉毒素	

图 3-2　癌症疫苗的机制和组成部分

二、肿瘤相关抗原

经过数十年的努力，人们已经发现了各种类型的肿瘤相关抗原，包括过度表达、参与组织分化或优先由癌细胞（除胎儿或免疫特异性组织外）表达的抗原。过度表达的肿瘤抗原的明显例子是：人表皮生长因子受体 2（HER-2）、人端粒酶逆转录酶（TERT）和抗凋亡蛋白（如存活蛋白，也称为 BIRC5）。

组织分化抗原由特定肿瘤细胞及其相应的正常组织细胞的基因编码表达，包括在乳腺中表达并在乳腺癌中过表达的乳珠蛋白-A；在前列腺和前列腺癌中表达的前列腺特异性抗原（PSA）；以及由正常黑色素细胞和黑色素瘤细胞表达的 MART1，黑色素细胞蛋白 PMEL 和酪氨酸酶。

对于过度表达和组织分化抗原，当其表达水平达到 T 细胞识别的阈值时，可能诱导抗肿瘤免疫反应，由此破坏免疫耐受状态。然而，这具有诱导针对正常组织的自身免疫性反应的风险。此外，由于这些抗原也在健康组织中表达，胸腺中对高亲和力 T 细胞的阴性选择，导致天然 T 细胞识别能力低。CTA 具有更高的肿瘤特异性，因为除了生殖细胞和滋养层细胞，基本不在正常成人组织中表达，但是在癌症中高度表达。已经鉴定了 60 多个编码 CTA 的基因，其中最重要的研究包括黑色素瘤相关抗原（MAGE）家族，肉瘤抗原 1（SAGE1）和癌-睾丸抗原 1（CTAG1A，通常称为 NY-ESO-1）。与 CTA 类似，胎儿抗原（如 5T4 胎儿抗原，也称为 TPBG）被认为是肿瘤特异的，因为仅在胎儿发育期间存在，成人组织中通常表达有限，但在癌细胞中上调。值得注意的是，所有上述 TAA 都有一定程度的中枢耐受性，并且对肿瘤缺乏完全的特异性。

三、肿瘤特异性抗原

迄今，已经在病毒诱导的癌症，如人乳头瘤病毒相关的宫颈癌、乙型肝炎病毒相关的肝细胞癌和人类疱疹病毒相关的卡波西肉瘤中鉴定出致癌病毒抗原。由于这些抗原对身体来说是外源性的（因此不受中央耐受）并且仅由癌细胞表达（因此对肿瘤具有特异性），所以非常适合用于癌症疫苗。事实上，使用这些抗原的疫苗已经在 HPV 相关癌症的预防和治疗中显示出疗效。

肿瘤新抗原由于体细胞突变产生，因此不仅具有精确的肿瘤特异性，而且缺乏中心耐受性的基础上也具有高免疫原性。虽然肿瘤新抗原一直被认为是理想的抗原，作为各种癌症治疗的靶点，但是直到最近的下一代测序之前，大部分是不可行的。现在，通过将肿瘤测序与 MHC 结合表位的预测整合，有可能个体化筛选肿瘤新抗原，用于开发个体化疫苗（图 3-3）。

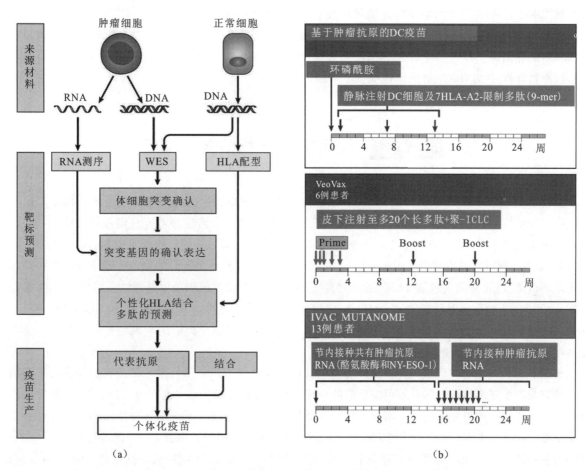

图 3-3　基于新抗原的治疗性癌症疫苗

几条证据支持新抗原作为有效的抗肿瘤免疫的重要靶点。首先，许多研究发现，较高的新抗原负荷与更强的 T 细胞反应和更好的临床预后相关。癌症基因组图谱（TCGA）分析 18 种实体肿瘤的数千个样品的 RNA 测序（RNA-seq）数据发现，每种肿瘤类型的新抗原数目与基因表达特征和 T 细胞抗肿瘤活性相关。6 种不同组织学肿瘤 515 个样本的 TCGA 研究中，高突变负荷（预测免疫原性表位）与患者生存改善相关。同样，对 619 例结直肠癌的全外显子测序分析显示，高新抗原负荷与 TIL 数量增加和生存率提高有关。新抗原负荷与 TIL 数量之间的关联也见于子宫内膜癌中。另外，黑色素瘤，非小细胞肺癌（NSCLC）和结直肠癌患者中，突变负荷与免疫检查点阻断的临床反应之间也存在相关。

其次，新抗原特异性 T 细胞群，可以在有效的抗肿瘤免疫环境下扩增。在伊匹单抗治疗黑色素瘤患者，以及帕博利珠单抗治疗的 NSCLC 中，有临床反应患者见到上述现象。此外，在实体瘤免疫细胞治疗肿瘤消退后，CD4$^+$和CD8$^+$TIL具有针对新抗原的特异性。在造血干细胞移植（HSCT）治疗慢性淋巴细胞白血病时，HSCT后长期无病生存的患者体内，循环新抗原特异性CD8$^+$T细胞，对自体肿瘤具有细胞毒性。

再次，动物实验和人体研究已经显示，新抗原特异性T细胞对具有突变肽的肿瘤细胞发挥细胞溶解作用，因此导致肿瘤完全或部分消退。在移植和化学诱导的肉瘤模型中，新抗原长肽疫苗（能够刺激CD4$^+$和CD8$^+$T细胞反应）诱导肿瘤消退，且在消退的肿瘤中发现被CD8$^+$T细胞识别的新抗原表位，提示新抗原作为治疗靶点的潜在作用。在黑色素瘤模型和移植的结肠癌模型中，预防和治疗性接种新抗原肽疫苗可引发T细胞反应并诱导抗肿瘤活性。同样，以新表位mRNA制备的新多肽抗原疫苗，可靶向MHC-I类限制性和MHC-II类限制性新表位，诱导有效的肿瘤特异性免疫反应，导致黑色素瘤和结肠癌消退。在人类中，过继回输新表位特异性CD4$^+$T细胞，导致胆管癌患者的肿瘤消退，为新抗原特异性T细胞的抗肿瘤活性提供了直接证据。

第三节 疫苗的佐剂和给药方式

在没有炎症和/或微生物刺激的情况下，未成熟树突状细胞提呈的抗原诱导免疫耐受而不是抗肿瘤免疫，提示抗原本身是获得性免疫的不良诱导剂，因此有效的疫苗接种需要共同施用免疫佐剂。另外，疫苗递送的最佳方法应该保护疫苗抗原免于降解并使其与APC接触，以最有效地激活T细胞。

TLR激动剂可以模拟微生物刺激来启动炎症反应，已经成为一类有效的疫苗佐剂。在癌症疫苗试验中，测试的TLR激动剂包括TLR3激动剂聚-ICLC（具有聚赖氨酸和羧甲基纤维素的聚肌苷酸-聚胞苷酸），TLR4激动剂单磷酰脂质A（MPL），TLR7激动剂咪喹莫特，TLR7和TLR8激动剂瑞喹莫德和TLR9激动剂CpG寡脱氧核苷酸（CpG ODN）。PolyLCLC能诱导类似的天然免疫信号传导，显著提高卵巢癌患者多肽疫苗的免疫原性。

树突状细胞是固有（天然）免疫反应和适应性免疫反应之间的重要桥梁，因此将抗原直接靶向树突状细胞是产生更多特异性和有效免疫反应的合理策略。靶向DEC205（也称为LY75，一种树突状细胞内吞作用受体）的单克隆抗体，增加了抗原提呈的效率，并且改善了小鼠接种疫苗的免疫原性和抗肿瘤活性。特异性CD40刺激导致树突状细胞进行有效抗原交叉提呈，因此CD40激活性抗体是一个有吸引力的疫苗佐剂，虽然并没有在临床试验中被广泛研究（CD40特异性激动性抗体不是作为疫苗，已经在几种肿瘤的临床试验中进行评估）。值得注意的是，已证明CD40激动剂与TLR激动剂在小鼠模型中具有协同抗癌作用。

ISCOMATRIX是一种基于皂苷的免疫佐剂，由胆固醇、磷脂和皂苷组成，诱导快速抗原进入细胞质，从而促进树突状细胞的有效内吞并促进CD8$^+$T细胞的交叉激活。已经在动物模型和临床试验中测试了各种基于ISCOMATRIX的疫苗，具有安全性和诱导T细胞应答。另一种基于皂苷的佐剂是QS-21，在许多临床研究中，含有QS-21的疫苗正在被开发用于几种类型的癌症。

GM-CSF已经成为关键的免疫刺激因子，通常与抗原一起皮下注射。其他给药方式包括通过病毒转导（如全肿瘤细胞，在GVAX的逆转录病毒或腺病毒转导），或通过基于细胞的递送（使用旁观者细胞，如GM-CSF分泌细胞系GM-K562）。干扰素基因蛋白刺激分子（STING）是一种跨膜蛋白，通过细胞内DNA诱导I型干扰素的产生来调节先天免疫信号。STING激动剂如合成的环状二核苷酸衍生物和环状二鸟苷单磷酸酯在小鼠模型中显示出抗肿瘤活性，并且在转移性乳腺癌的小鼠中，用作疫苗佐剂时可以增强抗肿瘤免疫应答。另外，用强效回忆抗原刺激也可用于诱导强免疫反应。例如，在胶质母细胞瘤患者的研究中，在注射破伤风-白喉类毒素疫苗的部位，再注射针对肿瘤抗原的疫苗后，促进树突状细胞迁移至疫苗位点的引流淋巴结。

一种广泛使用的增加疫苗免疫原性的策略是通过在疫苗部位产生局部炎症反应，导致 APC 向该部位运输，从而捕获和处理疫苗抗原用于提呈或交叉提呈到引流淋巴结中的 T 细胞。为此，乳剂和铝盐可以在注射部位产生聚集（通过存留可溶性抗原），防止抗原立即运输到淋巴引流系统，导致炎症并允许逐渐释放抗原。铝盐已经成功用于疫苗接种近一个世纪，然而，它们主要诱导体液免疫，而不是细胞调节的免疫。在临床试验中，更广泛用于癌症疫苗的递送载体是油包水乳剂，例如 Montanide ISA-720 和 Montanide ISA-51。在具有高风险外阴上皮内瘤，恶变前患者的临床试验中，用 Montanide ISA-51 接种具有癌蛋白 E6 和 E7 长肽，导致对这些抗原的 CD4$^+$ 和 CD8$^+$ T 细胞应答，47% 的患者具有完全临床反应。

脂质体是合成的磷脂载体，其优先通过淋巴分布并且可以到达局部淋巴器官，将抗原提呈到 APC 的内体和胞质加工途径中，并将疫苗抗原和免疫调节分子引导至引流淋巴结。合成的高密度脂蛋白纳米盘是纳米粒子代替提呈肽和 TLR9 激动剂 CpG 的替代物，在小鼠模型中刺激更高数量的抗原特异性细胞毒 CD8$^+$ T 细胞。病毒体是包括融合病毒蛋白的常规脂质体的变体，已经在转移性乳腺癌患者中进行了测试。此外，聚合物支架已被证明可以提高疫苗佐剂的有效性。例如：通过聚合物-TLR7 或聚合物-TLR8 形成颗粒增加了先天性免疫细胞活化和疫苗免疫原性，以及持续时间。

第四节　常规的肿瘤治疗疫苗

一、肿瘤细胞疫苗

全肿瘤细胞疫苗的制备原理：将自身或同种异体肿瘤细胞经过物理（辐射、高温）、化学（酶解）和生物学方法（病毒感染、基因转染等）的处理，改变或消除其致瘤性，并辅以佐剂（如卡介苗等）提高其免疫原性后接种于患者，进行主动免疫治疗。随着现代生物技术的发展，目前已能实现目的基因片段（如 MHC-I类分子、共刺激细胞因子 IL-2、IL-12 和 GM-CSF 等）在肿瘤细胞的导入，能进一步提高免疫原性。

自体肿瘤细胞是最早应用于临床的肿瘤疫苗，因其携带有肿瘤细胞的全部抗原，具有与正常组织相同的人类白细胞抗原，所以无须分离 TSA 且不会引起机体的免疫排斥反应，是理想的肿瘤疫苗细胞。但是，自身肿瘤细胞源性疫苗的制备需要分离足够量的自身肿瘤细胞，对失去手术机会的患者而言几乎无法实现，且由于肿瘤细胞之间的异质性，自体源性细胞无法进行标准化大规模生产，从而限制了其临床应用。同种异体肿瘤细胞源性疫苗是以两种以上肿瘤细胞株作为免疫源，可进行标准化生产，有效克服自体源性肿瘤细胞疫苗难以进行大规模生产的应用局限性。值得注意的是，自体和异体的全细胞疫苗刺激免疫反应的作用是十分有限的，随着基因工程、分子修饰技术及人们对机体抗肿瘤免疫的认识的提高，肿瘤细胞疫苗的免疫原性得到了大幅度增强。肿瘤细胞可通过下调 MHC 分子、共刺激分子及肿瘤相关抗原（TAA）的表达机制来逃避免疫系统的监视，据此原理我们可以通过在肿瘤细胞株中导入编码相关分子的基因，使肿瘤细胞表达相应的分子，以增强免疫系统对疫苗的反应，提高疫苗的疗效。粒细胞巨噬细胞集落刺激因子（GM-CSF）具有显著的免疫调节作用和低毒性，基于细胞疫苗的一个实例是使用分泌同种异体 GM-CSF 的胰腺肿瘤细胞系作为初免疫苗，随后使用 CRS-207（一种基因工程单核细胞，被工程化以分泌间皮素——在大多数胰腺导管腺癌中过度表达）加强疫苗；联合治疗改善了预后。同样，在同种异基因造血干细胞移植后早期免疫重建的情况下，慢性淋巴细胞白血病患者的自体全肿瘤细胞疫苗与分泌 GM-CSF 的旁路细胞一起联合，显示产生肿瘤特异性反应，与延长的临床反应有关。正在进行研究探索，急性髓性白血病（NCT01773395）HSCT 后，在移植后环境中接种分泌 GM-CSF 的自体肿瘤细胞疫苗的作用。另外，通过树突状细胞与肿瘤细胞的融合可以产生树突状细胞-肿瘤细胞杂合疫苗，不仅赋予树突状细胞的抗原提呈功能，而且赋予内源性肿瘤抗原的连续产生。事实上，这种方法在急性髓性白血病患者中显示出有希望的活性。

一般认为，肿瘤细胞疫苗的效果与残存病灶大小成反比，残存病灶越小，效果越好。因此，手术切除肿瘤后及时使用疫苗来提高机体免疫功能杀伤微小转移灶及隐匿灶，是防止复发、转移的最好时机。肿瘤细胞疫苗可用于经传统常规治疗方法仅达部分缓解者，通过肿瘤细胞疫苗抑制和消除残存肿瘤；经治疗后肿瘤完全消退，但存在复发转移风险的患者；应用传统治疗方法治疗无效的患者。

二、肿瘤多肽疫苗

肿瘤多肽疫苗是通过识别抗原提呈细胞表面的主要组织相容性复合体（MHC）分子中的肿瘤抗原多肽，形成肽-MHC-T 细胞受体复合物，引起相应的细胞毒性 T 淋巴细胞免疫反应，从而杀伤肿瘤。氨基酸残基修饰、氨基酸序列改变或者制备热休克蛋白-肽复合物，不仅可有效提高多肽抗原的特异性，而且避免与宿主细胞的抗原表位相似导致自身免疫。随着大量肿瘤抗原和多肽表位的发现，以及相应免疫方案的提出和实施，多种肿瘤多肽疫苗逐渐进入临床研究。目前肿瘤多肽疫苗主要包括肿瘤抗原多肽疫苗、病毒相关多肽疫苗、癌基因或抑癌基因突变肽疫苗等。

2006 年 6 月 8 日，FDA 正式批准第一个肿瘤疫苗——宫颈癌预防性疫苗（Gardasil）上市；2010 年 4 月 29 日，普列威成为首个被美国 FDA 批准用于晚期前列腺癌的治疗性肿瘤疫苗。尽管经历了挫折和失败，上述两种疫苗在经过大数据的验证后最终得以运用于临床，证实了肿瘤疫苗设计思路的可行性和安全性。除此之外，针对恶性黑色素瘤、胰腺癌、肾癌、非小细胞肺癌、结直肠癌、骨髓瘤等多种恶性肿瘤的疫苗 II-III 期临床试验研究也正在进行中。

近年来在纳米技术的支持下，将纳米药物输送系统作为纳米佐剂，进一步加强多肽稳定性、靶向传递抗原、促进抗原的摄取和提呈、激活抗原特异性免疫应答，有效提高了肿瘤多肽疫苗的免疫效应和治疗效果。此外，新一代多肽疫苗不同于仅包含一种或几种抗原表位的经典多肽疫苗，多价长多肽疫苗包含几种人白细胞抗原（HLA）类型限制性分子，能同时引起 CTL 和 T 辅助细胞效应。

多肽疫苗通过化学合成，避免了毒力回升及灭活不全的风险，具有安全性好、特异性高、价格低廉且易于制备、无潜在致癌性等优点。但是，肿瘤异质性的存在，使得筛选出兼顾 B 细胞、细胞毒 T 细胞及辅助性 T 细胞三者功能的抗原表位受到阻碍，同时也存在主要组织相容性复合体限制性、免疫原性较弱、免疫应答与临床疗效不尽一致及免疫耐受等问题，因此亟待进一步研究。

三、树突状细胞疫苗

树突状细胞是人体中已知功能最强的抗原提呈细胞，能激活初始型 T 细胞，激发初始免疫应答，在体内发挥强大的免疫监视功能，其数量和功能与肿瘤的发生、发展及预后密切相关。目前，树突状细胞疫苗是研究最多、临床应用开展最广泛的肿瘤疫苗。

树突状细胞的主要抗肿瘤的机制包括：①通过吞噬作用、胞饮作用和受体调节的内吞作用高效捕捉和摄取肿瘤抗原并提呈内源性抗原，激活初始 CD8$^+$ T 细胞，调节抗原特异性 CTL 抗肿瘤效应；②树突状细胞高表达 MHC-I类和 MHC-II类分子，MHC 分子结合外源性抗原，形成肽-MHC 分子复合物，为激活抗原特异的 T 淋巴细胞提供必需的第一信号，从而启动 MHC-I类限制性 CTL 反应和

MHC-Ⅱ类限制性的 CD4$^+$ Th1 反应，产生免疫应答；③通过合成和分泌一些细胞因子（如 IL-12、IL-18）以及高表达 CD40、CD80、CD86 等共刺激分子和黏附分子诱导 T 细胞、NK 细胞产生大量的肿瘤坏死因子、穿孔素和颗粒酶，从而使肿瘤细胞溶解。然而，肿瘤组织在发生发展过程中分泌的一些免疫抑制性细胞因子（如 TGF-β、IL-10、VEGF 等）会阻碍树突状细胞分化成熟，致使其功能缺陷而不能有效提呈抗原，肿瘤细胞得以逃过免疫监视而出现免疫无能或免疫耐受。树突状细胞是衔接天然免疫和适应性免疫的桥梁，也是决定适应性免疫性质，即免疫或耐受的关键细胞。因此，以树突状细胞为载体的安全、高效、特异和广谱的肿瘤疫苗在肿瘤免疫治疗中具有不可替代的重要地位。

目前研究最为广泛的是利用抗原或抗原多肽在体外冲击激活树突状细胞，然后将之回输或免疫接种至荷瘤宿主，从而产生保护性免疫反应。用于激活树突状细胞的肿瘤抗原包括肿瘤抗原蛋白及多肽、肿瘤细胞裂解产物或编码肿瘤抗原的 DNA/RNA 分子等，将树突状细胞与肿瘤裂解物或提取物、凋亡或坏死的细胞共培养，或将整个肿瘤细胞与树突状细胞融合，获得既具树突状细胞功能又表达肿瘤抗原的复合体，回输至体内后产生强大的免疫应答。另外，某些肿瘤的发生与病毒感染密切相关，用 B 细胞淋巴瘤表达的 EB 病毒核抗原及潜在的膜蛋白表位肽致敏外周血来源的树突状细胞，可以激活记忆性 T 淋巴细胞，产生明显 CTL 反应。其他方法包括将细胞因子导入树突状细胞或将具有高效杀伤活性的 CIK 细胞与树突状细胞联合，有助于解除免疫无能或免疫耐受。

随着越来越多抗肿瘤治疗临床试验的开展，树突状细胞疫苗已被认为是最具前景的肿瘤治疗方法之一。从目前的临床研究来看，树突状细胞疫苗尚未见明显的不良反应及毒性反应，是一种安全的治疗方法，但治疗方案须根据患者的个体情况制定；此外，疫苗的适应证、注射剂量及途径、半衰期、配伍、应用疗程、疗效评价等问题有待进一步临床实践和探索。最近研究将树突状细胞疫苗与 PD-1 及 PD-L1 阻断性药物联合取得了较好的临床疗效，因此与其他免疫治疗方法联合使用，可能是未来肿瘤免疫治疗的发展方向，也为树突状细胞疫苗的未来提出了新的挑战。

四、肿瘤 DNA 疫苗

DNA 疫苗的研究已经有 20 多年的历史，首先是 1990 年，Wolff 等报道肌内注射可以编码基因的 DNA 质粒（相当于裸 DNA）后，发现在肌肉细胞内转录并表达出持久的外源性蛋白。DNA 疫苗又称基因疫苗（genetic vaccine），是利用基因工程技术将编码肿瘤特异性抗原的 DNA 片段结合于重组病毒或质粒 DNA 等表达载体上，再将肿瘤疫苗接种于体内，使其表达出所需的抗原，进而诱导机体产生特异性免疫应答。基因疫苗的特点在于能够诱导高效应的抗肿瘤免疫反应，安全性相对较高，并能诱导免疫系统的抗肿瘤免疫记忆而发挥持久的抗肿瘤作用。

DNA 疫苗诱导的抗肿瘤机制可能是质粒 DNA 注射至体内后，被局部的上皮细胞、肌细胞通过胞饮方式摄入细胞内，质粒 DNA 编码的抗原基因在细胞内被翻译成抗原蛋白并转运至临近的 APC，经多蛋白酶体系降解后与 MHC-Ⅰ类分子形成复合物，被 CD8$^+$ T 细胞识别，诱导产生细胞免疫反应。同时，肌肉组织中丰富的 DC 能表达 MHC-Ⅱ类分子和 B7 分子，DNA 疫苗所编码的抗原被树突状细胞提呈给 CD4$^+$ T 细胞，有效地诱导体液免疫反应。大量研究表明，DNA 疫苗能够通过不同途径诱导 T 细胞的增殖、细胞毒性 T 淋巴细胞（CTL）的活化、抗体的产生及细胞因子的释放，且质粒 DNA 可长期存在于接种部位的组织细胞内，模拟自然感染过程，长期表达抗原蛋白，诱导产生强大而持久的免疫应答。可见，DNA 疫苗诱发的有效性及持久性免疫反应在诱导抗肿瘤免疫方面有独特的优势。

在 DNA 疫苗的应用过程中，除了注射途径和剂量对疗效产生的影响外，抗原蛋白的弱表达或低免疫原性也是无法避免的问题。基因佐剂可将编码某些细胞因子（IL-12、IL-2、IFN-C、GM-CSF等）

及 T、B 细胞表面共刺激因子的基因与目的基因克隆于同一载体或不同载体共同免疫动物，使其表达相应蛋白起到免疫增效的作用，大大增强 T、B 细胞的免疫反应水平。非甲基化的短核苷酸重复序列（CpG 序列）是目前被广泛接受的基因佐剂。除上述基因佐剂之外，尚有大量基因佐剂被广泛研究，包括 MHC 分子基因佐剂；细菌、病毒等病原微生物的成分及其毒素分子的基因佐剂，如热休克蛋白基因、HBV 表面抗原基因等；颗粒酶基因；LAG-3；可诱导共刺激分子（inducible costimulatory molecule，ICOS）等。作为新的疫苗，在临床试验开始之前必须对涉及 DNA 疫苗使用的安全性加以确认，质粒 DNA 是否整合入宿主细胞的基因组、DNA 疫苗接种后，刺激机体是否产生抗质粒 DNA 抗体，以及是否会产生针对表达目的抗原的细胞的局部炎症反应，而诱发自身免疫性疾病，均是当前热议的问题。目前已有的临床试验显示，DNA 疫苗治疗的副作用在接受范围之内，且尚未见有关 DNA 整合入宿主基因组的报告。近年来随着下一代测序（next generation sequencing，NGS）技术的普及，可对几十万到几百万条核酸分子进行序列测定，该高通量测序使得人类全基因组分析变得简单可行，加速了 DNA 疫苗的研制，也大大推进了精准医疗的步伐。

五、CTL 表位疫苗

随着对免疫应答机制的深入研究，人们逐步意识到激发机体免疫应答的是与 MHC 分子结合的氨基酸短肽，也就是细胞毒性 T 淋巴细胞（CTL）表位。CTL 表位具有高度的抗原特异性，可刺激机体产生特异性细胞免疫应答。随着 T 细胞表位预测技术的发展以及 MHC-肽结合力测定方法及 CTL 水平检测技术的不断完善，CTL 表位的鉴定及免疫学效应研究变得更加科学、高效。基于 CTL 表位多肽疫苗的研究，被认为是最有希望的新一代肿瘤免疫治疗策略。

过去的 CTL 疫苗只含有一个表位，分子量小、结构单一且免疫原性较弱，在体内容易降解。为解决这一问题，1988 年提出了多抗原肽（multiple antigen peptides，MAP）的设计方案，将多种 T 或 B 表位的氨基酸连接于分枝状的多聚赖氨酸骨架上而形成的一种具有独特三维空间结构的大分子疫苗，此分子很好地模拟了天然表位的空间构象且不需载体蛋白就能诱导出较高的免疫应答，其稳定的二级结构不易反转，故降解速度减缓，延长抗原刺激时间，获得更好的杀伤活性。另外，如前已叙，可以通过构建 CTL 表位融合 DNA、多肽、病毒、树突状细胞等增加表位疫苗的免疫原性，提升机体的免疫识别能力及反应强度，高效启动特异性 CTL 抗肿瘤效应。

第五节 个体化的癌症疫苗

由于 TAA 缺乏绝对的肿瘤特异性，以多种新抗原作为靶点已被公认为理想的癌症疫苗策略。然而，针对每个患者实时发现肿瘤抗原的技术和成本存在障碍。

在过去 10 年中，从大规模癌症测序分析中获得的数据和更新近的数据已经提供了无可辩驳的证据，提示即使相同类型的癌症之间甚至在个体内的肿瘤细胞间，也存在巨大遗传异质性。此外，由于 HLA 分子的复杂性和多样性，相同肿瘤的抗原提呈肽的表位谱，在个体间可能是相当多样的。

大量的经验性临床经验表明，针对单一肿瘤抗原的疫苗不足以解决肿瘤异质性、适应克隆进化和肿瘤免疫逃逸的挑战。肿瘤内异质性（intratumor heterogeneity，ITH）由 20 世纪 70 年代研究小鼠肉瘤免疫原性时提出。来自原发肿瘤不同区域的亚克隆细胞，移植进入受体小鼠后显示不同的免疫反应。在随后的几年，其他研究人员发现，肿瘤抗原的亚克隆表达，诱导异质性的免疫反应类型。Gerlinger

在 2012 年进行的研究中，来自原发性肾细胞癌患者的几个活组织，通过全外显子组分析测序并与健康组织比较。不同亚克隆之间除了几个共享的突变，大约 23％的突变仅在肿瘤的特定区域中发现。引人注目的是，同一肿瘤的单次活检仅占总突变多样性的 55％左右，强调了多区域肿瘤样本抽样的重要性；从而有助于选择肿瘤新抗原疫苗进行接种，理想的目标是突变系统发育树的躯干突变。

由于突变在很大程度上转化为新抗原，新抗原 ITH（NITH）与抗肿瘤免疫反应相关。来自大约 200 例不同肺癌类型的单个活组织，使用全基因组外显子测序和生物信息学处理揭示，新抗原高克隆负荷和低 NITH（小于 1％）与肺腺癌的较长生存相关。相反，较低的新抗原克隆性（较高的 NITH）肿瘤更具有异质性和生存期较短。肿瘤更均匀的表现发炎或发热的肿瘤微环境特征，具有抗原提呈基因，T 细胞迁移和效应功能分子的上调，以及抑制性分子，如 PD-L1 的表达。用 PD-1 检查点阻断免疫治疗的黑色素瘤患者，高克隆新抗原负荷和低 NITH 具有生存期延长。因此，上述令人信服的证据表明，有效的癌症疫苗需要靶向多种新抗原，并针对每个肿瘤进行个体化治疗，并将多重新抗原疫苗接种与检查点免疫治疗相结合。

为了实现该目标，已经应用计算模型来实时筛选每个患者的新抗原。通过全外显子组测序进行全面的突变分析，并且选择肿瘤中体细胞突变编码的新表位，然后基于与 MHC 分子亲和力，预测具有最高提呈概率的突变。最常用于 MHC-I 类结合的预测算法是基于神经网络的 NetMHCpan。匹配的 RNA 序列高度可信地确认肿瘤细胞表达的突变。使用这种方法，3 个独立的 I 期临床试验评估了基于新抗原的癌症疫苗的可行性、安全性和免疫原性。

因为黑色素瘤具有良好的免疫原性和高突变负荷，被选定用于进行初步研究。在先前已经用伊匹单抗治疗的 3 例晚期黑色素瘤患者中，进行了新抗原疫苗的第一个临床试验。在该研究中，HLA-A2 特异的 8～10 聚新抗原肽联合树突状细胞静脉内接种。随后对高危黑色素瘤患者进行基于新抗原的肽疫苗（NeoVax）临床试验，对每个患者肿瘤特异性的 20 种新抗原长肽（15～30 肽）与聚-ICLC 混合，以初免-加强的方式（NCT01970358）皮下注射。在接种疫苗的 6 例黑色素瘤患者中，4 例Ⅲ期患者在接种疫苗后长达 32 个月时没有肿瘤复发迹象。2 例Ⅳ期患者在接种后不久即显示疾病复发，但在抗 PD-1 治疗后经历完全肿瘤消退。在 13 例黑色素瘤患者（NCT02035956）中也进行了新抗原的 mRNA 疫苗 IVAC MUTANOME 的临床试验。NY-ESO-1 阳性和/或酪氨酸酶阳性黑色素瘤的患者，结节内接种一个剂量的编码上述 TAA 的 mRNA 疫苗，然后接种含 10 种新抗原 mRNA 的个体化疫苗，由于新抗原 mRNA 制备需要时间（中位数为 103 d）。在接种疫苗时没有可检测疾病的 8 例患者在 12～23 个月的随访期间保持无肿瘤；而 5 例转移性疾病的患者中，两例患者出现疫苗相关的客观反应，1 例患者与抗 PD-1 联合出现反应。

总体上预测 60％～70％的新抗原可以被识别，因此基于新抗原的疫苗诱导了强烈的 CD4$^+$ 和 CD8$^+$ T 细胞反应，而且 T 细胞应答是多功能的。在接种疫苗后给予 PD-1 阻断剂，新抗原特异性 T 细胞出现表位库扩展，并持续 1 年以上，持续出现临床反应。在两项研究中，检测到比 CD8$^+$ T 细胞更多的新表位特异性 CD4$^+$ T 细胞反应。CD4$^+$ 细胞反应占优势的一个可能的解释是，在结构上尽管 MHC-I 类结合表位正好位于结合口袋内，但 MHC-Ⅱ类结合表位通常更长，并延伸出核心结合位点。另外，多肽与 MHC-Ⅱ类蛋白的混杂结合特征，导致更多数量的肽能够充当抗原表位。此外，由于交叉提呈 C 型凝集素结构域家族 9 成员 A（CLEC9A）$^+$ 树突状细胞非常少见，因此可能有更多的 APC 将 MHC-Ⅱ类限制性抗原提呈给 CD4$^+$ T 细胞。最近的一项小鼠研究显示，激活 CD8$^+$ T 细胞的树突状细胞位于淋巴结的深层副囊内，其中抗原量降低，而激活 CD4$^+$ T 细胞的树突状细胞主要位于淋巴结的周围区域，导致更强的激活 CD4$^+$ T 细胞。因此，结构、细胞和其他因素均是 CD4$^+$ T 细胞反应占优势的原因。

综上所述，基于个体的新抗原疫苗接种是可行的，安全的，并且能够诱导黑色素瘤患者出现强效和扩大的新表位特异性 T 细胞反应。而且联合免疫检查点阻断导致 T 细胞表位库扩展，为个体化新疫苗与免疫检查点抑制剂联合提供了强有力的证据。正在进行临床试验，评估上述新抗原长肽疫苗联合局部伊匹单抗（NCT02950766）、全身伊匹单抗（NCT02897765），以及个体化 mRNA 变异体疫苗与 PD-L1 阻断抗体阿特珠单抗（NCT03289962）的效果。

基于新抗原的个体化癌症疫苗的临床试验正在其他肿瘤中进行，包括使用各种佐剂和递送方法。用于胶质母细胞瘤和乳腺癌、胰腺癌、小儿脑癌和肝细胞癌的基于肽的疫苗（NCT02287428、NCT02510950、NCT02427581、NCT02600949 和 NCT03068832），编码多表位的 RNA 或 DNA 疫苗用于乳腺和胰腺癌（NCT02316457、NCT02348320 和 NCT03122106）和用于结直肠癌的肽加树突状细胞疫苗（NCT01885702）。其他正在进行的项目包括神经胶质瘤活性个体化疫苗联盟（GAPVAC）和肝细胞癌联盟（HEPAVAC）的 I 期临床试验，使用与个体肿瘤中高度表达过的突变肽抗原疫苗，治疗胶质母细胞瘤（NCT02149225）和肝细胞癌。

第六节　肿瘤疫苗的疗效评价

评估肿瘤治疗效果的主要目的在于评价患者是否从治疗中获益，以确定治疗或临床研究是否继续进行。目前临床上采用的 WHO 标准或 RECIST（response evaluation criteria in solid tumor）评价体系均是以瘤体大小变化来衡量疗效，根据病灶缩减的百分比将临床疗效分为完全缓解（complete response，CR）、部分缓解（partial response，PR）、稳定状态（stable disease，SD）和疾病进展（progressive disease，PD）。该评价系统很难对肿瘤免疫治疗的临床疗效进行准确的解读和确切的评价，因此新的评价标准对肿瘤疫苗的发展至关重要。2009 年提出了 irRC（immune-related response criteria）标准，该标准疗效评定是根据观察点比较总肿瘤负荷与基线肿瘤负荷增加或减少的程度，并通过间隔不少于 4 周的两个连续观察点进行重复确认来划分。具体分为以下四类：irCR——所有病变均完全消失；irPR——在连续的检测中，与基线肿瘤负荷相比降低大于或等于 50%；irSD——不符合 irCR 和 irPR 的标准，并未出现 irPD；irPD——与基线肿瘤负荷相比增加大于或等于 25%。

与化疗不同，肿瘤免疫治疗后的短期肿瘤负荷增加不一定是由于肿瘤生长所导致的，新病变的出现也可能来源于那些原先无法用影像学检测发现的微小肿瘤灶。肿瘤免疫治疗疗效的出现时间相比于化疗一般较晚，而且有时可观察到已评定为 PD 的患者在继续接受免疫治疗后出现疾病的改善，这种情况被称为肿瘤免疫治疗的延迟效应。irRC 创新之处在于将可测量的新发病灶计入总肿瘤负荷中，并且将其与基线肿瘤负荷进行比较。在此新规定下，即使有新病变出现，只要总肿瘤负荷并没有增加 25% 以上，也可不认定为疾病进展。如果肿瘤患者在初次评价时已达 irPD，在病情没有急剧恶化的情况下仍需继续治疗并进行二次评价，因为肿瘤很有可能在 irPD 确定后 4 周内开始缩小，只有连续两次评价肿瘤负荷均有增加，并且大于 25% 才被认定为 irPD。而对于那些肿瘤负荷下降缓慢，虽然超过 25% 但不足 50% 的 SD 患者，irRC 认为他们同样属于临床获益人群。但值得一提的是，irRC 标准尚不能全面概括所有临床疗效的类型，对于 irSD 的定义以及其他免疫治疗有效的标志等仍需要进一步深入的研究。

第七节　癌症疫苗的临床应用

一、宫颈癌疫苗

2015 年中国癌症统计报告显示，2012 年全球范围内有 52.8 万新发宫颈癌病例和 26.6 万死亡病例。宫颈癌已成为最常见的妇科恶性肿瘤，也是目前唯一病因明确、可早发现、早预防的癌症。研究表明，HPV 的持续感染是宫颈癌发生发展最重要的致病因素。目前已发现的 HPV 约有 150 种亚型，根据其致癌能力分为高危型和低危型。低危型包括 HPV6、11、30、39、42、43 型等，主要引起肛门、男性外生殖器、女性良性外生性疣类病变及低度宫颈上皮内瘤变等。高危型包括 HPV16、18、31、33、35、45、51、52、56、58、61 型，主要诱发生殖器癌、宫颈癌及部分肛门癌、口腔癌等。其中 70% 以上的宫颈病变是由高危型 HPV16、18 型所致。

目前，全球已上市的 HPV 预防性疫苗有 3 种：①加德西，2006 年 6 月由默沙东公司开发，加德西（四价加卫苗）是第一个由美国 FDA 批准上市的肿瘤预防性疫苗，主要预防由 HPV6、11、16、18 型病毒引起的宫颈癌、外阴癌、肛门癌及相关癌前病变，还可以预防由 HPV6 型和 11 型引起的女性及男性生殖器疣，因此男性与女性均适用。②卉妍康（二价），葛兰素史克公司研发，于 2009 年 10 月获美国 FDA 批准上市，该疫苗中添加了 AS04 佐剂，显示出较加德西更高的平均血清抗体滴度，可能具有更长的保护时间。主要针对 HPV16 和 18 型病毒引起的宫颈癌和癌前病变进行预防，适用于女性。2016 年 7 月，卉妍康获得中国上市许可，用于 9～25 岁女性的接种。③加德西 9，2014 年 12 月加德西 9 价疫苗获得 FDA 许可批准，除了加德西所包含的 4 种 HPV 型外，还包括了另外 5 种，即 HPV31、33、45、52、58，有望预防 90% 的宫颈癌、外阴癌、阴道癌和肛门癌，以及低危型 HPV6 和 11 型感染所引起的生殖器疣，与前两者相比预防范围更广。此外，我国自主研发的 HPV 疫苗也已进入 Ⅲ 期临床试验阶段。

在过去的 10 多年间，HPV 疫苗的接种年龄尚无统一标准，世界卫生组织（WHO）推荐的接种人群为 9～12 岁。而 FDA 批准 HPV 疫苗的应用年龄为 9～26 岁。美国临床肿瘤学会（ASCO）于 2017 年 3 月 HPV 疫苗接种用于预防宫颈癌的临床实践指南。该指南推荐在所有环境中，不受资源条件限制时，对 9～14 岁的女孩推荐接种，最多 12～15 个月，在 26 岁前完成疫苗接种。推荐在无性行为前接种 HPV 疫苗最佳，对于有性生活或已感染 HPV 的女性也可获得不同程度的保护。与其他疫苗一样，HPV 疫苗也会带来一些局部和全身不良反应，主要包括注射部位红肿、疼痛，头晕、头痛，恶心、乏力、发热、皮疹、局部水肿和肌肉紧张等，除个别过敏情况发生外，均为 HPV 疫苗非特异性反应，暂无疫苗特异的死亡病例和致畸病例。

二、前列腺癌疫苗

作为肿瘤主动免疫治疗领域里程碑式的成果，普列威于 2010 年 4 月被 FDA 批准用于无症状、症状轻微的转移性去势抵抗性前列腺癌（mCRPC）的治疗，是目前唯一被批准的治疗性肿瘤疫苗。

普列威是一种自体源性树突状细胞疫苗，由包括 APC 在内的自体外周血单核细胞组成。大约 95% 的前列腺癌表达前列腺酸性磷酸酶（PAP），该酶主要限于前列腺组织，是前列腺癌肿瘤疫苗开发的主要靶点。这种疫苗需提取肿瘤患者血液中的树突状细胞，融合 PAP 抗原与粒细胞-巨噬细胞集落刺激因子（GM-CSF），回输至患者体内后特异性结合前列腺癌组织中表达的 PAP，激活效应 T 细胞、B 细胞、自然杀伤（NK）细胞和其他细胞，从而杀灭肿瘤细胞。研究表明，普列威可降低前列腺癌患者的死亡风险，使中位生存期延长 4.1 个月，且在诱导机体免疫应答方面显示出良好的耐受性和安全性。目前该疫苗治疗不良反应主要有轻中度寒战、发热和头痛等症状。

另一种前列腺癌疫苗（PROSTVAC）也已在同样的 mCRPC 男性人群中进行了评估，该疫苗是将痘苗病毒和禽痘病毒疫苗为载体与三合一共刺激分子（triad of costimulatory molecules，TRICOM）基因的痘苗病毒疫苗共同组成。大量的 II 期临床数据表明，PROSTVAC 不仅能够降低前列腺癌患者的病死率，而且能够显著提高患者的 OS。与传统用于 mCRPC 的化疗药物和激素疗法相比，所见的严重不良事件明显少于其他药物，具有很大的优势。目前 PROSTVAC 的 III 期临床研究正在进行。

除上述两种疫苗之外，尚有自体肿瘤疫苗、个体化多肽疫苗（personalized peptide vaccination，PPV）、基因转染 ProstAtak 疫苗等 II / III 期临床试验正在展开。由于 CRPC 信号传导通路能够相互作用，抑制单一靶点不能对整个信号通路造成较大影响，治疗过程中容易产生交叉耐药性，为了避免治疗后抵抗，免疫治疗同时联合放化疗或多靶点药物治疗将是未来重要的研究方向。

三、黑色素瘤疫苗

从理论上来讲，黑色素瘤是最具免疫原性的肿瘤之一，大多数表达 MART-1 和酪氨酸激酶等，应该可以取得较理想的疗效，但其疫苗开发历经坎坷。最初 Morton 等应用异体疫苗 Canvaxin 进行临床实验时由于疗效问题提前被终止；另一自体肿瘤来源的 HSP-肽复合疫苗 Vitespen 与常规治疗对照也没有显著 OS 获益；多肽疫苗对晚期转移性恶性黑色素瘤的治疗反应亦不尽如人意。

黑色素瘤中存在如 gp100、NY-ESO-1 及 MAGE 的表达，2009 年报道了恶性黑色素瘤 IL-2 联合 gp100：209-217（210M）对比 IL-2 单药治疗的 III 期临床试验，结果显示联合治疗的有效率 22.1%，明显高于单独应用的有效率 9.7%，无进展生存期也显示获益（2.9 个月 vs 1.6 个月）。另外一些单中心的研究结果已经证明，树突状细胞疫苗对治疗转移性黑色素瘤患者具有免疫激活和抗瘤活性。Ribas 等在此基础上进行了一项多中心、两阶段的 II 期临床试验，采用的树突状细胞疫苗即 IDD-3，是自体外周血单核细胞在含有 GM-CSF 和 IL-13 的无血清培养基中培养，再加入 IFN-γ 而来。接受疫苗的 33 例患者中有 1 例 CR，2 例 PR，6 例 SD，且持续时间＞8 周，有 29 例出现了免疫应答反应。因此可以认为负载了肿瘤细胞裂解物的树突状细胞疫苗对黑色素瘤具有显著的免疫原性及抗瘤活性。表达 NY-ESO-1 的重组牛痘和鸡痘病毒疫苗，用于进展期黑色素瘤及卵巢上皮癌患者的 II 期临床试验。经治疗后 25 例黑色素瘤患者血清 NY-ESO-1 特异性抗体转阳率为 33%，且患者体内的抗体滴度升高，CD4$^+$T、CD8$^+$T 细胞反应也明显增强，黑色素瘤患者的平均 PFS 和 OS 分别是 9 个月和 48 个月。此外，疫苗安全性较好，没有出现＞2 级与治疗相关的不良反应和全身性过敏反应，该重组病毒疫苗治疗高复发性黑色素瘤也展现出了一定的临床效应。

2017 年 7 月，两项临床 I 期试验针对黑色素瘤患者定制的个性化疫苗，为每例患者找到了 20 多种蛋白作为疫苗研发的新抗原，制造出个体化 RNA 药物，在患者手术切除肿瘤后进行疫苗接种，显示了较积极的结果。

Talimogene laherparepvec（T-VEC）是一种由 I 型单纯疱疹病毒经过基因工程改造的溶瘤病毒，选择性地在肿瘤细胞中病毒复制并刺激系统的抗肿瘤免疫增强抗肿瘤反应。2015 年 10 月，美国 FDA 批准其用于首次手术后复发的不可切除的侵犯皮肤、皮下和淋巴结的黑色素瘤患者的局部治疗，是首个批准用于黑色素瘤免疫疗法的溶瘤病毒。

Seviprotimut-L 为一个多价的脱落抗原疫苗，Ⅱb、Ⅱc 或Ⅲ期的黑色素瘤患者中，Ⅲ期临床研究的中期分析表明，疫苗组的癌症复发事件发生率为 40%，低于安慰剂组。另一项双盲、随机、安慰剂对照的Ⅱ期临床研究结果表明，疫苗组（$n=24$）和安慰剂组（$n=14$）的疾病进展中位期分别为 1.6 年和 0.6 年，OS 分别为 3.8 年和 2.7 年，且没有 3 级以上的不良反应。

四、肺癌疫苗

肺癌分为 NSCLC 和小细胞癌（SCLC）。随着对肿瘤和免疫系统之间关系的进一步认识，特异性肿瘤抗原的发现及免疫佐剂和载体的发展，肺癌的免疫治疗已经取得了一定的成功。cimavax 是由古巴分子免疫中心研发的治疗性疫苗，经过Ⅲ期临床证实对 NSCLC 有较好疗效。该疫苗将 EGF 蛋白和脑膜炎奈瑟氏球菌壳蛋白 P64k 和 montanide isa 51 嵌合在一起，从而产生靶向 EGF 本身的抗体发挥免疫效应。cimavax 不是直接靶向癌细胞，而是通过抑制癌症所需的生长因子使肿瘤长期处于受控制状态，延缓病情的发展。目前该疫苗已在古巴、秘鲁上市，我国也已获 CFDA 的批准在进行临床试验。racotumomab（vaxira）是一种靶向肿瘤相关性神经节苷脂 neugcgm3 的抗个体基因型疫苗。用于治疗一线化疗后病情稳定的Ⅲb/Ⅳ期 NSCLC 患者，显示出了明显延长的无进展生存期和总生存期。belagenpumatucel-l（lucanix）由 novarx 公司研发，是一种经过基因改造转染了包含免疫抑制因子转化生长因子 β2（TGF-β2）反义转基因质粒的同型异体疫苗，可阻断 TGF-β2 的免疫抑制作用，阻止肿瘤细胞逃逸免疫监视。在 NSCLC 的Ⅱ期临床研究中，lucanix 可升高细胞因子浓度、诱发抗体介导、细胞介导的免疫反应，中高剂量 lucanix 有明显的生存优势，且无明显的副作用；ⅢB/Ⅳ期晚期患者的 1 年和 2 年生存率分别为 68% 和 52%，一线治疗后维持的Ⅲ期临床研究结果表明，两组患者的 OS 期无统计学差异，但亚组分析提示化疗结束后 12 周内应用 lucanix 的患者（20.7 个月、13.4 个月）及之前接受放疗患者的 OS 期较对照组延长（40.1 个月、10.3 个月）。TG4010 是一种能够编码 MUC1 肿瘤相关抗体和白细胞介素 2（IL-2）的重组修饰牛痘病毒的悬浊液。一项Ⅱb/Ⅲ期随机试验 TIME 研究的Ⅱb 期结果显示，在一线标准化疗中加入抗癌疫苗 TG4010 显著改善了患者的 PFS 和缓解率，亚组分析显示 TG4010 对非鳞癌患者和特定分子类型的患者有更好的改善。Ⅱ期试验旨在评价 NK 细胞水平的预测值，而 TG4010 联合化疗对生存期的影响尚需在Ⅲ期试验中确认。此外，stimuvax（L-BLP25）/BLP-25、GSK1572932A（MAGE-3 疫苗）等疫苗因被证实无明显生存获益或出现严重不良反应而被终止试验。IDM-2101、GV1001、GI6207 等其他肺癌疫苗目前也在进行相应的临床试验。

五、肾癌疫苗

肾癌疫苗进行的临床试验相对较少，目前临床应用主要有自体肿瘤裂解物疫苗、树突状细胞疫苗、靶向热休克蛋白、HLA-Ⅰ连接肽及肿瘤抗原 5T4 等。维特斯朋（vitespen，HSPPC-96）是一种自体热休克蛋白-肽复合物，其本身无免疫原性，但可引发机体对肿瘤的特异性免疫作用。全球多中心的Ⅲ期临床试验表明，45% 以上接受疫苗治疗的中等复发危险肾癌术后患者的无复发存活率得到显著改善（$P<0.01$，$RR=0.55$，且其中 25% 无复发生存期延长约 1.7 年），尤其对早期患者的疗效可能更加显著。新近的临床前研究表明，血管内皮生长因子受体酪氨酸激酶抑制剂（如舒尼替尼）可能通过减少骨髓源的抑制性细胞数量和限制外周 VEGF，逆转肿瘤诱导的免疫抑制，AGS003 联用索坦（舒尼替尼）治疗转移性肾细胞癌，52% 患者的总生存期可达到 2.5 年以上，33% 患者的总生存期延长至 4.5 年。AGS003 的Ⅲ期临床试验（ADAPT）似乎疗效不佳。troVax

（MVA-5T4）是基于编码 5T4（一种非分泌的膜蛋白，在卵巢癌、消化道肿瘤、前列腺癌、乳腺癌和乳头状肾细胞癌中有表达）的 Ankara 病毒疫苗。虽然 TroVax 治疗肾癌的Ⅲ期临床试验（TRIST）未得到预期设计的结果，但是针对该项研究的回顾性分析显示，TroVax 治疗组中高 5T4 抗体反应与生存期延长相关，提示疫苗诱导的免疫应答可能为治疗起效的早期标志（具体见相关章节）。

六、胰腺癌疫苗

胰腺癌疫苗 algenpantucel-L 是经放射处理的细胞疫苗，经转染表达 α-1，3 半乳糖转移酶（α-GT）。由于人体不表达鼠 α-GT 抗原决定簇，当疫苗的鼠 α-GT 抗原簇与体内抗 α-GT 抗体结合，α-GT 抗原簇修饰的肿瘤细胞被辨识为异体组织，触发超急免疫排斥，引发抗体依赖细胞介导的细胞毒作用（ADCC）杀灭癌细胞。2010 年 5 月至 2013 年 9 月，722 例接受了胰腺癌切除术后的患者参与了 algenpantucel-L 临床Ⅲ期 IMPRESS 试验，Ⅱ期数据显示，标准化疗联合 algenpantucel-L 治疗的中位 DFS 为 13.2 个月，95％CI 下限与传统治疗 11 个月的 DFS 数据相当，随访达 1 年患者的总生存率为 90％。端粒酶是诱导细胞癌变的关键分子。端粒酶靶向疫苗 GV1001 含人类端粒酶亚催化单位（TERT），由 16 个氨基酸的肽与多个 MHC 分子相结合组成。在一项开放的 GV1001 随机Ⅲ期临床试验中显示，在化疗中加入 GV1001 疫苗不能有效提高患者的总生存时间。因此，对端粒酶疫苗的治疗、作用及在临床中的相关治疗策略仍需进一步研究。PANVAC-VF 是由重组痘苗病毒和表达癌胚抗原、黏蛋白-1 和共刺激分子三聚体（TRICOM），目前已完成了用于吉西他滨治疗失败的转移性胰腺癌患者的Ⅲ期临床研究，获得了较好的结果。因此，疫苗与化疗或靶向治疗相结合对胰腺癌患者有广阔的应用前景，但仍需更大样本的试验。

七、结直肠癌疫苗

结肠癌疫苗 oncoVAX 由经放射处理的患者肿瘤细胞与卡介苗（BCG）融合而成，通过刺激患者免疫系统杀灭术后残余的肿瘤细胞，防止术后病灶复发。oncoVAX 治疗Ⅱ期结肠癌的疗效显著，患者 5 年中位生存率和 5 年无复发生存率分别提高 25％和 39％，18 个月内疾病进展率降低 64％。Ⅲa 期临床试验结果显示，oncoVAX 可降低Ⅱ期结肠癌患者 57.1％的复发风险，显著提高 5 年生存率和无复发生存时间。2015 年Ⅲb 期临床试验开始启动，将Ⅱ期结直肠癌患者的单纯手术组与手术联合 oncoVAX 组比较 PFS 与 OS 的差异。

hCGβ-CTP37 肽偶联白喉毒素（DT）是免疫原性较强的疫苗，可同时抑制 hCG 对肿瘤细胞的作用并刺激机体的免疫系统对抗肿瘤。多个临床试验表明，相比于化疗，该疫苗能显著提高对其有免疫反应的晚期结直肠癌患者的生存质量。但此疫苗的缺点是个体性差异较大，诱生的抗体持续时间短，需反复免疫才能保持抗体滴度。目前，各种疫苗的总体疗效有限，但治疗转移性结直肠癌的临床试验正在进行中（具体见相关章节）。

第八节　总结与展望

虽然 ACT 和免疫检查点抑制剂的临床应用导致癌症免疫治疗时代的到来，但由于能够将宿主免疫反应直接引导至肿瘤，癌症疫苗具有巨大的潜力。明确的证据支持新抗原作为抗肿瘤免疫应答的关键目标，并且在最近的一系列疫苗试验中已经观察到新抗原特异性 T 细胞的明显反应。值得注意的是，基于新抗原的个体化疫苗得到快速开发，正在使用基于肽、DNA、RNA 和 DC 的疫苗，进行临床试验。虽然作为免疫治疗重要组成部分的肿瘤疫苗也逐步走向成熟化，但不少抗肿瘤疫苗还处于基础实验阶段，也有已进入Ⅲ期临床试验被寄予厚望的部分疫苗以失败告终；而且疫苗的开发、评估、应用等尚未形成统一标准。目前研发抗肿瘤疫苗存在的问题：①疫苗细胞本身的致瘤性；②缺乏特异性强的肿瘤特异性抗原（TSA）和肿瘤相关抗原（TAA）；③如何增强疫苗的免疫原性及克服肿瘤免疫逃逸；④缺乏合适的临床Ⅲ期试验的临床终点等。此外，肿瘤疫苗带来的一系列伦理学问题以及疫苗制备的标准化程序、用法用量、注射途径、安全性等均需要进一步探索和规范化。现在，至少有四个方面可以在短期内得到改善。

一、改善抗原预测方法

HLA 结合算法的改进，为增加靶向癌细胞表达的新抗原提供了机会。基于质谱的方法可以发现由肿瘤细胞处理和提呈的肽，可以与外显子组测序结合使用，随后使用 MHC-Ⅰ类结合预测算法。然而，质谱法通常需要大量的肿瘤细胞，并且是劳动密集型的。最近，使用质谱检测表达单个 HLA 等位基因的细胞系，并通过新的预测模型筛选 MHC-Ⅰ类结合肽，提示通过整合抗原处理信息和发现新的肽表位可以提高预测的准确性。此外，$CD4^+$ T 细胞对于记忆 $CD8^+$ T 细胞群体的形成是必需的，并且 $CD4^+$ T 细胞调节的抗肿瘤免疫反应已被越来越多地认识到；因此，需要准确地预测 MHC-Ⅱ类结合。MHC-Ⅱ类分子结合的预测方法，质量低于预测 MHC-Ⅰ类分子结合的方法，因为肽与 MHC-Ⅱ类分子结合具有相对较高的混杂性。可以预见的是，未来对预测算法的改进，可以发现更多由基因融合，剪接变体和翻译错误产生的新抗原，对于突变负荷较低的肿瘤尤其重要。

二、开发联合治疗

针对多个新表位（neoepitopes）的个体化疫苗与其他免疫治疗相结合的策略对防止免疫逃逸非常重要。例如：最近的小鼠研究表明，4 种成分（肿瘤抗原靶向抗体、IL-2、抗 PD-1 抗体和 T 细胞疫苗）的联合可以消除大的肿瘤负荷。逆转肿瘤微环境中的免疫抑制因素（例如消耗调节细胞，免疫抑制分子或代谢抑制分子）的治疗，对充分释放癌症新抗原疫苗的潜力是重要的。几项研究已经表明，癌症疫苗和免疫检查点阻断之间存在潜在的累加或协同作用。个体化新抗原疫苗加伊匹单抗，纳武利尤单抗或阿特珠单抗正在进行临床试验。其他抑制性受体如淋巴细胞活化基因 3 蛋白（LAG3）和 T 细胞免疫球蛋白和含黏蛋白结构域的蛋白 3（TIM3，也称为 HAVR2）的阻断，正在临床前和临床研究中进行积极测试。共刺激受体如 CD137（也称为 TNFRSF9）、肿瘤坏死因子受体（TNFR）超家族成员 4（TNFRSF4）、糖皮质激素诱导的 TNFR 相关蛋白（GITR，也称为 TNFRSF18）和 CD27 的激活抗体也是正在临床试验中进行评估。因此，我们预计未来的研究，将联合个体化癌症疫苗与上述其他治疗进行测试。

三、优化癌症疫苗的使用方法

为了优化个体化癌症疫苗的剂量、给药时间和给药途径，除了使用合适的临床前模型之外，在早期阶段临床试验中仔细研究方案的剂量，也很重要。DC 的激活改善了肿瘤控制，但树突状细胞的激活太早，由于较少的抗原捕获，因此较少启动 $CD8^+$ T 细胞。临床前模型是研究疫苗接种方法的差异，以及免疫应答机制的实用工具。为了增加新抗原疫苗的免疫原性，对于优化免疫佐剂和新疫苗递送方法（例如支架和纳米颗粒技术）也是至关重要的。已经有大量的临床前证据表明，新颖的递送方法可以显著增加癌症疫苗（包括基于新抗原的疫苗）的免疫原性。在临床领域，关于最佳疫苗接种方案，剂量或合适的免疫佐剂没有明确的共识。可能需要随机对照的大样本研究，以评估有前途的新技术。

四、改进制造工艺

由于生产个体化疫苗比现成的治疗药物更昂贵和更耗时，直到目前为止，商业企业都集中在大规模单一的统一产品，而不是小规模复杂、灵活的产品制备。测序的速度越来越快，测序成本越来越低，大量更多的自动化肽或 DNA 生产所带来的规模经济，以及先进的样品追踪系统，将大大降低个体化疫苗的成本和生产时间。更多先进技术即将出现，如自动化流动肽合成技术，可以极大加速新抗原肽（对肿瘤具有高度特异性，现在是有效的癌症疫苗的理想抗原靶点）的生产。相信在将来，免疫系统可以特异性攻击癌细胞，而且具有适应肿瘤不断演化的能力，以及内在的记忆功能，使免疫治疗成为长期控制癌症最有力的武器。

尹宜发　何　度

参 考 文 献

［1］　Hu Z,Ott P A,Wu C J. Towards personalized,tumor-specific,therapeutic vaccines for cancer[J]. Nat Rev Immunol,2018,18(3):168-182.

［2］　Ott P A,Hu Z,Keskin D B,et al. An immunogenic personal neoantigen vaccine for patients with melanoma[J]. Nature,2017,547(7662):217-221.

［3］　van der Burg SH,Arens R,Ossendorp F,et al. Vaccines for established cancer:overcoming the challenges posed by immune evasion[J]. Nat Rev Cancer,2016,16(4):219-233.

［4］　Sahin U,Türeci Ö. Personalized vaccines for cancer immunotherapy[J]. Science,2018,359(6382):1355-1360.

［5］　Sahin U,Derhovanessian E,Miller M,et al. Personalized RNA mutanome vaccines mobilize poly-specific therapeutic immunity against cancer[J]. Nature,2017,547(7662):222-226.

［6］　Fennemann FL,de Vries IJM,Figdor CG,et al. Attacking Tumors From All Sides:Personalized Multiplex Vaccines to Tackle Intratumor Heterogeneity[J]. Front Immunol,2019,10:824.

第四章

癌症的 T 细胞免疫治疗

第一节 前言

在人体淋巴组织中，存在数千亿 T 细胞，通过血流循环，探测并摧毁病变细胞，从而保护机体免受疾病（如癌症）。对肿瘤细胞的识别和反应需要 TCR 与肿瘤细胞表达的抗原结合，后者主要由 MHC 分子提呈。肿瘤特异性 T 细胞通常可以从 TIL 细胞或外周血分离出来，在体外被激活和扩增然后再重新回输给患者，此过程被称为 ACT。针对特定抗原的 T 细胞输注在癌症治疗中表现出了希望，最令人兴奋的是使用经过基因修饰表达 CAR 的外周血 T 细胞。

CAR 由细胞外单链可变片段（scFv，其作为靶向抗原的部分）、跨膜间隔物、细胞内信号/激活域三部分组成。通过病毒载体将 CAR 构建体转染到 T 细胞中，以与表面暴露的肿瘤相关抗原（TAA）结合。CAR 已从仅包含 CD3-ζ 信号传导结构域（称为第一代 CAR）的初始结构，演变成更复杂的形式，其中添加了共刺激性胞内结合域，即第二代（CD3-ζ 加上 CD28 或 4-1BB 信号结构域）和第三代（如 CD3-ζ 加上 CD28 和 4-1BB 信号结构域），以增强 T 细胞生存和增殖。CAR 也被构建用于针对人类白细胞抗原分子的特定肽，靶向细胞内分子。

CAR-T 细胞的过继回输在治疗血液癌症方面取得了显著的成功。例如：CD19-CAR 在急性和慢性 B 细胞白血病/淋巴瘤中的临床应用，以及骨髓瘤适应证正在探索中。鉴于这种原理，越来越多的临床试验集中在实体肿瘤上，靶向表面抗原蛋白包括癌胚抗原（CEA）、双胍苷 GD2、间皮素、白细胞介素 13 受体 α（IL-13Rα）、人表皮生长因子受体 2（HER-2）、纤维母细胞活化蛋白（FAP）和 L1 细胞黏附分子（L1CAM）等。不幸的是，实体瘤的临床结果并不令人鼓舞，仅 GD2 CAR 靶向神经母细胞瘤（11 例患者中 CR 3 例），HER-2 CAR 治疗肉瘤（17 例患者中 SD 4 例），HER-1 CAR 治疗肺癌（11 例患者中有 2 例部分反应），获得了一定缓解率。与血液恶性肿瘤差异的原因是，实体瘤存在很多障碍，CAR-T 细胞难以成功地从血液流入实体肿瘤部位。

然而，对大多数的癌症，肿瘤细胞通过巧妙的战略以颠覆正常的免疫过程，进化到可以逃避免疫监控。也就是说，肿瘤可能通过降低抗原表达、加工或 MHC 表达而下调抗原提呈，导致 T 细胞忽视其存在。其次，即使 CAR-T 细胞成功地渗入实体瘤的基质成分，但肿瘤微环境中，由于以下原因也会导致 CAR-T 无效：①氧化应激、营养缺乏、酸性 pH 和缺氧为特征的恶性肿瘤微环境，T 细胞迅速发生功能失调；②抑制性可溶性因子和细胞因子的存在；③抑制性免疫细胞，即调节性 T 细胞（Treg），骨髓衍生的抑制性细胞（MDSC）和肿瘤相关巨噬细胞（TAM）或嗜中性粒细胞

（TAN）；④T 细胞固有的负调控机制。例如：CAR-T 细胞质和表面抑制性受体的上调。最后，CAR-T 细胞本身可能是有问题的，例如潜在免疫原性和毒副作用。

第二节　用于 CAR-T 的肿瘤抗原

　　肿瘤细胞可以表达 TAA，可以用来区分肿瘤细胞和大多数正常组织。TAA 可以完整存在于细胞表面，或者与 MHC 结合的肽片段（蛋白成分）。成功采用 T 细胞治疗的第一步是，选择最佳的 TAA 用于激活 T 细胞。理想的目标抗原应该至少符合两个标准。首先，TAA 需要在肿瘤细胞上高水平选择性表达，但不能在重要的正常组织表面表达（如果表达，应该处于非常低的水平）。其次，理想的 TAA 将在 100% 的肿瘤细胞上表达。因为 CAR-T 细胞只能攻击具有靶向抗原的细胞，所以除非几乎所有的肿瘤细胞都表达，否则是不可能成功的。但是，符合这两个标准的抗原太少了；实际上，TAA-CD19 作为 B 细胞恶性肿瘤的靶抗原，在所有急性淋巴细胞白血病细胞都高水平表达，但关键是表达 CD19 的其他细胞（即正常 B 细胞）相对不重要，由于可以静脉内输注免疫球蛋白进行替代，此特征是 CD19-CAR 在白血病中获得巨大成功的一个重要原因。

　　因此，由于 TAA 可能来源于自体正常组织，常常导致免疫耐受的过程，使 T 细胞不能对肿瘤细胞抗原做出反应。免疫耐受的诱导过程终生存在，在此过程中，肿瘤特异性 T 细胞或被清除，或对包括 TAA 的自身分子无反应。因此，只有在相对罕见的情况下，肿瘤特异性 T 细胞才能从少数癌症患者中被分离出来。不过，可以利用基因工程得到具备抗肿瘤活性的 T 细胞，如在 T 细胞中插入编码表面受体的基因，以识别 TAA。这些受体可以来源于有免疫反应的患者或小鼠的 TCR，或是使用分子生物学技术合成的 CAR（图 4-1）。最初确定的 MHC 限制性 TAA，是 T 细胞识别的黑色素细胞分化抗原黑色素瘤抗原 1（MART1）、酪氨酸酶和 GP100（也称为 PMEL）。天然肿瘤特异性 TCR 的分离，通常限于黑色素细胞分化抗原和癌睾丸抗原。例如，NYESO1（也称为 CTAG1）和 MAGE 蛋白质家族；但到目前为止，这些抗原都不是理想的。病毒转化产生的癌症是有吸引力的治疗靶点，因为表达病毒的分子不在正常组织中出现，如人类乳头瘤病毒（HPV）转化的卵巢癌，以及肝癌和宫颈癌（分别与肝炎病毒和乳头状瘤病毒相关），Epstein-Barr 病毒相关的淋巴增殖性疾病。不幸的是，大多数抗原是细胞内的，并且不能被 CAR 接近。实体瘤表面上的胎儿抗原是 CAR 治疗的一个特别好的靶点，因为它们的表达主要局限于肿瘤细胞，因此具有高度特异性。突变的表皮生长因子受体变体 3（EGFRvⅢ）仅在恶性肿瘤细胞（主要是胶质母细胞瘤）上表达，EGFRvⅢ CAR 在治疗成胶质细胞瘤的动物模型中显示出前景，临床试验正在进行测试 EGFRvⅢ CAR 在胶质细胞瘤患者中的效果（NCT02209376，NCT01454596）。细胞外糖蛋白 MUC1 的异常糖基化也见于多种癌症中；显示针对 MUC1 过度表达的乳腺癌的 CAR-T 细胞显著延迟肿瘤进展。MUC16 在许多卵巢癌中过度表达，针对 MUC16 的 CAR-T 细胞报道了类似的成功。

　　几种创新的方法已被用来产生对其他抗原特异的 TCR。例如：T 细胞与来自患者的肿瘤细胞孵育，然后克隆对肿瘤细胞有反应的 T 细胞的 TCR 基因。以这种方式，已经分离对某些类型癌症（淋巴瘤、结肠癌等恶性肿瘤）特异的 TCR。另一种方法是，在噬菌体内，产生数以百万计的 TCR 基因的 DNA 文库，然后，从中获得肿瘤反应性 T 细胞（可以与肿瘤肽抗原结合）受体基因。

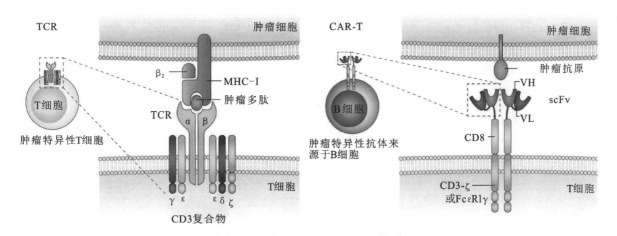

图 4-1　CAR 和 TCR 修饰的基因工程 T 细胞

使用 TCR 基因获得特异性的优点在于，肿瘤细胞的全部蛋白质组分都可以取得 TAA，包括细胞内蛋白质。此外，能通过识别特异突变蛋白（仅肿瘤细胞表达），导致真正的肿瘤特异性反应。然而，由于 TCR 功能存在 MHC 限制的特点，每个 TCR 基因只能在一部分患者中使用。因此，为了增加基因工程 T 细胞的应用范围，开发出了编码 CAR 的基因（非 MHC 限制的方式）。

CAR 的胞外抗原识别结构域是典型的单链抗体，但也可以是肿瘤细胞上表达的受体的一个配体。在任一情况下，CAR 以非 MHC 限制的方式识别天然抗原，因此可以应用于任何个体，不论 HLA 类型如何，相比 TCR 这是明显的优势。从产生单克隆抗体的细胞获得 DNA，编码 scFV 相当简单，因此产生了大量以 TAA 为靶点的 CAR，但 CAR 通常只识别显示在细胞表面上的分子（其中约 20% 由单个肿瘤细胞表达）。间皮素是在间皮瘤和卵巢和胰腺癌中过表达的糖蛋白，而在腹膜、胸膜和心包表面低表达，使其成为 CAR 治疗有吸引力的靶点。已经报道了两种间皮素特异性 CAR。一种基于 SS1 抗体的小鼠抗人 scFv，目前正在临床试验中进行评估（NCT02159716）；另一个被命名为 P4，是完全人类的 scFv，最近研究的一种靶向间皮素的完全人 scFv，目前也正在临床试验中测试（NCT02414269）。

使用 CAR 的一个可能缺点是，其能识别天然抗原，导致表达 CAR 的 T 细胞与癌细胞的相互作用，可能被可溶性抗原（因肿瘤释放到周围组织和循环中）阻断。因此，设计 CAR 需重点考虑，TAA 是否包含具有耐药作用的可溶性分子。CAR 设计的另一个重要因素是 scFv 组分的性质。迄今为止，大多数抗 TAA 的单克隆抗体是从小鼠得到的，改造的 T 细胞回输到患者体内后，抗小鼠抗体可能会对抗 scFv。人抗鼠抗体反应可以在数天内发生，并且可以阻断 CAR 对抗原的识别。因此，倾向使用人源化的或完全人化的 scFv，而不是小鼠的 scFv。胞质信号域是 CAR 设计的关键点，通常含有淋巴细胞信号起始分子来源的区域。在 TAA 与 CAR 的相互作用后，会募集相关分子，信号传导结构域的磷酸化和下游激酶级联活化导致基因转录、细胞活化和对肿瘤细胞的杀伤。CAR 设计中使用的信号启动分子包括 TCR-CD3 复合物的 ζ 链，以及免疫球蛋白 E 高亲和力受体的 γ 链（FcεRI）。

迄今为止，约有 30 种实体肿瘤抗原正在评估 CAR-T 细胞治疗，包括新抗原（如突变序列）、胎儿或发育抗原和肿瘤选择性抗原（即在肿瘤细胞上富集表达，但在正常细胞上低基础性表达）。应该指出的是，scFv 对 TAA 的亲和力也可能很重要，免疫编辑和随后免疫原性表位的丢失可能导致肿瘤逃逸。

最后，抗原特异性程度对于治疗安全性至关重要。CAR 治疗最令人担忧的并发症，是一种灾难性和快速发生的肿瘤靶外/靶内毒性事件。输注高亲和力 HER-2-CAR 后不久发生致命事件，由于目标抗原在正常内皮和上皮上的低水平表达。尽管进行了临床前动物研究，但只有在临床试验中才能真正确定安全性。避免此类事件的方法包括使用自限性 CAR，其使用 mRNA 而不是慢病毒瞬时表达 CAR 受体和剂量递增试验设计。一些团体也提倡插入可在不良事件情况下激活的自杀基因，如使用单纯疱疹病毒胸苷激酶（HSV-TK）基因或诱导型半胱氨酸蛋白酶 9（iCasp9）基因。另一种增加 CAR 特异性的方法是，要求 CAR 识别两种抗原才出现明显的活性。

第三节　目标抗原的异质性

对于所有用于肿瘤治疗的 TAA，主要限制是抗原异质性，即肿瘤内的细胞上抗原表达的可变性。例如：尽管间皮素在＞90％的恶性间皮瘤肿瘤上皮细胞上表达，但其在卵巢癌、乳腺癌和肺癌肿瘤细胞上较低百分比的表达。另外，免疫编辑可以消除大多数免疫原性表位，导致肿瘤逃逸，如在白血病中，CD19 阴性变异体的出现导致免疫逃逸。

解决异质性问题的关键是间接肿瘤杀伤和/或诱导抗原扩散（antigen spreading）。CAR 通过激活杀肿瘤的嗜中性粒细胞、巨噬细胞，或 NK 细胞释放细胞因子，参与间接杀死肿瘤。抗原或表位扩散是 CAR-T 细胞诱导其他内源性抗肿瘤 CD8$^+$ T 细胞的产生或激活的过程。当 CAR-T 细胞接触肿瘤细胞，分泌刺激性细胞因子（如肿瘤坏死因子和 IFN-γ）并杀死肿瘤细胞，导致肿瘤抗原在免疫刺激微环境中释放，随后发生树突状细胞交叉提呈，产生针对 CAR 最初未靶向的肿瘤抗原的内源性 CD8$^+$ T 细胞反应。这些内源性 T 细胞最后可以消除剩余的肿瘤细胞。

尽管抗原扩散很重要，但研究相对较少。因为研究抗原扩散需要免疫系统完整的小鼠进行实验或者临床试验（存在抗原提呈细胞，即树突状细胞和其他正常骨髓细胞），在 CAR 治疗后可以仔细评估针对不同肿瘤抗原的种类。Sampson 等报道了一项间接支持抗原扩散的令人鼓舞的研究。在针对同系小鼠中 EGFRvⅢ 的 CAR 治疗脑部肿瘤治疗后，治愈的小鼠对 EGFRvⅢ 阴性肿瘤再次攻击具有抗性，提示产生针对额外肿瘤抗原的宿主免疫；但人体数据非常稀少。

可以用什么方法来解决肿瘤抗原的异质性问题？目前正在研究 2 种方法。第一，假设针对的目标抗原越多越好，可以用免疫组织化学筛选患者肿瘤中的肿瘤抗原表达，只有当肿瘤细胞 TAA 的表达强度和数量的百分比超过特定阈值才入组。第二，同时针对多种肿瘤抗原（传染性疾病中公认的概念），以提供更好的杀伤覆盖率，并可能防止耐药的发生。例如：在 B 细胞白血病中，正在使用靶向 CD19 和 CD20 的 CAR。目前尚不清楚是否使用表达两种 CAR 的 T 细胞（两种 scFv 靶向不同抗原的 CAR 被构建到相同的 CAR-TanCAR），或两种不同的 CAR-T 细胞（每种表达不同的抗原）或更复杂的设计，哪种具有更好的功能。类似的双管齐下的方法是将靶向肿瘤抗原的 CAR 与消除肿瘤基质的 CAR 结合。靶向表达 FAP 的基质细胞或 VEGF 受体的 CAR 已正在研究。

第四节　增强 T 细胞的活性

可以通过增加 T 细胞受体对 TAA 的亲和力，来增强 TCR 基因修饰细胞的活性。增加 T 细胞受体亲和力的策略包括：①改变 TCR-抗原结合区的关键氨基酸构成，在体外导致抗肿瘤 T 细胞的反应增加。②使用更高亲和力的 TCR，导致通常只识别 MHC-Ⅱ型分子提呈抗原的 CD4+ 辅助性 T 细胞，也可被诱导对 MHC-Ⅰ类分子提呈的抗原产生反应，而后者在肿瘤中更常见。然而，在使用最高亲和性的 TCR 时，抗肿瘤特异性在一定程度上会丢失，因为在正常细胞中，存在相似氨基酸序列可以与 TCR 结合，因此为确保安全，仔细筛选每个 TCR 可能是必要的。

TCR 基因修饰的 T 细胞对肿瘤活性降低的原因是转基因 TCR 的 α-和 β-链与内源性 TCR 的相应链可能发生错配。此错配可以成倍降低转基因 TCR 在细胞表面的表达，从而降低肿瘤特异性活性。研究者通过改造二硫键，即将半胱氨酸导入转基因 TCR 的 α 和 β 链恒定区，促进 TCR 链最优配对以规避错配，导致抗肿瘤 TCR 活性增强。但是，夹杂半胱氨酸并不能完全消除错配，而另一种策略，如使用嵌合单链 TCR，可以完全消除错配，可能产生肿瘤反应更强烈的 TCR。

在人 T 细胞中使用小鼠 T 细胞受体基因也可以减少错配，但使用小鼠成分 TCR 的临床价值有限，可能因为在人类中，会诱导对抗鼠分子的中和抗体。消除或减少内源性 TCR 成分的表达也许是减少错配更好的方法。进一步研究也发现，使用转基因编码的锌指核酸酶破坏内源性 TCR 基因序列，然后遗传修饰肿瘤特异性 TCR。虽然这种方法需要引入额外的基因，但载体技术的发展，活性和特异性的提升使之成为一个非常有吸引力的方法。因此，TCR 基因可使 T 细胞重新识别多种 TAA，以及消除错配带来的限制。

完全而持续的 T 细胞活化和增殖是一个复杂的过程，涉及初始起始信号（信号 1），以及二次共刺激受体（信号 2）和细胞因子受体的参与（信号 3）。因为 CAR-T 细胞不具有 MHC 限制性，所以与 APC 通常缺乏相互作用，从而严重影响信号 2 和信号 3 的激活。因此，虽然激活初始信号分子，如单独存在于 CAR 的 CD3-ζ，能诱导抗癌细胞反应，但融入信号 2 起始分子可以进一步提高反应（图 4-2）。添加 CD28 的胞质结构域到含 CD3-ζ 的 CAR（称为第二代 CAR）与 TAA 反应可以导致细胞因子产生增加，并提高过继回输的 T 细胞抑制肿瘤生长的能力。虽然第二代 CAR 可以增强抗肿瘤 T 细胞反应，但 T 细胞传递信号的能力可能还是没有完全发挥。事实上，将更多信号域添加到 CAR，可进一步提高 CAR 引导的 T 细胞的功能。因此，已经发展的第三代 CAR 包括附加信号域。例如，在小鼠体内，CAR 基因构建体包含 CD137、CD28 和 CD3-ζ（图 4-2）能提高细胞因子的分泌并抑制肿瘤生长。发展新的信号联合可以增强 T 细胞功能。然而，融合多个共刺激域到 CAR 并不总是能明显获益，为了个体化最佳应用 CAR，需要对其他因素，如靶抗原、T 细胞的形成方法和肿瘤的类型进行考虑。

由于 T 细胞反应的程度通常取决于抗原受体的亲和力，提高该反应的方法之一是提高 CAR 对 TAA 的亲和力。直接对比高-低亲和力的 scFV 发现，含高亲和力 scFV 的 CAR 有更好的反应，尤其是抗原浓度低的时候，但是亲和力增加超过一定阈值不一定有好处，原因在于可能与正常细胞表达的其他分子的类似结构发生交叉反应，而降低特异性。

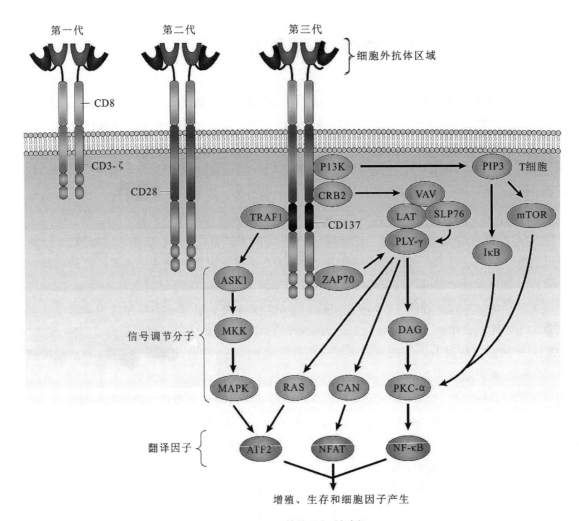

图 4-2 CAR 的作用机制过程

　　在 CAR 的抗原结合区之外，还有其他一些结构域对调节癌细胞的 T 细胞反应至关重要。这些结构域包括定位在单链抗体与细胞膜间的分子铰链区，其使抗原结合结构域远离细胞膜，并在必要时使 CAR 重定位以结合抗原。免疫球蛋白超家族在灵活性方面有优势，超家族成员的铰链区如 CD8、CD28 和 IgG 经常被使用。对高反应性 CAR 的活性评估表明，选择合适的铰链区对于产生具有最佳活性的 CAR-T 细胞可能是重要的。有趣的是，只有一部分 CAR 需要铰链区以达到最佳功能。CAR 设计的其他重要因素包括跨膜结构域的性质和胞质结构域的顺序（图 4-3）。

　　超出传统的抗原活化 T 细胞杀伤通路（即穿孔素/颗粒酶或 Fas），可以提高 CAR-T 细胞杀死肿瘤细胞的能力。例如：CAR 分泌或携带可直接或间接导致肿瘤细胞死亡的其他分子，释放刺激性细胞因子 IL-12。尽管该方法在动物模型中工作得非常好，但最近在过继回输的肿瘤浸润淋巴细胞（TIL）中，IL-12 基因［由活化 T 细胞的核因子（NFAT）启动子驱动］的临床试验出现不可接受的毒性，因此可能需要更严格地控制 IL-12 释放或使用毒性较低的细胞因子（即 I 型 IFN）。尽管在 TIL/IL-12 试验中存在问题，但使用在 CD19-CAR-T 细胞中表达的 IL-12 的临床试验正在进行中。增加功能的另一种可能性是设计双特异性抗体（BiTE），如针对 CD3 和肿瘤抗原 Eph2A/CEA 的 BiTE-T 细胞，可以激活不表达 CAR 的内源性 T 细胞。CD40 配体（CD40L）可以在 CAR-T 细

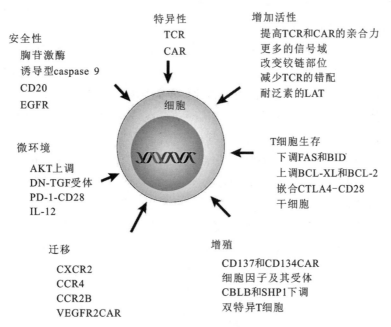

图 4-3 T 细胞的基因工程策略

胞表面表达，发现 CD40L 可以增强 T 细胞的活化并且还能够刺激和激活其他肿瘤微环境细胞，例如 DC 细胞。其他潜在的武装 CAR-T 细胞的方法，可能包括肿瘤坏死因子相关凋亡诱导配体（TRAIL）的表达，甚至可能在肿瘤微环境内产生化疗药物的前体药物。

第五节　加强 T 细胞向肿瘤微环境趋化

T 细胞，特别是 CTL，必须成功地靶向和渗透至实体瘤以发挥其抗肿瘤功能。成功的趋化是一个高度控制的多步骤过程，依赖于 T 细胞和肿瘤内皮上黏附受体的适当表达和配对，黏附之后即游出并迁移到肿瘤组织，通过 CAR 上的趋化因子受体（主要是 CXCR3 和 CCR5）和肿瘤分泌的趋化因子匹配。

不幸的是，通常存在趋化因子/受体不匹配，肿瘤产生极少量的 CXCR3 和 CCR5 配体，导致 CXCR3 高 CD8$^+$ CAR-T 细胞对肿瘤部位的低效聚集。基因修饰的 CAR-T 细胞表达相应的趋化因子受体，因此改变 T 细胞的迁移模式，使其能够移向肿瘤衍生的趋化因子。例如：两个研究小组已经表明，将 CCR2b 导入 CAR 并将这些 CAR 注射到肿瘤中，使得大量的 CCL2 指引 CAR-T 细胞向肿瘤内迁移增强和更好的根除肿瘤。研究小组还发现，CAR-T 细胞中抑制蛋白激酶 A（PKA）活化的基因增加 CXCR3 的基线表达，增加体内渗入肿瘤的能力。几个研究小组也已经成功使用携带趋化因子的溶瘤病毒，试图将 CAR-T 细胞吸引到肿瘤部位。已显示溶瘤病毒成功并特异性感染肿瘤细胞并将其溶解。使用表达 CCL5 和 GD2 CAR-T 细胞的溶瘤腺病毒载体，在小鼠中强烈抑制神经母细胞瘤进展，并改善 CAR-T 细胞肿瘤内聚集，并且使用装载有修饰的溶瘤病毒的 HER-2-CAR-T 细胞，获得类似的治疗结果。肿瘤的血管生长迅速，并可以表达生长因子受体，如血管内皮生长因子受体（VEGFR）。上述受体可以作为靶点以提高 T 细胞迁移到肿瘤，例如表达 CAR 的基因工程小鼠 T 细胞可识别 VEGFR2。

由于静脉注射后趋化运动不畅，正在对 CAR 进行局部灌注治疗的临床试验（NCT02498912、NCT02414269、NCT01818323），以评估实体瘤中 CAR-T 细胞局部（即系统性与肿瘤内区域性）给药的优点。一个潜在的限制是，局部注射通常比简单的静脉内应用更具技术上的挑战性。另一个潜在的问题是，虽然局部特异性注射 CAR-T 细胞可能导致局部 T 细胞水平升高，但 CAR-T 细胞仍然可以溢出肿瘤，进入血液，然后流向身体其他部位。

将来需要进一步提高工程 T 细胞的趋化功能，达到最优的抗肿瘤反应。虽然大多数研究集中在修改趋化因子受体的基因，以重新诱导 T 细胞的迁移，但在将来，其他修改整合素或及其配体的基因可进一步增强肿瘤特异性 T 细胞归巢。霍奇金淋巴瘤实验模型中，靶向共表达趋化因子 CCR4 的 CD30 的 CAR-T 细胞，可以改善向肿瘤微环境的归巢，提高抗肿瘤效果。可通过阻断迁移抑制分子，如内皮素，来改善肿瘤的 T 细胞渗入，或通过放疗使通常结构混乱的肿瘤血管恢复正常，然后联合 ACT（遗传上重新改变 T 细胞功能）可能会增加 T 细胞向肿瘤的迁移。

第六节　抑制性肿瘤微环境

一旦 T 细胞到达实体肿瘤，微环境就会给 CAR-T 细胞带来许多问题。由基质产生的纯物理/解剖障碍是许多类型恶性肿瘤的特征，如高组织渗透压力。通过使用 FAP，CAR-T 细胞减少肿瘤成纤维细胞数量，或通过使 CAR 分泌降解基质的酶来抵抗这些障碍，在动物模型中都显示出增强 CAR-T 细胞功能的一些方面。

肿瘤微环境内的代谢特征对 T 细胞明显有抑制作用（图 4-4）。肿瘤微环境的一个突出特点是缺氧。虽然存在一定争议，但大多数研究者认为缺氧会抑制淋巴细胞的激活，减少其增殖并降低其效应活性。最近的一项支持性研究表明，将荷瘤小鼠暴露于高氧可增强抗肿瘤免疫力并减少肿瘤生长。第二个关键因素可能是营养饥饿。在肿瘤微环境中，高乳酸形成（导致酸中毒）和缺少葡萄糖和其他代谢物会抑制 T 细胞增殖和细胞因子的产生。营养缺失可触发细胞内传感器，包括 5′腺苷单磷酸激活的蛋白激酶（AMPK），西罗莫司的哺乳动物靶点（mTOR）和整合应激反应的激活剂（如 GCN2，一种氨基酸敏感激酶）。因此，低水平的葡萄糖或氨基酸（如色氨酸、精氨酸和赖氨酸）可以导致效应 T 细胞中的蛋白翻译关闭或自噬反应，作为生存手段以产生细胞内营养源。例如，色氨酸对于许多生物功能是必不可少的，但本身不能合成，因此必须通过饮食手段获得。由肿瘤和 MDSC 表达的吲哚胺-2，3-双加氧酶（IDO）催化的色氨酸代谢，导致 T 细胞无反应性和死亡以及 Treg 积累。表达 CD19 的实体瘤异种移植模型中，IDO 转导后，过继回输的 CD19 CAR-T 细胞无法控制表达 IDO 肿瘤的进展。MDSC 也可能降低关键氨基酸精氨酸的生物利用度。初步研究表明，调节关键的细胞蛋白质合成调节因子（如 mTOR）可能会增强过继回输细胞的功能。抑制糖酵解促进了记忆细胞的形成，并增强了抗肿瘤活性。将来的策略是阻止以上抑制因子产生，以诱导更有效的肿瘤特异性 T 细胞。例如，Ligtenberg 等使用共表达过氧化氢酶的 CAR-T 细胞，诱导局部高浓度的过氧化氢，去除肿瘤中的活性氧微环境，表现出优于标准治疗的抗肿瘤效果。

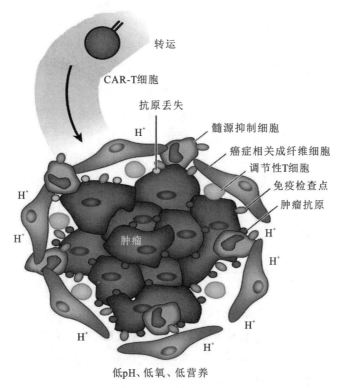

图 4-4　肿瘤低 pH 值、低氧和低营养的微环境

第七节　增加 T 细胞的数目

一、延长 CAR-T 细胞的生存时间

治愈疾病和防止复发需要抗原特异性 T 细胞长期存在，但尽管使用 ACT 疗法输注的肿瘤反应性 T 细胞达数十亿，其中大部分在体内仅存活几天。自我平衡机制和缺乏适当的分子支持网络，导致大部分回输的 T 细胞凋亡和清除。化疗或放射性耗竭体内造血组织，会提高移植存活率和移植细胞的生存时间，但治疗往往伴有并发症，主要是易于感染。另一种方法是基因修饰后诱导 T 细胞抗凋亡，使经过 ACT 治疗之后更好的存活。

CAR 基因中使用共刺激域，除了增强活性，在体外还可以减少细胞凋亡，因此在体内增强 T 细胞的生存时间。此外，修改直接参与细胞凋亡的基因可以更直接地提高 T 细胞的生存。在许多情况下，大多数肿瘤细胞的 Fas 配体激活 T 细胞上的 Fas（CD95），Fas 参与诱导 T 细胞凋亡，从而抑制 T 细胞调节的免疫反应。通过使用编码小干扰 RNA 的基因载体减少其在 T 细胞中表达，可以提高 T 细胞在富含 FAS 配体的环境中的生存。敲除 BH3 相互作用结构域死亡激动剂（BID）——细胞凋亡的重要调节分子，也可改善 T 细胞存活，特别是在肿瘤中存在的次优生长条件下。另外，插入抗凋亡分子 BCL-X$_L$ 或 BCL-2 基因可以提高 T 细胞的抗凋亡能力，同时改善其体外和体内的存活。

为了维持耐受性，T 细胞表达激活诱导的表面分子，如 CTLA-4 和 PD-1，其对抗肿瘤免疫反应具有拮抗作用，通常限制受体结合后免疫反应的程度和强度。CTLA-4 由活化的 T 细胞表达，与 APC 上的 CD80 或 CD86 共同作用导致凋亡或诱导免疫无反应，称为 T 细胞失能。由于这些受体在 CAR-T 细胞治疗后被上调，并且在肿瘤浸润的 CAR 淋巴细胞上甚至进一步增加，许多研究已经显示阻断这些受体可以增强抗肿瘤作用。小鼠模型中，HER-2 CAR-T 细胞治疗与 PD-1 阻断的联合策略导致显著的肿瘤消退。在用免疫缺陷动物肿瘤模型研究人类 CAR-T 细胞的实验中，使用 PD-1 抗体阻断增强了人间皮素的 CAR-T 的抗肿瘤作用。克服这种免疫调节机制的理想方式是使用链接胞外 CTLA-4 到胞内 CD28 的嵌合基因改造 T 细胞。嵌合的 CTLA-4 能够同天然 CTLA-4 有效竞争，与 CD80 和 CD86 结合，导致免疫抑制机制被切换到激活 T 细胞的机制。也有可能通过 PD-1 转换受体（即 PD-1 胞外结构域与 CD28 活化受体的细胞质结构域融合）CAR-T 细胞，以逆转 PD-1 的抑制作用。

基因修饰 T 细胞的分化阶段对于随后过继回输 T 细胞的凋亡很重要。T 细胞存在很多分化类型，在分化为效应 T 细胞之前，T 细胞可处于幼稚状态、干细胞记忆表型、中心记忆表型和效应记忆表型。当沿此途径从幼稚细胞到效应细胞时，其生存能力和分裂能力降低。因此，使用较少分化状态的 T 细胞，特别是干细胞记忆性 T 细胞，是另一种提高肿瘤特异性 T 细胞生存能力的方法。

或许，确保抗原特异性 T 细胞长期生存的最终出路在于对造血干细胞进行基因修饰。人 $CD34^+$ 干细胞可以来源于外周血，进行转基因后，在人源化的小鼠中能产生肿瘤特异性 T 细胞，并能持续存在，调节抗肿瘤活性。最近证实，还可以先产生肿瘤特异性的 T 细胞，然后将其重新编程，成为表达肿瘤特异性受体的多能干细胞。

二、促进 T 细胞的增殖

为了产生对疾病的有效免疫反应，关键在于淋巴细胞迅速从几千个前体细胞扩增到数百万个效应细胞。虽然在回输前，体外培养的 T 细胞可以在一定程度上满足数量要求，然而体内扩增，尤其是在肿瘤部位，可以促成最佳的抗肿瘤效果。

利用基因手段提高抗原结合后 T 细胞的增殖，如通过在共刺激结构域嵌入 CD137 和 CD134 的细胞质区域，似乎是提高 CAR-T 增殖特别好的办法。细胞因子也可以为 T 细胞提供增殖信号，至少在体外，表达集落刺激因子 1（CSF1）受体的 T 细胞，CSF1 刺激后增殖能力明显增加。这种细胞因子可由肿瘤产生，因此，可以达到 T 细胞在肿瘤局部增殖的理想目标。提高基因修饰 T 细胞增殖和生存时间的间接策略是，转导肿瘤特异性 T 细胞新的基因，以抵抗细胞毒药物。使用抗氨甲蝶呤的基因工程 T 细胞，药物联合消耗内源性淋巴细胞，从而动员体内的稳态细胞因子，发现促进 ACT 后肿瘤特异性淋巴细胞增殖（图 4-5）；然而这种策略在体内的可行性仍然不确定。利用基因工程表达抑制 T 细胞活化的负调控因子也可提高增殖。两个调节因子分别是 E3 泛素连接酶 CBLB 和磷酸酶 SHP1（也称为 PTPN6），用小 RNA 干扰基因敲除以上任一因子，可以至少在短期内提升 T 细胞的数量。

促进 T 细胞扩增的替代或补充性策略包括使用肿瘤特异性 CAR 或基因改造 TCR 能有效地产生双特异性 T 细胞，联合适当的疫苗治疗已被证明能诱导肿瘤特异性 T 细胞的增殖，从而提高抗肿瘤活性。通过已知内源性的 TCR 刺激 T 细胞的另一个优点是，可以联合重复疫苗接种，恢复或提高 T 细胞受体的活性，这是由于在体内转基因抗原受体的表达和/或功能长时间后会下降或消失。

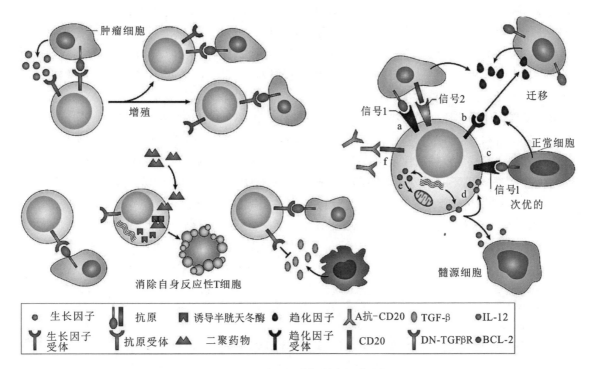

图 4-5 工程 T 细胞抑制癌细胞生长

第八节 解除免疫 T 细胞的抑制

由于许多肿瘤微环境是免疫抑制性的，原因除了上述的代谢因素外，还存在大量的抑制性细胞，如髓源抑制细胞（MDSC）和调节性 T 细胞（Treg 细胞），以及分泌的细胞因子、转化生长因子-β（TGF-β）。

一、免疫抑制性免疫细胞

在肿瘤微环境内，除了已知的 Treg、MDSC，还具有所谓的 TAM/TAN（M2 和 N2 表型）也是抑制性免疫细胞，即抗肿瘤免疫的屏障；但迄今为止，它们对 CAR-T 细胞治疗的影响尚未被广泛研究。要考虑的一个技术因素是，为了研究这些细胞-细胞相互作用，必须将小鼠 CAR-T 细胞注射到免疫活性小鼠中。鉴于小鼠和人类 CAR-T 细胞之间的主要差异（如小鼠 CAR-T 细胞对激活诱导的细胞死亡更敏感，并且持续时间更短），因此难以研究人类 CAR-T 细胞。

MDSC、M2-TAM 和 N2-TAN 是 TGF-β、PGE2、活性氧/氮物质和精氨酸酶的主要生产者。所有这些因素可能会削弱 CAR-T 细胞的功能。另外，TAM 可以表达高水平的程序性死亡配体 1（PD-L1），其可能与 T 细胞上的 PD-1 相互作用并发挥抑制作用。MDSC 也可能招募 Treg。另一方面，以正确方式活化 TAM 和 TAN（M1 和 N1 表型）可以用于消除肿瘤细胞。髓样细胞在 CAR 治疗中的作用尚不清楚。研究发现，GR1[+] 细胞（针对 TAN 和 MDSC）的消耗增强了 CEA CAR-T 细胞控制结直肠癌肝转移的能力。同样，在卵巢癌模型中发现，CAR 激活 F4/80[high] TAM，并通过 TAM 增强一氧化氮的产生导致肿瘤溶解。

已经发现 CD4[+]/FOXP3[+] Treg 是 T 细胞活性的抑制因素，通过多种机制起作用，包括细胞-细胞接触抑制和通过可溶性因子如 TGF-β 和 IL-10。研究 Treg 对 CAR 治疗的影响是困难的，因为很难选择性地消耗 Treg，如使用抗 CD25 抗体也消耗活化的 CAR-T 细胞。尽管如此，在小鼠白血病模型中，发现过继回输的细胞毒性 T 淋巴细胞、PD-L1 的抗体阻断，与 Treg 的基因工程耗竭（使用白喉毒素模型）相结合，显著提高了 T 细胞过继回输的效果，虽然 Treg 单独消耗有相对较小的影响。最近进行了使用选择性 Treg 抑制剂的研究，显示增强靶向间皮素的 CAR-T 细胞的功能。

研究发现，使用抗原诱导分泌 IL-12 的 T 细胞后，肿瘤中的各种髓样细胞将免疫抑制和肿瘤保护变为免疫支持和肿瘤杀灭。同样，基因修饰以表达嵌合 NKG2D 的 T 细胞可导致 T 细胞分泌细胞因子，将骨髓细胞从免疫抑制性表型转变为免疫刺激性表型。相反，在过继性 T 细胞输注前采用非清髓性化疗，进行或不进行全身照射后，分析 T 细胞治疗患者发现，外周血中观察到的重建 $CD4^+$/$FOXP3^+$ Treg 的百分比和数量在无反应者中高于反应者。此外，发现 IL-2 给药的剂量与外周 Treg 重建呈正相关，提示 IL-2 在 CAR 治疗中具有复杂作用。尽管 IL-2 可以在体内支持 CAR-T 细胞，并且已经在临床前用于许多临床试验，但也可能优先激活并诱导 Treg 增殖。因此，有研究探索了 IL-7 和 IL-21 替代细胞因子 IL-2 的使用，并证明其可增强 CAR 的疗效。IL-2 在选择性刺激 Treg 中的作用，也可能是含有 CD28 细胞质结构域的 CAR 构建过程中需要考虑的问题，由于其产生更高水平的 IL-2，相比使用 4-1BB 胞质结构域的 CAR。

二、清除肿瘤来源的可溶性因子和细胞因子

许多研究发现血清、腹水和癌症患者的组织提取物中，存在免疫抑制性可溶性因子。前列腺素 E2（PGE2）是由诱导型环氧合酶 2（COX-2）产生的花生四烯酸的小分子衍生物，由肿瘤细胞和巨噬细胞产生。许多研究报道了 PGE2 抑制 T 细胞、$CD4^+$ 辅助 T 细胞增殖和阻断 $CD8^+$ T 细胞分化。腺苷是一种嘌呤核苷，在缺氧时出现高水平，是另一种有效的 T 细胞增殖和活性抑制剂。PGE2 和腺苷均通过自身的 G-偶联受体诱导免疫抑制作用，这些受体以环 AMP（cAMP）依赖性方式激活 PKA。最近的一项研究表明，抑制 CAR-T 细胞中 PKA 活化可以增强其抗肿瘤效果。

参与肿瘤部位炎症反应的细胞因子可以增强或抑制抗肿瘤反应。最重要的抑制性肿瘤细胞因子之一是 TGF-β。除了促进上皮-间充质转化，增强基质产生，促进转移以及将免疫反应不依赖 Th2 表型，TGF-β 对 T 细胞效应功能具有直接的负面影响。已有几种方法用来抵消这种影响，如使用可溶性受体的抗体进行 TGF-β 阻断，在增强过继性 T 细胞治疗中是有效的。为了在 T 细胞中特异性研究 TGF-β 的效应，已经构建了表达显性负调节（dominant negative）TGF-β 受体的 CAR-T 细胞；这些 CAR-T 细胞对 TGF-β 的抑制作用具有抵抗，并且在动物模型中表现出增强的抗肿瘤作用。

除了表面抑制性受体之外，T 细胞在受体刺激之后激活一系列细胞内负反馈环，其可以关闭 T 细胞活性。实例包括二酰甘油激酶、SHP1、泛蛋白、连接酶（Cbl-B）和转录因子（Ikaros）。通过减少这些抑制分子的表达或功能来增强 CAR-T 细胞的功能，是一个活跃的研究领域，如缺乏甘油二酯激酶表达，明显增加 CAR-T 细胞的功能。

第九节　肿瘤浸润淋巴细胞治疗

EB 病毒特异性的 CTL 可治疗一些与 EB 病毒相关的恶性肿瘤，然而，大部分恶性肿瘤与病毒无明显相关性，因此不适用于抗病毒 CTL 治疗；因此，有必要探索新的措施来产生肿瘤特异性 T

细胞。在恶性黑色素瘤、结直肠癌以及卵巢癌患者中，TIL 与良好的临床预后密切相关。因此，研究者尝试使用前体 TIL 作为肿瘤特异性 T 细胞，用于过继性 T 细胞回输治疗，这种治疗策略由美国国立癌症治疗中心 Rosenberg 首先研究，使用 TIL 治疗恶性黑色素瘤患者。

1987 年报道，TIL 可以从手术切切除的黑色素瘤转移灶中提取分离出，反应性 T 淋巴细胞具有细胞毒性，从而能够杀伤自体黑色素瘤细胞，并在体外含有 IL-2 的培养基中进行培养扩增放大 90 000 倍，且能保留其肿瘤杀伤效应。随后，一项临床试验启动，通过体外培养大量扩增 TIL（大于 10^{11} 数量级）联合 IL-2 来治疗转移性黑色素瘤患者。一部分入组患者在细胞回输前 36 h，给予低剂量环磷酰胺来进行免疫调节。两组患者的临床缓解率无明显差异（TIL 联合 IL-2 治疗组的 31％ vs 环磷酰胺联合 TIL 治疗组的 35％）。令人遗憾的是，大部分报道的临床缓解率都是短暂的，达到完全缓解的临床报道十分罕见。然而，目前有关于提高 TIL 疗效的研究正在进行中，研究者发现存在良好临床疗效的患者具有以下特征：①新鲜的培养 TIL 细胞；②短暂的倍增时间；③在自体肿瘤杀伤中表现出迅速的细胞溶解。此外，从皮下肿瘤组织中扩增 TIL 较从淋巴结中扩增 TIL 具有更高的临床缓解率（49％ vs 17％）。

在以前的研究中，TIL 从消化的黑色素瘤组织中提取出来，并形成单细胞悬液，然后再进行独立培养扩增。目前已采用优化的实验操作培养 TIL，该方法将肿瘤组织碾碎，在不同的 TIL 培养基中进行培养扩增，产生不同质量和数量的抗原反应。该实验方法使用 T 细胞刺激剂 OKT3 联合 IL-2 快速扩增 TIL，最短能够在 5 周内获得 $10^{10} \sim 10^{11}$ 数量级 T 细胞，从而产生高活性的抗肿瘤细胞效应。随后，研究者启动了 3 项临床试验，这些临床试验使用上述实验方法制备 TIL，并在细胞回输前加强了淋巴细胞清除。在第一项临床试验中，43 例患者接受了非骨髓耗竭的化疗（环磷酰胺 60 mg/kg 第 1、2 天；氟达拉滨 25 mg/m² 第 3～7 天）。在第二项临床试验中，25 例患者接受了同样的化疗方案，然后在细胞回输前接受了 200 cGy 的全身放疗。在第三项临床试验中，放疗强度有所增强，患者每天接受 2 次 200 cGy 的全身放疗，连续 3 d，放疗总量达到 1 200 cGy。在采用了全身放疗的第二、三项临床试验中，患者在接受 TIL 回输后 1 d 体内产生的自体 CD34⁺ 细胞起到了保护造血干细胞的作用。3 项临床试验的缓解率分别为 49％、52％ 和 72％。在达到临床缓解的患者中，12 例达到完全缓解患者的生存时间为 18～75 个月。值得注意的是，恶性肿瘤的远处转移得到抑制，包括肺、肝、淋巴结、皮下组织和脑，提示 T 细胞迁徙可以跨越血脑屏障。但是，在 TIL 回输前进行积极的淋巴清除可以显著改善患者总生存，最终决定性的结论需要大型随机对照研究证实。但是，一些基础研究数据显示，在恶性黑色素中，增加全身放疗的剂量与治疗缓解率的增加直接相关。而且，在动物实验中，高剂量的全身放疗能够增加肿瘤特异性 CD8⁺ T 细胞所占的比例，从而表明积极的淋巴清除能为 T 细胞回输提供良好的环境。然而，淋巴清除方案增加严重的毒副反应风险，因此，潜在的临床获益必须与不良风险相权衡（表 4-1）。

许多关于 TIL 治疗的研究主要集中在转移性恶性黑色素瘤中，后来卵巢癌肿瘤组织中也能够发现 TIL，因此体外扩增的 TIL 也能用于卵巢癌的细胞免疫治疗。一项 1994 年早期的研究，使用体外扩增 TIL（分离于实体性转移瘤或恶性渗出液）治疗 8 例高级别上皮瘤变的卵巢癌患者。遗憾的是，并未观察到客观的抗肿瘤效应，虽然研究者报道了一些临床有效的迹象（包括 2 例患者出现了恶性腹水）。Fujita 报道，实验组 13 例卵巢癌患者在接受手术及含铂类方案的化疗后，对照组未接受 TIL 治疗；该试验平均随访 3 年（实验组 36 个月，对照组 33 个月），实验组的 3 年无疾病生存率明显高于对照组（82.1％ vs 54.5％）。因此提示，卵巢癌患者在手术和化疗后，TIL 治疗能够显著延长无疾病生存。

第十节 CAR-T 细胞治疗的临床研究

临床前小鼠模型中，利用基因工程 T 细胞取得了令人瞩目的成就——可以消除癌症，因此目前在患者中进行实践或临床试验（表 4-1），以提高治疗反应和安全性。

表 4-1 部分 T 细胞受体基因修饰细胞治疗的临床结果

研究中心	研究阶段（Ⅰ期）	产品	疾病	临床结果	毒性
NCI	NIH IRB，NCI IRB，NIH RAC 和 FDA-CBER 批准	自体.T 细胞，具有 MART-1-特异的 mTCR	黑色素瘤	PR＝2/17	没有相关毒性
NCI	NCI-07-C-0174 和 NCI-07-C-0175	自体 .PB T 细胞，具有 MART-1-特异的高亲和力	黑色素瘤	PR＝6/20	2 级皮肤，眼和 3 级耳毒性
NCI	NCI-07-C-0174 和 NCI-07-C-0175	自体 T 细胞，具有 gp100-特异 mTCR	黑色素瘤	CR＝1/16，PR＝2/16	2 级皮肤，眼和 3 级耳毒性
NCI	NIH IRB，NCI IRB，NIH RAC 和 FDA-CBER 批准	自体 T 细胞，具有 p53-特异的 mTCR	各种上皮肿瘤	PR＝1/14	没有数据
NCI	NCT00923806	自体 T 细胞，具有 CEA-特异的 mTCR	结直肠癌	PR＝1/3	3/3 出现最高 3 级肠炎
NCI	NIH IRB，NCI IRB，NIH RAC 和 FDA-CBER 批准	自体 T 细胞，具有 NYE-SO1-特异的 mTCR	黑色素瘤、滑膜肉瘤	黑色素瘤 CR＝2/11，PR＝3/11；滑膜肉瘤 PR＝4/6	没有相关毒性
NCI	NCT01273181	自体 T 细胞，具有 MA-GEA3-特异的 mTCR	黑色素瘤、滑膜肉瘤和食管癌	黑色素瘤 CR＝1/7，PR＝4/7 滑膜肉瘤，食管癌未报告	3 例患者出现精神障碍，2 例死于坏死性脑白质病
UPenn	NCT01350401 和 NCT01352286	自体 T 细胞，具有高亲和 NYESO1-特异的 hTCR	黑色素瘤、骨髓瘤		2/2 患者死于心脏休克
UCLA	NCT00910650	自体 T 细胞，具有高亲和 MART1-特异 hTCR	黑色素瘤	短期肿瘤缩小＝9/14	2 例患者出现呼吸窘迫综合征
MieU	UMIN 编码 UMIN000002395	自体 T 细胞，具有 MA-GEA4-特异的 hTCR	食管癌	3/10 小病灶患者生存＞27 个月	没有相关毒性
UPenn	NCT01352286	自体 T 细胞，具有高亲和 NYESO1-特异的 hTCR	多发骨髓瘤	CR＝14/20，PR＝4/20	不到 3 级的毒性

UCLA，加州大学洛杉矶分校；UPenn，宾夕法尼亚大学；MieU，三重大学

一、TCR 临床试验

虽然 TIL 回输治疗恶性黑色素瘤患者获得了一定的疗效，但是推广这种治疗模式仍然面临着很

多的局限性，包括：肿瘤浸润性淋巴细胞不易从肿瘤组织中分离获得；很难将其细胞数目扩增到满足肿瘤特异性 CTL 的治疗要求；最后，即使获得了肿瘤浸润性淋巴细胞细胞，抗原特异性也不充足。但是随着免疫生物学和（病毒）载体生物学的进展，通过转基因技术诱导 T 淋巴细胞，对肿瘤的抗原产生特异性免疫反应，有可能克服 TIL 治疗的局限性。

在 30 年前就发现，T 细胞获得免疫抗原特异性，主要是由于含有 2 个免疫球蛋白样蛋白的异二聚体复合物，异二聚体是 T 细胞受体（TCR）复合物的一部分。因此，研究者意识到如果运用克隆和转基因技术，将一些针对特殊抗原的 TCR 基因转到 T 细胞上表达，导致 T 细胞对目标抗原产生特异性免疫反应。但是直到近几年，随着载体技术的发展，上述构想才有可能得以实现。

逆转录病毒，具有很高效的转染能力，可以将转染的基因在转染的细胞中相对较高和稳定的表达，使转基因方法成为可能。但是，即使使用了这些新的技术，转 TCR 基因还是十分困难。因为具有功能的 TCR 必须同时拥有 α 和 β TCR 链，因此需要用两个不同的逆转录病毒载体同时将这两个链的基因转入到一个 T 细胞中，或者用含有内在核糖体或 2A 病毒性序列能够同时高表达两条链的单个病毒载体转染 T 细胞。此外，转入的基因和内源性的 TCR 可能发生错配，导致不可预测的特异性免疫，同时降低了转入基因的配对表达，最终导致 T 细胞对肿瘤的亲和力下降。

第一个采用 TCR 转导技术的临床试验是在转移性恶性黑色素瘤患者中开展的。克隆一种称为 MART-1-特异性 TCR 基因（来源于具有抗肿瘤活性的肿瘤浸润性淋巴细胞），并且通过转基因技术将此 TCR 基因转到受试患者的外周血 T 细胞中。尽管转入 MART-1-特异性 TCR 基因的 T 细胞可以在输入患者体内后几个月持续表达，但所有 31 例受试患者中仅 4 例出现一定程度的临床缓解（13%），同时没有 1 例获得 CR；然而，试验首次证实了这种治疗方式的可行性。研究者们还发现，在所有接受基因改造 T 细胞治疗的患者中，没有 1 例患者出现眼部或耳部周围皮疹，或皮肤黑色素沉积等治疗毒副反应，这些不良反应在以往的 TIL 治疗中，被认为与较好的抗瘤疗效呈正相关。在随后的研究中，Johnson 等从人 T 细胞中克隆出 TCR，与 HLA-A2-限制性 MART-1 抗原决定簇具有高亲和力。利用 HLA-A2 转基因小鼠也成功的克隆了具有高亲和力的鼠 TCR，能识别 gp100 抗原决定簇，后者被认为是在 gp100 蛋白中可以高效提呈给 HLA-A2 的多肽。20 例恶性黑色素瘤患者在接受具有高亲和力 MART-1 TCR 的 T 细胞输入治疗后，有 6 例患者（30%）获得了临床缓解。虽然目前数据较少，但可以发现，相对于低亲和性 TCR，高亲和性 TCR 治疗可以带来更好的临床疗效。当与 gp100 有高亲和力的鼠 TCR 转入到人 T 细胞后，用这样的 T 细胞治疗 16 例恶性黑色素瘤患者，有 3 例患者（19%）获得了临床反应。虽然结果令人振奋，但较之于运用传统 TIL 治疗转移性恶性黑色素瘤患者所获得的高于 50% 的临床有效率，此方法的有效率还是明显偏低。与此同时，具有高亲和力 TCR 的 T 细胞会导致靶内与治疗无关的毒性，破坏皮肤、眼和耳组织中的正常黑色素细胞，会导致葡萄膜炎和听力丧失，需要通过局部给予类固醇激素治疗。

TCR 的 T 细胞治疗难以在临床中获得较好疗效的原因是：①导入的 TCR α 和 β 链常与内源性 α 和 β 链发生错误配对；②克隆的 TCR 会很难达到其在野生型时的表达水平，导致基因改造的 T 细胞对靶细胞的综合亲和力降低，从而抑制了其治疗功效；③这种全新的 TCR 也存在可能引发自身免疫性反应的潜在危害。

运用克隆 TCR 基因方法杀伤肿瘤是 HLA 限制性的，而且 TCR 对常见的 HLA 类型亲和力较低，虽然目前高亲和性的 TCR 已经被克隆出来了，但目前通过使用其他的技术如杂合体 TCR（嵌合抗原受体，CAR）可以解决上述 2 个限制。

由于早期试验的结果令人兴奋，促使在其他实体肿瘤中进一步试验，使用 TCR 基因修饰的 T 细胞。从 HLA-转基因小鼠中分离出来的 T 细胞，其 TCR 含抗-CEA 的基因修饰，治疗 3 例转移性结直肠癌的患者。所有患者的血清 CEA 水平降低，提示患者对治疗有反应，有 1 例患者达到 PR。然而，对正常肠上皮细胞的靶内毒性致使所有患者出现严重但短暂的结肠炎，导致研究中断。提示上述方法具有巨大的治疗潜力，但也使我们认识到与 TCR 基因修饰 T 细胞有关的潜在毒性，强调抗原的选择可能是今后试验中需要考虑的一个重要因素。

由于癌睾丸抗原在多种癌症中高表达，而在正常组织中低表达，因此是重新改造 T 细胞治疗潜在的安全靶点。在黑色素瘤和滑膜细胞肉瘤患者中，以肿瘤睾丸抗原 NYESO1 为靶点的临床研究正在进行。6 例滑膜细胞肉瘤患者中有 4 例获得部分反应，11 例黑色素瘤患者中有 3 例获得部分反应，有 2 例获得完全反应。重要的是，没有报道对正常组织的靶内毒性。此试验证实，NYESO1 是这类治疗的安全有效的靶点。现在有必要进行更大规模随机临床试验，以 NYESO1 为靶点治疗其他癌症。

二、CAR-T 的临床试验

临床应用 CAR-T 细胞治疗血液系统恶性肿瘤中，反应率令人印象深刻。早期的 CAR-T 研究，使用现在称为第一代构建体设计，为 CAR-T 细胞生产提供了可行性的证据。当宾夕法尼亚大学的 Carl June 等使用第二代 CD19 特异性 CAR-T 细胞时，在治疗 3 例难治性晚期慢性淋巴细胞性白血病（CLL）的患者中实现了两例完全反应，从此 CAR-T 治疗的研究领域被激活，CAR-T 细胞被证明能有效抵达骨髓和脑脊液。

随后，CD19 CAR-T 细胞治疗在难治性和复发性 B 细胞恶性肿瘤患者中产生了完全和持久的缓解。2017 年，FDA 批准了诺华的 CD19 CAR-T 细胞方法 Kymriah，用于治疗 B 细胞 ALL 的患者，以及 Kite Pharma 的 CD19 CAR-T 细胞方案，YESCAR-TATM，用于治疗 B 细胞淋巴瘤。随后，大量临床试验以 CD19 抗原为靶点 CAR-T 细胞，治疗 B 细胞恶性肿瘤患者，观察到明显反应，以及 CAR-T 细胞显著扩增，B 细胞发育不全。不同的 CD19 为靶点的试验中，具有几个不同的参数，包括载体结构和患者病情，优化试验设计时需要仔细考虑这些因素。靶向另一个 B 细胞抗原即 CD20 的多个试验中，也显示出治疗恶性淋巴瘤的前景。多数接受抗 CD20 的 CAR-T 细胞的患者能维持病情稳定，并有 2 例患者达到 PR。

CAR-T 细胞最成功的临床应用是治疗血液系统恶性肿瘤，但实体瘤患者缺乏临床有效性，可能是由于 CD3-ζ 链或 FcRγ 链不足以产生有效的免疫反应，但目前具体原因尚不清楚，可能是由于 CAR-T 细胞穿透实体瘤的能力较小和肿瘤微环境的抑制性。对于实体肿瘤，第一个 Ⅰ 期临床研究中，对卵巢癌使用靶向 α-叶酸受体（α-FR）的第一代 CAR-T，对大肠癌使用靶向肿瘤相关糖蛋白 72（TAG72）和 CEA 的 CAR-T 细胞。CAR-T 细胞输注一般耐受性良好，但没有观察到客观反应。随后的临床研究靶向其他的 TAA，包括神经母细胞瘤中的细胞黏附分子 CD171、肾癌中的碳酸酐酶 IX（CAIX，也称为 CA9）。除了 1 例出现部分反应，这些早期试验没报道有显著的治疗反应（表 4-2）。疗效不佳的原因是由于，使用第一代 CAR 联合人抗小鼠抗体（HAMA），T 细胞不能完全被激活。然而，在神经母细胞瘤患者中，使用初代 CAR 联合靶向 GD2 的研究中，发现存在抗肿瘤反应。19 例患者有 3 例出现 CR，CAR-T 细胞的生存时间与疾病消退持续的时间相关。

表 4-2 CAR-T 细胞治疗的一些主要临床结果

研究机构	研究阶段（Ⅰ期）	产品	疾病	结果	毒性
NCI	NIH IRB，NCI IRB，NIH RAC 和 FDA-CBER 批准	自体 CAR-T 细胞，针对 α-叶酸受体，与高剂量 IL-2 或同种异体 PBMC 结合	卵巢癌	肿瘤负荷没有减少	轻度副作用，3 和 4 级毒性可能与接受高剂量相关
EUMC	Dutch 的监管机构批准	自体 CAR-T 细胞，对碳酸酐酶 IX 具有特异性	转移性肾癌	PD＝3/3	3/3 出现 2～4 级肝毒性，3/3 发生 HAMA
NCI	NCT00924326	自体鼠 scFv CAR	晚期滤泡淋巴瘤	持久的 PR 达 32 周	没有数据
UPenn	NCT01029366	自体 CAR-T，CD19 特异	晚期化疗抵抗的 CLL	CR＝2/3，PR＝1/3	1/3 患者 3 级肿瘤溶解综合征，3/3 持续性 B 细胞再生障碍
MSKCC	NCT00466531、NCT01044069	自体 CAR-T，CD19 特异	化疗抵抗的 CLL 或复发的 B-ALL	CLL PR 1/8，SD 2/8，ALL PR 1/1	耐受性好，大多数患者有严重的寒战和短暂的发烧，1 例因败血症死亡
MSKCC	NCT01044069	自体 CAR-T，CD19 特异	复发或难治的 B-ALL	CR＝14/16	严重的 CRS 44％，CNS 毒性 38％
UPenn	NCT01626495、NCT01029366	自体 CAR-T，CD19 特异	复发或难治的 ALL（儿童＝25，成人＝5）	CR＝27/30	严重的 CRS 27％，CNS 毒性 43％
UPenn	NCT01029366	自体 CAR-T，CD19 特异	复发或难治的 CLL（14 例成人）	CR＝4/14，PR＝4/14	3 或 4 级 CRS 43％，CNS 毒性 36％
NCI	NCT00924326	自体 Anti-CD19 CAR-T	晚期 B 细胞恶性肿瘤（DLBCL＝9，惰性淋巴瘤＝2，CLL＝4）	CR＝8/15（DLBCL＝4/7）	CRS＝1/15，CNS 毒性 25％
NCI	NCT01593696	自体 Anti-CD19 CAR-T	1～30 岁晚期或复发的 ALL＝20 或 NHL＝1）	CR 14/20 ALL	3 或 4 级 CRS 30％，CNS 毒性 30％
FHCRC	NCT01865617	自体 Anti-CD19 CAR-T，由确定的 CD4 CD8 组成	化疗后的 B-ALL	CR＝27/30	没有数据
MCC	NCT02348216	自体 Anti-CD19 CAR-T	难治的 DLBCL	CR＝4/7	4 级 CRS 1/7，CNS 毒性 4 级 1/7、3 级 2/7
BCM	NCT01316146	自体 Anti-CD30 CAR-T	复发或难治的 HL 或 ALCL	HL CR＝2/7，SD＝2/7；ALCL CR＝1/2	没有相关毒性

EUMC：伊拉斯莫斯大学医学中心（Erasmus University Medical Center）；FHCRC：弗雷德·哈金森癌症研究中心（Fred Hutchinson Cancer Research Center）；MCC：莫菲特癌症中心（Moffitt Cancer Center）；MSKCC：纪念斯隆-凯特琳癌症中心（Memorial Sloan Kettering Cancer Center）；NCI：国家癌症研究所（National Cancer Institute）；UPenn：宾夕法尼亚大学（University of Pennsylvania）

放射治疗与 CAR-T 细胞的结合可能比 CAR-T 细胞单独治疗更有效。已经提出放射疗法作为多种免疫治疗类型的辅助手段，包括检查点抑制剂和肿瘤疫苗。在联合治疗中，放射治疗至少在某种程度上可以增加肿瘤细胞表面 MHC-Ⅰ类分子和多肽合成，以及抗原提呈，并提高细胞毒性 T 淋巴细胞识别功能。但 CAR-T 细胞已经编程针对特定抗原，功能难以直接通过放射线增强。联合 CAR-T 细胞治疗时，放射线可能会改造肿瘤微环境，可以合理地假设放射治疗可以增加 CAR-T 细胞效果或具有协同作用。

早期临床前结果数据支持放射治疗促进实体瘤中 CAR-T 细胞活性的假设。胶质母细胞瘤的原位小鼠模型中，表达 NKG2D（NKG2-D Ⅱ型整合膜蛋白）CAR-T 细胞与放射治疗具有协同作用，由于放疗诱导 NKG2D 表达。基于 NKG2D CAR-T 细胞可能具有特殊价值，因为 NKG2D 可以与胶质母细胞瘤和肿瘤细胞上的多个配体相互作用，降低其抗原逃脱的可能性。但是，放射线也可以在非恶性细胞上诱导 NKG2D 配体，加剧肿瘤外杀伤作用。在 Ⅱ 期试验（NCT03196830）中，肿瘤负荷高的复发或难治性弥漫大 B 细胞淋巴瘤患者，输注 CAR-T 细胞前，进行强化疗或放射治疗，发现放射治疗引发（40 Gy/20F）增强效应和减少神经毒性，提示放疗与 CAR-T 细胞联合使用时更有效而不是化疗。

在原位胰腺癌中，含 25％没有相关抗原-唾液酸化路易斯 A 分子的细胞，CAR-T 细胞单药治疗无法根除那些异质性肿瘤。当原位肿瘤小鼠首先用低剂量辐射敏化治疗，观察到对 CAR-T 细胞治疗更高的完全和部分反应率。反应率较高部分由促凋亡 TRAIL 配体诱导，即由活化的 CAR-T 细胞产生，并且有效诱导已暴露辐射的肿瘤细胞死亡。虽然发现放射线调节免疫反应，但放射治疗与 CAR-T 细胞存在潜在协同作用的生物学机制，还需要继续进一步研究。

自体 CAR-T 和 TCR-T 细胞治疗显示出巨大的希望，但是事实上，在一些血液恶性肿瘤和所有实体瘤中，目前临床缓解率和反应持久性均低于 ALL 中 CD19-CAR-T，提示存在许多需要改进的地方。由于大多数肿瘤相关抗原也在一些正常组织中自然表达，因此缺乏真正的肿瘤特异性靶抗原，所以需要新的靶点和方法。此外，为数千患者提供工程 T 细胞的制造能力尚待证实，这对于自体 T 细胞治疗的成功至关重要。

当然，毒性也不容忽视。在 TCR-T 和 CAR-T 试验中已经有多起死亡事件。例如：由于 ERBB2 在正常肺细胞上的表达，ERBB2 CAR-T 试验中 1 例患者死于快速呼吸衰竭和多器官功能障碍。9 例接受表达特异 MAGEA3 性 TCR-T 细胞的患者，有 2 例在陷入昏迷后死亡，可能是对表达 MAGE 抗原的脑细胞出现 T 细胞反应。对结肠癌患者使用靶向 ERBB2 的 CAR-T 细胞后有 1 例患者死亡。在各种 CD19 CAR-T 试验中，已报告由于脑水肿引起患者死亡，确切的机制尚不清楚。其他严重的副作用，如 CRS 和肿瘤溶解综合征，也可能意味着患者需要在强大的监护病房中进行积极的抢救支持。对毒性的详细评估见其他章节。

三、评估 CAR-T 细胞体内治疗的非侵入性方法

尽管表达 CD19 的淋巴母细胞白血病、非霍奇金淋巴瘤、慢性淋巴细胞白血病和多发性骨髓瘤，CAR-T 细胞有治疗作用，但很多患者的治疗反应不佳。因此，定位和监测 CAR-T 细胞的体内扩增，获得其功能的实时信息状态可能有助于确定治疗失败的原因。在治疗过程中采集连续图像，提供三维空间的动态成像，是 CAR-T 细胞治疗有价值的辅助手段。

首先是磁共振的细胞计数和成像。MRI 可以鉴定体内 5 000 个细胞/体积的像素（voxel），而且磁共振技术很容易获得。有几种基于磁共振的方法，包括使用提供正对比的药物，促进 T1 加权（自旋晶格）弛豫水；提供负信号的药物，如微晶氧化铁和超顺磁铁氧化物纳米粒，以及很少背景

信号的药物，如全氟化纳米乳液，与^{19}F核磁共振或 MRI 共同使用。MRI 是磁共振细胞计数的基础，已经开始临床前研究，分析抗 EGFR 变体Ⅲ靶向 CAR-T 细胞的药代动力学。随着临床前和临床 PET 磁共振扫描仪出现，同时磁共振精致的空间分辨率结合 PET 检测的高灵敏度，可提供对 CAR-T 细胞体内分布的最有用评估。

放射性核素成像，因为临床上输注了少量 CAR-T 细胞（$10^6\sim10^7$ 个/kg），需要灵敏的体内成像技术跟踪其药代动力学和最终的扩增。Weist 等使用在胶质母细胞瘤（IL13Ra2-CAR-T）和前列腺癌（PSCA-CAR-T）的临床前模型中，^{89}Zr-羟基喹啉用于 CAR-T 细胞的 PET 成像；发现放射性标记方法是强大的，因为^{89}Zr 细胞的长物理半衰期（3.27 d）。parente 等使用^{111}In-托酚酸盐来标记 MUC1 特异性 CAR-T 细胞，可以注射后长达 96 h 显示单光子发射 CT（SPECT）成像。

报告基因的细胞成像与放射性核素一直在其他地方使用，但现在正在应用于 CAR-T 细胞研究。SSTR2 是神经内分泌肿瘤的标志物，靶向 ICAM-1 的 CAR-T 细胞，应用^{68}Ga-DOTATOC，SSTR2 作为成像报告分子，转移性人甲状腺癌的实验模型中，用生物发光成像分析肿瘤负荷和 PET 确定 CAR-T 细胞的扩增，发现了 CAR-T 细胞的扩增时机对于临床结果成功至关重要，检测的灵敏度是估计 50 000 个细胞每 100 μL。

CAR-T 细胞治疗仍处于早期发展阶段，在疗效和毒性方面都不完美。但是，如果目前的研究轨迹得以维持，包括改善基因工程改造，示踪成像方法和与其他治疗方法的协同，不久就可以看到改善反应，减少副作用，并进一步降低成本简化生产流程。

第十一节　其他细胞治疗方法

自然杀伤细胞为 CD56$^+$、CD3$^-$ 细胞，并且是先天免疫淋巴细胞，其能够在没有事先刺激的情况下对肿瘤细胞和病毒感染的细胞发挥细胞毒作用。自从发现 IL-2 激活 NK 导致细胞毒，从而诱发 NK 抗肿瘤效应后，人们对 NK 细胞用于抗肿瘤免疫治疗产生兴趣。目前，已有多种实验方法从外周血中分离 NK 细胞，而且，最近越来越多的方法是体外扩增 NK 细胞。但是，NK 细胞的所有功能尚未完全了解，大部分 NK 细胞的活性配体仍不清楚，而且，如何在体内存活也尚未明确。因此，需要更多有关于 NK 细胞功能的研究，以便更好应用 NK 细胞治疗恶性肿瘤。

一、NK 细胞

最初发现在免疫缺陷的 SCID 小鼠中，在接受明显打击后，NK 细胞的存在几乎导致小鼠没有罹患自发肿瘤的高风险（尽管该学说目前已经更新，发现 T 细胞和 IFN-γ 在免疫监视中也发挥重要作用）。NK 细胞通过激活性或抑制性配体和受体（调节抗体依赖的细胞毒作用）系统来识别自身和非自身。靶细胞中相应配体之间的平衡决定了 NK 细胞是否选择其细胞杀伤功能，或导致免疫耐受。首先证明同种异体 NK 细胞比自体 NK 细胞更能溶解肿瘤细胞的细胞来源于 Ruggeri 等的研究，他们证明同种异体 NK 细胞能够非常有效地阻止白血病复发。此外，在不同类型的晚期癌症患者中，同种异体 NK 细胞与 IL-2 一起输注显示出一些有希望的结果，并且几个研究组报道了使用同种异体 NK 细胞的相似结果，主要是使用单倍体相合 HSCT。虽然 NK 细胞寿命短，但由于不诱导 GVHD 所以毒性也有限。

已经建立了许多使用人类 NK 细胞系的基因工程细胞疗法，特别是 NK92。一项多中心试验招募了 15 例患者，显示出临床活性。最近的临床试验结果（NCT00990717）中，12 例白血病患者中有 5 例表现出临床反应。最近还报道了 7 例难治/复发 AML 患者，NK92 细胞的临床试验结果，其中 3/6 患者表现出短暂的临床反应。在高级别多发性骨髓瘤患者中，输注 KIR 配体错配的 NK 细胞，发现不仅安全、耐受性好，而且令人鼓舞的是，临床缓解率能够达到 50%。另一方面，使用含自体 NK 细胞的，淋巴因子激活的杀伤细胞的混合悬液（其中 T 细胞约占 77%，NK 细胞约占 23%），用于治疗胶质母细胞瘤患者，其中位生存时间为 20.5 个月，高于替莫唑胺化疗治疗和对照的中位生存时间（分别为 20.5 个月、15 个月、12 个月）。由于 NK92 细胞不表达 CD16，因此不能介导 ADCC，已经工程化表达 CD16 并且细胞内保留了 IL-2 的 NK92 变体（haNK），与单克隆抗体治疗的联合正在进行临床开发（NCT03027128）。

尽管目前存在许多有前景的研究成果，NK 细胞用于肿瘤免疫治疗的道路上仍有许多障碍。因为 NK 细胞仅占了外周血循环淋巴细胞的 3%～20%，为了扩增 NK 细胞，研究者一直在尝试新的实验技术，有研究者诱导 K562 细胞用于表达 4-1BBL 和 IL-15，刺激 NK 细胞增殖。由于 NK 细胞在体内数量有限，因而需在体内同时给予 IL-2，因为 IL-2 与不良反应的发生密切相关，因此一些研究者一直在试图寻找局部给予 IL-2 的方法。

自然杀伤细胞也可用于产生 CAR-NK，用于免疫治疗。使用 CAR-NK 细胞的临床前研究，已经在体外针对不同类型的实体瘤和血液恶性肿瘤进行研究，动物模型中也显示出有希望的结果。值得注意的是，对 B 细胞来源的 ALL，CD19 CAR NK 细胞的试验（NCT00995137）正在进行中。CAR-NK 的早期临床试验数量正在逐年增加。中国公司已于 2016 年开始四项研究招募，使用第三代 CAR NK92 设计，治疗 CD7⁺ 白血病/淋巴瘤（NCT02742727）、CD33⁺ 粒细胞性恶性肿瘤（NCT02944162）、难治性 CD19⁺ 恶性肿瘤（NCT02892695），以及 MUC1⁺ 实体瘤，包括脑恶性胶质瘤、结直肠癌、胃癌、肝细胞癌、NSCLC、胰腺癌和三阴乳腺癌（NCT02839954）。2017 年初，开始了脐带来源的 CAR 工程化的 NK 细胞用于 B 淋巴恶性肿瘤，目前正在募集患者（NCT03056339）。基因工程 NK 细胞治疗的安全性和有效性、适应证；以及 CAR-NK 细胞是否导致类似的不良反应，如 CRS 和神经毒性还在进一步研究中。

二、CIK 细胞

细胞因子诱导的杀伤细胞是一种表现出非 MHC 限制性细胞毒性的异质性细胞群 CD3⁺CD8⁺ T 细胞群。CIK 细胞临床研究的历史悠久，已经有超过 100 篇关于 CIK 用于血液恶性肿瘤和实体瘤的临床试验被报道。2012 年，一项随机 II 期临床研究显示，CIK 治疗可提高非小细胞肺癌患者常规化疗的疗效；在早期患者中，免疫治疗组的 3 年 OS 率和中位 OS 时间显著高于无免疫治疗组。在晚期患者中，免疫治疗组的 3 年 OS 率显著高于无免疫治疗组。Lee 等证明用抗 CD3 激活的 CIK 细胞进行辅助免疫治疗可以增加 HCC 患者的无复发生存期（RFS）和 OS。与非免疫治疗对照组相比，接受 CIK 免疫治疗 HCC 的患者，中位 PFS 有 14 个月的获益。最近的研究比较了 IV 期乳腺腺癌化疗后接受 CIK 免疫疗法（包括 DC）与单独化疗，在 10 年期间，共有 368 例患者入组，CIK 免疫治疗由单核细胞衍生的自体 DC 加冻融肿瘤裂解物组成，CIK 由 DC 培养过程中的非贴壁细胞制备。在 DC-CIK 治疗中，OS 率显著延长与单纯对照化疗组患者相比较。最后，最近的一项 III 期临床试验评估了使用替莫唑胺（TMZ）联合 CIK 免疫治疗与单用 TMZ 治疗新诊断的脑胶质瘤母细胞瘤，180 例患者被随机分配到 CIK 免疫治疗组（$n=91$）或对照组（$n=89$），联合应用可显著改善 PFS，但没有显示 OS 获益。各种 CIK 临床试验已将 CIK 细胞与其他治疗包括 mAb 疗法、化疗法、放疗法和 DC 疗法结合，如 CIK 与抗 PD-1/PD-L1 单克隆抗体联合的策略（NCT02886897、NCT03190811、NCT03360630、NCT03282435 和 NCT03146637）。

研究已经开始探索使用 CIK 细胞作为 CAR 细胞载体。多项临床前研究已经证实了其对各种肿瘤和靶点的抗肿瘤活性。Formula Pharmaceuticals 公司最近宣布开始使用其非病毒基因递送方法进行 CAR 修饰的同种异体 CIK 细胞的第一个临床试验。未来几年将会看到 CAR 修饰的 NK 细胞和 CIK 细胞试验的临床结果，并将确定这些方法是否有效，以及是否可以补充或可能取代 CAR-T/TCR-T 方法。

三、γδT 细胞

γδT 细胞仅占循环 T 细胞的不到 5%，与传统的 αβT 细胞不同，γδT 细胞的 TCR 表位库非常有限。γδ T 细胞可以具有细胞毒功能，不仅如常规 αβT 细胞一样分泌细胞因子，而且 γδT 细胞不需要 MHC 抗原提呈用于抗原识别。除了大多数 αβT 细胞所在的典型 T 细胞部位（淋巴结和脾脏）以外，γδT 细胞还广泛分布于整个身体的组织中。通过从 αβT 细胞中分离出活性 γδT 细胞，一些研究人员开始探索它们作为 CAR 载体的效果。实际上，使用双膦酸盐可以扩增 γδT 细胞的一个特定子集，具有 Vg9Vd2 TCR 的表达，能够以非 MHC 依赖性方式识别磷酸抗原，然后在肿瘤中富集。Vg9Vd2 抗原识别的 MHC 非依赖性性质，也意味着它们不具有同种异体反应性，因此不应引起 GVHD。最近报道了一种用体外扩增多克隆 γδT 细胞的方法，通过 sleeping beauty 转座子和转座酶电穿孔来强制表达 CD19 CAR，证明 CAR γδT 细胞对 CD19$^+$ 肿瘤细胞系具有杀伤作用，过继回输降低了小鼠中 CD19$^+$ 白血病异种移植物的生长。需要进一步临床研究 CAR-γδT 细胞治疗方法，以确定是否提供优于普通 CARαβT 细胞的证据。在这方面，国内最近开展了四项研究，旨在评估自体外周血单核细胞衍生的 γδT 细胞对肺癌（NCT03183232）、肝癌（NCT03183219）、乳腺癌（NCT03183206）和胰腺癌（NCT03180437）的安全性和有效性。

第十二节 总结与展望

在过去的 20 年中，基因工程 T 细胞治疗是一个新兴的领域，一些癌症患者可以从中真正获益，而且具有治愈癌症的高度可能性，因此，其临床研究和应用的数量正在以非常快的速度增长。特别是在血液恶性肿瘤患者中自体 CD19-CAR-T 细胞的回输治疗非常成功，取得了令人瞩目的缓解率，如 FDA 最近批准了 2 种 CAR-T 细胞 kymriah（或 tisagenlecleucel）和 yescarta（axicabtagenecilo-leucel）。然而，限制在于并非对所有癌症类型具有明显疗效，虽然将来在这些方面无疑会取得进展。值得注意的是，目前 TCR 和 CAR 的种类可以涵盖大多数类型的恶性肿瘤，但一部分肿瘤细胞可能会失去表达 TAA，所以使用多个 TCR 或 CAR 基因同时针对多个 TAA 为靶点可能会更有效。此外，几乎所有的受体都能识别 TAA，但却很少有能识别真正的肿瘤特异性抗原，导致发生靶内与肿瘤无关的毒性。已经报道了用 CD19-CAR-T 细胞治疗的患者出现神经毒性相关的死亡，强调仍需要更好地优化基因工程细胞治疗的效果，提高治疗安全性。肿瘤细胞的全基因组测序获得了很多关于肿瘤细胞特异性突变的信息，可能会导致发掘出新的肿瘤特异性抗原。改进基因工程抗原受体的新方法（能识别细胞内分子的 CAR），可能会获得对肿瘤细胞具有更大特异性的 T 细胞。

将足够数量的 T 细胞定位到肿瘤仍然是成功消灭肿瘤的主要需求，解决此问题的一种可能方法是，以关键的肿瘤细胞为靶点，如肿瘤干细胞，这样可以规避大量募集肿瘤反应性 T 细胞的需求。其他新式细胞递送方法，如聚焦超声，纳米材料，或进一步修饰趋化因子和整合素基因，以增加逃避能力，可能会使该领域取得进展。

如何使过继回输的 T 细胞持续存活并扩增是目前面临的挑战，虽然一些治疗淋巴瘤的试验已经实现 T 细胞扩增，但仍然是 ACT 治疗实体肿瘤的限制因素。愈发明显的是，选择合适的 T 细胞亚群是 ACT 的重要考虑因素，从人淋巴细胞选择性产生中心记忆 T 细胞和干细胞记忆 T 细胞亚群的方法，可能会在人类中产生更有效的抗癌反应，与小鼠疾病模型观察到的类似。

克服实体肿瘤障碍存在多种方法，大多数正在进行研究。例如：正在探索使用替代的胞质激活结构域，如 ICOS、41BB、OX40 和 CD27，以及抗原识别的 scFv 与刺激性杀伤免疫球蛋白样受体（KIR）KIR2DS2 的跨膜和胞质结构域融合，当其与配体 DAP12 连接时，该 KIR CAR 以抗原特异性方式增殖，并且表现出效应功能的增强。

目前使用基因工程 T 细胞的 ACT 既昂贵又费时，难以应用于大量患者。细胞制造方法尤其是封闭系统的发展，一旦不需要昂贵的无尘室设施，会降低成本并提高可行性。其他增加 ACT 可行性的新方法包括，生产基因修饰的同种异基因 T 细胞系，可能被当作"即用"试剂。这些 T 细胞尤其适用于造血干细胞移植后，出现免疫抑制的血液恶性肿瘤患者。使用同种异基因 T 细胞系可以在遗传上消除内源性 TCR，因此可以免除关于移植物抗宿主病的担忧。

为了治疗所有癌症需要多种不同的免疫受体基因，明显限制了 ACT 的可行性，所谓万能 CAR 可能会解决这一问题；即以广泛存在于肿瘤中非癌成分，如内皮细胞或其他基质成分为靶点的抗原受体，可能成为治疗大多数恶性肿瘤的常规方法。最后，改善动物模型以及使用标准化协议的多中心随机临床试验，可能促进癌症的 ACT 治疗的进展。然而，最有效的 T 细胞治疗将可能需要多个基因策略协同，能够在相对不利的微环境中，以特异的方式破坏肿瘤，以实现唯一目的——消灭恶性疾病。

冉风鸣

参 考 文 献

[1] Kershaw M. H,Westwood J. A,Darcy P. K. Gene-engineered T cells for cancer therapy[J].Nat Rev Cancer,2013,13(8):525-541.

[2] Saudemont A,Jespers L,Clay T. Current Status of Gene Engineering Cell Therapeutics[J].Front Immunol,2018,9:153.

[3] Kitada T,DiAndreth B,Teague B,et al. Programming gene and engineered-cell therapies with synthetic biology[J]. Science,2018,359:6376.

[4] Newick K,O'Brien S,Moon E,et al. CAR-T Cell Therapy for Solid Tumors[J]. Annu Rev Med,2017,68:139-152.

[5] Tomuleasa C,Fuji S,Berce C,Onaciu A,et al. Chimeric Antigen Receptor T-Cells for the Treatment of B-Cell Acute Lymphoblastic Leukemia[J]. Front Immunol,2018,19(9):239.

[6] Neelapu S. S,Tummala S,Kebriaei P,et al. Chimeric antigen receptor T-cell therapy-assessment and management of toxicities[J]. Nat Rev Clin Oncol,2018,15(1):47-62.

第五章

癌症的抗体治疗

人体内每时每刻都有可能产生癌细胞，但人体拥有强大的免疫监视系统，会将这些癌细胞消灭在萌芽状态，然而当免疫力低下，或者某些癌细胞成功逃脱了免疫系统的监视后，转化的细胞就有可能发展为可见的肿瘤。现阶段肿瘤的治疗主要包括手术治疗、放疗、化疗，以及近几年迅速发展起来的生物治疗。生物治疗技术主要是以抗体和免疫细胞为主的免疫治疗，其他生物治疗手段有细胞因子治疗、溶瘤病毒治疗等。肿瘤治疗的未来发展趋势是基于个体化的、以免疫治疗为核心的精准治疗和综合治疗。

抗体治疗是免疫治疗的一个重要方面，抗体治疗的研究可以追溯到 19 世纪末。1890 年德国生理学家贝林（Emil Adolf von Behring）和日本学者北里柴三郎（Kitasato Shibasaburo）首次制备了可以中和白喉毒素和破伤风毒素的动物中和性血清，标志着抗血清疗法的诞生。此后，疫苗和抗血清疗法在传染性疾病的预防和治疗中起了很大的作用。直到 20 世纪 70 年代德国学者 Konler 和英国学者 Milstein 建立了杂交瘤技术，人类才首次可以分离到单克隆抗体。20 世纪 80 年代，第一个鼠源单克隆抗体株 OKT3 首次被临床上用于器官移植的抗排斥反应。1997 年，第一个肿瘤治疗性抗体（利妥昔单抗，Rituximab）被批准上市，一直到现在还在 B 细胞淋巴瘤的治疗中发挥着重要作用。截至 2017 年 7 月，已经被 FDA 或 EU 批准的抗体类药物有 60 种，其中肿瘤类抗体药物有 25 种。

抗体的作用机制包括 Fab 区段的中和作用和 Fc 区段调节的免疫学效应（图 5-1）。中和作用是指抗体能够封闭肿瘤抗原蛋白介导的信号转导过程，抑制肿瘤细胞生长或者诱导肿瘤细胞凋亡。抗体的 Fc 区段能够招募免疫效应细胞（单核细胞、巨噬细胞、粒细胞、NK 细胞等）和补体系统，通过抗体依赖的细胞调节的细胞毒性作用（antibody-dependent cell-mediated cytotoxicity，ADCC），抗体依赖性细胞调节的细胞吞噬（antibody-dependent cell-mediated phagocytosis，ADCP），补体依赖的细胞毒性（complement dependent cytotoxicity，CDC）机制发挥抗肿瘤作用。另外，抗体分子上还可以偶联小分子毒素、放射性同位素、毒蛋白等细胞毒性分子，通过抗体的导向作用靶向杀伤肿瘤细胞。抗体-毒素偶联物（antibody-drug conjugate，ADC）的概念早在 100 多年前就已经被提出，直到 2011 年第一个抗体-毒素偶联物药物 brentuximab vedotin（anti-CD30 与 MMAE 偶联）才被 FDA 和 EU 批准，用于治疗霍奇金淋巴瘤。最近几年，双特异性抗体、免疫检查点阻断性抗体（immune checkpoint blocking antibody）、CAR-T 在肿瘤免疫治疗中取得了非常显著的效果，成为肿瘤免疫治疗中最有前景的领域。大多数的双特异性抗体是将识别肿瘤抗原的抗体和识别 T 细胞分化标志物 CD3 的抗体相融合，重组成一个蛋白分子，招募 T 细胞靶向攻击肿瘤细胞。

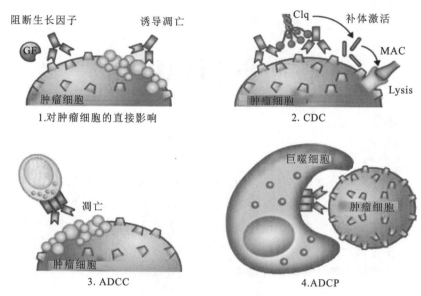

图5-1 肿瘤治疗抗体的作用

第一节 抗体的结构及其工程改造

抗体属于免疫球蛋白中的一大类具有免疫活性的分子。根据抗体恒定区（C区）的不同，人源抗体有 IgM、IgD、IgG、IgA、IgE 五类。目前作为肿瘤治疗性抗体的类型基本都是 IgG 类，尤其是以 IgG1 居多。

典型的 IgG 是由两条相同的重链和两条轻链组成的四聚体（图5-2），每一条重链和一条轻链配对形成二聚体，两条重链之间通过铰链区内的二硫键配对。重链的 V 区（VH）和轻链的 V 区（VL）通过疏水作用配对，重链的 CH1 区和轻链的 CL 区配对并形成二硫键连接。除了这种典型的 IgG 四聚体外，骆驼和鲨鱼体内还有只含重链的单域抗体（分别称为 $V_H H$ 和 IgNAR 型抗体），这些单域抗体缺失了与重链配对的整条轻链。抗体的 VH 与 VL 都含有三个序列高度变化的区域，称为 CDR 区，每个 CDR 区在空间上向外突出，形成一个环状的抗原结合区（loop）。每一对 VH 和 VL 的 6 个 loop 在空间上组合成一个单价的抗原结合单位，称为 Fab（抗原结合片段，fragment of antigen binding），一个典型的 IgG 有两个 Fab。抗体的功能不仅依赖于 Fab 区，Fc 区也发挥着一系列功能。IgG 的重链恒定区 CH2 结构域可以结合免疫效应细胞或者补体系统，以 ADCC、ADCP 和 CDC 的方式消除入侵的病原微生物、变异或异常的自体细胞，对机体起到免疫监视和免疫保护的作用。此外，IgG 类抗体的 Fc 还能结合新生的 Fc 受体（neonatal Fc receptor，FcRn），从而延长抗体药物的体内半衰期。

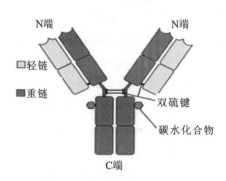

图5-2 IgG 的结构示意图

抗体药物的免疫原性、对肿瘤细胞的特异性和亲和力、体内分布与稳定性、体内半衰期、对实体肿瘤组织的穿透性等都会影响到抗体药物的活性和治疗效果，也关系到抗体药物的安全性和给药方式。Fab 区段的去免疫原性和亲合力改善，Fc 的选择与改造都是抗体药物研发需要重点考虑的内容。

已经用于临床治疗的肿瘤治疗性抗体有 20 多个，从结构上看有早期的鼠源抗体，人-鼠嵌合抗体（chimeric antibody），以及近年来的人源化抗体和人源抗体。鼠源抗体由于潜在的免疫原性问题，已经逐步被人源或者人源化抗体所取代。随着抗体工程技术的不断发展与成熟，各种新的重组结构的抗体不断出现，包括单域抗体（domain antibody）、双特性抗体、三特异性抗体等。

一、鼠源单克隆抗体

鼠源性单克隆抗体作为治疗用生物制剂，存在鼠源抗体的异源性，与人 NK 等免疫细胞表面 Fc 受体的亲和力低、与人补体的结合力弱以及半衰期短等缺点，而且注射人体后会产生人抗鼠抗体反应（human anti-mouse antibodies，HAMA），不仅降低药物的体内半衰期，还会增加患者后续用药的临床风险。目前，动物源性抗体一般都会通过基因重组技术进行改造，制备嵌合抗体、人源化抗体或者全人源抗体。2014 年被 FDA 批准的、用于治疗急性淋巴性白血病的 blincyto 就是由完全鼠源的抗 CD19 和抗 CD3 的 VH、VL 以柔性的连接肽首尾相连组成，整个蛋白只有一条肽链，被称为 BiTE（双特异性 T 细胞受体，Bi-specific T-cell Engager）。

二、人-鼠嵌合抗体

人-鼠嵌合抗体是将鼠源单抗的可变区和人抗体的恒定区融合，由于 Fc 区段是主要的免疫原性决定区段，所以人-鼠嵌合抗体大大减少了鼠源部分的组成，其免疫原性也随之大大降低，但是人-鼠嵌合抗体仍保留了约 30% 的鼠源序列，主要是 CDR 区和 VH、VL 骨架区的个别氨基酸残基。目前用于肿瘤治疗的人-鼠嵌合抗体有 1997 年被 FDA 批准的、靶向 CD20、用于治疗非霍奇金淋巴瘤的利妥昔单抗（rituximab），2004 年被 FDA 批准的、靶向 EGFR、用于治疗结直肠癌的西妥昔单抗（cetuximab），2011 年被 FDA 批准的、靶向 CD30、用于治疗霍奇金淋巴瘤的本妥昔单抗（brentuximab），2015 年被 FDA 批准的、靶向 GD2、用于治疗神经母细胞瘤的 dinutuximab 等。

三、人源化抗体

人源化抗体（humanized antibody）是指利用 DNA 重组技术和蛋白质工程技术，对抗体基因进行重组，在保留鼠源抗体中抗原有效结合部位的同时，最大限度地降低非结合部位的鼠源性。目前的人源化技术主要通过 CDR 区移植和表面重塑技术将鼠抗体抗原结合部位移植到人抗体的骨架区内，达到人源化。人源化抗体的免疫原性极低，抗原结合能力保持不变。人源化的抗体药物有 1998 年被 FDA 批准、靶向 HER-2、治疗乳腺癌的曲妥珠单抗（trastuzumab），2004 年被 FDA 批准、靶向 VEGF、治疗结直肠癌的贝伐珠单抗（bevacizumab，avastin），2012 年被 FDA 批准、靶向 HER-2、治疗乳腺癌的帕妥珠单抗（pertuzumab），2013 被 FDA 批准、靶向 CD20、治疗慢性淋巴性白血病的阿托珠单抗（obinutuzumab），2014 年被 FDA 批准、靶向 PD-1、治疗黑色素瘤的帕博利珠单抗（pembrolizumab），2015 年被 FDA 批准、靶向 SLAMF7、治疗多发性骨髓瘤的埃洛妥珠单抗（elotuzumab），2016 年被 FDA 批准、靶向 PD-L1、用于治疗膀胱癌的阿特珠单抗（atezolizumab）。

四、人源抗体

最理想的治疗性抗体是全人源抗体（human monoclonal antibody）。随着抗体工程技术的发展，可通过抗体库技术、转基因小鼠技术以及基于单个 B 细胞 PCR 技术高通量制备全人源抗体。目前被 FDA 和 EU 批准的 25 个肿瘤治疗性抗体中有 10 个是人源抗体，包括 2017 年被 FDA 批准的靶向 PD-L1 的德瓦鲁单抗（durvalumab）和 avelumab，2016 年被 FDA 批准的靶向 PDGFRa、治疗软组织瘤的奥拉单抗（olaratumab），2015 年被 FDA 批准的靶向 CD38、治疗骨髓瘤的达雷木单抗（daratumumab）和靶向 EGFR、治疗非小细胞肺癌的耐昔妥珠单抗（necitumumab），2014 年被 FDA 批准的靶向 PD-1、治疗多种肿瘤类型的纳武利尤单抗和靶向 VEGFR2、治疗胃癌的雷莫芦单抗（ramucirumab），2011 年被 FAD 批准的靶向 CTLA-4、治疗转移性黑色素瘤的伊匹单抗，2009 年被 FDA 批准的靶向 CD20、治疗慢性淋巴性白血病的奥法木单抗（ofatumumab），2006 年被 FDA 批准的靶向 EGFR 治疗结直肠癌的帕尼单抗（panitumumab）。

1. 抗体库技术。20 世纪 80 年代发展的噬菌体展示抗体库技术仍然是目前广泛应用的抗体工程技术，该技术通过构建人源抗体文库，实现人源抗体的体外筛选。目前，噬菌体展示抗体库技术的原理被扩展到细菌、酵母、哺乳动物细胞等表面展示，以及无细胞核糖体展示系统，各种展示技术广泛应用于抗体的高通量筛选。抗体库技术简化了抗体的产生过程，根据研究者的需要便于体外操作并进行进一步的优化，赋予抗体在天然状态下不可能具备的新功能。

2. 转基因小鼠技术。将人抗体基因通过转基因或转染色体技术，全部转移至抗体基因缺失的动物中，使动物表达人类抗体，经抗原免疫后产生全人源抗体。如 2006 年被 FDA 批准的靶向 EGFR、治疗结直肠癌的帕尼单抗就是第一个通过转基因小鼠产生的全人源抗体。现在转人抗体基因的大鼠也被研究出来了。

3. 单细胞 RT-PCR 技术。人 B 细胞是天然抗体的来源，可通过 B 细胞永生化和单细胞克隆表达，利用流式细胞技术可以从外周血中分离出识别肿瘤抗原的 B 细胞，然后通过单细胞的 RT-PCR 技术克隆人源抗体基因。利用该技术，可以从感染 HIV 的患者体内分离到具有广谱中和活性的单克隆抗体 VRC01。

五、小分子抗体及新结构抗体的设计

（一）单链抗体（single chain Fv fragment，scFv）

将抗体的重链可变区（VH）和轻链可变区（VL）通过一段短肽连接而成（图 5-3）。单链抗体的优势为分子量小，结构简单，较亲本抗体免疫原性低，组织穿透力强，常用于携带显像分子进行显像。但是 scFv 只有一个抗原表位，因此与抗原结合的亲和力往往较低。为了克服这一缺点可以利用基因工程技术对 scFv 进行改造，构建多价抗体，从而提高抗体对抗原的亲和力。

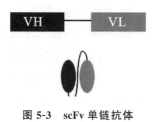

图 5-3　scFv 单链抗体

（二）双特异性抗体

双特异性抗体是将识别 2 个不同抗原的抗体融合在 1 个分子中。双特异性抗体的融合技术有几十种之多，最经典的结构有 BiTE、DART、Triomab、Knob-into-hole、IgG-scFv（VL 或 CH3 的 C-末端融合 scFv）等。

1. BiTE 型双特异抗体。2 个 scFv 通过连接肽连接（图 5-4），一个 scFv 针对肿瘤抗原，另一个

scFv 针对 T 细胞抗原 CD3。采用该结构的抗体有靶向 CD19 用于治疗 B 淋巴瘤的 blincyto。

2. DART 型双特异抗体。DART（双重亲和重定向，Dual affinity retargeting）是将抗体 1 的 VL 与抗体 2 的 VH 融合，将抗体 2 的 VL 与抗体 1 的 VH 融合，在两条肽链的 C 末端添加 1 个 Cys，这样共表达的 2 个肽链可以形成结构上非常紧凑和稳定的双特异性抗体（图 5-5）。采用该结构的抗 CD19xCD3 双特异抗体 MGD011、抗 CD123xCD3 双特异抗体 MGD006 进行了临床前的猴子实验，其有效性和安全性都令人满意。

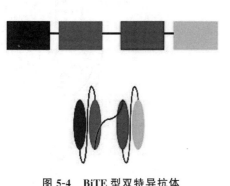

图 5-4　BiTE 型双特异抗体

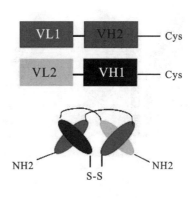

图 5-5　DART 型双特异抗体

3. Triomab 型双特异抗体。该结构非常简单，2 个不同的单克隆抗体只需要在 1 个细胞里共表达，就有一定比例的异二聚体（双特异性抗体）形成，这种双特异抗体是借助铰链区的二硫键自由配对形成的（图 5-6），如卡妥索单抗（catumaxomab）是针对 CD3 和上皮细胞黏附分子（EpCAM）的双特异抗体。

4. Knob-into-hole 型双特异抗体。在一个 Fc 中引入点突变 T366W，形成一个向外突出的 knob，在另一个配对的 Fc 中引入点突变 T366S/L368A/Y407V，形成一个塌陷的 hole，两个 scFv 以 Knob-into-hole 的方式配对（图 5-7）。采用这种方式的异二聚体正确配对的概率非常高，可以高达 87% 以上，如果在 Knob 的 Fc 上再次引入 S354C 突变，在 hole 的 Fc 上引入 Y349C 突变，可以进一步促进 Fc 的异二聚化。

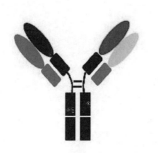

图 5-6　Triomab 型双特异性抗体

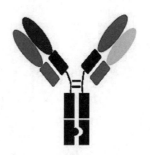

图 5-7　Knob-into-hole 型双特异抗体

5. IgG-scFv 双特异抗体。在识别某种抗原的 IgG 的轻链 C-末端或者重链 C-末端融合识别另一个抗原的 scFv（图 5-8）。这种双特异抗体的制备方式比较简单。

（三）三特异性抗体

由针对 3 种不同抗原的抗体构成（图 5-9）。靶向其中 2 个不同抗原的 Fab 借助 Fc 段的 Knob-into-hole 形成二聚体（VL-CL-（G_4S）$_6$-VH-CH1-Fc），针对第三个抗原的 scFv［VH-（G_4S）$_3$-VL］融合到 Fc 的 C 末端。

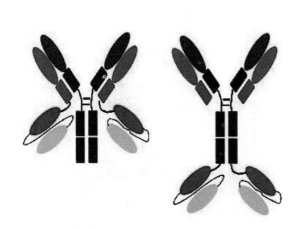

图 5-8　IgG-scFv 型双特异抗体

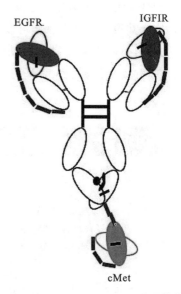

图 5-9　EGFR-IGF1R-cMet 三特异性抗体

（四）四价抗体

1. 四价双特异抗体。2 个针对不同抗原的 scFv 通过短肽连接后再连接 Fc，借助 Fc 铰链区的二硫键形成四价双特异抗体（图 5-10）。

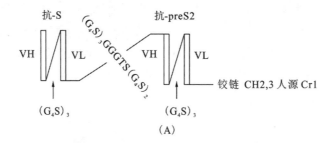

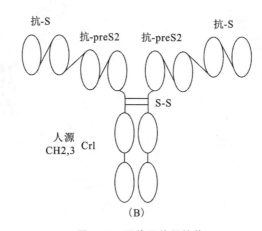

图 5-10　四价双特异抗体

2. 交叉型四价双特异抗体。针对抗原 2 的 VL2 及针对抗原 1 的 VH1 通过短肽连接，再连接抗体铰链区（hinge region）及重链 CH3 区（VL2-G4S-VH1-HL-CH3），针对抗原 1 的 VL1 及针对抗原 2 的 VH2 通过短肽连接（VL1-G4S-VH2），共表达后，形成四价双特异抗体（图 5-11）。

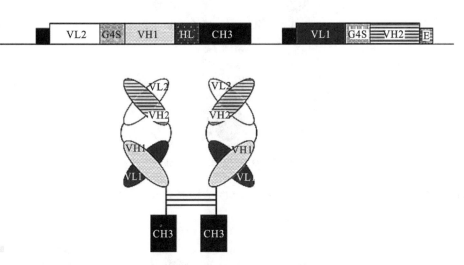

图 5-11　交叉型四价双特异抗体

（五）Dock-and-Lock（DNL）技术构建多价抗体

天然 IgM 借助一条连接链（joining chain，J 链）将 5 个单体连接为五聚体，即为 10 价抗体。由此启示人们构建多价抗体。例如：Dock-and-Lock（DNL 连接法）就是利用 cAMP 依赖性蛋白激酶（PKA）的二聚对接域（DDD）和 A 激酶锚定蛋白（AKAP）的锚定域（AD）实现抗体活性结构的连接（图 5-12）。

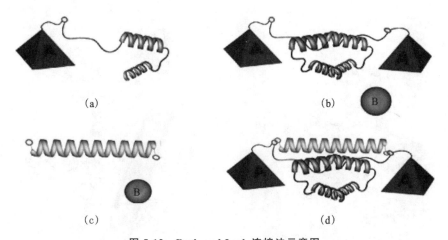

图 5-12　Dock-and-Lock 连接法示意图

（a）A 抗体的 DDD 模块；（b）A 抗体借助 DDD 形成二聚体；（c）B 抗体的 AD 模块；（d）2 个 A 抗体的 DDD 模块与 1 个 B 抗体的 AD 模块通过 DNL 形成稳定的聚合物。螺旋 DDD 结构域和螺旋 AD 结构域通过半胱氨酸残基形成二硫键

1. DNL 三价双特异抗体。2 个针对抗原 1 的 Fab 通过 DDD 结构连接为 2 个 Fab，针对抗原 2 的 Fab 抗体带有 AD 结构，通过 Dock-and-Lock（DNL）连接为三价双特异抗体（图 5-13）。

临
床
肿
瘤
免
疫
治
疗
学

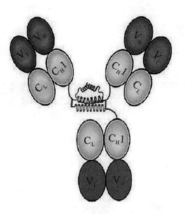

图 5-13 DNL 三价双特异抗体

2. DNL 多价抗体。当 1 个抗体上拥有 2 个 AD 结构时，AD 结构可以通过连接 DDD 结构与其他 4 个抗体一起形成多价抗体（图 5-14）。

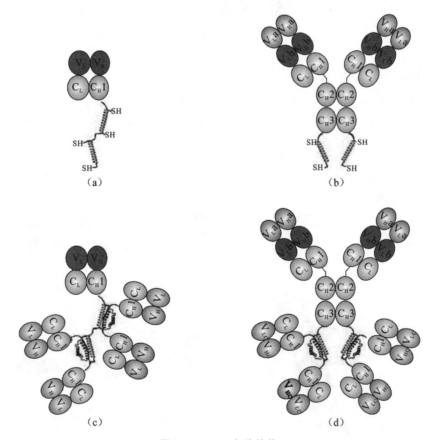

图 5-14 DNL 多价抗体

（a）CH1 区带有 2 个 AD 结构的 Fab 抗体；（b）五价双特异抗体；（c）CH3 区带有 2 个 AD 结构的四价双特异抗体；（d）八价三特异抗体

3. DNL 技术偶联功能蛋白。利用 DNL 技术可以将具有抗肿瘤活性的细胞因子偶联到抗体上，通过抗体的靶向作用将细胞因子富集到肿瘤组织，高效低毒地发挥这些细胞因子的肿瘤杀伤活性（图 5-15）。

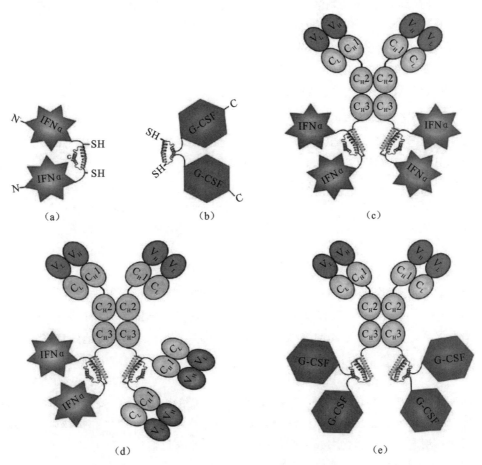

图 5-15 利用 DNL 技术偶联蛋白示意图

（a）IFNα 通过 DDD 形成二聚体；（b）G-CSF 通过 DDD 形成二聚体；（c）IgG 连接 4 个 IFNα；（d）IgG 连接 2 个 IFNα 和 2 个 Fab 抗体；（e）IgG 连接 4 个 G-CSF

第二节 肿瘤治疗性抗体的作用机制

由于抗体所具有的高度特异性和高亲和力，抗体与肿瘤细胞表面的特异性抗原结合后，可通过不同的生物学机制或者免疫学效应抑制肿瘤细胞的生长。目前肿瘤治疗性抗体的作用机制大体有以下几类。

一、干扰肿瘤细胞的信号通路

比如目前获批用于治疗头颈癌和结直肠癌的西妥昔单抗，是特异性抑制表皮生长因子受体（epidermal growth factor receptor，EGFR）活性的 IgG1 型嵌合抗体。

（一）干扰 EGFR 信号通路

表皮生长因子受体是一种跨膜糖蛋白，是 ErbB 受体家族的成员之一。EGFR 通过与其特异性配体，表皮生长因子（EGF）和转化生长因子α（TGF-α)结合而被活化，从非活性单体形式转变为活性同二聚体。EGFR 的二聚化刺激其 C 末端酪氨酸残基的自体磷酸化，引发下游信号转导，主要是 MAPK、AKT 和 JNK 途径，促使 DNA 合成与细胞增殖。尽管 EGFR 也在正常细胞中存在，但发现 EGFR 的过表达与突变主要见于肿瘤组织，如结直肠癌。胶质细胞瘤和头颈部肿瘤。目前针对 EGFR 的药物主要是单克隆抗体和小分子抑制剂。单克隆抗体，如西妥昔单抗和帕尼单抗，可以与 EGFR 胞外区结合，阻断依赖于配体的 EGFR 活化。

（二）干扰 HER-2 信号通路

人表皮生长因子受体-2（HER-2）是 ErbB 家族的成员。ErbB 家族包括 ErbB-1（又称 EGFR，HER-1）、ErbB2（又称 HER-2）、ErbB-3（HER-3）、ErbB-4（HER-4）。4 个成员都包含细胞外配体结合域、跨膜域和胞内域。胞内域可以与许多信号分子相互作用，并表现出配体依赖性和配体非依赖性活性。HER-2 的配体尚未被鉴定出，但其可以与其他 3 种受体形成异二聚体，HER-2 也是其他 3 种受体优先选择的异二聚化配体。受体的二聚化会导致胞内域酪氨酸残基的磷酸化，并启动多种信号通路导致细胞增殖和肿瘤发生。

HER-2 基因的扩增或过度表达与某些侵袭性乳腺癌的发病和预后不良密切相关，靶向 HER-2 的曲妥珠单抗已经成为治疗 HER-2 阳性乳腺癌的基础用药。2012 年，FDA 批准了另一种抑制 HER-2 和 HER-3 异二聚化的单克隆抗体帕妥珠单抗。帕妥珠单抗可以通过阻断 HER-2 受体的二聚化而阻滞其激活，其结合位点与曲妥珠单抗不同，但联合使用二者可以达到良好的治疗效果。

二、激活肿瘤细胞表面的细胞毒性受体

正常的哺乳动物细胞都有一个凋亡的过程以保证正常组织的动态平衡。细胞凋亡有内源性的信号通路和外源性的信号通路。内源性的信号通路主要受线粒体中促凋亡和抗凋亡的 Bcl2 家族蛋白调控，在放化疗引起的细胞凋亡中起主要作用。外源性的凋亡信号通路主要由 TNF 受体超家族蛋白启动，包括启动凋亡的配体蛋白 TRAIL（肿瘤坏死因子相关凋亡诱导配体，也称 APO2L，TNFSF10）和细胞膜表面的 TRAIL 受体 TRAILR（也称死亡受体，DR）。TRAILR 有 4 种，TRAILR1 和 TRAILR2 是启动肿瘤细胞凋亡的死亡受体，TRAILR3 和 TRAILR4 是和 DR4、DT5 竞争性结合 TRAIL 的抗凋亡受体（也称诱饵受体，decoy receptor）。TRAIL 可以形成三聚体，当 TRAIL 或者激动剂型抗体结合到 DR4 或者 DR5 上后，引起受体的三聚化，受体 C 末端的死亡域（death domain）可以募集 FADD 蛋白（FAS-相关蛋白及死亡域），FADD 的 DED 结构域（death effector domain）再募集和激活 caspase 8 或者 caspase 10，形成死亡诱导信号复合物（death-inducing signalling complex，DISC），再激活一系列的 caspase，尤其是激活 caspase 3，降解细胞质蛋白，引起细胞凋亡发生。

重组的 TRAIL 蛋白和 DR4/DR5 激动剂型抗体都不同程度的诱导肿瘤细胞凋亡，但是总体而言，在临床中的杀肿瘤活性都没有人们预期的那么好。马帕木单抗（mapatumumab）是一个人源的 DR4 激动剂型抗体，马帕木单抗与紫杉醇、卡铂联合用药，在非小细胞肺癌的 Ⅱ 期测试中没有看到任何临床获益。与索拉菲尼联合用药，在晚期肝癌的临床 Ⅱ 期测试中也没有看到任何获益。其他在研的 DR 单抗还有 lexatumumab（anti-DR5）、apomab（anti-DR5）、conatumumab（AMG 655，anti-DR5）等，都已进入临床试验，但是总体效果都是令人失望的。提示我们对 TRAIL 诱导的肿瘤凋亡机制的复杂性还缺乏足够全面的认识，还需要进行更多的基础研究。

三、Fc 区段的天然免疫机制

单克隆抗体结合肿瘤相关抗原后，通过 Fc 区段的天然免疫机制发挥抗肿瘤效应，包括 ADCC、

ADCP、CDC。如广泛应用于慢性淋巴细胞的治疗白血病（CLL）和非霍奇金淋巴瘤的利妥昔单抗就有很强的 ADCC 和 CDC 活性。Fc 区段的活性依赖于与 Fc 受体以及补体系统的亲和力。Ocaratu-zumab 是一个 Fc 经过改造的靶向 CD20 的单抗，不仅能直接杀伤慢性淋巴性 B 细胞白血病，而且有更强的 ADCP、ADCC 和 CDC 活性。体外活性测试中，ocaratuzumab 的 ADCC 活性比 FDA 批准的利妥昔单抗和奥法木单抗（ofatumumab）高 3 倍。

四、阻断免疫检查点

肿瘤免疫治疗种类众多，但本质上绝大多数都是通过 T 细胞发挥抗肿瘤作用，从传统细胞因子、多肽类药物到最新的免疫检查点抑制剂与 CAR-T 细胞治疗均是间接或直接激活人体 T 细胞来清除肿瘤细胞。T 细胞活性的强度和质量，受到众多的共刺激信号和共抑制信号的精细调节，这些抑制信号即为免疫检查点。在生理情况下，共刺激分子与免疫检查点分子保持平衡，从而最大程度减少对于周围正常组织的损伤，维持对自身组织的耐受、避免自身免疫反应。而肿瘤细胞可以通过此机制，异常上调共抑制分子及其相关配体，抑制 T 细胞激活，从而逃避免疫杀伤。针对免疫检查点的阻断是近些年抗肿瘤药物开发的重要策略之一。目前已发现和鉴定的免疫关卡主要有 CTLA-4、PD-1、TIM3、LAG3 等。

1.CTLA-4 及其抑制性抗体。CTLA-4 全称细胞毒性 T 细胞相关蛋白-4，是 T 细胞表面表达的一类抑制分子。在 T 细胞激活过程中，CD28 能够与 APC 表面的 CD80/CD86 特异性结合来激活下游信号。CTLA-4 与 CD28 竞争性地结合 APC 表面的 CD80/86，从而抑制了 CD28 的结合，进而影响 T 细胞的激活。伊匹单抗由于在黑色素瘤治疗中显示了优越的疗效，客观缓解率从 4 个月延长到 10 个月，2010 年是全球首个获批的该类药物。

2.PD-1/PD-L1 及其抑制性抗体。PD-1 是 T 细胞上的一种跨膜受体，能与 PD-L1 和 PD-L2 相互作用，从而发挥免疫抑制作用。PD-1 主要表达在 T/B 淋巴细胞、自然杀伤细胞、单核细胞、树突状细胞等，但其不在静止 T 细胞中表达。PD-1 的配体 PD-L1 属于 B7 家族的跨膜分子，基因定位于人染色体 9p24.2.PD-L1，是由 290 个氨基酸残基组成的跨膜蛋白，胞外段为 2 个免疫球蛋白恒定区（IgC）和 IgV 样结构域。PD-L1 广泛表达于抗原提呈细胞（APC）、活化 T、B 细胞、巨噬细胞、胎盘滋养层、心肌内皮和胸腺皮质上皮细胞。而且在多种肿瘤细胞均可检测到 PD-L1 蛋白的高表达。

PD-1/PD-L1 的信号通路图 5-16 所示。当 PD-1 与其配体 PD-L1 结合之后，就会导致 PD-1 胞质区的酪氨酸残基磷酸化，从而募集被 SHP-2 激酶活化的 SHP-2 到 PD-1C 端的 ITSM 模体的酪氨酸残基上，从而抑制 TCR 介导的 P13K/Akt 通路以及 PLCg-1/Ras/MEK/Erk1/2 通路的激活，进而使 T 细胞不能进入到细胞分裂的 S 期。通过抑制 AKT 的激活，PD-1 能够促进 Foxp3 的表达。由于 PD-1 配体不能抑制 JNK 和 p38 激酶，所以 PD-1 对于 PLCg-1/Ras/MEK/Erk1/2 激酶的作用是有选择性的。另外，通过抑制 FAO（脂肪酸氧化，fatty acid-oxidation），PD-1 能够促进调节性 T 细胞的产生。当肿瘤细胞上表达 PD-L1 时，就能与 T 细胞表达的 PD-1 结合，进而起到免疫抑制的作用；所以，如果阻断 PD-1/PD-L1 信号通路，就会解除 T 细胞的抑制作用。例如几个已经获得 FDA 批准的纳武利尤单抗是人源化抗 PD-1 的 IgG4 类单克隆抗体，能够高亲和力的结合 PD-1；帕博利珠单抗是另一种高选择性、高亲和力的人源化 PD-1 单抗。

不同的肿瘤患者对于免疫检查点抑制剂的应答不同。大量的研究表明，PD-1/PD-L1 抗体的有效性不仅与患者肿瘤组织的 PD-L1 的表达水平高低有关，也与肿瘤组织的基因突变负荷（tumor

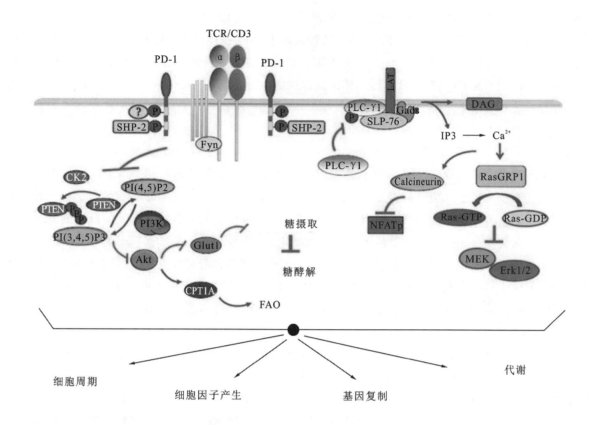

图 5-16 PD-1 信号通路

mutation burden，TMB）有关。肿瘤细胞基因突变产生新抗原（neoantigen），可以促进抗肿瘤的细胞免疫应答，但是由于肿瘤微环境的免疫抑制作用限制了肿瘤浸润性淋巴细胞（tumor infiltrating lymphocyte，TIL）的活性，而免疫检查点抑制剂能够解除肿瘤微环境对突变抗原特异性的 T 细胞的免疫抑制作用。

五、双特异抗体

双特异抗体拥有 2 个不同的抗原结合域，可分别与肿瘤细胞上的抗原和免疫细胞（主要是 T 体细胞）的抗原结合，激发具有导向性的免疫反应。第一个双特异性抗体是用于治疗上皮细胞黏附分子（EpCAM）阳性肿瘤患者恶性腹水的卡妥索单抗，它是将来自小鼠和大鼠的单抗通过铰链区二硫键的异二聚化技术制备的，可特异性结合 CD3 和 EpCAM。2014 年 12 月，双特异性抗体博纳吐单抗（blinatumomab）获 FDA 批准。博纳吐单抗是一个 BiTE 型的双特异性抗体，可以同时靶向 B 淋巴瘤 CD19 抗原和 T 细胞的 CD3 抗原，对难治或复发的急性淋巴细胞白血病完全缓解率高达 43%。

六、抗体-毒素偶联物（ADC）

ADC 是一类将具有细胞毒性的小分子化合物与抗体偶联起来的药物。与传统的化疗药物相比，ADC 增加了毒素的靶向性，降低了副作用。ADC 进入肿瘤细胞内要能够通过酸水解或者酶水解，释放出毒素。本妥昔单抗和曲妥珠单抗-美坦新偶联物分别在 2011 年和 2012 获批，采用不同的毒素和联接技术，成为 ADC 药物的两个经典代表。目前临床测试中的 ADC 药物大约有 60 种，大多数采用经典的毒素分子如 MMAE、DM1、多米卡星（duocarmycin）、吡咯并苯二氮䓬（PBD）、阿奇霉素等。

七、干扰肿瘤细胞与肿瘤基质间营养输送

肿瘤的生长需要由肿瘤组织内部的新生血管不断提供营养。VEGF/VEGFR 信号通路在肿瘤新生血管的生成中起着重要作用。VEGF（血管内皮生长因子）是生长因子的亚家族，可以刺激血管发生和新生血管的生成。血管内皮生长因子受体（VEGFR）是 VEGF 特异性的膜受体。VEGFR有三个成员：VEGFR-1、VEGFR-2、VEGFR-3，其中 VEGFR-2 主要表达在血管内皮细胞，是VRGF 的主要受体。VEGF 与 VEGFR 的 N 端结合，配体结合引起 VEGFR 二聚化，导致蛋白构象发生变化，暴露胞内的 ATP 结合位点，使 VEGFR 酪氨酸残基发生磷酸化，进而激活 Src 激酶使整个受体活化，引发下游的信号转导级联反应。

新生血管对实体肿瘤的生长非常重要，肿瘤组织通过新生成的血管获取氧气和营养物质。所以阻断 VEGFR、FGFR 和 PDGFR，能抑制肿瘤新生血管生成，降低肿瘤的营养供应，也能有效降低耐药发生的概率。

第一个靶向 VEGF 的抗体药物是 2004 年 FDA 批准的人源化单抗贝伐珠单抗，用于结直肠癌的治疗。2014 年以来，FDA 批准了靶向 VEGFR2 的人源单克隆抗体雷莫芦单抗，用于胃癌、结直肠癌、非小细胞肺癌和晚期肝癌的治疗。抗体技术也用于 CAR-NK 的开发，目前已有靶向多种血液肿瘤和实体瘤抗原的 CAR-NK 进行了动物实验并观察到了理想的肿瘤杀伤活性。

第三节 抗体药物的安全性与副作用

相比传统的化疗药物，虽然抗体药物具有肿瘤组织的高度靶向性和较低的系统性毒性，但是由于其识别的肿瘤靶标在某些正常组织中也往往具有低水平的表达，导致抗体类药物出现所谓的脱靶效应（off-target effect）。靶向 CTLA-4、PD-1 等免疫检查点的抑制剂型抗体由于系统性地激活人体的免疫系统，不可避免地伤及正常的器官和组织，这些抗体所致的免疫相关的副作用和安全性尤其不容忽视。用药时间和剂量依赖性的毒副作用、耐药性和细胞因子风暴可能是肿瘤治疗性抗体中最为常见和突出的问题。

一、抗体药物的毒副作用

许多抗体药物都存在不同程度的副作用（side effect），比如靶向 CD20 用于治疗 B 淋巴瘤的利妥昔单抗有肾脏毒性、心律失常、免疫抑制、严重的黏膜反应、短暂的低血压、溶瘤综合征等副作用，靶向 HER-2 的曲妥珠单抗具有心脏毒性。

曲妥珠单抗可以抑制乳腺癌细胞表面的 HER-2 和 HER-3 蛋白的异二聚化（图 5-17），从而抑制下游的酪氨酸激酶信号通路，发挥抗肿瘤作用。但是曲妥珠单抗也可以抑制心肌细胞表面的 HER-2 和 HER-4 的异二聚化，这种基于 HER-2/HER-4 异二聚化的酪氨酸激酶信号通路是心肌细胞抗凋亡和收缩功能所需要的，所以曲妥珠单抗会引起心肌细胞毒性。大约低于 4% 的乳腺癌患者会表现出心脏毒性，心脏功能受到损伤。

以 CTLA-4 和 PD-1 为代表的免疫检查点抑制剂在临床上表现出了显著的抗肿瘤反应，由于免疫检查点阻断剂是非特异性的，也有可能损伤到自己正常的组织与细胞，引发自身免疫性疾病。这种由于免疫系统被激活所导致的副作用，被称之为免疫相关副作用（immune-related adverse event，irAE）。irAE 通常发生于皮肤和胃肠道，其次是肝脏和内分泌系统，尽管其他器官系统有可能受到影响，比如 CTLA-4 阻断性抗体可能诱发小肠结肠炎。肝炎、皮炎（包括中毒性表皮坏死松解症）、神经病变和内分泌疾病等，如果认识不足，有些毒副作用是致命的（具体见相关章节）。

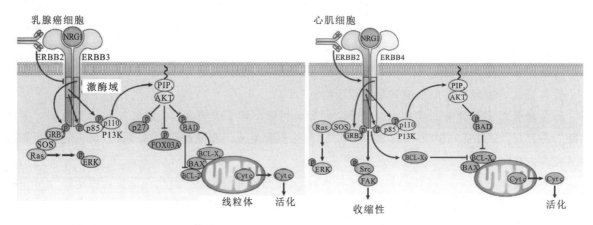

图 5-17　曲妥珠单抗（trastuzumab）抑制乳腺癌细胞和心肌细胞

二、抗体药物的耐药性

随着医学的发展，各种新型化疗药物和免疫药物被开发出来，但耐药性仍旧是治疗肿瘤的一大难题。机制很复杂，包括肿瘤细胞在抗体药物的选择压力下发生了信号通路的旁路激活，肿瘤靶点的丧失，肿瘤细胞的免疫逃逸等。

临床结果显示利妥昔单抗仅在某些癌症中具有很好的疗效，但即使在有效的癌症类型中，有的患者也表现出明显的耐药特征。研究发现，利妥昔单抗能够被 B 细胞表面高表达的 FcγRIIb 抑制性受体识别并结合，从而导致该抗体被内吞，失去杀伤活性。靶向 CD19 的博纳吐单抗对于急性淋巴性白血病的治疗效果显著优于化疗药物。然后，由于 CD19 的表达丧失，最终有些经过博纳吐单抗治疗的患者发生复发。这种 CD19 的丧失有可能与 CD19 阴性的造血干细胞的活动有关系，这一群 CD19 阴性的造血干细胞在治疗的时候也应该被考虑。

肿瘤对抗体药物的耐药性可能与肿瘤类型也有关系，比如对比化脓型的肿瘤和非脓型的肿瘤，而非脓性的肿瘤对这种治疗方式就很可能产生耐药性。同样的肿瘤，但不同亚型间，同一种抗体的治疗效果可能也会有很大差异。例如，在使用 B 细胞受体信号抑制剂依鲁替尼治疗弥漫性大 B 细胞淋巴瘤的 ABC 样和 GCB 样两种分型时，对 ABC 型有更好的疗效。所以对肿瘤类型更细致的分类和了解各种抗体药物抗肿瘤效应的机制有助于避免肿瘤的耐药性和获得更好的疗效。

三、细胞因子风暴和特殊神经系统毒性

有些治疗性单抗会触发一系列细胞因子的释放，引起严重的细胞因子风暴（细胞因子释放综合征，cytokine release syndrome，CRS）和神经系统毒性。细胞因子风暴在抗 CD52（alemtuzumab，阿仑单抗）和 CD20（利妥昔单抗）的治疗过程中会出现。在新型的 CAR-T 免疫治疗和靶向 CD3、激活 T 细胞的双特异性抗体治疗中，细胞因子风暴尤为突出，导致患者血清中各种细胞因子的急剧增加，包括 IL-2、IL-6、TNF-α、IFN-γ 等，最终导致人体机能严重受损，严重时导致死亡。使用细胞因子抑制剂，例如，IL-6 受体的抗体、TNF-α 的抑制剂，从而达到缓解细胞因子风暴对病人

造成的伤害。

另一个重要的副作用是副肿瘤性神经综合征（paraneoplastic neurological syndrome，PNS），包括一组与癌症有关，可以影响神经系统任何部分的疾病。新型免疫治疗进入临床实践，导致了癌症治疗效果出现突破。然而不幸的是，免疫药物可能会导致严重的神经毒性，包括几种类型的PNS。癌症患者PNS很少见，总体发生率<1%。小细胞肺癌（SCLC）是最常与PNS相关的恶性肿瘤，约9.4%的出现PNS，其中最常见的是Lambert-Eaton肌无力综合征（LEMS，3.8%），感觉神经元病（1.9%）和边缘脑炎（1.5%）。大多数PNS是免疫导致的，一个被广泛接受的假设是，在肿瘤细胞中异位表达癌-神经蛋白（onconeural抗原），激活免疫系统，从而导致抗肿瘤免疫反应误对抗神经系统。在表达新自身抗原的小鼠模型中，未接受CTLA-4抑制剂的部分动物，抗肿瘤反应时没有神经功能障碍，而免疫治疗动物则出现很明显的神经功能缺损，由于新自身抗原特异性CD8$^+$CTL导致的浦肯野细胞损失（具体见相关章节）。

第四节 结论与展望

肿瘤的治疗必然向着精准化和个体化的方向发展。不论是所谓的伞试验还是篮试验，同病异治还是异病同治，都是遵循精准医疗的理念。精准化体现在肿瘤的抗体治疗中就是要求肿瘤靶点特异、杀伤机制明确、毒副作用小。

理想的肿瘤靶标应该是只在肿瘤细胞表面特异表达，在正常组织不表达或者表达水平极低，遗憾的是能满足这样条件的肿瘤靶点非常少，这也是造成现今一靶多药的拥挤状况的部分原因。为了改变目前的这种一靶难求的窘境，未来应该在多个方面进行突破：①如何靶向肿瘤突变抗原。研究发现很多肿瘤类型都存在高频的基因突变，有可能会产生可被MHC提呈的新抗原肽，利用TCR或者抗体靶向这些高度特异的肿瘤新抗原肽是个体化和精准化治疗应该研究的方向。除了突变抗原外，有些促癌蛋白的抗原肽也是可以被MHC提呈的，也是很有潜力的靶点，比如WT1抗原肽。②如何利用胞内抗体（intrabody）靶向肿瘤细胞内抗原。肿瘤细胞有很多异常表达的促癌基因（oncogen），与肿瘤细胞的增殖、抗凋亡有关，比如RAS、ERK、TRK、Myc、wnt-β-catenin、survivin等，如何有效地利用intrabody靶向和抑制癌基因的活性将会开辟新的抗肿瘤路径。③同时靶向2个或者多个肿瘤抗原。虽然有些肿瘤靶标的特异性不是很高，但是通过双特异或多特异抗体同时靶向2个或者多个肿瘤靶标，不仅可以提高对肿瘤组织的特异性，降低对正常组织的结合，而且可以同时干扰几个不同的肿瘤信号通路，例如同时干预EGFR、cMET、IGF1R通路的三特异性抗体。

在肿瘤免疫学方面还有很多的基础研究需要深入，尤其是T细胞活性的复杂调控机制、肿瘤微环境的免疫抑制作用，包括肿瘤相关巨噬细胞（tumor associated macrophages，TAM）、肿瘤相关的成纤维细胞（cancer associated fibroblast，CAF）、Treg细胞、MDSC细胞等。靶向和干预这些免疫抑制细胞的活动，重新激活T细胞、NK细胞等主要肿瘤杀伤细胞的活性是需要重点研究的。

在可预见的将来，免疫检查点抑制剂抗体、双特异性抗体、CAR-T仍然是肿瘤免疫治疗技术的重中之重，可以期待更新的突破和更大范围的推广，尤其是双特异性抗体和CAR-T技术在实体瘤治疗方面取得实质性的突破。随着多学科、多领域的交叉与渗透，一些新的研究技术和手段也必将丰富和完善免疫治疗的理论和手段，如高通量的单细胞测序技术、蛋白质组学技术、纳米技术的完善，以抗体为核心的综合治疗技术将给人更多期待（表5-1）。

表 5-1　被 FDA 或者 EU 批准的肿瘤治疗性抗体部分

英文名（商品名）	中文名	靶点	结构	适应证（包括，但不限于）
denosumab	狄诺塞麦	RANK 配体	人源化 IgG2	巨细胞瘤
siltuximab	司妥昔单抗	IL-6	嵌合 IgG1	HIV，人疱疹病毒 8 阴性的多中心型卡斯特曼病
inotuzumab ozogamicin	奥英妥珠单抗	CD22	人源化 IgG4，ADC	急性淋巴细胞白血病
durvalumab	德瓦鲁单抗	PD-L1	人 IgG1	膀胱癌
avelumab	阿维单抗	PD-L1	人 IgG1	梅克尔细胞癌，膀胱癌
atezolizumab	阿特珠单抗	PD-L1	人源化 IgG1	膀胱癌
olaratumab	/	PDGFR-α	人 IgG1	软组织肉瘤
necitumumab	/	EGFR	人 IgG1	非小细胞型肺癌
dinutuximab	/	GD2	嵌合 IgG1	成神经细胞瘤
nivolumab	纳武利尤单抗	PD-1	人 IgG4	黑色素瘤，非小细胞型肺癌，淋巴瘤，肝癌等
blinatumomab	博纳吐单抗	CD19，CD3	双特异性抗体	急性淋巴细胞白血病
pembrolizumab	帕博利珠单抗	PD-1	人源化 IgG4	黑色素瘤，乳腺癌，肝癌，肺癌等
ramucirumab	雷莫芦单抗	VEGFR2	人 IgG1	胃癌
obinutuzumab	奥妥珠单抗	CD20	人源化 IgG1，糖基化	慢性淋巴细胞白血病
ado-trastuzuma-bemtansine	Ado-曲妥珠单抗	HER-2	人源化 IgG1，ADC	乳腺癌
pertuzumab	帕妥珠单抗	HER-2	人源化 IgG1	肺癌
brentuximabvedotin	色瑞替尼	CD30	嵌合 IgG1，ADC	霍奇金淋巴瘤，T 细胞淋巴瘤
ipilimumab	易普利姆玛	CTLA-4	人 IgG1	黑色素瘤
ofatumumab	奥法木单抗	CD20	人 IgG1	慢性淋巴细胞白血病
panitumumab	帕尼单抗	EGFR	人 IgG2	结直肠癌
bevacizumab	贝伐珠单抗	VEGF	人源化 IgG1	结直肠癌
cetuximab	西妥昔单抗	EGFR	嵌合 IgG1	结直肠癌
tositumomab-I[131]	托西莫单抗	CD20	鼠源 IgG2a	非霍奇金淋巴瘤
ibritumomabtiuxetan	替依利莫单抗	CD20	鼠源 IgG1	非霍奇金淋巴瘤
alemtuzumab	阿仑单抗	CD52	人源化 IgG1	多发性硬化，慢性粒细胞白血病
gemtuzumab ozogamicin	吉妥单抗	CD33	人源化 IgG4，ADC	急性髓性白血病
trastuzumab	曲妥珠单抗	HER-2	人源化 IgG1	乳腺癌，胃癌
rituximab	利妥昔单抗	CD20	嵌合 IgG1	非霍奇金淋巴瘤
edrecolomab	依决洛单抗	EpCAM	鼠源 IgG2a	结肠癌

丰明乾

参 考 文 献

[1] Scott AM,Wolchok JD,Old LJ.Antibody therapy of cancer[J].Nat Rev Cancer,2012,12(4):278-287.

[2] Brinkmann U,Kontermann RE.The making of bispecific antibodies[J].MAbs,2017,9(2):182-212.

[3] Xu L,Pegu A,Rao E,et al.Tri-specific broadly neutralizing HIV antibodies mediate potent SHIV protection in macaques[J].Science.2017,358(6359):85-90.

[4] Weiner G.J.Building better monoclonal antibody-based therapeutics[J].Nat Rev Cancer,2015,15(6):361-370.

[5] Kantarjian H,Stein A,Gokbuget N,et al.Blinatumomab versus Chemotherapy for Advanced Acute Lymphoblastic Leukemia[J].N Engl J Med,2017,376(9):836-847.

[6] Nelson AL,Dhimolea E,Reichert JM.Development trends for human monoclonal antibody therapeutics[J].Nat Rev Drug Discov,2010,9(10):767-774.

[7] Bradbury AR,Sidhu S,Dubel S,et al.Beyond natural antibodies:the power of in vitro display technologies[J].Nat Biotechnol,2011,29(3):245-254.

[8] Osborn MJ,Ma B,Avis S,et al.High-affinity IgG antibodies develop naturally in Ig-knockout rats carrying germ-line humanIgH/Igkappa/Iglambda loci bearing the rat CH region[J].Journal Immunol,2013,190(4):1481-1490.

[9] Chichili GR,Huang L,Li H,et al.A CD3xCD123 bispecific DART for redirecting host T cells to myelogenous leukemia:preclinical activity and safety in nonhuman primates[J].Sci Transl Med.,2015,7(289):289ra82.

[10] Liu L,Lam CK,Long V,et al.MGD011,A CD19 x CD3 Dual-Affinity Retargeting Bi-specific Molecule Incorporating Extended Circulating Half-life for the Treatment of B-Cell Malignancies[J].Clin Cancer Res,2017,23(6):1506-1518.

[11] Boussiotis VA,Chatterjee P,Li L.Biochemical signaling of PD-1 on T cells and its functional implications[J].Cancer J,2014,20(4):265-271.

[12] Hamid O,Robert C,Daud A,et al.Safety and tumor responses with lambrolizumab(anti-PD-1) in melanoma[J].N Engl J Med,2013,369(2):134-144.

[13] Chau I,Peck-Radosavljevic M,Borg C,et al.Ramucirumab as second-line treatment in patients with advanced hepatocellular carcinoma following first-line therapy with sorafenib:Patient-focused outcome results from the randomised phase III REACH study[J].Eur J Cancer,2017,81:17-25.

[14] Hansel TT,Kropshofer H,Singer T,et al.The safety and side effects of monoclonal antibodies[J].Nat Rev Drug Discov,2010,9(4):325-338.

[15] Vaughan AT,Iriyama C,Beers SA,et al.Inhibitory FcgammaRIIb(CD32b) becomes activated by therapeutic mAb in both cis and trans and drives internalization according to antibody specificity[J].Blood,2014,123(5):669-677.

[16] Nagel I,Bartels M,Duell J,et al.Hematopoietic stem cell involvement in BCR-ABL1-positive ALL as potential mechanism of resistance to blinatumomab therapy[J].Blood,2017,130(18):2027-2031.

[17] Wilson WH,Young RM,Schmitz R,et al.Targeting B cell receptor signaling withibrutinib in diffuse large B cell lymphoma[J].Nat Med,2015,21(8):922-926.

[18] DeFrancesco L.CAR-T cell therapy seeks strategies to harness cytokine storm[J].Nat Biotechnol,2014,32(7):604.

[19] Lee DW,Gardner R,Porter DL,et al.Current concepts in the diagnosis and management of cytokine release syndrome[J].Blood,2014,124(2):188-195.

[20] Trenevska I, Li D, Banham AH. Therapeutic Antibodies against Intracellular Tumor Antigens [J]. Front Immunol,2017,8:1001.

[21] Yshii LM,Hohlfeld R,Liblau RS.Inflammatory CNS disease caused by immune checkpoint inhibitors:status and perspectives[J].Nat Rev Neurol,13(12):755-763.

第六章
以免疫治疗为基础的肿瘤联合治疗

第一节 前　言

虽然免疫系统激活可以为癌症患者带来治疗获益一直是 100 多年以来的研究目标，但免疫治疗可以作为癌症治疗的基础，仅最近才得到确切证据。免疫治疗的一个重要的限制是仅仅相当小比例的患者出现临床反应，原因是部分肿瘤中已经存在明显的免疫抑制作用，特别是考虑到许多癌症被检测到时已经处于晚期，存在大体积的病变。

人类癌症的基因和表型异质性对有效治疗构成重大障碍。在单个肿瘤中（肿瘤内异质性），每个细胞的药物反应可能存在不一致，导致患者的疾病进展和耐药发生。患者之间的异质性（肿瘤间异质性）也导致治疗的有效性难以预测，即使对于肿瘤携带最佳反应生物标志也是如此。克服肿瘤内异质性是癌症联合治疗的基础，由于对一种药物有抵抗的癌细胞可能会被第二种不同的药物杀死（反之亦然）。序贯和联合方案的早期临床试验表明，该逻辑也适用于肿瘤间的异质性：癌症对一种药物无反应的患者，有对另一种不同的药物出现反应的机会。

在药理学方面，如果联合方案中的药物仅表现出"独立作用"（没有药物相互作用，即没有协同作用），则患者对两种（或更多种）药物的反应等于一种更有效的药物的反应，而不太有效药物不会导致额外获益。目前许多靶向治疗联合是基于靶点分子功能的推理，或者细胞系和动物模型中具有协同效应的证据；如在 BRAF 突变型黑色素瘤治疗中，BRAF 和 MEK 的协同抑制作用。区分药物相互作用（增加或协同作用）和药物独立作用很重要，因为两者在机制层面上有着本质的不同；在前一种情况下，由于肿瘤细胞内的药物相互作用而赋予患者个体水平的获益，并且在后一种情况下，由于药物反应的变异性，仅赋予患者群体水平的获益。所以，上述差异不仅影响了临床试验数据的解释，还影响序贯治疗和同步治疗之间的选择，以及新药联合的设计。

由于对肿瘤发生的分子驱动因素的深入理解，明显推动了药物的研究和开发，出现了令人印象深刻的分子靶向药物，已经改变了癌症治疗。如 BCR-ABL 抑制剂对慢性髓细胞性白血病，靶向表皮生长因子受体（EGFR）突变和间变性淋巴瘤激酶（ALK）基因融合的抑制剂，在晚期 NSCLC 患者中获得了好的临床反应。与此同时，基于免疫的治疗方法的发展，如阻断 T 细胞功能负调节的抗体（免疫检查点抑制剂）、工程 T 细胞和溶瘤病毒也在改变癌症治疗。分析靶向药物和免疫治疗的长处和短处提示，这两种方法癌症治疗可能有互补作用，而且联合治疗可能具有协同作用。因为靶向治疗可诱发快速的肿瘤消退，随后导致肿瘤相关的免疫抑制的下降，因此可能提供免疫治疗合适的窗口期，导致更强的细胞毒性。靶向治疗可能加强抗肿瘤免疫作用，通过破坏癌基因依赖，从而导致肿瘤细胞的衰老和促进肿瘤被 T 细胞清除。此外，肿瘤细胞死亡释放的大量抗原碎片类似成功原位接种疫苗的作用，特别是如果可以同步触发 DC 激活。因此，免疫治疗可以巩固靶向治疗的巨大抗肿瘤反应，导致稳定而持久的缓解。除了杀伤肿瘤细胞，靶向治疗也可以直接调节免疫反应。例如，一些靶向治疗减少特异性免疫细胞群，抑制细胞毒性 T 淋巴细胞（CTL）的激活，如叉头框 P3+（FOXP3）调节性 T 细胞（Treg 细胞）和 MDSC。其他靶向药物可增加 DC 的肿瘤抗原提呈和提高肿瘤特异性 CTL 的启动。此外，一些靶向治疗可能提高肿瘤细胞对免疫调节的杀伤的敏感性。随着临床数据越来越多，人们越来越重视研究靶向治疗以及常规治疗（化学治疗和放射治疗）对产生有效的抗肿瘤免疫反应的影响，为努力设计合理的联合治疗策略提供了依据。

新的靶向治疗、化疗和放疗，对抑制免疫细胞功能和促进肿瘤免疫的分子通路均存在影响，因此，都可能成为与免疫治疗联合的组成部分；而且免疫治疗之间的联合也是提高疗效的策略。迄今为止，一个生动的例子是，伊匹单抗（抗 CTLA-4）和纳武利尤单抗（抗 PD-1）单独治疗黑色素瘤的中位 PFS 是 3 个月和 7 个月，而联合治疗时增加到超过 12 个月，提示存在协同效应。靶向治疗对于自然肿瘤生长，免疫和基质细胞功能以及相关分子相互依赖性的影响，是动态和依赖于环境的。所以，需要更全面地了解靶向治疗、传统治疗和免疫疗法之间的复杂相互作用，以优化肿瘤治疗的联合，以及合理的剂量和给药顺序。

第二节　抗肿瘤免疫系统的机制

临床上有效的抗肿瘤反应可能需要成功进行几个免疫过程（图 6-1），即肿瘤的免疫周期（tumor-immunity cycle），是免疫治疗策略的理论框架。临床前研究提示，联合针对不同抗肿瘤免疫步骤的治疗方法，可能有协同作用，产生更强大和更持久的反应，实现长期的肿瘤破坏。

为了产生有效的抗肿瘤免疫，抗原提呈细胞，最主要是 DC，必须进行多个步骤。首先，DC 必须捕获肿瘤抗原，加工进入主要组织相容性复合体（MHC）Ⅰ类和Ⅱ类通路，并在免疫原性复合物中显示肽抗原决定簇，分别刺激 CD8+ T 细胞和 CD4+ T 细胞。在肿瘤的形成过程中，此过程似乎相对效率不高，但使用多种癌症疫苗接种策略，可以得到有效的刺激。其次，肿瘤特异性 T 细胞，必须分化为效应 T 细胞，这需要 2 个信号的联合，T 细胞受体（TCR）——建立特异性和多个共刺激分子。T 细胞受体（与相关的 CD4 或 CD8 分子）处理肽-MHC 复合物（提呈在 DC 上）；而共刺激信号被传递通过多个跨膜蛋白传递，B7 和肿瘤坏死因子受体（TNFR）家族，以及一些受体细胞因子，如白细胞介素 12（IL-12）。除了共刺激分子 CD28 与 DC 上的 CD80（也被称为 B7-1）和 CD86（也被称为 B7-2）结合，其他活化受体（目前正在积极研究）包括 4-1BB（也被称为 CD137 分子和 TNFRSF9）、OX40（CD134，也称为 TNFRSF4）和糖皮质激素诱导的肿瘤坏死因子受体相关蛋白（GITR，也被称为 TNFRSF18）。上述分子的激活性抗体，可以增强共刺激作用，增加抗肿瘤免疫。再次，T 细胞必须避免负性调控信号（被称为免疫检查点），抑制其激活或诱导免疫耐受过程，如无能或耗竭。CTLA-4 和 PD-1 是主要的负性共刺激分子，表达于活化的 T 细胞上。类似于伊匹单抗治疗，阻断 PD-1 的抗体增强 T 细胞的功能，在最初的临床试验中，已显示出鼓舞人心的抗肿瘤效果，并与相对较高的肿瘤突变负荷相关。较高的肿瘤突变负荷可能转化为肿瘤特异性抗原加工和展示的增加，促进抗原提呈细胞驱动肿瘤溶解的 CD8+ T 细胞。最后，诱导抗肿瘤免疫反应必须是能够克服在肿瘤微环境内的各种免疫抑制网络，如可溶性免疫抑制分子和调节性

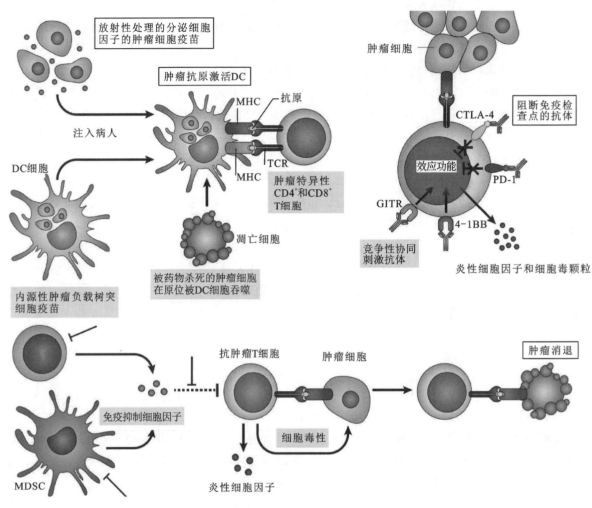

放射性处理的分泌细胞因子的肿瘤细胞疫苗

肿瘤抗原激活DC

注入病人

DC细胞

MHC　抗原

TCR

MHC

肿瘤特异性CD4$^+$和CD8$^+$T细胞

凋亡细胞

内源性肿瘤负载树突细胞疫苗

被药物杀死的肿瘤细胞在原位被DC细胞吞噬

肿瘤细胞

CTLA-4

阻断免疫检查点的抗体

效应功能

PD-1

GITR

4-1BB

竞争性协同刺激抗体

炎性细胞因子和细胞毒颗粒

抗肿瘤T细胞　肿瘤细胞

肿瘤消退

免疫抑制细胞因子

细胞毒性

MDSC

炎性细胞因子

图 6-1　抗肿瘤免疫的过程

细胞群，如肿瘤相关巨噬细胞（TAM）和 MDSC。肿瘤的成功识别和破坏，可导致长期 T 细胞和抗体调节的免疫记忆反应，可能与疾病持续缓解相关。

在临床中，批准用于治疗黑色素瘤的溶瘤病毒 talimogene aherparepvec（T-VEC）激活先天性免疫反应，增强 DC 的肿瘤抗原加工和提呈。除了 CTLA-4 和 PD-1/PD-L1 通路的拮抗剂之外，还有几种其他免疫检查点抑制剂正在开发中，如阻断淋巴细胞激活基因 3（LAG3），T 细胞免疫球蛋白和含有 3 的黏蛋白结构域（TIM3，也称为 HAVCR2），T 细胞活化的虚拟域免疫球蛋白（Ig）抑制剂（VISTA，也称为 C10 或 f54）和具有 Ig 和 ITIM 结构域的 T 细胞免疫受体（TIGIT）的药物，增强细胞毒 T 细胞的活性。还有一些激活 T 细胞功能的调节通路，包括糖皮质激素诱导的肿瘤坏死因子（TNF）受体相关蛋白（GITR，也称为 TNFRSF18）、41BB 和 OX40 配体受体，设计激动性分子可以促进免疫反应。免疫抑制性代谢物（如犬尿氨酸和腺苷）和细胞因子（如转化生长因子 β，TGFβ），可以调节 MDSC 和 T 调节（Treg）细胞的运输和成熟，也是治疗性药物的研发目标。正在进行的其他方法包括：将 NK 细胞或 T 细胞的细胞毒性重定向至特定肿瘤靶点的双特异性抗体；体外扩增的肿瘤浸润淋巴细胞（TIL）；用嵌合抗原受体（CAR）或重组 T 细胞受体（TCR）工程化的 T 细胞，可以直接结合并杀死肿瘤，有效地绕过了引发内源性免疫反应所需的步骤。

目前免疫治疗，如免疫检查点阻断的效果，通常取决于预先存在的抗肿瘤活性炎症反应。在缺乏免疫浸润物的肿瘤中，诱导新的先天性免疫反应的治疗策略，可以明显增加免疫治疗的效果和用于不同肿瘤类型。此外，致力于增强免疫启动和增强肿瘤来源抗原表达和展示的方法，增强 T 细胞的活化，效应分子的分化和功能，增加肿瘤细胞对免疫效应细胞的杀伤作用，以及解除肿瘤调节的免疫抑制，均需要靶向治疗、放化疗联合来参与（表 6-1）。

表 6-1　部分靶向治疗和免疫检查点抑制剂联合的临床试验

靶点	化合物	免疫检查点抑制剂	疾病	阶段
TLR9	MGN1703	伊匹单抗	黑色素瘤	I
	SD-101	伊匹单抗＋放疗	B 细胞淋巴瘤	I / II
	CMP-001	帕博利珠单抗	黑色素瘤	I
HDAC	伏立诺他	帕博利珠单抗	肾和尿路上皮癌	I / II
	恩替司他	帕博利珠单抗	NSCLC	I / II
		纳武利尤单抗＋伊匹单抗	HER2-乳腺癌	I
DNMT	阿扎胞苷	纳武利尤单抗＋恩替司他	NSCLC	III
		帕博利珠单抗	黑色素瘤	II
		帕博利珠单抗	NSCLC	II
		阿特珠单抗	骨髓增生异常综合征	I
	SGI-110	伊匹单抗	黑色素瘤	I
MEK＋BRAF		伊匹单抗＋纳武利尤单抗	黑色素瘤	III
	曲美替尼＋达拉菲尼	帕博利珠单抗	黑色素瘤	I / II
		德瓦鲁单抗	黑色素瘤	I / II
	维罗非尼＋考比替尼	阿特珠单抗	黑色素瘤	I
	维罗非尼	帕博利珠单抗	黑色素瘤	I
MAPK	LXH254	PDR001	实体瘤	I
IAP	birinapant	帕博利珠单抗	实体瘤	I / II
BTK	依鲁替尼	纳武利尤单抗	CLL	II
		德瓦鲁单抗	实体瘤	I / II
PI3Kδ	艾代拉里斯	帕博利珠单抗＋依鲁替尼	CLL 或 B 细胞淋巴瘤	II
A2AR	CPI-444	阿特珠单抗	实体瘤	I
	epacadostat	帕博利珠单抗	黑色素瘤	III
IDO	indoximod	阿特珠单抗	NSCLC 和尿路上皮癌	I
	GDC-0919	伊匹单抗 纳武利尤单抗＋帕博利珠单抗	黑色素瘤	I / II
		阿特珠单抗	实体瘤	I

靶点	化合物	免疫检查点抑制剂	疾病	阶段
M-CSF-M-CSFR	MCS110	PDR001	实体瘤	I / II
	RG7155	阿特珠单抗	实体瘤	I
	PLX3397	帕博利珠单抗	实体瘤	I / II
	BLZ945	PDR001	实体瘤	I / II
PI3Kγ	IPI-549	纳武利尤单抗	实体瘤	I
VEGFA	贝伐珠单抗	伊匹单抗	黑色素瘤	I
		纳武利尤单抗＋伊匹单抗	肾癌	II
		帕博利珠单抗	胶质母细胞瘤	II
		阿特珠单抗	肾癌	III
TGFβ	galunisertib	纳武利尤单抗	NSCLC、肝癌和胶质母细胞瘤	I / II
MET	INC280	PDR001	肝癌	I / II
		纳武利尤单抗	NSCLC	II

第三节　基于提高抗原提呈与免疫治疗联合

如上所述，DC 可以结合内化抗原-抗体免疫复合物，导致 DC 活化和成熟，启动肿瘤特异性 T 细胞。单克隆抗体治疗有利于 DC 吸收肿瘤抗原，有助于刺激肿瘤特异性 CD4$^+$ 和 CD8$^+$ T 细胞的激活和扩增（图 6-2）。

曲妥珠单抗和西妥昔单抗是临床有效的单克隆抗体，分别作用于 HER-2 和 EGFR。由于 HER-2 抗体治疗提高 T 细胞启动，所以与其他方法的联合策略，提高 T 细胞的活化，似乎是有希望的。在曲妥珠单抗治疗患者中，临床获益与明显的 T 细胞反应呈正相关。动物模型进一步证实，HER-2 抗体的疗效需要 Fc 受体和 CD8$^+$ T 细胞，相比对照组，抗体治疗的动物具有更多的肿瘤特异性 T 细胞。

同样，HER-2 抗体与癌症治疗疫苗具有潜在的协同作用。在乳腺癌转基因小鼠模型中，HER-2 抗体和癌症细胞疫苗联合比任何单独治疗有明显更高的存活率，通过增强 DC 上共刺激分子如 CD40、CD80 和 CD86 的表达，可导致明显的肿瘤特异性 T 细胞反应。与这些研究结果一致，近来 I / II 期临床试验，HER-2 肽疫苗联合曲妥珠单抗治疗显示，表达 HER-2 的肿瘤患者中，69％出现 T 细胞免疫功能，并有 70％的患者出现针对 HER-2 肽（在疫苗中不存在）的表位扩展（使用肽疫苗后，T 细胞对非原始疫苗的多肽产生反应），以及其他肿瘤相关抗原。在动物模型中，HER-2 抗体与抑制性 PD-1 抗体，或激动性 4-1BB 抗体联合，与单药治疗相比，导致更强的肿瘤生长抑制。与两种治疗单独相比，HER-2 抗体与系统性 IL-12 联合，同样减少肿瘤进展和增加肿瘤坏死。 I 期临床试验，全身 IL-12 与曲妥珠单抗和紫杉醇联合，显示提高 IFN-γ 分泌，激活多种类型免疫细胞，以及增加 NK 细胞的活化，与临床疗效改善相关。

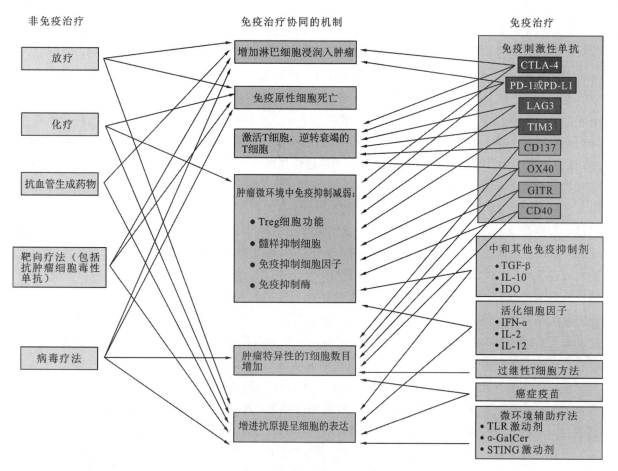

图 6-2　未来的癌症治疗模式

EGFR 抗体西妥昔单抗也有利于 DC 启动，增加抗肿瘤免疫。在体外研究中，西妥昔单抗促进 DC 对结肠癌细胞的调理作用，促进 DC 成熟，导致 MHC-Ⅱ类分子、CD40、CD80 和 CD86 表达增加。DC 与肿瘤细胞和西妥昔单抗的培养，比 DC 单独与肿瘤细胞培养更有效地启动肿瘤特异性 T 细胞。此外，西妥昔单抗促进 NK 细胞调节抗体依赖的细胞毒（ADCC）和补体依赖的细胞毒（CDC），可以进一步增强对肿瘤细胞的杀死。依据上述部分结果，目前正进行评估西妥昔单抗联合异体胰腺癌细胞疫苗（分泌 GM-CSF，一种免疫刺激因子）的Ⅱ期临床试验（NCT00305760）。

类似于单克隆抗体，小分子激酶抑制剂对 DC 和抗原提呈有重要影响。Janus 激酶 2（JAK2）抑制剂不仅干扰肿瘤细胞的生存信号，还通过阻断信号转导和转录激活因子 3（STAT3）增加 DC 的功能，而且导致成熟的 DC 积累，并降低未成熟 DC（通常触发功能失调或抑制 T 细胞）的数量。体外 JAK2 抑制剂研究显示，促进 DC 增加 MHC-Ⅱ类分子的表达，CD40 和 CD86 的表达。而且，从 JAK2 抑制剂治疗的荷瘤小鼠分离 DC，体内可以诱导更高的异基因 CD4$^+$T 细胞应答。因此，与单药治疗相比，JAK2 抑制剂和 DC 疫苗治疗联合，增加抗肿瘤效果。

Toll 样受体（TLR）在识别多种微生物抗原方面具有重要作用，并且是用于癌症免疫治疗的首批靶点之一；是基于在早期膀胱癌患者中，卡介苗（BCG）膀胱灌注的临床疗效而被验证。TLR 信号传导强烈刺激 DC 成熟，抗原提呈，Ⅰ型 IFN 产生和肿瘤细胞的细胞毒性，其与 NK 细胞依赖性杀伤和细胞因子表达一起产生有效的免疫刺激微环境（图 6-1）。咪喹莫特目前被批准用于治疗光化性角化病和基底细胞癌的 TLR7 激动剂的局部应用，已经在具有浅表病变的乳腺癌患者中显示出初步的临床活性。相反，TLR 激动剂的全身给药与严重毒性相关，限制了整体抗肿瘤作用。正在进行多项临床试验，旨在确定各种 TLR 激动剂（即靶向 TLR3、TLR4、TLR7 加 TLR8 和 TLR9 抗体）单独或联合化疗、放疗或检查点抑制剂的安全性和抗肿瘤作用（表 6-1）。

干扰素刺激基因（STING，也被称为 TMEM173）通路的刺激因子，通过环 GMP-AMP 合酶（GAS，也称为 MB21D1）产生环状二核苷酸启动，是双链 DNA 的胞质探测器。STING 信号传导引发 I 型 IFN 产生，核因子 κB（NFκB）激活和 Janus 激酶（JAK）信号转导，以及转录激活子（STAT）级联以启动抗肿瘤免疫反应（图 6-1）。在两个侧翼接种肿瘤的小鼠中，将 STING 激动剂瘤内注入肿瘤之中，刺激 DC 产生 I 型 IFN 和肿瘤特异性 T 细胞，渗透并杀死未注射的肿瘤。目前正在进行一项关于 STING 激动剂瘤内注射的 I 期研究。

各种可溶性蛋白携带编码蛋白质的基因突变，以高度可控的方式修饰 DNA 和组蛋白来（表观遗传）调控基因表达，临床前数据为表观遗传治疗可以调节免疫系统提供了令人信服的证据。例如，组蛋白乙酰化通常存在于增强子和启动子中，是一种高度动态的组蛋白翻译后修饰，可通过组蛋白脱乙酰酶（HDAC）去除。HDAC 抑制剂通过上调 NK 细胞活化配体，MHC- I 和 MHC- II 类分子及促炎细胞因子的表达来影响肿瘤的免疫原性。HDAC 抑制剂也可直接影响免疫系统的细胞以促进抗肿瘤免疫。例如：在同基因 CT26 和 4T1 临床前小鼠模型中，HDAC 抑制剂（恩替司他）和阿扎胞苷治疗以及 PD-1 和 CTLA-4 检查点阻断，导致大多数小鼠的肿瘤完全消退，并且在 4T1 模型中也阻止了转移的形成；治疗使肿瘤小鼠中的粒细胞性 MDSC 数量减少至正常水平。在 RENCA 模型中，恩替司他治疗后，叉头盒 P3（FOXP3$^+$）Treg 细胞的数量减少。正在进行将 HDAC 抑制剂（如伏立诺他，恩替司他或 panobinostat）与免疫检查点阻断联合的临床试验，以抑制肿瘤免疫逃避，并激活适应性抗肿瘤免疫反应（表 6-1）。

甲基化 DNA 是沉默染色质的标志。DNA 甲基转移酶（DNMT）抑制剂阿扎胞苷和地西他滨已被批准用于治疗血液系统恶性肿瘤，不仅导致沉默的肿瘤抑制基因重新激活，而且导致编码 MHC- I 分子，肿瘤抗原和 IFN 反应蛋白的基因上调。最近的报道了阿扎胞苷可能具有的抗肿瘤作用，目前正在进行几项阿扎胞苷联合免疫检查点抑制剂的临床试验（表 6-1）。一项研究还在 NSCLC 中研究 DNMT 抑制剂（阿扎胞苷）HDAC 抑制剂（恩替司他）和免疫检查点抑制剂（纳武利尤单抗，PD-1 抑制剂）的联合。此外，将 DNMT 抑制剂 SGI100（guadecitabine）与 CTLA-4 阻断剂（伊匹单抗）联合的试验正在招募转移性黑色素瘤患者。

另一种临床相关的染色质修饰酶，是 polycomb 抑制复合物 2（PRC2）的组蛋白甲基转移酶亚单位，zeste 同系物 2（EZH2）的增强子，导致组蛋白 H3（H3K27 me3）的赖氨酸三甲基化以沉默基因，并且常常在人恶性肿瘤中过表达。EZH2 抑制 T 辅助细胞 1（Th1）型趋化因子 CXC 基序趋化因子配体 9（CXCL9）和 CXCL10 的产生，从而可能改变肿瘤免疫原性。EZH2 特异性抑制剂作为单一治疗处于 I 期临床试验，并计划将 EZH2 抑制剂 tazemetostat 联合 PD-L1 抗体阿特珠单抗，用于弥漫性大 B 细胞淋巴瘤（DLBCL）患者。阿扎胞苷和 EZH2 抑制剂的联合增加了 CD8$^+$ T 细胞浸润，降低肿瘤生长，并且增强了卵巢癌小鼠模型中，免疫检查点阻断的活性。类似地，在人类卵巢癌异种移植物的 NSG 小鼠中，与单独接受过继性 T 细胞治疗的小鼠相比，联合使用肿瘤相关抗原（TAA）特异性 CD8$^+$ T 细胞，EZH2 抑制剂和阿扎胞苷的治疗获得了更大的抗肿瘤效果。这种增强的抗肿瘤效应依赖于 CXC 基序趋化因子受体 3（CXCR3），即 CXCL9 和 CXCL10 的受体，因为 CXCR3 阻断减少了 TAA 特异性细胞毒性 CD8$^+$ T 细胞向 TME 的聚集。

翻译后组蛋白甲基化也可以通过赖氨酸脱甲基酶（KDM）去除。第一个 KDM 是赖氨酸特异性去甲基化酶 1（LSD1，也称为 KDM1A），其底物是甲基化的 H3K4。LSD1 抑制剂在癌症的临床前研究中显示出有希望的结果，正在血液学恶性肿瘤进行 I 期临床试验。

第四节　基于提高 T 细胞功能与免疫治疗联合

生长因子受体通路和 TCR 信号具有共同的分子通路，新兴的临床前和临床数据支持这样的假设，即设计用于靶向肿瘤内在生长机制的治疗，可直接影响免疫反应，包括 TCR 接合下游的信号传导和随后的 T 细胞反应。因此，与免疫治疗药物如免疫检查点抑制剂联合使用，可以增加和延长持久的临床反应。

MAPK-MEK 通路是肿瘤发生的关键驱动力，一直是制药研究和开发的主题，MEK 抑制剂曲美替尼和 cobimetinib 已经批准用于含 BRAFV600E 突变的不可切除或转移性黑色素瘤患者。参与 TCR 调节的主要下游信号传导通路，包括 Ca^{2+} 调节、MAPK 信号和 NF-κB 激活。MEK 直接磷酸化的 MEKK-2 或 ERK-1 和 ERK-2，MEK 的药理学抑制，消除了 IL-2 的分泌，并且阻碍抗原诱导的初始 T 细胞启动增殖和存活。矛盾的是，最近的证据表明，MAPK 通路及其下游调节分子的选择性抑制，可增强 T 细胞活化。在结肠癌小鼠模型中，曲美替尼联合 PD-1 和 CTLA-4 抗体阻断协同作用，以增强抗肿瘤效果。药物联合的给药时机是至关重要的。在联合治疗（曲美替尼加抗 PD-1 单抗）前 1 周给予曲美替尼比抗 PD-1 单抗随后给药是联合治疗更有效。最近的研究进一步阐明了 MEK 抑制对 T 细胞启动和扩增产生不同作用的可能机制。MEK 抑制可能通过诱导抗原特异性 CD8$^+$ TIL 的扩增，激活抗肿瘤免疫，也可能通过信号传导抑制导致 T 细胞耗竭或凋亡。在临床前，MEK 抑制的最终结果是增强抗肿瘤 T 效应细胞（Teff）反应，尽管明确抑制了幼稚 T 细胞启动，但需要进一步研究以了解 MEK 抑制对抗肿瘤免疫反应的长期影响。

总的来说，上述数据表明，MAPK 信号通路的药理学抑制，可能会增强免疫检查点抑制作用（表 6-1）。最近报道的早期临床数据表明，MEK 抑制剂 cobimetinib 与佐利珠单抗联合，在转移性结直肠癌患者中具有可耐受性和活性。

BRAF 突变促进黑色素瘤细胞分泌抑制性细胞因子，如 IL-10 和 VEGFA。BRAF 突变的抑制剂维罗非尼，阻止上述作用，从而提高 DC 的反应，提示靶向治疗可以直接拮抗来自肿瘤的抑制因素。然而，BRAF 抑制剂维罗非尼与伊匹单抗联合应用于携带 BRAFV600E 突变的转移性黑色素瘤患者，高剂量导致了严重的肝毒性，强调了与靶向 MAPK 通路的联合治疗相关的风险。

非受体酪氨酸激酶 TEC 家族包括五种成员：Bruton 酪氨酸激酶（BTK）、在肝细胞癌中表达的酪氨酸激酶（TEC）、IL-2 诱导性 T 细胞激酶（ITK）、X 染色体骨髓酪氨酸激酶基因（BMX）和静息淋巴细胞激酶（RLK，也称为 TXK）。TEC 家族的激酶在造血细胞中大量表达，并调节抗原受体信号传导，可作为潜在的肿瘤药物靶点。依鲁替尼是一种不可逆转的口服 BTK 抑制剂，被批准用于治疗白血病、套细胞淋巴瘤和华氏巨球蛋白血症。然而，临床前数据表明，依鲁替尼还可能增强抗肿瘤免疫反应。依鲁替尼免疫调节的抗肿瘤作用可能不是主要通过 BTK 抑制导致的，而是通过抑制 ITK（其驱动 TCR 信号），对于调节 T 细胞分化是关键的，并且是 IL-17A 产生所必需的。ITK 的抑制有利于 Th1 细胞的产生，从而产生 IFN-γ，这是一种与抗肿瘤免疫相关的反应。在淋巴瘤、乳腺癌和结肠癌的临床前小鼠模型中，依鲁替尼显著增强了抗 PD-L1 治疗的抗肿瘤效果。

在血液系统恶性肿瘤和实体肿瘤中，依鲁替尼联合免疫检查点抑制剂的临床试验正在进行中（表6-1）。需要进一步的机制研究，了解 ITK 或其他替代靶点是否对依鲁替尼对检查点抑制剂的增强至关重要。

Paracaspase 黏膜相关淋巴组织淋巴瘤易位-1（MALT-1）是 caspase 募集结构域（CARD）——含有 MAGUK-1（CARMA-1，也称为 CARD-11）-BCL10-MALT1（CBM）复合物的组成部分，传递 TCR 和 B 细胞受体调节的起始经典 NF-κB 信号，具有支架蛋白和蛋白酶的作用。MALT-1 在 CBM 信号复合物中的支架作用对于 TCR 调节的 T 淋巴细胞活化、增殖和细胞因子产生是非常关键的（图 6-2）。相应地，cIAP2-MALT-1 融合蛋白导致 NF-κB 信号传导的上调，并且与黏膜相关的淋巴样肿瘤（MALT 淋巴瘤）相关。MALT-1 的失调是 DLBCL 活化 B 细胞亚型（ABC-DLBCL）的共同特征。除了其在 T 细胞和 B 细胞中的作用之外，MALT-1 通过在 NK、肥大细胞和骨髓细胞中的作用多向调节免疫反应。低分子量 MALT-1 抑制剂在 ABC-DLBCL 的体外和体内模型中是有效的，但是需要进一步研究以确定 MALT-1 抑制剂的合适剂量，以及是否会增强免疫检查点阻断的功能。MALT-1 缺陷小鼠中，Treg 细胞产生的严重缺陷表明，MALT-1 抑制可增强抗肿瘤免疫。然而，缺乏 MALT1 功能的小鼠也表现出 T 细胞增殖和 IL-2 分泌的抑制，提示 MALT-1 在 T 细胞生物学中的复杂作用需要进一步的探索。先天性 MALT-1 突变导致人类 MALT-1 缺陷，与联合免疫缺陷（CID）相关，提示 MALT-1 抑制剂的发展需要格外的谨慎。

第五节 诱导 T 细胞分化与免疫治疗联合

虽然 DC 启动初始的抗肿瘤 T 细胞反应，保持 T 细胞激活和促进他们分化成记忆 T 细胞的过程中，是至关重要的，以实现一个长期持久的抗肿瘤免疫应答，与延长患者的总生存期相关。许多靶向治疗（如 MEK 抑制剂和 mTOR 抑制剂）调节 $CD8^+$ Teff 细胞增殖以及记忆反应，导致成为与免疫治疗发挥潜在最佳协同作用的有吸引力候选者（图 6-2）。

PI3K（特别是 PI3Kδ 亚型）-AKT-mTOR 通路抑制剂，调节 Teff 细胞和 Treg 细胞的分化，稳态和功能活性。脂质磷酸酶 PTEN 的缺失和随后 PI3K 信号的增强，与黑色素瘤患者对免疫检查点抑制剂的抵抗相关。此外，在自发形成 BRAF 突变和 PTEN 缺失的黑色素瘤临床前基因工程化小鼠模型中，用选择性 PI3Kβ 抑制剂治疗可以增强免疫检查点阻断的效果，可能通过增强的 T 细胞运输和/或 T 细胞调节的肿瘤细胞杀伤。Treg 细胞中 p110δ 的抑制也导致黑色素瘤和淋巴瘤的临床前模型中，抗肿瘤免疫性增强，提示靶向 PI3Kδ 可促进抗肿瘤免疫激活。目前正在临床上研究 PI3Kδ 特异性抑制剂艾代拉里斯（idelalisib）与 PD-1 阻断联合，应用于复发性或难治性慢性淋巴细胞白血病（CLL），或其他低级别 B 细胞非霍奇金淋巴瘤（已发现艾代拉里斯具有临床活性，表 6-1）。

西罗莫司（mTOR 抑制剂）已用于临床作为一种免疫抑制剂超过 10 年。然而，最近的研究显示，在一定条件下，mTOR 抑制剂可以具有刺激 T 细胞作用。在急性病毒感染的淋巴细胞性脉络丛脑膜炎病毒（LCMV）的小鼠模型中，西罗莫司治疗的动物中，早期 $CD8^+$ 病毒特异性 T 细胞扩展增加，增加效应-记忆性 T 细胞分化，增强记忆 T 细胞的重新激活、功能和存活。因此，最近进行 mTOR 抑制剂与免疫治疗联合治疗癌症的研究。小鼠模型联合坦西莫司衍生物与癌症疫苗，具有 HSP90 的佐剂和两种肿瘤特异性蛋白，gp100 的（也称为 PMEL）和碳酸酐酶 9（CA9），分别强烈抑制 B16 黑色素瘤和 RENCA 肾肿瘤的细胞生长。值得注意的是，相比任何一种单药治疗，接受替西罗莫司和疫苗治疗的动物，有更多的肿瘤特异性 T 细胞。在另一种转移性肾癌小鼠模型中，mTOR 抑制剂 AZD8055 与 CD40 激动性抗体联合触发肿瘤内的 CD8$^+$ T 细胞、DC 和巨噬细胞渗透，以及更好的疾病控制，相比单药治疗。然而，需要说明的是，没有观察到第二个 mTOR 抑制剂（西罗莫司）与 CD40 抗体激动剂联合的协同作用，提示药物设计，或者剂量的改变可能会导致不同的免疫原性特征。mTOR 抑制剂给药剂量、时间和顺序，相对于其他治疗方法，可能对于癌症免疫治疗的联合是至关重要的。因为 mTOR 抑制可能导致免疫抑制或免疫激活，出现何种情况取决于它的使用方式和环境。如果免疫或 TCR 刺激之前使用 mTOR，可能会扩大 Treg 细胞的抑制，而连续在稳态条件下或免疫刺激后的 mTOR 抑制可能同等的阻碍 Treg 细胞和 Teff 细胞（图 6-2）。T 细胞和 Treg 细胞的代谢状态以及 TME，可能对 Treg 细胞抑制肿瘤免疫有影响。此外，给药的剂量、时间顺序及 mTOR 抑制对其他细胞类型的影响，都可能在各种免疫反应类型中起作用。然而，最近的临床数据支持 mTOR 抑制剂的短期低剂量给药的免疫刺激潜力。在一项老年志愿者的研究中，在免疫接种前 6 周的依维莫司增强了疫苗反应并降低了表达 PD-1 的外周 CD4$^+$ 和 CD8$^+$ T 细胞的百分比。值得注意的是，该研究中使用的有效剂量远低于批准用于癌症适应证的依维莫司的剂量。因此，低剂量 mTOR 抑制在临床上可耐受，并且与免疫检查点抑制剂联合有效，值得进一步临床探索。

除了上述对效应和记忆性 T 细胞刺激作用，mTOR 抑制剂也会影响 FOXP3$^+$ Treg 细胞。在免疫（如疫苗）刺激前，mTOR 抑制剂可能会增加 Treg 细胞的数目，而免疫刺激后，继续 mTOR 抑制可能同时抑制 Treg 细胞和效应 T 细胞。此外，通过阻断作用使 mTOR 的抑制解除后，可能会导致 Treg 细胞的数目快速反弹，导致 Treg 细胞对效应 T 细胞的比例增加，诱导免疫抑制。上述研究结果提示，给药时间、剂量、治疗顺序和 mTOR 与免疫抑制剂联合的周期数需要仔细研究，以最大限度地发挥抗肿瘤作用。

WNT 信号是另一个重要的癌基因通路，可能会影响 T 细胞的分化。Wnt 信号通路的中一个重要的组成部分是糖原合酶激酶 3β（GSK3β）。有趣的是，最近一项研究发现 Wnt 信号通路与记忆性 T 细胞分化存在联系。转基因 T 细胞使用肽负载的 DC 刺激，然后暴露于 GSK3β 抑制剂 TWS119，可分化成干细胞样型记忆表型，称为 TSCM 细胞。TSCM 细胞明显不同于传统的中央记忆 T 细胞（TCM）和效应 T 细胞（TEM）。TSCM 细胞表现为基础分化率低，但可自我更新，刺激后迅速分化成 TCM 和 TEM 细胞。过继移植到荷瘤小鼠后，TSCM 细胞发挥强有力的肿瘤抑制作用，但是，转化 TEM 或 TCM 表现出了抗肿瘤活性下降，可能是由于这些细胞的生存时间较短。考虑到实现持久肿瘤控制，需要具有持久的 T 细胞生存的重要性，GSK3β 抑制剂与免疫治疗联合应进一步研究。在转基因黑色素瘤小鼠模型中，发现 WNT-β 连环蛋白通路可能在免疫检查点阻断的原发耐药中起作用，因此支持将 WNT 抑制剂（其在临床开发中）与免疫治疗联合。

第六节　改善 TME 与免疫治疗联合

肿瘤的发展伴随着周围组织明显的物理和结构变化，导致复杂的 TME 包含免疫细胞、内皮和间充质细胞、细胞外基质和代谢物。癌细胞和基质之间的协同相互作用有助于癌症的生长和发展，也是抗肿瘤免疫的障碍。TME 的特征包括缺氧、结缔组织形成和高间质压力，它们共同限制抗肿瘤免疫反应。组织纤维化和异常血管阻碍免疫细胞浸润和外渗到肿瘤实质，而且到达肿瘤的那些免疫细胞的功能可能受到内皮细胞和间充质细胞分泌的具有强效免疫调节活性分子的损害。因此，通过如代谢物、生长因子和细胞因子的调节，来设计使 TME 相关的组织病理生理学正常化的治疗可以产生促进抗肿瘤免疫反应的环境。

具有高代谢需求的肿瘤细胞可能通过竞争营养物来危害某些免疫细胞群的功能。肿瘤通过调节 mTOR 活性和 IFN-γ 产生，消耗葡萄糖，在代谢上限制了抗肿瘤 T 细胞的浸润和功能。免疫检查点抑制剂的效果可能至少部分反映它们对葡萄糖代谢的影响。阻断肿瘤细胞上 PD-L1，通过下调糖酵解酶和抑制 mTOR 活性来降低糖酵解。PD-L1 向 mTOR 发出信号的确切机制仍然未知。PD-1 和 CTLA-4 的抑制也与 TME 中葡萄糖的恢复有关，并且已经显示可以增加活化的 T 细胞的糖酵解速率。TME 中的营养素剥夺和代谢产物如腺苷酸、犬尿氨酸和乳酸的积累损害了 Teff 细胞的细胞毒性，并促进了免疫抑制细胞如 Treg 细胞和 MDSC 的存活。A2a 腺苷受体（A2AR，也称为 ADORA2A）家族成员主要在免疫细胞上表达，刺激腺苷受体诱导 Treg 细胞免疫抑制表型，抑制 T 细胞和 NK 细胞的增殖，细胞因子产生和细胞毒性，并减少巨噬细胞和 DC 的抗原提呈。在黑色素瘤 B16F10 小鼠模型中，腺苷受体拮抗剂（SCH58261 或 ZM241365）与免疫检查点抑制剂的联合，减少了肿瘤生长和转移。这些数据支持腺苷和免疫检查点分子在抗肿瘤免疫反应中的非冗余作用，并为联合的临床试验提供了依据。最近的研究已经报道，A2AR 缺陷型 TIL 在体内的半衰期可能比野生型 T 细胞短，提示长期 A2AR 阻断可能干扰免疫记忆的产生。因此，临床中 A2AR 拮抗剂的剂量和时间表可能需要仔细考虑。A2AR 拮抗剂 CPI444、PBF509 和 AZD4635 已经在帕金森病中进行了研究，目前正在联合免疫检查点抑制剂进行癌症临床试验（表 6-1）。针对直接影响腺苷代谢的其他通路的治疗药物正在开发中，包括 A2b 腺苷受体（ADORA2B）、CD73（也称为 NT5E）和 CD39（也称为 ENTPD-1），同时抑制多种腺苷能通路可能导致抗肿瘤免疫反应的叠加或协同作用。色氨酸是最佳 T 细胞功能所必需的，IDO 催化降解色氨酸，生成犬尿氨酸和另外的代谢产物，对 T 细胞有直接毒性，是重要的免疫抑制分子。在几种肿瘤类型中检测到 IDO 和 TDO2 表达与预后不良相关。与腺苷调节的免疫抑制类似，IDO 上调通过促进 Treg 细胞的分化和降低 DC 功能而导致抗肿瘤 Teff 细胞反应受损，形成癌症中免疫抑制性 TME。临床前模型中 IDO 阻断与 CTLA-4 和 PD-1 或 PD-L1 抗体具有强烈协同作用，并导致肿瘤内 CD8$^+$ T 细胞活化增加，为研究 IDO 抑制剂和免疫检查点治疗的临床联合提供了强有力的理由。三种 IDO 抑制剂与免疫检查点阻断联合的研究已经进入临床试验阶段（表 6-1）。伊马替尼减少骨髓细胞 IDO 的表达。在胃肠道间质瘤小鼠模型中，伊马替尼导致肿瘤内 CTL/Treg 细胞的比例增加，从而促进了肿瘤的破坏。与分别使用单一药物相比，同时使用伊马替尼和 CTLA-4 抗体导致更多的 IFN-γ 产生和更明显的 CD8$^+$ T 细胞的细胞毒作用。伊马替尼也可能对 Treg 细胞有直接的抑制作用，减少其数量和免疫抑制的影响。值得注意的是，在 BCR-ABL 细胞淋巴瘤模型中，相比单药治疗，联合伊马替尼和 DC 疫苗减少调节性 T 细胞数量，导致转移减少和 T 细胞来源的 IFN-γ 产生增加。鉴于伊马替尼在 BCR-ABL 模型的明显作用，应进一步研究以确定是否此靶向治疗能被用来作为联合免疫治疗的组成部分。

M-CSF（也称为 CSF1）及其受体 M-CSFR（也称为 CSF1R）在损伤和肿瘤形成部位，对巨噬细胞的招募和维持至关重要。CD68$^+$ 或 CD163$^+$ TAM 巨噬细胞的增加已被确定为几种类型癌症预后不良的独立预测因子。TAM 分泌促血管生成生长因子和免疫抑制性细胞因子，其增强肿瘤细胞的存活、增殖、侵袭和转移，并产生促进肿瘤血管形成并抑制抗肿瘤免疫性的基质。最近的临床前数据表明，通过 M-CSFR 阻断抑制 MDSC 有可能逆转 IDO 诱导的免疫抑制，并且抑制 M-CSFR 会使 IDO 表达的肿瘤对免疫检查点阻断敏感。在临床上靶向 M-CSF 调控通路的治疗策略包括针对 M-CSF（MCS110）或 M-CSFR（RG7155，也称 emactuzumab）的抗体和抑制 M-CSFR 的小分子（BLZ945 和 PLX3397，也称为 pexidartinib）。BLZ945 在体内调节 TAM，导致高级别胶质母细胞瘤的小鼠模型中肿瘤消退。在其他临床前研究中，胰岛素样生长因子 1 受体（IGF1R）或 PI3K 阻断与 BLZ945 的联合可显著延长具有其他难治性肿瘤小鼠的总体生存。在临床前神经母细胞瘤模型中，BLZ945 与免疫检查点阻断的联合，比任一单独药物更有效。RG7155 和 PLX3397 均与 PD-1 或 PD-L1 阻断抗体联合应用于实体瘤中的临床试验（表 6-1）。

总体而言，源自 M-CSF-M-CSFR 信号轴阻断的越来越多的成功病例，重新强调了 TAM 重编程对于癌症免疫治疗的重要性，并且促进了旨在针对 TAM 募集和/或免疫抑制的其他靶向方法的策略。C-C 基序趋化因子配体 2（CCL2）调节循环单核细胞流入肿瘤组织中的趋化因子，CNTO888（也称为 carlumab）是一种针对 CCL2 的单克隆抗体，在癌症患者中显示出有希望的初步结果，但后期研究没有发现显著的抗肿瘤反应，已停止使用。此外，临床前模型显示停用抗 CCL2 治疗导致单核细胞回流入转移部位，促进了肿瘤转移，因此提示抗 CCL2 药物可作为癌症的治疗选择。

肿瘤上调的炎症反应是肿瘤微环境的一个另外重要组成部分。髓源细胞受肿瘤来源的因子刺激后，以 PI3K 催化亚基 γ（p110γ）-依赖的方式，渗透到病变部位发挥核心作用。最近，两项研究提供了令人信服的证据，即通过靶向肿瘤浸润髓样细胞中的 PI3Kγ 来逆转肿瘤生长和转移。研究证明，PI3Kγ 阻断足以在临床前动物模型中驱动强大的抗肿瘤免疫，并与检查点抑制剂呈正向协同作用，数据与其他研究的结果一致。已开始进行探索第一类 PI3Kγ 抑制剂 IPI549 单独或与抗 PD-1 联合的安全性和药代动力学的临床试验（表 6-1）。

血管内皮生长因子 A（VEGFA）是已知最好的血管生成作用的分子，但该细胞因子也具有强有力的免疫作用，包括阻止 DC 成熟、促进 MDSC 的扩增。在 DC 分化过程中，加用贝伐珠单抗，中和血管内皮生长因子，提高效应 T 细胞反应。与此相反，贝伐珠单抗添加到成熟 DC 则限制其作用，提示 DC 的发展过程中具有一个特定窗口期，其中血管内皮生长因子可以发挥作用。根据这些结果，DC 加入多发性骨髓瘤的细胞裂解液（含有 VEGFA）显示低水平的共刺激分子，刺激 T 细胞的能力下降，与未加入 DC 相比，而贝伐珠单抗能够减少这些抑制效应。VEGFA 阻断增强 NF-κB 活化，阻断 STAT3 信号转导，导致 IL-12 水平增加，但 IL-10 水平降低。在 B16 黑色素瘤模型中，VEGFA 抗体联合过继 T 细胞输注，加强 T 细胞向肿瘤浸润，减少肿瘤的生长，延长生存，与单一治疗相比。如果 T 细胞输注前，动物进行抗体预处理，则 VEGFA 阻断的作用明显增加，这也许反映了一种更高效的局部效果，即 T 细胞已经转移到肿瘤微环境。

针对 VEGFR 的小分子抑制剂有类似的免疫影响。在结肠癌小鼠模型中，舒尼替尼（sunitinib）是一种多酪氨酸激酶抑制剂，具有阻断血管内皮生长因子受体的功能，减少全身和肿瘤微环境中 MDS 和 Treg 的数量和功能。因此，舒尼替尼增强肿瘤浸润性 T 细胞 IFN-γ 产生和细胞毒性，但减少 CTLA-4、PD-1 和 PD-L1 的表达。此外，联合舒尼替尼、激动性 4-1BB 抗体和 IL-12 导致整体生存提高，与一个或两个药物治疗相比。抗血管生成治疗可能也是增强治疗性疫苗的有效策略。例如：在接受基于自身细胞的疫苗 sipuleucel T——针对前列腺酸性磷酸酶抗原（PAP，前列腺酸性磷酸酶，也被称为 ACPP），与贝伐珠单抗联合使用于复发早期前列腺癌患者中，观察到前列腺特异性抗原（PSA，也称为 KLK3）倍增时间的显著增加。在 B16 黑色素瘤模型中，与单独药物治疗相比，联合舒尼替尼和 DC 疫苗同样提高生存时间。舒尼替尼同时给予接种疫苗是最有效的，提示抗 VEGFR 的小分子类似于抗体阻断，在 DC 启动抗肿瘤 T 细胞期间可能发挥最重要作用。此外，VEGFA 或 VEGF 受体抑制剂与免疫检查点阻断的联合可导致临床获益，如在转移性黑色素瘤中，贝伐珠单抗联合易普利姆玛（伊匹单抗）改善了 CTLA-4 阻断剂的免疫细胞浸润和增强效果（表 6-1）。同样，贝伐珠单抗联合抗 PD-L1 和舒尼替尼联合抗 PD-1 治疗对肾细胞癌患者具有协同治疗作用。然而，值得注意的是，看似相关的小分子抑制剂可能会有不相同的免疫影响；索拉非尼是一种多激酶抑制剂，靶点包括血管内皮生长因子受体，但此药物似乎是免疫抑制剂，可能与其 MEK 信号抑制作用有关。

除了抑制 VEGFR 功能，舒尼替尼可能会阻止 STAT3 激活——另一个重要的免疫通路。在 B16 黑色素瘤模型，具有 T 细胞特异性的无 STAT3 突变动物，有更长总体的生存和肿瘤特异性 T 细胞数量增加，与野生型动物相比。在 RENCA 肾癌模型中，相比单药治疗，舒尼替尼和过继性 T 细胞治疗的小鼠表现出较好的生存时间。但是，如果输注无 STAT3 突变的 T 细胞，舒尼替尼不会产生额外的治疗效果，提示 STAT3 是此系统的主要靶点。在肝癌小鼠模型中，舒尼替尼对 STAT3 抑制同样提高了过继性 T 细胞输注和疫苗接种的治疗效果。

由于在许多信号瀑布中，JAK2 磷酸化 STAT3，JAK2 抑制剂也可能抑制 STAT3 激活是一种有效的策略。与舒尼替尼的研究相比，JAK2 抑制剂治疗荷瘤小鼠显示，高 DC 成熟和 T 细胞向 TH1 细胞发展，具有高 IL-2 和 IFN-γ 产出。JAK2 抑制剂增加 DC 疫苗的治疗效果，在转录水平减少肿瘤细胞 PD-L1 表达。

多效性细胞因子 TGFβ 是肿瘤中肌成纤维细胞分化和纤维化的关键驱动因子，也直接抑制效应免疫细胞活化。临床前模型中，TGFβ 的基因或药理学抑制在许多疾病中驱动免疫激活，包括癌症，而且与各种免疫治疗方案存在协同作用。已将 TGFβ 单克隆抗体 Fresolimumab 作为单一药物在肾细胞癌或黑色素瘤患者中进行测试，显示出抗肿瘤活性的初步证据，目前正在肺癌中进行联合放射治疗的评估。另一项正在进行的临床试验，研究 TGFβ 受体 1 小分子酪氨酸激酶抑制剂（gal-unisertib），是否可能在几种实体肿瘤中对 PD-1 阻断药物的作用产生协同影响（表 6-1）。

肝细胞生长因子（HGF）是 HGF 受体 MET 的唯一配体，在部分肿瘤的 TME 中高浓度存在。MET 激活增加肿瘤细胞增殖和侵袭力，并诱导对靶向 EGFR 治疗的抵抗。已显示 HGF-MET 信号传导导致人单核细胞分化成抑制性 DC 样细胞，分泌 IL-10 和抑制 $CD4^+$ CD25-Teff 细胞。MET 信号传导增加 IDO 表达和 IL10 分泌，以产生免疫抑制性环境，并且在临床试验中，研究 MET 信号传导抑制剂（如 INC280，也称为卡马替尼），与免疫检查点抑制剂（表 6-1）联合。

TME 代表对抗肿瘤免疫的治疗至关重要的障碍，并且可能限制免疫治疗的临床获益。尽管如此，与 TME 相关的代谢学和生化病理学，仍然保留了宝贵的治疗反应预测信息，并且是当前和未来免疫治疗研究的一个有吸引力的领域。此外，随着我们对 TME 生物学认识的不断增长，很可能会发现新的调节点，从而开发出新型的靶向治疗药物。

第七节　基于增加对免疫治疗的敏感性与免疫治疗联合

肿瘤细胞可发生逃逸机制，以逃避 T 细胞调节的杀伤，如降低 MHC-I 类分子的表达以避免被发现，或增加抗凋亡蛋白抵抗细胞毒。靶向药物可能消除上述策略，以提高免疫调节的肿瘤破坏（图 6-2）。

硼替佐米是一种强效的蛋白酶抑制剂，批准用于多发性骨髓瘤的治疗，其作用机制包括通过错误折叠蛋白质的积累，反过来启动非折叠蛋白反应，以降低肿瘤细胞的活力。除了这些细胞自发效应，硼替佐米调节肿瘤细胞对免疫攻击的灵敏度。由于蛋白酶体产生 MHC-Ⅰ类分子肽表位，硼替佐米可能会降低肽负荷和 MHC-Ⅰ类分子的表达，导致肿瘤细胞更容易受到 NK 细胞杀伤（NK 细胞激活通常被 MHC-Ⅰ类分子所阻止）。硼替佐米也可以增加肿瘤细胞表面 FAS（也称为 TNFRSF6）和肿瘤坏死因子相关凋亡诱导配体（TRAIL）受体 DR5（也称为 TNFRSF10B）的表达，后者增强 NK 细胞的细胞毒。此外，硼替佐米通过加强 NOXA（也称为 PMAIP1）表达可能提高肿瘤细胞的裂解，NOXA 是一种 BH3 蛋白，能够隔离抗凋亡蛋白，如髓细胞白血病序列 1（MCL1）。最后，硼替佐米可能增加肿瘤细胞中 granzyme B 和 caspase 8 的基础活性，增加细胞对凋亡的敏感性。

在临床前模型中，人类乳头状瘤病毒（HPV）导致的疾病，硼替佐米联合 HPV E7 为基础的疫苗与单一治疗相比可以延长疾病稳定时间。高生存率与硼替佐米治疗增加肿瘤细胞对 E7-特异性 CTL 的杀伤敏感性相关。来源于接受联合治疗小鼠的脾细胞中，与对照动物相比，也存在高 E7-特异性 CTL 反应，提示硼替佐米也可能增加 T 细胞启动和激活。

细胞凋亡蛋白抑制分子（inhibitor of apoptosis protein，IAP）拮抗剂，最初的开发是用来消除 IAP 的作用，以阻断 caspase 的活化，从而增加癌细胞对死亡刺激的敏感。在黑色素瘤的小鼠模型中，IAP 抑制剂与 GVAX 黑色素瘤疫苗联合，可以增强增殖和细胞因子分泌，以及提高抗肿瘤活性。IAP 抑制可能通过阻断细胞凋亡抑制分子（cIAP），抑制非经典 NF-κB 信号传导，共刺激 T 细胞活化。已显示在 T 细胞活化期间，第二线粒体前体蛋白酶（SMAC，也称为 DIABLO）模拟物和 IAP 拮抗剂 LCL161 联合抗 CD3 和抗 CD28 包被的珠子，在体外诱导抗原特异性 CD8$^+$ T 细胞并增强 T 细胞 IL-2 和 TNF 分泌。与 mTOR 抑制的情况一样，治疗的时间和剂量可导致不同影响，其中高剂量 IAP 拮抗剂会抑制病毒抗原特异性 T 细胞的扩增（表 6-1）。在黑色素瘤小鼠临床前模型，与任何单一治疗比较，联合 IAP 拮抗剂和肿瘤细胞疫苗引起明显的肿瘤生长减慢和更强的抗肿瘤 T 细胞反应；提示 IAP 抑制剂可能明显增加疫苗接种和其他 T 细胞免疫治疗的作用。

PI3K-AKT 信号通路抑制剂是第二类提高肿瘤细胞对免疫调节性破坏的靶向药物，部分是通过抑制抗凋亡信号。诱导 AKT 表达的肿瘤细胞中，具有对 T 细胞杀伤的高抵抗力，相比非诱导的细胞，由于高 MCL1 表达。在补充研究中，与野生型细胞相比，上调 AKT 的肿瘤细胞系对抗免疫治疗，与高水平的 cIAP1cIAP2，BCL-2 和 BCL-XL（也被称为 BCL2L1）相关。AKT 抑制剂减少上述细胞抗凋亡蛋白的表达，在体内增加肿瘤细胞对 T 细胞杀伤的敏感性。总之，这些研究结果表明，PI3K-AKT 抑制剂可能与免疫治疗存在协同作用，虽然这些药物对 T 细胞和 NK 细胞功能的影响仍需要仔细评估。

另一种刺激 T 细胞调节的肿瘤细胞杀伤作用的方法是增加肿瘤抗原的水平。在此情况下，发现了一个意想不到的 BRAF 抑制剂与黑色素瘤 T 细胞抗原表达之间的关系。在黑色素瘤中，BRAFV600E 突变（约 50% 转移性疾病的患者存在）促进 MAPK 信号转导通路的结构性激活，促进肿瘤的生长。维罗非尼是一个特异的 BRAF 抑制剂，最近批准用于治疗 BRAF 突变的黑色素瘤，能够明显增加 T 细胞的靶抗原表达，包括 gp100、酪氨酸酶相关蛋白 1（TYRP1）、TYRP2，以及可被 T 细胞 1（MART1）识别的黑色素瘤抗原。与上述结果一致，BRAF 抑制剂治疗的黑色素瘤细胞与对照组相比，MART1 和 gp100 特异的 T 细胞显示高反应和 IFN-γ 产生。至少在体外，BRAF 抑制剂似乎不会干扰 T 细胞的分化和活化。MEK 抑制剂，与维罗非尼联合使用可能作为一种方法，用于减少通过 MEK 激活导致的耐药性。需要进一步研究，以评估其对 T 细胞功能和黑色素瘤抗原表达的影响。热休克蛋白 90（HSP90）抑制剂提供了一个额外的策略，增强肿瘤细胞的抗原表达。HSP90 是一个重要的伴侣分子，维持多个目标蛋白的正确折叠，其中包括一些癌蛋白。HSP90 抑制剂促进错折叠蛋白的积累，并对其进行消化加工成短肽，然后与 MHC-Ⅰ类分子结合。HSP90 抑制剂对抗原提呈的影响，能够增加体外肿瘤细胞对 CTL 调节的裂解的敏感性，以及体内过继 T 细胞转移。在实验模型中，HSP90 抑制剂联合 DNA 疫苗，可有效地减少肿瘤的生长和提高生存率，这些影响被 CD8$^+$T 细胞耗竭的抗体治疗所中和，提示此抗体是这种类型细胞杀伤肿瘤至关重要的因素。

在霍奇金淋巴瘤和多发性骨髓瘤，HSP90 抑制剂也增加应激分子的表达，如自然杀伤组 2 成员 D（natural killer group 2 member D，NKG2D）的配体。这些表面蛋白可直接激活 NK 细胞和共刺激的 CD8$^+$T 细胞，这是保护抗肿瘤免疫一个重要的机制。组蛋白去乙酰化酶（HDAC）抑制剂同样促进 NKG2D 配体的表达，提示这些药物可能通过共同机制提高免疫细胞对肿瘤细胞的杀伤。

第八节　化疗、放疗与免疫治疗联合

历史上认为化学治疗的效果依赖于其自主阻断肿瘤细胞分裂，并通过破坏 DNA 复制，细胞代谢或微管组装来促进肿瘤细胞杀伤的能力。然而，在过去的 10 年中，临床前和临床数据已经发现，某些常规化疗可能部分通过免疫刺激机制起作用。化疗触发肿瘤细胞释放的危险分子，如高迁移率族蛋白 B1（HMGB1）和 ATP，促进 DC 提呈肿瘤抗原和成熟。化疗可能通过增加死亡受体和共刺激分子的表达，如 DR5 和 NKG2D 配体，提高肿瘤细胞对 T 细胞调节的杀伤作用。此外，化疗可以杀死 Treg 细胞和 MDSC，部分改善肿瘤诱导的全身免疫抑制。例如：蒽环类药物驱动 TME 中的受调节的免疫原性细胞死亡（ICD）表型，并直接阻断免疫抑制通路。简而言之，ICD 与促进 DC 成熟的适应性应激反应有关，包括内质网伴侣分子、ATP 的释放和Ⅰ型 IFN 炎症反应的刺激。在一个基因工程的肺腺癌小鼠模型中，奥沙利铂和环磷酰胺联合使肿瘤（缺乏 T 细胞浸润）对 PD-1 和 CTLA-4 抗体治疗敏感。这些数据与伊匹单抗联合紫杉醇和卡铂一线治疗非小细胞肺癌中的临床观察结果一致，轻度改善无进展生存率和总生存率。未来研究的重要内容包括靶向治疗是否也会导致肿瘤细胞的 ICD，以及对免疫原性化疗抵抗的机制。例如，最近的临床前数据认为，三种不同的去势抵抗性前列腺癌小鼠模型，对奥沙利铂耐药，部分原因是免疫抑制性 B 细胞浸润到 TME 中。

最新的数据还表明，在某些特殊临床情况下，免疫检查点治疗可能取代化疗。在先前未经治疗的晚期 NSCLC 患者中，至少有 50％的肿瘤细胞表达 PD-L1，与标准治疗化疗相比，PD-1 抗体治疗可显著改善疗效并减少不良事件。此外，初步结果提示，化疗和 PD-1 阻断联合作为晚期非鳞癌 NSCLC 患者的一线治疗可能比任一治疗方案获得更高的抗肿瘤效果。

放疗是实体瘤的支柱治疗，超过一半的癌症患者需要放疗。在过去的几十年中，放疗技术有了明显进展，包括调强放射治疗（IMRT），图像引导放射治疗和颅内或颅外立体定向放射治疗。最新的进展为局部剂量增加，可以改善特定肿瘤患者的预后，例如前列腺癌和宫颈癌。而且，已经可以在前所未有的解剖精度下提供高剂量放射治疗，尤其局部乳腺照射和脑或肺转移的长期局部控制。

放疗除了直接的 DNA 损伤和自由基的间接损伤，也可间接诱发抗肿瘤细胞的免疫反应，包括 IFN 依赖性 MHC-Ⅰ类的表达，增强免疫配体的合成表达，增加肿瘤内 T 细胞表位库的多样性，促进细胞质 DNA 依赖的 cGAS 激活和后续的 hSTING（干扰素基因下游适配刺激分子）依赖的 I 型 IFN 产生。一些临床病例报告中，局部照射与伊匹单抗联合应用于黑色素瘤或 NSCLC 患者，可导致远离局部照射肿瘤的转移病灶的消退（远位效应）。有研究描述了黑色素瘤患者和黑色素瘤小鼠模型中，放射治疗通过 IFN 上调 PD-L1 表达，因此 CTLA-4 抗体和放疗联合的抗肿瘤活性受到了限制，而联合 PD-1 阻断则明显增加疗效。

但是，放疗对免疫微环境的影响取决于剂量和分割方式（图 6-3）。低剂量放疗倾向于巨噬细胞极化为促进肿瘤的 M2 表型，而单次高剂量分割有利于形成 M1 表型，参与肿瘤的杀伤。根据临床前数据，单剂量超分割和传统分割放疗都可能激活并募集 Treg，但低剂量放疗或高剂量超分割如何影响 Treg 增殖尚不清楚。总之，临床前研究表明，放疗对免疫系统同时具有免疫刺激性和抑制性作用，因此需要合理联合免疫治疗与放疗，以取得两种调节的平衡。

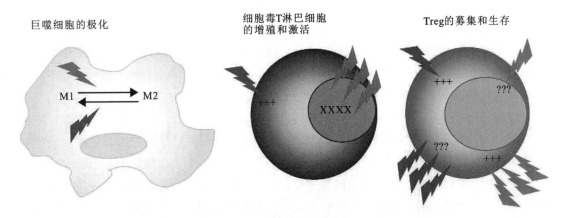

图 6-3　放射治疗对免疫微环境的影响取决于剂量和分割方式

⚡单次高剂量放疗；⚡⚡⚡大分割高剂量放疗；＋＋＋ 激活；??? 未知

⚡低剂量放疗；⚡⚡⚡传统分割放疗；XXXX 抑制

第九节　联合策略面临的挑战

联合治疗对提高免疫反应提供了很大的希望，但适当的给药时间、剂量和顺序可能是联合治疗成功至关重要的因素。在某些情况下，某些靶向治疗与免疫刺激联合，也显示免疫抑制。例如：虽然 HSP90 抑制剂可能增加 CTL 介导的肿瘤细胞裂解（通过增强抗原提呈到 MHC-I 类分子），但也可以减少一些巨噬细胞和 DC 的功能。同样，mTOR 抑制剂西罗莫司可能会降低 DC 启动肿瘤特异性 T 细胞的功能；而硼替佐米和 HDAC 抑制剂可能会阻碍一些 NK 细胞活性。联合治疗的第二个关键问题是加强的抗肿瘤效果是否可以不带来相应高的严重毒性反应。虽然临床前研究提示这些毒副反应存在，但在人类中，可能无法完全预测其病理学特征，例如，垂体炎症是伊匹单抗治疗的一种相当常见的副作用，但在小鼠体内实验研究中没有见到。出乎意料的是，一些临床前实验发现联合治疗存在减少毒性的可能性，如 CTLA-4 阻断和 4-1BB 受体激动剂抗体联合，是减少，而不是加重炎症和毒性。

联合免疫治疗的最佳时机和顺序将需要通过试验来确定，但可以提供一些指导意见。从广义上讲，不同的治疗影响免疫激活 4 个方面的某一个：DC 提呈——T 细胞启动，T 细胞活化-抗肿瘤效应功能，T细胞分化成记忆T细胞，以及肿瘤微环境的拮抗作用。影响DC启动的靶向治疗可能在免疫治疗之前应用，导致DC的作用向促进效应T细胞的反应倾斜，而不是促进Treg细胞。例如，相比同步治疗，肿瘤疫苗接种前进行舒尼替尼治疗取得了明显的抗肿瘤反应；相反，周期性舒尼替尼（4周治疗和2周休息）治疗，在停止治疗期间有利于MDSC和Treg细胞积累。此外，拮抗DC功能的药物，如HSP90抑制剂或索拉非尼，可能会避免在这个时候使用，最大限度启动肿瘤特异性T细胞。

靶向治疗，如GSK3β或mTOR抑制剂，接种疫苗后使用，增加T细胞的分化，可能促进诱导记忆性T细胞。由于GSK3β抑制剂可阻止TSCM细胞分化为效应性T细胞，以及mTOR抑制剂可以阻止最明显的T细胞增殖，应该相对较短给药时间。应该T细胞启动后，再使用免疫刺激药物，如阻断免疫检查点激活的抗体，激动性共刺激抗体和IAP抑制剂，而且治疗一段时间（也许间歇地）以保持效应T细胞的活化和防止耗竭。

最后，拮抗肿瘤免疫抑制微环境的靶向治疗，具有广泛的适用性，如肿瘤疫苗接种，以及伊马替尼（抑制IDO）、舒尼替尼（拮抗MDSC和调节性T细胞）、环磷酰胺（可以杀死调节性T细胞）、吉西他滨和5-氟尿嘧啶（杀死MDSC），以及p110γ抑制剂（消除肿瘤促进的炎症）也可能属于此类别，虽然对效应T细胞的潜在作用需要仔细研究。最近Ⅰ/Ⅱ期临床试验正在验证上述原则，如联合突变的BRAF抑制剂维罗非尼与免疫检查点的阻断抗体伊匹单抗治疗转移性黑色素瘤（NCT01400451）患者。该试验将评估联合治疗的安全性和耐受性，并提供了总生存时间的初步评估。依据上述机制，联合策略显示出巨大的潜力，可能会建立一个类似研究的范例。

促进肿瘤生长和维持的关键分子通路的发现，加上特异抑制这些通路药物的开发，导致肿瘤免疫治疗迎来了一个新的时代。同样，对抗肿瘤免疫机制的深入理解，提示联合治疗的协同作用存在可能性。将来研究的首要策略是，通过详细的免疫检测技术，彻底分析治疗前和治疗时的样本，以获得足够有意义的信息，为靶点发现和更准确的临床前模型的开发提供依据，指导进一步联合治疗的临床开发。其次，需要进行小型设计良好的试验，获得毒性、耐受性和疗效数据，以进一步临床开发合理的联合治疗。最后，加速学术、医药行业、政府和非营利机构之间的合作，同时需要增加投资，分担风险，以开发联合治疗所需的治疗药物，对将来改变大量癌症患者的治疗效果可能是至关重要的。

欧武陵

参 考 文 献

[1] Vanneman M,Dranoff G.Combining immunotherapy and targeted therapies in cancer treatment[J].Nat Rev Cancer,2012,12(4):237-251.

[2] Chowdhury PS,Chamoto K,Honjo T.Combination therapy strategies for improving PD-1 blockade efficacy:a new era in cancer immunotherapy[J].J Intern Med,2018,283(2):110-120.

[3] Huang Y,Kim BYS,Chan CK,et al.Improving immune-vascular crosstalk for cancer immunotherapy[J].Nat Rev Immunol,2018,18(3):195-203.

[4] Rotte A,Jin JY,Lemaire V.Mechanistic overview of immune checkpoints to support the rational design of their combinations in cancer immunotherapy[J].Ann Oncol,2018,29(1):71-83.

［5］ Ferris RL,Lenz HJ,Trotta AM,et al.Rationale for combination of therapeutic antibodiestargeting tumor cells and immune checkpoint receptors:Harnessing innate and adaptive immunity through IgG1 isotype immune effector stimulation[J].Cancer Treat Rev,2018,63:48-60.

［6］ Vanneman M,Dranoff G.Combining immunotherapy and targeted therapies in cancer treatment[J].Nat Rev Cancer,2012,12(4):237-251.

［7］ Melero I,Berman DM,Aznar MA,et al.Evolving synergistic combinations of targeted immunotherapies to combat cancer[J].Nat Rev Cancer,2015,15(8):457-472.

［8］ Review.Smyth MJ,Ngiow SF,et al.Combination cancer immunotherapies tailored to the tumour microenvironment [J].Nat Rev Clin Oncol,2016,13(3):143-158.

［9］ Gotwals P,Cameron S,Cipolletta D,et al.Prospects for combining targeted and conventional cancer therapy with immunotherapy[J].Nat Rev Cancer,2017,17(5):286-301.

［10］ Wargo JA,Reuben A,Cooper ZA,et al.Immune Effects of Chemotherapy,Radiation,and Targeted Therapy and Opportunities for Combination With Immunotherapy[J].Semin Oncol,2015,42(4):601-616.

［11］ Adams JL,Smothers J,Srinivasan R,et al.Big opportunities for small molecules in immuno-oncology[J].Nat Rev DrugDiscov,2015,14(9):603-622.

［12］ Tang C,Jiang W,Yap TA.Efficacy and Toxic Effects of Cancer Immunotherapy Combinations-A Double-Edged Sword[J].JAMAOncol,2018,4(8):1116.

［13］ Karam SD,Raben D.Radioimmunotherapy for the treatment of head and neck cancer[J].Lancet Oncol,2019,20 (8):e404-e416.

［14］ Deutsch E,Chargari C,Galluzzi L,et al.Optimising efficacy and reducing toxicity of anticancer radioimmunotherapy[J].Lancet Oncol,2019,20(8):e452-e463.

第七章
中医与癌症非特异性免疫治疗

　　免疫是机体有识别"自己"或"非己"物质的能力，可以排除抗原异物即非己物质以维持生理功能的平衡和稳定。祖国医学有关正气的论述早就具有免疫学的初步概念。《内经》提出真气从之，精神内守，病安从来；以及"正气存内，邪不可干"的论点。其中真气就是抵抗病邪的正气，包括脏腑之气、经络之气和营卫之气等，是人体一切机能活动和抗御病邪能力及机体生存的物质基础，所以可能对应的是人体的免疫功能。"邪气"是指一切致病因素致其病理产物，邪气有内邪、外邪之分，病原微生物和外来抗原物质属于外邪，自身抗原应属于内邪。在中医临床上，扶正补益方法均以调整肺、脾、肾为主，往往能通过调节机体免疫功能，达到强壮身体、祛除宿邪之目的。此法广泛应用于肿瘤的治疗。

第一节　恶性肿瘤病因病机与肿瘤免疫

　　关于肿瘤的病因，按中医文献分析，不外内因和外因两方面。内因可包括素质条件、精神因素、遗传影响和年龄关系等。而外邪侵入、饮食劳伤、生物诱因与其他疾病的转变等，皆属外因。内外合邪，肿瘤发生，但内因是主要的，而内因就是正气减弱、阴阳失调和。正气不足，防御能力弱，病邪易侵入，正如《内经》云："邪之所凑，其气必虚。"临床所见，往往是机体生理衰退，后天之本功能较差，对外邪抵抗差的寒型阳虚体弱的人患癌症较多。同时，寒型阳虚体弱者脏腑功能不足，易形成湿、痰、饮、瘀等病理产物，这样就产生和加重了癌症。由于正气不足，免疫监视功能低下，机体减弱了清除突变细胞的功能，导致肿瘤和持续性感染的发生。精神因素，喜、怒、忧、思、悲，恐等的严重失调，是肿瘤形成的重要内因之一。《内经》认为"暴忧之痛也"，百病生于气也，怒则气乱，劳则气耗，思则气结。精神情志的改变，对人体不利，导致正气下降，肝郁气滞，与外邪相结气滞血瘀而为癥瘕、积聚、瘿瘤，甚至肿瘤。

　　遗传影响肿瘤的发病，中医认为是由于先天不足因素，西医则认为是遗传基因异常导致。窦汉卿《疮疡全书》论黑子痣时说，此证出于肺经，或母受胎之际，不守禁忌，因去醉酒当风行房，感染邪气。先天不足，素质条件差，正气亏虚，免疫功能低易患肿瘤，从临床上发现肿瘤病人中有家族史的高于无家族史，也说明肿瘤与遗传因素有关。年龄因素方面，《内经》云："女子六七，三阳脉衰于上，面始焦，发始白；男子五八肾气衰，发堕齿槁。"从临床中发现，恶性肿瘤好发中年以上，年龄越大发病率越高。人体免疫系统中，中枢免疫器官的胸腺是机体内负责免疫功能和进行免疫应答的重要物质基础，胸腺结构和大小青春期后逐渐退化，出现生理萎缩，所以老年人易发生肿瘤。

第二节　中成药的分类

（一）根据药物来源分类

中成药可以分为单味中药来源和中药复方来源。对单味药提取物的研究相对较多，而且很多都有明确的作用机制与作用靶点，这可能主要与单位药物成分相对单一，作用机制相对容易确定有关。而复方是中医药应用的主要形式，是在中医药理论四诊八纲、理法方药、辨证论治、君臣佐使、四气五味等指导下组方遣药的，具有整体性、病程阶段性、配伍主次性、个体适应性等特点及优势，对于肿瘤等难治疾病，优势明显。目前临床上广泛使用的肿瘤中成药也多以中药复方为主。

（二）根据剂型分类

中成药可以分为胶囊、颗粒、口服液、片剂、丸散剂、注射剂、膏剂、栓剂等。对于长期虚弱或慢性病患者，宜用丸剂。丸剂在胃肠道中吸收慢，作用缓和，效力持久。片剂对于急、慢性病都适用，服用方便。进食梗阻病人、小儿患者，适宜选用冲剂，用开水冲泡即可溶解，服用后吸收较快。对于重症可选用针剂，使药物通过肌肉、静脉注射途径进入人体，吸收快，发挥作用迅速。对于肠胃功能差或局部疾病患者可选用外用膏剂或栓剂。

（三）根据治则分类

中成药可以分为扶正为主、祛邪为主、扶正祛邪兼顾的药物，要根据患者正邪虚盛的情况酌情选用，正气较强时可以攻邪为主；正气较弱时扶正、祛邪相兼顾；正气大虚时以扶正为主。

（四）根据作用途径分类

中成药可以分为肿瘤治疗用药、肿瘤辅助用药。对于一般状况较好的患者可以联合放化疗手段同时应用，对于没有放化疗适应证的患者可以单独应用以达到控制病情的目的。这类中药多为祛邪为主或扶正祛邪兼顾。肿瘤辅助类中药多以扶正为主，用于缓解肿瘤患者的各种不适症状、减轻放化疗等治疗手段的不良反应、提高机体免疫力。

第三节　恶性肿瘤中医治疗

目前恶性肿瘤的治疗，西医往往以具有一定免疫抑制作用的化疗、放疗或手术为主，缺乏较好的双向调节。恶性肿瘤是免疫缺陷病，中医讲究扶正祛邪、阴阳调的抗癌方法，祛邪而顾护其正，扶正而助其祛邪，能够充分调动机体的防疫机制，发挥多靶点、多层次、多环节的综合调控作用，在抑制肿瘤发生、发展，改善患者的生活质量，延长生存期等方面具有其独特的优势。

（一）扶正祛邪，攻补兼施

扶正是依据八纲辨证，调节阴阳平衡，调补脏腑、气血亏虚的治法，如健脾、益气、补肝肾、润肺、养血等。扶正中药在肿瘤的不同阶段均可应用。在肿瘤晚期病人及手术放疗化疗病人尤其重要。大量研究显示，对失去手术放疗化疗机会的晚期肿瘤患者采用扶正为主的中药治疗可显著改善生存质量，延长生存期。而手术放疗、化疗病人辅以扶正中药可以促进病人身体机能恢复，减轻毒副反应，增强治疗效果。中药对人体的扶正功能是多方面的，实验与临床研究证明，健脾益气、补益肝肾、滋阴润肺、养血生血等复方或单味中药，如四君子汤、六味地黄丸、复方阿胶浆、黄芪、人参等，可提高淋巴细胞增殖和网状内皮系统活力，增强机体的免疫功能，从而防止肿瘤的发生和发展，起到扶正以驱邪的抗癌效果。

常用于治疗肿瘤的扶正类中药有：健脾益气类的太子参、人参、党参、黄芪、甘草、白术、茯苓、扁豆、薏苡仁、大枣、生姜等。滋补肝肾类药有：山药、山茱萸、女贞子、五味子、巴戟天、龙眼、熟地、肉桂、杜仲、何首乌、龟板、补骨脂、紫河车、灵芝、鸡血藤、知母、枸杞子、菟丝子等。养阴润肺类药有：川贝母、天冬、麦冬、玉竹、石斛、白芍、冬虫夏草、玄参、西洋参、百合、沙苑子、银耳、天花粉、生地等。滋阴养血类药有：当归、熟地、川芎、白芍、鸡血藤、枸杞子、旱莲草、紫河车、龙眼、何首乌等。

祛邪是指抑制、排除和消灭，包括热毒、寒毒、气滞、血瘀、湿聚、痰凝等致病因子，是中医攻邪的方法，常用的有活血化瘀、清热解毒、软坚化痰、以毒攻毒等。祛邪中药在肿瘤治疗中的应用，要依据患者的病理状态，在正气较强、体能较好时可重用。如肿瘤早中期及手术后巩固治疗的病人，有助于恢复脏腑功能从而改善机体的免疫功能，抑制肿瘤生长，改善症状、提高生存质量。有一大批抗癌中草药，具有细胞毒的作用，能抑制癌细胞的增殖周期，诱导肿瘤细胞凋亡。如莪术、川楝子、泽漆、白芨、白头翁、夏枯草、生南星、生半夏、红砒、雄黄、喜树等。虽然抗癌作用较弱，但能使病人提高体质，改善症状，减缓肿瘤生长速度，从而能带瘤生存而延长生存期。

常用的清热解毒药有：三尖杉、土茯苓、大黄、山豆根、山慈姑、长春花、凤尾草、石上柏、石见穿、龙葵、仙鹤草、白英等。常用的活血化瘀药有：土鳖虫、川芎、天葵子、五灵脂、丹参、冬凌草、全蝎、虎杖、骨碎补等。常用的软坚散结类药有：八月札、山慈姑、天葵子、天南星、天花粉、石菖蒲等。常用的以毒攻毒药有：斑蝥、全蝎、蜈蚣、壁虎、露蜂房、蟾酥、蟾皮、砒霜、雄黄等。

肿瘤是一种全身性疾病的局部表现，与整体有着极其密切的关系。因此，肿瘤的治疗必须注意辨别阴阳气血的盛衰、脏腑经络的虚实、病邪的性质与强弱，以及邪正双方力量的对比，从而确定治疗方法。根据病情的具体表现，或以扶正为主，或以驱邪为主，或先攻（祛邪）后补（扶正），或先补后攻，或攻补兼施，随机应变。扶正是为祛邪创造必要的条件，祛邪是为了达到保存正气的目的。

肿瘤的癌前病变时期往往是邪气逐渐积累的过程，正气受到一定程度的损伤，治疗当以清热解毒、理气化痰等攻法为主，辅以调理脏腑功能，调节阴阳平衡，达到抗炎、抗突变、防癌变的作用。在疾病早期，患者此时正气尚存，邪气较盛，受攻，可以攻邪为主，辅兼以扶正治疗。如小柴胡汤，可以诱导 S180 细胞凋亡，促进化疗荷瘤小鼠自然杀伤细胞活性 IL-2 和 TNF-α 的产生，提高 $CD4^+/CD8^+$ 的比值。在肿瘤发展的中期，正气渐衰、邪气日盛，不能耐受强攻，可采用扶正、祛邪并重的方法。通常，扶正中药通过调补脏腑亏虚，调节阴阳平衡，从而增强人体机能，解除肿瘤对人体的免疫抑制。而祛邪中药偏重于抑制肿瘤微环境炎症反应，阻止肿瘤免疫逃逸，抑制肿瘤生长。临床常用的复方抗癌中成药，大多采用此策略。

在肿瘤发展的晚期，正气大亏、阴阳失调、邪毒壅盛，不能耐受强烈攻法，只能以扶正治疗为主，辅以祛邪治疗。通过补其亏虚、调节阴阳平衡，在一定程度上恢复脏腑功能，减轻免疫抑制，增强免疫机能，从而减缓肿瘤发展，提高生存质量，延长生存期。实验与临床研究证明，健脾益气、补益肝肾、滋阴润肺、养血生血等复方或单味中药，如四君子汤、六味地黄丸、复方阿胶浆，可提高淋巴细胞增殖和网状内皮系统活力，增强机体的免疫功能，从而防止肿瘤的发生和发展。

扶正祛邪中药在临床实践中取得了良好的抗肿瘤作用。药用沙参、天冬、玄参、人参、白术、茯苓、黄芪、补骨脂、仙灵脾、白花蛇舌草、石上柏、苦参等治疗原发性肺癌 300 例，其 1、3、5

年生存率分别为 39％、5.1％和 0.6％，改善患者生存质量，提高血清 IL-2 水平，降低血清 IL-2R 水平，调节免疫功能。健脾理气中药（党参、白术、茯苓、枳实、八月扎等）治疗原发性肝癌，配合化疗、配合放疗的 1 年生存率分别为 43.7％、36.3％和 72.7％，疗效显著优于非健脾理气方药组和对照组。同样，采用健脾益气为主的胃肠安中医药辩证治疗，显著改善不可切除性结直肠癌肝转移的预后，提高生存率，显著延长中位生存期。

（二）中药与西医联合治疗

手术、放疗、化疗是肿瘤治疗的主要方法，均为祛邪的手段，会进一步损伤正气，但又是最终恢复正气的必由之路。单用中药扶正治疗是不能完全控制肿瘤发展的，而在手术、放疗、化疗的同时采用中医扶正治疗则能减轻毒副反应，增强疗效。

1. 中医药配合手术可加速身体恢复提高远期疗效。目前，没有扩散的早期肿瘤和中期肿瘤通过手术治疗或以手术为主的综合治疗有可能获得治愈效果。中医药与手术合理配合不仅可以弥补手术治疗的不足。而且还会巩固手术治疗的效果，降低肿瘤术后复发率。中医药与手术配合治疗肿瘤常以扶正培本、调理脾胃和滋补肝肾等为主要治则。

术前患者机体内部常常存在着不同程度的阴阳失衡状态，会降低患者机体的耐受力和抗癌力。如果在术前 1～2 周内配合扶正培本中药提高免疫功能，调理患者气血阴阳、脏腑功能，以期最大限度地恢复接近阴平阳秘状态，改善患者的一般情况、提高免疫力、增强患者对手术的耐受力，为手术治疗创造有利条件，不但有利于保证手术顺利进行，术后并发症也较小。中医常施以补气养血、健脾益气、滋补肝肾治法，方如四君子汤、四物汤、八珍汤、十全大补汤、保元汤、六味地黄汤等。肿瘤患者术前应用黄芪注射液，结果白细胞计数提升，末梢血中 T 细胞活性和细胞免疫功能增强，患者的免疫力改善。

临床实践表明对肿瘤患者手术后的许多并发症，实用中西医结合治疗方法可以起到单独西医治疗难以取得的治疗作用和效果。如有些肿瘤患者的手术后的切口发生慢性感染，长期难以愈合，合理使用清热解毒、去腐生肌等治则的中药有时可以起到很好的效果。术后出现长时间的低热、身体虚弱症状，合理使用益气养阴，清热解毒等治则的中药能取得良好的效果。腹部肿瘤病人术后合理配合使用健脾理气、活血化瘀等治则的中药，可以加快术后的肠道通气，预防和减轻肠粘连。由于手术长会对机体产生不同程度的损伤，导致身体虚弱和免疫功能降低，使用扶正培本、健脾和胃和滋养肝肾等治则的中药，可以调理病人的脾胃功能，增强食欲，提高免疫功能，加快患者的术后恢复过程，常采用香砂六君子汤。参苓白术散、补中益气汤。玉屏风散，药用黄芪、防风、白术。养阴生津，适用于手术失血过多伤及阴液，以至胃阴大亏、口咽干燥、舌红少津、脉细数者，方选沙参麦门冬汤、五汁饮。

由于恶性肿瘤具有转移的特性，许多肿瘤病人在进行根治性手术后还会出现复发与转移，成为手术治疗失败的重要原因。研究表明，有些肿瘤手术后合理选用扶正祛邪等治则的中药治疗。可以巩固手术治疗效果、提高远期疗效和长期生存率。如胃癌手术后使用健脾益肾等扶正中药可以降低胃癌术后的复发与转移，提高远期疗效。

2. 中药配合化疗减毒增效。化疗药为有毒化学物质，在杀伤肿瘤细胞同时，亦会损伤正常组织，导致身体虚弱、恶心呕吐、血细胞减少等。中医药与化疗配合使用治疗肿瘤的常用治则是补气养血、降逆止呕、健脾和胃、滋补肝肾等。研究表明，中药对化疗有增效减毒作用，还可以提高肿瘤的远期疗效。

化疗时使用中药可以减毒，超到保护骨髓的作用，如制首乌、鹿茸、补骨脂、阿胶、茜草、女贞子、虎杖，提高了白细胞和血小板数量。白术、半夏、陈皮、白豆蔻、枳壳、紫苏、刀豆子等能减轻化疗药物所引起的恶心、食欲不振、腹胀等消化道反应。绿豆、甘草、猪苓、茶叶、金樱子、覆盆子等，能减轻或消除化疗引起的出血性膀胱炎和尿路刺激症状；人参、黄芪、党参、灵芝、当归、冬虫夏草等能迅速改善化疗引起的乏力、软弱等全身不舒的症状。如晚期非小细胞肺癌化疗过程中辨证使用益气养阴中药；健脾益肾冲剂对 326 例晚期胃癌术后化疗患者中，具有提高化疗完成率，改善全身状态、消化和造血功能以及免疫功能的作用。以益气健脾、清热、通络中药组成的"消瘤方"治疗晚期大肠癌，发现其能明显提高患者体内辅助性淋巴细胞的数值和细胞的活性，对因化疗引起的免疫功能损伤有良好的保护和改善作用。203 例晚期胃癌接受健脾为基础的中药治疗，化疗亚组中，中药组（51 例）的中位 OS＝19.9 个月，较对照组（45 例）的 14.0 个月延长（P＝0.015）；非化疗亚组中，中药的中位 OS＝17.9 个月，较对照组 7.5 个月延长。

（三）中药配合放疗减少放疗的毒副反应及并发症

放疗是一种局部性治疗方法，对于放疗敏感性肿瘤和区域性肿瘤可以产生很好的治疗效果，在肿瘤的综合治疗中占有重要地位。但放疗也有一些缺点和毒副作用，如对于周围正常组织的放射损伤作用、急性和亚急性放射反应、剂量限制性毒性和远期毒性等。中医认为，放射线是热毒，对机体的损伤耗气伤阴，损及津液脏腑。临床表现为胃脘不适，倦怠乏力，纳呆食少，脘胀不适，恶心欲吐，口干喜冷饮，心烦，小便黄赤，大便干结，舌红或黯红，苔黄，脉弦、滑、数。辨证为热毒内盛，津液受损，气血不和，脾胃失调，肝肾亏损。中医药与放疗合理配合使用，不仅可以减轻放疗的毒副反应，而且还可能增加肿瘤的放射敏感性，提高肿瘤的近期和远期疗效。

放疗后的唾液腺抑制、损伤，使用石斛、枫斗、生地黄、玄参、玉竹、芦根、白茅根、石豆兰、麦冬、天冬、生石膏等促进唾液分泌，改善口干、鼻干，但腺体完全破坏者难以恢复。放疗后舌苔增厚，是射线刺激的舌乳头增生，与中医辨证湿重是两回事，绝不可用化湿燥湿药如苍术、厚朴、砂仁、白豆蔻等，这些药能抑制唾液腺分泌而加重口干。肺部的放疗能引起放射性肺炎和肺纤维化。中药养肺清热的方法，能防治和减轻放疗副反应和抗纤维化。可选用南北沙参、石斛、玄参、知母、生石膏、肺形草、石豆兰、落得打、百合、生梨皮、西瓜皮、川贝母等。腹部放疗能引起放射性肠炎而大便出血，中药可用健脾清热止血的方法。

应用中药配合放射治疗肿瘤应注意以下几点：首先审证求因，辨证论治。由于患者体质各异，表现为从寒而化、从温而化的症状，治疗应根据不同的证候特点，选择合适的方药。其次标本兼顾，治病求本，临床宜根据症候表现及脏腑病机确定标本缓急，决定治疗。最后未病先防，既病防变。中药应在放疗前 3～4 d 就开始服用，直到放疗结束后 3 月，最大程度减轻毒副作用，增强疗效。

（四）常用的方法

中药对增效减毒依然要遵循辨证治疗的原则，依据肿瘤患者的病理状态施以相应的治疗，常用的方法有：

1. 益气养血。对于表现为神疲乏力、肢体软弱、心悸气短、眩晕、汗出较多、夜眠欠佳、舌淡红、苔薄白、脉细弱等机体虚弱者，中医辨证为气血亏虚，可投以十全大补汤加减。方药：炙黄芪、党参、白术、茯苓、炙甘草、熟地、白芍、当归、炒枣仁、夜交藤、防风、陈皮。

2. 健脾和胃。对于有疲乏、纳呆、食少、脘痞胀、嗳气泛酸、恶心、呕吐以上诸症食后益甚、便溏、腹泻、苔薄白腻或薄黄、脉细滑或细弦等消化道反应严重者，中医辨证为脾胃不和，可投以香砂六君子汤加减。方药：生黄芪、白术、半夏、陈皮、枳壳、木香、砂仁、淡竹茹、焦三仙。恶心、呕吐、严重者，加旋覆花（包煎），生赭石（先煎）；伴口干、胃脘灼热、泛酸甚者，去半夏、砂仁，加麦冬、石斛、海螵蛸。胃脘疼痛着，加元胡、金玲子、白芍；腹泻严重者，去淡竹茹，加厚朴、炒薏苡仁、茯苓、补骨脂、肉豆蔻。

3. 健脾益肾。对于化疗引起骨髓抑制造成血象下降，血小板减少者，中医辨证多为脾肾两虚，脾虚后天失养，气血生化乏源。肾虚精亏，髓海失充，均可引起血象下降，导致贫血。治法：健脾益肾，方选四君子汤合河车大造丸加减。方药：黄芪、白术、茯苓、菟丝子、山萸肉、紫河车、当归、熟地、枸杞子、女贞子、炙甘草。

4. 清热解毒。选用金银花、连翘、山豆根、黄连、天花粉、蒲公英、板蓝根等；益气养阴选用生地、玄参、麦冬、石斛、天花粉、芦根、天冬等；凉补气血选用生黄芪、沙参、西洋参、生地、丹参、鸡血藤等；健脾和胃选用党参、白术、茯苓、陈皮、半夏、木香、砂仁、甘草等；滋补肝肾选用枸杞子、女贞子、何首乌、山萸肉、菟丝子、补骨脂等。

第四节　中药及中药多糖调节肿瘤免疫研究进展

中药及其复方化学成分复杂，其具有免疫活性的有效成分主要有多糖类、苷类、生物碱类、黄酮类、多酚类、酯类，均具有广泛的抗肿瘤与免疫调节作用，其中研究最多的是多糖类。多糖（polysaccharide）是由 10 个以上单糖通过糖苷键连接而成的线性或分支的聚合糖，可用通式 $(C_6H_{10}O_5)_n$ 表示，具有抗衰老、抗肿瘤、免疫调节等功能，其在有效剂量下毒副作用较轻或者没有毒副作用。

（一）中药多糖参与效应 T、B 淋巴细胞抗肿瘤免疫调节

T 淋巴细胞和 B 淋巴细胞是抗肿瘤适应性免疫应答的主要效应细胞。肿瘤自身可以产生许多免疫抑制因子，导致 T、B 淋巴细胞激活困难，而许多中药多糖具有较强的激活 T、B 淋巴细胞作用，可抑制肿瘤细胞的生长。槐耳多糖在体内可以抑制 H22 肝癌荷瘤小鼠肿瘤的生长，延长荷瘤小鼠总生存期，促进 T、B 淋巴细胞增殖，可使 CD4$^+$ T 细胞比例增加，而 CD8$^+$ T 细胞比例下降；以及促进了 IL-2 和 IFN-γ 的分泌，抑制了 IL-10 的分泌。毒副作用方面，槐耳多糖在治疗剂量内对小鼠肝肾功能的影响很小。胃内灌注纯化的丹参多糖对胃癌模型小鼠进行干预，发现该治疗明显改善了荷瘤小鼠免疫器官质量指数，促进了 T、B 淋巴细胞增殖及抗肿瘤细胞因子的分泌，增强了 CTL 的杀伤活性。枸杞多糖、女贞子多糖、红芪多糖、淫羊藿多糖、人参果多糖、云芝多糖、海胆黄多糖等许多补益类中药多糖具有较强的激活 T、B 淋巴细胞作用。

（二）中药多糖参与 Treg 细胞的免疫调节

Treg 细胞是能够识别靶细胞 MHC 分子所提呈的 T 细胞受体-抗原肽，并发挥一定免疫抑制作用的 T 细胞。目前许多研究表明中药多糖可以抑制 Treg 细胞的数量，改善肿瘤患者的免疫功能，增强抗肿瘤免疫应答。

对负荷 B16-F10 肿瘤 C57 BL/6 小鼠进行不同剂量黄芪多糖干预，结果发现其能够抑制 B16-F10 肿瘤的生长，降低脾脏中 Treg 细胞的比例，同时也可降低脾脏中 TGF-β mRNA、IL-10 mRNA 的量。原发性肝癌患者接受肝动脉化疗栓塞术前后予以香菇多糖干预，发现干预组治疗前与对照组治疗前 Treg 细胞数量差异无统计学意义，但干预组治疗后较对照组治疗后 Treg 细胞数量明显减少，表明香菇多糖可以调节肿瘤患者血中 Treg 细胞水平，改善患者免疫功能。甘草多糖可明显抑制小鼠肿瘤的生长，使 H22 肝癌荷瘤小鼠淋巴结和脾脏中 Treg 细胞水平明显下调。研究发现，黄芪、苏木等益气活血药与模型组、活血药组相比可以通过减少 Lewis 肺癌模型小鼠脾 Treg 细胞数量，

使 CTLA-4 及 Foxp3 mRNA 表达逆转小鼠体内的免疫耐受状态；而补中益气汤、四物汤等则能够激活并提高外周血巨噬细胞活性，增强主动免疫细胞的监视功能，逆转肿瘤导致的免疫抑制；淫羊藿能够降低体内脾脏浸润的 MDSC 数量，并同时使树突状细胞和巨噬细胞分化及 IL-6、IL-10、TNF-α 水平降低。

（三）中药多糖参与 DC 的免疫调节

DC 是免疫应答的启动者，成熟后则具有较强的抗原提呈功能，可以刺激初始 T 淋巴细胞活化，引起抗肿瘤免疫应答作用。一些研究者发现，人参多糖、地黄多糖和海带多糖均可通过下调酸性磷酸酶活性而促进骨髓 DC 的成熟。其主要表现为吞噬活性下降、抗原提呈能力增加，并高表达细胞表面分子 MHC-Ⅱ、CD80、CD86、CD40 和 CD83，释放高水平 IL-12 和 TNF-α。同时激活 T 淋巴细胞，产生强大的抗肿瘤免疫应答。桔梗多糖不仅可增加 DC 表面 CD80、CD86、CD40、MHC-Ⅱ/MHC-Ⅰ类的分子表达，诱导细胞表型成熟，同时也可以增加 IL-12、TNF-α、IL-6、IL-10、IL-1β 以及 INF-β 表达，桔梗多糖通过与 DC 表面 TLR4 结合诱导其功能成熟。桔梗多糖处理过的 DC 还可以增强同种异源性 T 淋巴细胞刺激能力。

（四）中药多糖参与 NK 细胞的免疫调节

NK 细胞不表达特异性抗原识别受体，通过表面活化性受体和抑制性受体对自己和非己进行识别，无须抗原预先刺激，并通过分泌颗粒酶和穿孔素直接杀伤肿瘤和病毒感染的靶细胞。槐耳多糖可以增加 H22 肝癌荷瘤小鼠体内 NK 细胞数量；丹参多糖明显增强了胃癌模型小鼠体内 NK 细胞的杀伤活性，增强了免疫功能，抑制了肿瘤细胞的生长。而且女贞子多糖、党参多糖、白条党参多糖、刺五加多糖、夜来香多糖等均显著增加 NK 细胞活性。

（五）中药多糖参与巨噬细胞的免疫调节

巨噬细胞表面具有多种模式识别受体、调理性受体和细胞因子受体，具有直接杀伤病原体、胞内寄生菌和肿瘤等靶细胞，参与炎症反应、加工提呈抗原启动适应性免疫应答以及自身分泌细胞因子发挥免疫调节等作用。研究证明中药多糖的免疫调节作用，可能与中药多糖调节巨噬细胞吞噬和增强抗原提呈功能有关。黄芪多糖可以增强巨噬细胞产生 TNF-α 和 IL-1β，增强抗肿瘤作用，而运用 TLR4 突变小鼠和 TLR4 抗体可以消除这种作用，证明其增强细胞因子分泌功能是通过与 TLR4 结合而起作用的。刺五加多糖（ASPS）可以激活 NK（自然杀伤细胞）和巨噬细胞，增强机体免疫功能。研究发现夜来香多糖、木瓜多糖、桔梗多糖等可以增强巨噬细胞功能，增加其杀伤肿瘤细胞活力。

（六）中药多糖参与 γδT 细胞的免疫调节

γδT 细胞是执行固有免疫功能的 T 细胞，其 TCR 由 γ 和 δ 链组成。它的 TCR 缺乏多样性，可直接识别某些完整的多肽抗原，无须抗原处理和提呈过程，无 MHC 限制性，γδT 细胞所识别的抗原种类有限。研究表明，γδT 细胞可以对多种肿瘤产生明显杀伤活性。孙玉舒等研究发现，黄芪多糖和甘草多糖可以明显地抑制荷瘤小鼠肿瘤生长且具有剂量依赖特性，原因是中药多糖处理组 γδT 细胞扩增能力增强，分泌的细胞因子 INF-γ、TNF-α 和颗粒酶明显增多，同时增加了细胞表面 Fas-L 的表达。

（七）中药多糖调节肿瘤免疫应答的临床治疗

中药多糖具有调节肿瘤免疫应答功能且低毒或者无毒副作用，患者比较易于接受。目前我国已有许多中药多糖应用于临床辅助治疗，增强了临床疗效，降低了其他治疗毒副作用。香菇多糖协同吉西他滨联合顺铂治疗 Ⅳ 期肺鳞癌。结果发现香菇多糖组的有效率为 86.7%，对照组为 76.7%，差异没有统计学意义；但香菇多糖组胃肠道反应、骨髓抑制和肾功能损害等不良反应发生率均低于对照组（$P<0.05$）；香菇多糖组患者化疗后的 CD3$^+$、CD4$^+$ 和 CD8$^+$ T 细胞均高于化疗前。用黄芪多糖联合 EOF 方案治疗晚期胃癌，发现黄芪多糖组有效率为 55.8%，高于对照组的 41.9%，且在减轻不良反应、提高生活质量、增强免疫功能方面均优于对照组，差异有统计学意义（$P<0.05$）。因此认为 EOF 方案联合注射用黄芪多糖治疗晚期胃癌可以提高疗效，减轻不良反应，增强免疫功能，提高生活质量。人参多糖注射液辅助 GP 化疗方案治疗非小细胞肺癌的疗效，观察组的总有效率为 58.5%，高于对照组的 41.5%，同时观察组的 CD3、CD4 和 CD4/CD8 T 细胞均显著高于对照组，而 CD8$^+$ T 细胞显著低于对照组（$P<0.05$）。目前在我国临床上市的具有抗肿瘤免疫调节作用的还有猪苓多糖、云芝多糖、紫芝多糖以及灵孢多糖等，均在各种肿瘤的临床辅助治疗中获得了较好的疗效。

大量实验研究表明，中药多糖类药物具有较好的调节肿瘤免疫应答作用，且具有毒副作用较小等特点。目前进入临床应用的中药多糖相对较少，许多新开发的中药多糖尚处于实验研阶段，但已表现出较强的调节肿瘤免疫应答的功能。相信不久的将来会有更多的中药多糖用于临床抗肿瘤辅助治疗，造福广大肿瘤患者。

第五节 不同类别的抗肿瘤中药的免疫调节作用

免疫治疗是肿瘤治疗的新方向，分为主动免疫治疗和被动免疫治疗，前者着重激发机体抗肿瘤免疫应答能力，后者是向宿主注入抗肿瘤活性因子或细胞。随着对中药在机体内作用机制的深入研究，在中医整体观的思想指导下，开始探讨中药对机体免疫功能的影响。我们根据抗肿瘤中药不同类别进一步探讨其免疫调节作用。

（一）补益扶正类的免疫调节作用

由于肿瘤是本虚标实之症及肿瘤消耗、手术、放疗与化疗的介入，癌症患者常存在阴阳失调、气血亏虚、脏腑功能低下等正气亏虚之象，因此，用于补虚固本的扶正培本法被广泛地运用于肿瘤临床。研究表明，很多补益扶正方药对荷瘤机体的免疫起促进作用，对体液免疫、细胞免疫、免疫活性因子均有一定的调节作用。

1. 解除免疫抑制细胞的作用。健脾益气中药党参具有广泛的药理作用，可增强机体的抵抗力，如抗缺氧、抗放射损伤、抗低温等，调节垂体肾上腺皮质功能、心血管系统及消化系统及机体免疫功能，对造血功能也有促进。Wistar 大鼠 HCC 模型中，采用健脾理气中药（党参、茯苓、白术等）水煎醇沉后混于饲料中服用，结果发现，健脾理气中药能降低 HCC 微环境中 Treg 细胞数量，进而改善微环境中的免疫耐受状态，达到抑制 HCC 细胞发生、发展及转移的目的。健脾益肾颗粒、扶正中药颗粒可以刺激 T 细胞及 B 细胞增殖，增强 NK 细胞的细胞毒活性，从而增强机体免疫力。相关类似扶正固本中药方药如黄芪扶正汤、贞芪扶正颗粒、固元冲剂等均有上述作用。据国内外相关文献报道，黄芪、人参、西洋参、女贞子、淫羊蕾等扶正中药均能消除 Treg 细胞的活性，使肿瘤患者体内具有活化淋巴细胞效能的各种非特异刺激物如植物血凝素 PHA、刀豆素 ConA、美洲商陆 PWM，葡萄球菌肠毒素 B 等的增殖反应得到恢复。黄芪甲苷、β-榄香烯（莪术中提取而来）及其联合应用可显著增强 DC 细胞表面 MHC 分子和免疫共刺激因子的表达，并能促进 IL-12、IL-6 等细胞因子的分泌，增强其抗原提呈功能，提高 DC 细胞免疫监视的能力。人参皂苷 Rg3 联合细胞因子可对正常人单核细胞体外诱导形成形态、表型及功能都符合 DC 特征的细胞，可使单核细胞诱导

DC 产率增加，并增强其抗原提呈能力，从而提高机体特异性免疫功能。同时，人参皂苷 Rg3 可提高 NK 细胞与肿瘤细胞的结合率，从而增强 NK 细胞对肿瘤细胞的杀伤活性，起到较强的抗肿瘤作用。黄芪有效成分 F3 在体外与 IL-2 在诱导 LAK 细胞方面有协同作用。84 例恶性肿瘤患者采用健脾益气（四君子汤）中药联合 CIK 细胞治疗，发现中药汤剂治疗能有效提高患者 T 细胞亚群中 CD3$^+$、CD4$^+$ 和 CD4$^+$/CD8$^+$ T 细胞的含量，改善患者细胞免疫功能。

2. 促进干扰素的产生。干扰素主要通过抑制肿瘤细胞增生、促进肿瘤细胞凋亡、抑制癌基因表达、调节免疫、抗肿瘤血管生成、抑制肿瘤转移、与其他抗肿瘤药物有协同作用、诱导肿瘤细胞分化等机制达到抗肿瘤效果。许多中草药具有内源性干扰素诱生或促诱生作用，如 IFN-α 诱生类中药有党参、香菇、灵芝、猪茯苓、刺五加、黄芪、当归、人参、白术等，能促进单核细胞吞噬功能，主要表现出 CD3$^+$ 及 CD8$^+$ 的降低，IgA、IgG 及 CD4$^+$、CD4$^+$/CD8$^+$ 的升高；IFN-β 诱生类中药有黄芪、人参等，能升高 IgM，促进抗体产生，对 B 细胞可能有激发作用。从甘草中提取的甘草酸及甘草次酸制剂—强力新（Mino-C），此为干扰素 γ 诱生剂，对细胞免疫有增强作用，能激活 T 淋巴细胞，提高淋巴细胞转换率。

结合肿瘤免疫进行的研究，除了上述单药外，还有补中益气汤、四君子汤、六味地黄丸、四物汤、十全大补汤、补中益气汤、桃红四物汤、贞芪扶正冲剂、滋阴壮阳合剂、益血灵、复方生脉注射液等复方补益药方剂，对脾虚、肾虚、血虚荷瘤动物模型有显著的改善免疫功能的作用。四君子汤能促进 IL-2 的生成，还能促进 IL-1 的生存并通过 NK、IFN 和 IL-2 网络提高机体的免疫功能；另外，四君子汤对正常小鼠 NK 细胞毒性影响不大，但能增强 ADCC 活性，当 NK 及 T 细胞活性被环磷酰胺所抑制时，四君子汤能显著恢复这两类细胞的细胞毒活性。而六味地黄汤也有类似现象，并能增强红细胞的免疫功能；四妙解毒汤有诱导干扰素、肿瘤坏死因子、IL-2 的产生、增强 LAK 细胞活性等调节宿主免疫功能的作用。

（二）清热解毒法的免疫调节作用

恶性肿瘤，特别是中晚期有转移者常见发热、肿块增大、局部灼热、疼痛、口渴、便秘、舌红苔黄、脉数等症，皆属邪热瘀毒之候，治疗当以清热解毒为法。现代研究认为，清热解毒法除具有解毒、解热、抗炎等药理作用外，还具有一定的抗肿瘤与免疫调节作用，其抗炎作用亦有抑制免疫逃逸效应。

大黄素是从虎杖、大黄等中药中提取出的有效成分，具有较强的抗肿瘤活性。使用大黄素处理后的肿瘤细胞会抑制 NF-kB 的活化，下调 CT26 细胞胸腺和活化调节趋化因子 17（CCL17）的表达，从而使 Treg 表面的 CCR4 表达降低，抑制 Treg 在肿瘤局部的聚集，改善肿瘤免疫抑制。从苦参根提取出的黄酮类化合物三叶豆紫檀杆具有体外抑制人卵巢癌 A2780 细胞和人肺癌 H23 细胞的生长，不仅呈剂量依赖性的抑制 TNF-α 和 IL-6，而且也抑制脂多糖的环氧合酶-2（COX-2）的全身表达。黄芩苷能抑制肿瘤增殖，诱导肿瘤细胞凋亡；可能通过减少 RORγt（一种诱导 Th17 的细胞因子）的表达，上调 Foxp3 及降低 IL-17 的表达从而达到抑制 Th17 细胞的效果；在体内研究中，黄芩苷也可以通过抑制 IL-6 和 IL-23 的表达减少 Th17 细胞的分化，从而降低炎症反应。鱼腥草、白花蛇舌草、山豆根等药能提高体内单核吞噬细胞系统的吞噬功能。冬凌草、白花蛇舌草、马蔺子等药物能增强肿瘤周围及其间质的淋巴浸润；如水牛角能增加淋巴细胞数量，兴奋肾上腺皮质；蜂房能提高 T 淋巴细胞功能和抑制体液免疫作用。某些清热解毒药物可抑制机体免疫，如垂盆草苷能抑制由细胞介导的移植物抗宿主反应。个别药物具有对机体免疫的双向调节作用，如大剂量肿节风抑制巨噬细胞及 T 细胞系的功能，而小剂量则有增强免疫的作用。

（三）软坚散结化痰类的免疫调节作用

某些肿瘤属于中医"癥瘕"的范畴，其一旦形成后，聚结成块，坚硬如石。《内经》提出，"坚者削之""结者散之"。高秉钧《疡科心得集》曰："癌瘤者，非阴阳正气所结肿，乃五脏瘀血浊气痰滞而成。"《丹溪心法》曰："痰之为物，随气升降，无处不到。"无论因痰致病，或因病聚痰，在肿瘤形成过程中，痰浊都是发生发展的重要因素。因而软坚化痰、消肿散结是治疗肿瘤的基本法则。

临床与实验研究证明，软坚散结化痰药物中的山慈姑、夏枯草、生牡蛎、猫爪草、半夏、皂制、瓜蒌、南星、硇砂、黄药子等化痰药对 S180 瘤株有抑制作用，半夏还有免疫佐剂的作用。天花粉蛋白能够促进抗原特异性效应 T 细胞的增殖，增加荷瘤小鼠 Th1 细胞因子的分泌，诱导更多的记忆 T 细胞，因此提高抗肿瘤反应并诱导肿瘤免疫。鳖甲煎丸可显著增加荷瘤小鼠外周血中 CD4$^+$T 淋巴细胞，显著降低 CD8$^+$T 淋巴细胞亚群的比例，使 CD4$^+$/CD8$^+$明显升高，提高肝癌荷瘤小鼠血清 IFN-γ、IL-2 的水平，发挥较强的抗肿瘤作用。

（四）活血化瘀法的免疫调节作用

清·王清任曰："气无形不能结块，结块者必有形之血也，血受寒则凝结成块。"国内外相关研究显示，肿瘤患者多呈血液高凝状态，活血化瘀法是治疗肿瘤的常用法则。活血化瘀中药毛冬青、昆布等具有抗凝与纤溶作用，丹参、虎杖、夜交藤、鸡血藤等具有抗凝与纤溶作用，益母草、郁金、桃仁、三棱、川芎等能降低血黏度和红细胞凝聚性。活血化瘀中药莪术、肿节风、喜树、地鳖虫、斑蝥、三棱、血竭、水蛭、南星等均能直接杀灭肿瘤细胞。部分活血化瘀中药具有免疫调节作用。

在肺癌患者及健康患者外周血培养液中加入川芎嗪后进行对比研究发现，与健康组相比，肿瘤患者血清 IFN-γ 和 IL-2 水平轻微降低。川芎嗪可以提高肺癌细胞中 IFN-γ 与 IL-2 的表达，加强巨噬细胞的杀伤功能，同时降低 Th2 细胞因子的表达。这些结果表明，川芎嗪可以逆转 Th2 细胞因子的状态，可能是治疗肺癌的一种潜在方法。川芎及其有效成分阿魏酸钠能使患者淋巴细胞功能恢复，并促进淋巴细胞转化。三棱、莪术提取物的修饰制剂（SE）的肿瘤细胞疫苗，治疗 B16 小鼠恶性黑色素瘤，发现 SE 修饰的瘤苗组存活时间，与单纯瘤苗组、单纯 SE 中药组相比，瘤苗免疫后的小鼠存活期明显延长，对照组的 LAK 细胞对 B16 的杀伤效应低于 SE 中药组。利用 SE 中药修饰的瘤苗免疫长期存活的小鼠脾细胞制备 LAK 细胞，较同龄未免疫小鼠的脾细胞制备的 LAK 细胞具有更强的抗瘤性。动物实验发现：桃红四物汤、大黄牡丹汤、当归补血汤等活血化瘀复方，以及三七、川芎、当归、莪术等单味中药能够增强单核吞噬细胞系统的功能；鸡血藤、川芎、红花、漏芦、王不留行对淋巴母细胞的转化及玫瑰花结形成率有一定的促进作用。某些活血化瘀药物已被证实对实验肿瘤具良好的抑制效应，但其免疫学研究则被证明有免疫抑制作用，如雷公藤对早期未分化的免疫蛋白合成细胞的特异性抗体产生有抑制作用。

（五）以毒攻毒法的免疫调节作用

多数以毒攻毒的中药被证明具有细胞毒作用，对免疫能产生抑制作用，如蛭虫、蜈蚣、蜂毒、喜树碱、三尖杉碱等药物，能带来对机体免疫的抑制。但是，有研究证明，以毒攻毒类药物中也不乏具有免疫增强作用的中草药，蜈蚣多糖与蛋白复合物可以抑制荷瘤小鼠肿瘤的生长并延长其生存时间，与其提高 NK 细胞、CTL 的活性、Th1/Th2 比例相关，同时发现该复合物可以抑制自身的细胞因子（IL-10，TGFβ）mRNA 表达；喜树碱能使肿瘤患者皮肤迟发超敏反应增强。

晚期恶性肿瘤患者 200 例，A 组 100 例采用华蟾素注射液治疗，B 组 100 例常规对症治疗作为对照，发现与对照组相比，A 组患者 NK 细胞活性以及 T 淋巴细胞亚群显著提高，感染机会明显减少，生存质量提高，$P<0.05$。也有研究显示，华蟾素有助于提高 CIK 细胞的细胞毒活性。故对以毒攻毒药物免疫调节作用的机制尚需进一步深入研究，具体药物具体分析。

通过以上对常用于肿瘤临床的中医治疗法则的免疫学机制的分析，不难看出中医药调节免疫机制的复杂性，与中医药化学成分的多样性有很大关系。对扶正中药大多集中于免疫促进方面的研究探讨，而对其可能存在的免疫抑制作用机制的研究尚很欠缺；相反，对于活血化瘀中药、清热解毒中药、以毒攻毒中药的研究则重视免疫抑制机制方面的探讨，而对免疫促进作用的抗肿瘤机制研究的相对较少。另外，抗肿瘤中医治疗法则的免疫学机制研究还应注意以下几点：

除了进一步深入研究扶正培本法则的免疫机制外，还应进一步合理配伍，提高疗效，提供科学依据。注意应用药物的剂量，因为某些药物对机体免疫功能具双向调节作用。重视辨病与辨证相结合。有研究证实，按照中医传统的辨证原则，对带瘤的"脾虚"动物模型应用健脾药，可提高其降低的 NK 细胞活性，而用软坚散结药时则此作用不明显。用清热解毒抗癌药时 NK 细胞的活性更低，这说明辨证论治的重要性。临床研究还发现，化疗药与扶正药合用，有可能使肿瘤缩小最明显，而 NK 细胞活性恢复最好。依据免疫学角度选药组方的过程中，应尽量符合辨证的要求又重视药物的免疫调节方面，其治疗效果会更理想。另外，应用具有免疫抑制作用的中药时应注意适当配伍具有免疫增强作用的中药，可能会使复方既达到治疗目的又不致抑制免疫功能。

第六节　常用抗癌中成药与免疫调节

中医治疗已经成为肿瘤综合治疗策略中不可或缺的一种手段，我国是天然药物大国，肿瘤中成药发展迅速，肿瘤中成药生产企业在中药基础研究和中药现代化发展上对吸收利用率、给药途径、剂型、生产工艺等方面做出了很大的改进，产生了一批临床应用广泛、疗效确切的中药制剂。目前，临床上常用的肿瘤中成药有 100 余种。

以补虚扶正为主的中药，能纠正机体脏腑、气血虚损，调节机体阴阳平衡，多具有良好的免疫调节作用，纠正患者的免疫异常，提高机体免疫能力，可用于虚症患者及配合手术、放疗、化疗及术后巩固治疗。如气血双补的八珍汤、十全大补丸，滋补肝肾的六味地黄丸，滋补肺肾的百合固金丸，益气升阳、调补脾胃的补中益气丸，益气、补血养心的归脾丸，益气实胃、固表止汗的玉屏风散。

除了上述传统经方外，尚有许多新创制的中成药，如肿瘤辅助用药健脾益肾颗粒，补气养血、健脾益肾的参芪十一味颗粒，培元固本、补益气血的参一胶囊，补气养血、健脾益肾的参芪片，补肺肾、益精气的百令胶囊，金水宝、至灵胶囊，补气养阴的贞芪扶正胶囊，益气养阴、清热解毒的金复康口服液，补益精气、健脾养心的云芝糖肽胶囊，扶正、祛湿的香菇多糖注射液、猪苓多糖注射液，益气扶正的参芪扶正注射液，益气扶正的康艾注射液，益气养阴、消瘀散结的康莱特注射液，等。这些中药多能改善身体虚弱状态，减轻疲乏、食欲下降、体重下降、白细胞减少和贫血等症状，提高手术、放疗、化疗及脏腑虚损导致低下的免疫功能。

（一）参芪扶正注射液的抗肿瘤与免疫调节作用

参芪扶正注射液是以传统药物党参、黄芪为主要原料，经水提取后与氯化钠配制而成的制剂，具有益气扶正的功效，与化疗药物合用有助于提高疗效，对抗癌药物有显著的减毒增效作用。

1. 改善免疫功能。实验研究表明，参芪扶正注射液可通过提高肺癌小鼠化疗后血清中 IL-2 和 INF-γ 的含量而提高机体免疫功能。应用参茂扶正注射液的观察组患者中，白细胞和血红蛋白降低程度明显轻于安慰剂组的（$P<0.05$），CD3$^+$、CD4$^+$、CD4$^+$/CD8$^+$ 水平明显高于安慰剂组（$P<0.05$）。参芪扶正注射液与 FOLFOX 方案化疗治疗结直肠癌患者，可降低 Treg 细胞数量，IL-12、

IFN-γ因子含量明显增加。参芪扶正注射液对肿瘤化疗免疫功能的调节作用，在乳腺癌、胃肠道恶性肿瘤的临床治疗中均得以证实。参芪扶正注射液配合化疗治疗血液恶性肿瘤患者，能比单纯化疗组患者明显提高外周血白细胞计数和血红蛋白，以及 $CD3^+$、$CD4^+$、$CD4^+/CD8^+$ 水平，对肺癌化疗患者的造血功能和免疫功能也可以保护。

2. 增效减毒。参芪扶正注射液配合化疗在胃癌患者治疗中具有协同增效的作用，通过对 90 例非小细胞肺癌的临床对照实验发现，参芪扶正注射液联合 NP 方案化疗，3 年生存率治疗组为 44.45%，对照组为 17.7%（$P<0.05$），提示本品有助于提高远期生存率。

3. 改善症状，提高生存质量。参芪扶正注射液用于辅助治疗气虚症的胃癌、肺癌，使患者气虚症状明显改善，其体重、食欲明显增加，体力状态、睡眠明显改善，恶心、呕吐、疼痛明显减轻。

（二）攻邪为主中成药的抗肿瘤与免疫调节

攻邪为主的中药，具有抑制肿瘤的增殖、阻断细胞周期、诱导细胞凋亡、抑制肿瘤血管生成等作用，在实验与临床研究中体现出改善肿瘤的免疫机能。常用的有：活血祛瘀温经止痛的少腹逐瘀丸，祛瘀化痰、软坚消癥的鳖甲煎丸，消癥化瘀的回生口服液。破血消瘀攻毒蚀疮的复方斑蝥胶囊，肝复乐片，解毒消肿止痛的华蟾素片，破瘀散结、解郁通络的金龙胶囊，扶正祛邪、软坚散结的康力欣胶囊，活血化瘀、止痛散结、清热解毒、扶正祛邪的平消片/胶囊，祛邪扶正、亲热解毒、活血化瘀的威麦宁胶囊，清热解毒、化痰软坚的消癌平片，清热燥湿、解毒消癥的鸦胆子油口服乳液/胶囊/注射液，清热解毒、消肿止痛、活血化瘀、软坚散结的华蟾素注射液/片，清热利湿、凉血解毒、散结止痛的苦参注射液，逐瘀利水的榄香烯注射液，等。这些中成药广泛用于抑制肿瘤生长、控制症状、改善身体状况。

临床上应用更多的是攻补兼施的中成药。扶正祛邪相兼顾的中成药应用广泛，如扶正祛邪、软坚散结的康力欣胶囊，清热解毒、消癥散结的艾迪注射液，健脾理气、化瘀软坚、清热解毒的肝复乐，益气养血、清热解毒、理气化瘀的紫龙金片，祛邪扶正、通络散结的复方红豆杉胶囊，解毒散结、消肿止痛的加味西黄丸，清热解毒、活血化瘀、软坚散结的参莲胶囊，扶正活血的槐耳颗粒，等。

下面以祛邪为主的复方苦参注射液为例，介绍祛邪及扶正祛邪结合中药的临床应用与免疫调节作用。复方苦参注射液（CKI）是由苦参、白土苓经加工制成的中药制剂，其有效成分为苦参碱、氧化苦参碱、氧化槐果碱、甲基氧化偶氮甲醇樱草糖苷等。主要功效为清热利湿，凉血解毒、散结止痛。用于癌肿疼痛、出血。该药不仅具有良好的抑制肿瘤作用，还可以通过增强 B 淋巴细胞和 T 淋巴细胞的免疫功能，升高白细胞，提高骨髓造血功能，调节机体免疫力，增强机体免疫功能。单用或合用对癌性胸腹水都有一定效果。

CKI 可以显著提高 NSCLC 同步放化疗肺癌患者的免疫功能，治疗后的 $CD3^+$、$CD4^+$、$CD4^+/CD8^+$ 以及 $CD16^+/CD56^+$ 细胞数量明显增加。83 例肺癌化疗患者随机分为复方苦参注射液联合化疗和对照组（化疗），另外选取 31 例健康人作为空白对照组，同样观察外周血 T 淋巴细胞和 NK 细胞数。结果发现，观察组和对照组中患者的外周血 T 淋巴细胞 $CD4^+/CD8^+$ 及 NK 细胞数均较空白对照组降低（$P<0.05$），但 CKI 组各指标均显著高于对照组。进一步表明，应用复方苦参注射液可改善化疗对肺癌患者的免疫抑制状态。

在 N-甲基-N-硝基-N-亚硝基胍（MNNG）诱发的胃癌模型中，CKI 显著提高了血清 IgA、IgG、IgM、IL-2、IL-4 和 IL-10 水平，降低血清 IL-6 和 TNF-α 水平以及过氧化脂质水平，提示 CKI 增强机体免疫活性，抑制胃部癌变。胃癌术后化疗患者给予复方苦参注射液处理，提高外周血 NK 细胞数量及 $CD4^+/CD8^+$ 细胞比值，有效增强患者的免疫功能。复方苦参注射液联合肝动脉插管栓塞化疗治疗原发性肝癌，CD3$^+$，CD4$^+$及CD4$^+$/CD8$^+$T细胞升高（$P<0.05$），CD8$^+$T细胞上升（$P<0.01$），增强细胞免疫功能，改善临床症状，延长生存期。

术后放疗联合复方苦参注射液治疗乳腺癌，CD3$^+$、CD4$^+$、NK细胞及CD4$^+$/CD8$^+$值较治疗前明显提高（$P<0.05$），乳腺癌术后化疗患者复方苦参注射液，提高IL-4、IL-10水平，以及增强CD4$^+$、CD8$^+$T细胞的活性。

同样宫颈癌患者，化疗基础上给予复方苦参注射液静脉注射，CD4$^+$、CD8$^+$T细胞阳性细胞的百分率，与对照组比较差异均有统计学意义。Treg细胞占T淋巴细胞的比例、Treg细胞占CD4$^+$T淋巴细胞的比例均明显降低。卵巢癌化疗基础上给予复方苦参注射液，CD3$^+$、CD4$^+$、CD4$^+$/CD8$^+$和NK细胞均不同程度提高（$P<0.05$）。中晚期肾细胞癌患者，复方苦参注射液联合CIK细胞治疗后，患者CD3$^+$、CD4$^+$T细胞升高，CD4$^+$/CD8$^+$比值升高。

上述研究发现复方苦参注射液具有改善肿瘤患者免疫功能作用，但缺乏多中心大样本研究为其不足，尚需进一步研究。

第七节　其他中医疗法与肿瘤免疫调节

中医博大精深，治疗方法多姿多彩，除了中药常规治疗，还有很多治疗方法，常用的有中药外治、中医食疗、音乐治疗、针灸治疗、气功等，可以提高机体非特异性免疫功能，起到一定的抗肿瘤效果。

中药外用常用于消肿止痛，外用中药可发挥免疫增强剂作用，金黄膏、玉红膏、黄连膏激活小鼠腹腔巨噬细胞，其趋化性加强，向炎症病灶聚集，促使炎症消失。中药激活的巨噬细胞，体积大，伪足多，胞质内吞噬空泡多，但这种作用必须激活血清中的补体成分才能产生趋化作用。

中药食疗是以中医理论为指导，结合现代营养学、药理学知识，选用具有防癌抗癌作用的药物和食物组成药膳，具有营养强身、扶正抗癌的特殊功效。如术后患者采用人参、黄芪、当归、熟地等煲汤，可以加速患者的身体康复，改善病人身体状况，提高患者免疫力。其主要原则是根据患者的状况和辨证论治的原理，有针对性地选用补益类中药和食物。中医食疗应依据患者的脏腑气血阴阳的偏盛偏衰选用相应的食物和药物，明辨食物的四气（即寒热温凉）、五味（即辛甘酸苦咸）和功效合理使用。具体使用请参阅相关专业资料或咨询中医师。

音乐治疗中，宫音悠扬谐和，助脾健运，旺盛食欲；商音铿锵肃劲，善治躁怒，使人安宁；角音调畅平和，善消忧郁，助人入眠；徵音抑扬咏越，通调血脉，抖擞精神；羽音柔和透彻，发人遐思，启迪心灵。音乐以声波的形式影响大脑，通过神经中枢的作用调节各系统功能，有助于消除心理、躯体和社会因素造成的紧张、焦虑、抑郁、恐怖等不良心理状态；促进血液循环，增强胃肠蠕动和消化腺体分泌，可以改变肿瘤患者的情绪，调节免疫功能。

针灸治疗是中医重要的治疗方法，主要通过通经活络、调节脏腑功能，从而改善脏腑功能状态，调节阴阳平衡，提高机体抗病能力。在临床治疗中针刺镇痛、针灸治疗化疗引起的胃肠道反应和白细胞减少，增强机体免疫作用及免疫监视功能有明显疗效。其选穴及针刺方法依据中医辨证论治的原则进行。在针灸治疗中，提高患者的免疫反应方面，多从扶正固本考虑，取穴采用局部取穴、循经取穴与辩证取穴相结合。艾灸具有明显的刺激机体免疫功能的作用，可改善循环，提高机体的免疫功能，促进抗体的产生，提高单核吞噬细胞系统功能的活性。

气，是我国古代哲学的一个概念，为未见形之物，总是处于升降出入的运动之中，无论是微观世界还是宏观世界的运动变化，均有气之布散聚化所致。气功之气，是人体最基本的气，即真气，又称元气。气是气功学理论中最基本最重要的范畴。有报道，练气功可以增强人体免疫力，可以作为肿瘤的辅助治疗手段，用于肿瘤的康复。练功时要注意：要有信心、决心、恒心，顺应自然，动静结合，意气相依，练养相兼，循序渐进。

李佑民 付烊

参 考 文 献

[1] 朱元章,张贵彪,朱国福.中药复方抗肿瘤机制研究进展[J].中国实验方剂学杂志,2017,23(16):227-234.

[2] 程权,傅华洲.中药有效成分抗肿瘤免疫机制实验研究进展术[J].云南中医学院学报,2016,39(2):95-98.

[3] 林洪生.恶性肿瘤中医诊疗指南[M].北京:人民卫生出版社,2014.

[4] 赵爱光,李朝燕,孙姗姗,等.健脾为基础的中药辨证治疗对老年胃癌生存期影响的同期对照研究[J].中国肿瘤,2010,19(10):651-658.

[5] Wang N,Yang J,Lu J,et al.A polysaccharide from Salvia miltiorrhiza Bunge improves immune function in gastric cancer rats[J].Carbohydrate Polymers,2014,111:47-55.

[6] 程伟,邢东炜,张闽光.中药多糖调节肿瘤免疫应答研究进展[J].现代免疫学,2017,37(3):242-246.

[7] Li C,Wu X,Zhang H H,et al.A Huaier Polysaccharide inhibits hepatocellular carcinoma growth and metastasis[J].Tumor Biol,2015,36(3):1739-1745.

[8] 孙舒玉,何小鹃,柴旺,等.黄芪多糖对黑色素瘤小鼠调节性 T 细胞的作用[J].中国实验方剂学杂志,2013,19(12):176-178.

[9] 田同德,岳立云,田同良,等.肿瘤炎症微环境与免疫的关系及中医药干预策略[J].中医杂志,2017,58(3):209-213.

[10] Zhang ZJ,Meng YM,Guo YX,et al.Rehmannia Glutinosa polysaccharide induces maturation of murine Bone marrow derived dendritic cells(BMDCs)[J].Int J Biol Macromol,2013,54:136-143.

[11] Park MJ,Ryu HS,Kim JS,et al.Platycodon grandiflo-rum polysaccharide induces dendritic cell maturation via TLR4 signaling[J].Food Chem Toxicol,2014,72:212-220.

[12] Wang N,Yang JY,Lua JG,et al.A polysaccharide from Salvia miltiorrhiza Bunge improves immune function in gastric cancerrats[J].Carbohydr Polym,2014,111:47-55.

[13] Sun SY,Zheng K,Zhao HY,et al.Regulatory effect of astragalus polysaccharides on intestinal intraepithelial γδT cells of tumor bearing mice[J].Molecules,2014,19(9):15224-15236.

[14] 高小明.扶正中药治疗恶性肿瘤免疫机制研究概况[J].湖南中医杂志,2014,30(11):171-173.

[15] 罗庆东,王月飞,赵红晔,等.鳖甲煎丸对肝癌荷瘤小鼠细胞免疫功能的干预作用[J].中医药学报,2012,40(3):21-23.

[16] 徐立春,孙振华,陈志琳,等.三棱莪术提取物修饰的肿瘤细胞疫苗的非特异性抗瘤实验研究[J].癌症,2001,20(12):1380-1382.

[17] Zhao H,Li Y,Wang Y,et al.Antitumor and immunostimulatory activity of a polysaccharide-protein complex from scolopendra subspinipes mutilans L.Koch in tumor-bearing mice[J].Food Chem Toxicol,2012,50(8):2648-2655.

[18] 敖曼,连相尧,刘承一,等.参芪扶正注射液对肺癌化疗患者造血功能和免疫功能的影响[J].山东医药,2012,52(3):60-61.

[19] 李道睿,林洪生.大剂量复方苦参注射液治疗中晚期恶性肿瘤有效性及安全性的临床观察[J].中华肿瘤杂志,2011,33(4):291-294.

[20] 孙继建,赵俊峰,张林超,等.复方苦参注射液联合 CIK 细胞免疫治疗对中晚期肾癌患者免疫功能的影响[J].中医临床研究,2015,7(19):9-11.

第八章

癌症免疫治疗的常用药物

癌症免疫治疗已经经历了 100 多年漫长的探索。逐渐对肿瘤抗原的性质、提呈、肿瘤免疫应答的启动，以及抗肿瘤免疫效应的分子机制有了更深入的了解。从早期的非特异性疫苗，发展到今天的肿瘤抗原特异性疫苗，以及现在以树突状细胞为基础的肿瘤抗原特异性疫苗，以 T 细胞激活为目的的免疫检查点抑制剂，细胞受体或 CAR-T 细胞过继免疫治疗。目前，肿瘤免疫治疗是目前肿瘤治疗领域中备受瞩目的研究方向，下面将对不同肿瘤免疫治疗的药物进行论述。

第一节 免疫调节剂（非特异性免疫治疗）

免疫调节剂大多数是细胞因子——细胞内信号传递的调节分子，通过一系列共同受体传递信号，调节免疫系统对肿瘤细胞的识别，以及增强抗原特异效应 T 细胞导致的肿瘤消退。肿瘤治疗中研究最为广泛的细胞因子是 IFN 成员及白细胞介素家族。两种细胞因子（干扰素 α 及 IL-2）都批准用于转移性肾细胞癌及黑色素瘤的单药治疗。IL-2 及其相关的 T 细胞生长因子家族（如 IL-4、IL-7、IL-9、IL-15 及 IL-12）通过共同的受体信号系统导致 $CD4^+$、$CD8^+$ T 细胞的激活及扩增。最新对 IL-2 调节功能的实验研究发现，IL-2 同样参与 $CD4^+FoxP3^+$ T 细胞（Treg）的调节，抑制抗原特异性效应 T 细胞功能。在遗传缺乏 IL-2 或者 IL-2 受体的小鼠中，小鼠表现为缺乏自身耐受及不能形成自身免疫系统。IL-2 的这种相互矛盾调节作用提示，IL-2 在 T 细胞稳态及 T 细胞功能中具有双重作用，也说明 IL-2 在治疗肿瘤中可能发挥重要作用。

上述研究发现提出了一条新的肿瘤治疗策略，以细胞因子为基础刺激效应 T 细胞，同时阻碍或者抑制调节性 T 细胞。目前，临床上已有强烈临床前证据证实，细胞因子能使肿瘤患者获益。但同时我们必须警惕自身免疫副作用导致的不良预后。

一、干扰素

干扰素是由英国科学家 Isaacs 于 1957 年利用鸡胚绒毛尿囊膜研究流感病毒干扰现象时，首先发现的一种细胞因子，具有抑制细胞分裂、调节免疫、抗病毒、抗肿瘤等多种作用。其本质是蛋白质，可分为 α、β、γ、ω 等几种类型。Ⅰ型：有 IFN-α 和 IFN-β，其中 IFN-α 有 20 余个亚型，IFN-β 仅有一个亚型。Ⅰ型干扰素具有抑制病毒复制、抗寄生虫、抑制多种细胞增殖、刺激免疫细胞的杀伤活性，参与免疫调节、抗肿瘤等作用。Ⅱ型：只有 IFN-γ，且只有一种亚型，除具有抗病毒、抗增殖活性外，其主要生物学活性为免疫调节作用。Ⅲ型：即 IFN-λ1（IL-29）、IFN-λ2（IL-28a）和 IFN-λ（IL-28b）。IFN-ω 属于 IFN-α 家族，其结构和大小与其他 IFN-α 稍有差异，但抗原性有较大的不同。

干扰素的药理作用如下：①抗病毒作用。其抗病毒活性不是杀灭而是抑制病毒，为广谱病毒抑制剂，对 RNA 和 DNA 病毒都有抑制作用。病毒感染的恢复期可见干扰素的存在。②抑制细胞增殖。干扰素抑制细胞分裂的活性有明显的选择性，对肿瘤细胞的活性比正常细胞大 500～1 000 倍。干扰素抗肿瘤效果可以是直接抑制肿瘤细胞增殖，或通过诱导宿主机体的免疫防御机制抑制肿瘤的生长。③诱导细胞凋亡。干扰素可以诱导肿瘤细胞凋亡，从而杀灭肿瘤细胞。④免疫调节作用。干扰素对体液免疫、细胞免疫均有免疫调节作用，对巨噬细胞及 NK 细胞也有一定的免疫增强作用。

干扰素的药动学：干扰素在肌内注射或皮下注射后入血的速度较慢，需较长时间才能在血中测到。肌内注射后 T_{max} 为 5～8 h。一次肌注：10^6 IU，血清浓度为 100 IU/mL，高于自然病毒感染时产生的干扰素量。循环中的干扰素半衰期为 2～4 h。只有少量干扰素能通过血脑屏障，脑脊液内的浓度约为血内浓度的 1/30，只有在兔体内研究过代谢过程，排出量只有 0.2%～20%。

用法用量：多采用皮下注射、肌注、脑脊髓腔内或腹腔内、局部灌注给药。一般剂量为一次110 IU 单位，皮下注射或肌注，每周 3 次，可连用数月或更长。可根据病情逐渐增减剂量。该药有时间依赖性，长时间保持有效浓度，抗癌效果较好（即连续治疗为佳）。

干扰素的不良反应：①全身反应。主要表现为流感样症状，即寒战、发热和不适。剂量超过 4.4×10^5 IU/m^2 时，注射 2～6 h 后即可出现发热。随着疗程延长，发热可逐渐减轻，一般 7 d 后可停止发热。为避免发热，事先可使用非甾体抗炎药物。若仍发热，与干扰素含杂质有关，可适当减量或停用。②骨髓抑制。在用药中可出现白细胞、血小板和网状红细胞减少。减少剂量在 8.5×10^4 IU/m^2 以下，可减轻骨髓抑制发生。③局部反应。部分患者在注射部位可出现红斑，并有压痛，24 h 后即可消退。④其他。脱发、皮疹、血沉加快、嗜睡、一过性肝损伤。偶见过敏性休克，用药前作过敏试验。

干扰素的疗效：①对多种恶性肿瘤有显著疗效。干扰素用于毛细胞白血病有效率可达 80%；用于慢性白血病 CR 可达 69%；对非霍奇金淋巴瘤有效率为 65%；对多发性骨髓瘤为 15%～25%；对膀胱癌、卵巢癌、晚期转移性肾癌及胰腺恶性内分泌肿瘤也有一定疗效；对黑色素瘤有效率为15%～25%；对艾滋病发生的 Kaposi 肉瘤有效率为 35%～50%。②与其他抗肿瘤药物并用可明显提高疗效。与达卡巴嗪并用治疗晚期恶性黑色素瘤疗效较好；与阿霉素联合用于治疗卵巢癌、胰腺癌等表现有协同作用。5-氟尿嘧啶联合干扰素治疗晚期胃肠道肿瘤，特别是结肠癌和食管癌有一定的反应率。③在临床应用中多作为放疗、化疗及手术的辅助治疗，如与放疗联合治疗膀胱癌，可减轻放疗反应，提高患者免疫功能。④对由乳头状瘤病毒引起的尖锐湿疣、单纯疱疹病毒引起的角膜炎、鼻病毒引起的感冒以及带状疱疹等病毒性疾病的防治效果明显。

二、IL-2

IL-2 是趋化因子家族的一种细胞因子，由多种细胞分泌，对机体的免疫应答和抗病毒感染等有重要作用，能刺激已被特异性抗原或致丝裂因子启动的 T 细胞增殖；能活化 T 细胞，促进细胞因子产生；刺激 NK 细胞增殖，增强 NK 杀伤活性及产生细胞因子；诱导淋巴因子激活的杀伤细胞（lymphokine activated killer cell，LAK）产生；促进 B 细胞增殖和分泌抗体；激活巨噬细胞。

IL-2 的临床药理学如下：IL-2 是一种淋巴细胞因子，可提高人体对病毒、细菌、真菌、原虫等感染的免疫应答，进而清除体内肿瘤细胞和病毒等，还可促进干扰素、肿瘤坏死因子等细胞因子的分泌和抗体产生。最新研究证实：IL-2 与内源性脑啡肽具有共同的抗原决定簇和相似的空间结构部分，因此竞争结合到中枢神经系统中的阿片受体上，产生中枢及外周神经镇痛作用。IL-2 还可以在中枢神经系统通过某种由阿片受体通路对交感神经系统的兴奋施加抑制性影响。

IL-2 有关抗肿瘤的生物学活性包括：刺激自然杀伤（NK）细胞的增殖和活化，并增强其活性。

诱导细胞毒性淋巴细胞，增强其溶细胞活性。IL-2 不仅是产生 LAK 细胞的必需淋巴细胞因子，而且在 IL-2 的存在下还能维持 LAK 细胞的增殖和长期生长；因此，在临床抗肿瘤治疗时往往将 IL-2 和 LAK 细胞同时给予，即恶性肿瘤的过继细胞免疫性治疗。IL-2 还刺激 TIL 的增生、促分化并增强其活性。动物实验证明，TIL 较 LAK 细胞的抗肿瘤活性高 50～100 倍。

在肿瘤治疗的动物模型中已证明，低剂量可以显著地刺激 T 细胞，而激活 NK 及 LAK 细胞则要求很大剂量。因 IL-2 不能直接抗癌，用药目的是最大限度地激活免疫机制，以加强抗癌作用。

IL-2 的药动学：IL-2 以具有生物活性的、非共价结合的微聚集体形式存在，平均大小为 27 个重组 IL-2 分子。增溶剂十二烷基硫酸钠可能会影响该产品的动力学性能。IL-2 的药代动力学特征是短时间静脉输注后血浆浓度高，通过肾脏中的新陈代谢迅速分布到血管外空间并从体内清除，尿中几乎没有或几乎没有生物活性蛋白被排出体外。在绵羊和人类中静脉注射 IL-2 的研究表明，输注完成后，血浆中可检测到约 30％ 的给药剂量，与使用放射性标记的 IL-2 进行的大鼠研究一致，该研究表明大多数标记物迅速（<1 min）被肺，肝，肾和脾脏摄取。对 52 例癌症患者进行 5 min 静脉输注后研究血浆 IL-2 的血清半衰期（$t_{1/2}$）曲线，证明分别具有 13 min 的分布 $t_{1/2}$ 和 85 min 的消除 $t_{1/2}$。在最初的快速器官分布之后，清除循环蛋白的主要途径是肾脏。在人和动物中，肾小球滤过和肾小管周围抽出均从循环中清除 IL-2。在癌症患者中，平均清除率为 268 mL/min。IL-2 的相对快速清除导致了需要以频繁，短暂输注，血清水平与 IL-2 剂量成正比。

适应证：①用于肾细胞癌、黑色素瘤、乳腺癌、膀胱癌、肝癌、直肠癌、淋巴瘤、肺癌等恶性肿瘤的治疗，也用于癌性胸腹水的控制，淋巴因子激活的杀伤细胞的培养。②用于手术、放疗及化疗后的肿瘤患者的治疗，可增强机体免疫功能。③用于先天或后天免疫缺陷症的治疗，提高患者细胞免疫功能和抗感染能力。④各种自身免疫病的治疗：如类风湿性关节炎、系统性红斑狼疮、干燥综合征等。⑤对某些病毒性、杆菌性疾病、胞内寄生菌感染性疾病：如乙型肝炎、麻风病、肺结核、白色念珠菌感染等具有一定的治疗作用。

用法用量：①静脉滴注。50 万～200 万 IU 加入到 50 mL 生理盐水注射液中，静脉滴注 2～3 h，一日 1 次，4～6 周为一疗程。②皮下注射。10 万～20 万 IU 用 2 mL 生理盐水注射液溶解，皮下注射，1 周 5～10 次，6 周为 1 个疗程。③胸腹腔注射。50 万～200 万 IU 用 20 mL 生理盐水注射液溶解，尽量抽出腔内积液后注入，1 周 1～2 次，2～4 周为 1 个疗程（或积液消失）。④肿瘤灶局部给药。根据瘤体大小决定用药剂量，介入动脉灌注：40 万～100 万 IU，用 100～250 mL 生理盐水注射液溶解，2 周 1 次，6 周为 1 个疗程。一般剂量为 1 次 20 万 IU，1 周连用 4 次，2～4 周为 1 个疗程。普鲁金（proleukin）在最终产品中不含防腐剂。proleukin 的生物效价通过淋巴细胞增殖生物测定法确定，并以世界卫生组织第一国际标准建立的 IL-2 国际单位表示。效力与蛋白质质量之间的关系如下：proleukin 1 800 万 IU＝1.1 mg 蛋白质。

不良反应：各种不良反应中最常见的是发热、寒战，而且与用药剂量有关。一般是一过性发热（38℃左右），亦可有寒战高热。停药后 3～4 h 体温多可自行恢复到正常。少数患者可出现恶心、呕吐、类流感症状。皮下注射者局部可出现红肿、硬结、疼痛。使用较大剂量的本品可能会引起毛细血管渗漏综合征，表现为低血压、末梢水肿、暂时性肾功能不全等。使用本品应严格掌握安全剂量，出现上述反应对症治疗，所有副反应停药后均可自行恢复。

三、胸腺肽

胸腺肽是胸腺组织分泌的具有生理活性的一组多肽。临床上常用的胸腺肽是从小牛胸腺获得并提纯的有非特异性免疫效应的小分子多肽。胸腺肽主要活性成分是由 28 个氨基酸组成的胸腺肽 α1，现已有化学合成的商品，如胸腺法新（thymalfasin）。日达仙（ZADAXIN，thymosin alpha）是一种精制的、化学合成的胸腺肽 α1 消毒干粉制剂，每一瓶含 1.6 mg 胸腺肽 α1 及 50 mg 甘露醇和用磷酸钠缓冲剂调整到 pH 值＝6.8。日达仙是一个乙酰化的多酞，有如下氨基酸序列：Ac-Ser-Asp-Ala-Ala-Val-Asp-Thr-Ser-Ser-Glu-Ile-Thr-Thr-Lys-Asp-Leu-Lys-Glu-Lys-Lys-Glu-Val-Val-Glu-Val-Val-Glu-Glu-Ala-Glu-Asn-OH，分子量是 3108。

药理作用如下：胸腺肽为免疫调节药，具有调节和增强人体细胞免疫功能的作用，能促使有丝分裂原激活后的外周血中的 T 淋巴细胞成熟，增加 T 细胞在各种抗原或致有丝分裂原激活后各种淋巴因子（如干扰素 α、γ、IL-2 和 IL-3）的分泌，增加 T 细胞上淋巴因子受体的水平。胸腺肽同时通过对 T 辅助细胞的激活作用来增强淋巴细胞反应。此外，本品可能影响 NK 前体细胞的趋化，该前体细胞在暴露于干扰素后变得更有细胞毒性。因此，本品具有调节和增强人体细胞免疫功能的作用。

胸腺肽的适应证：用于治疗各种原发性或继发性 T 细胞缺陷病，某些自身免疫性疾病，各种细胞免疫功能低下的疾病及肿瘤的辅助治疗。①各型重症肝炎、慢性活动性肝炎、慢性迁延性肝炎及肝硬化等；②带状疱疹、生殖器疱疹、尖锐湿疣等；③支气管炎、支气管哮喘、肺结核、上呼吸道感染等；④各种恶性肿瘤及化疗、放疗时合并使用；⑤红斑狼疮、风湿性及类风湿性疾病、强直性脊柱炎、格林巴利综合征等；其他再生障碍性贫血、白血病、血小板减少症等；病毒性角膜炎、病毒性结膜炎、过敏性鼻炎等；面部皮肤痤疮，银屑病、扁平苔藓、鳞状细胞癌及上皮角化症等；儿童先天性免疫缺陷症等。

用法用量：日达仙不应作肌注或静注，作为免疫损害患者的疫苗增强剂，或病毒性疫苗增强剂使用，推荐剂量是 1.6 mg 皮下注射，每周 2 次，每次相隔 3～4 d，疗程应持续 4 周，第一针应在接种疫苗后马上给予。其他的药物，1 次 10～20 mg，1 次/d 或遵医嘱。溶于 2 mL 灭菌注射用水或 0.9％氯化钠注射液。静脉滴注：1 次 20～80 mg，1 次/d 或遵医嘱。溶于 500 mL 0.9％氯化钠注射液或 5％葡萄糖注射液，或参阅相关说明书。

不良反应：胸腺肽耐受性良好，个别可见恶心、发热、头晕、胸闷、无力等不良反应，少数患者偶有嗜睡感。慢性乙型肝炎患者使用时可能 ALT 水平短暂上升，如无肝衰竭预兆出现，仍可继续使用本品。过敏反应：2003 年至 2011 年 4 月 30 日，国家中心共收到怀疑药品为胸腺肽注射剂的不良反应/事件报告 5 459 例，其中严重病例 1 326 例，占 24.29％。严重不良反应主要涉及全身性损害（93.74％），包括过敏样反应、过敏性休克、高热等；其次是呼吸困难、喉头水肿、哮喘、胸闷；皮肤及其附件损害（0.45％），主要为严重皮疹。对本品所含成分过敏者禁用，过敏体质者慎用。在给药期间应对患者密切观察，一旦出现过敏症状，则应立即停药并进行救治。

四、胸腺五肽

胸腺五肽是胸腺分泌物的一种胸腺生成素Ⅱ的有效部分。胸腺生成素Ⅱ是从胸腺激素中分离出来的单一多肽化合物，由 49 个氨基酸组成，而其中由 5 个氨基酸组成的肽链片段，却有着与胸腺生成素Ⅱ相同的全部生理功能，所以就把这个五肽片段称为胸腺五肽，为白色冻干疏松块状物或粉末。胸腺五肽原研是意大利的 TIMUNOX，目前仅在极少数国家批准销售。

胸腺五肽的药理作用：胸腺五肽的作用之一是诱导 T 细胞分化。它可选择性地诱导 Thy-1⁻ 的前胸腺细胞转化为 Thy-1⁺ 的 T 细胞。其 T 细胞分化作用由胞内 cAMP 水平升高调节。胸腺五肽的另一基本作用是对成熟外周血 T 细胞的特异受体结合，使胞内 cAMP 水平上升，从而诱发一系列胞内反应，这也是其免疫调节功能的基础。在正常机体状态下胸腺五肽显现免疫刺激作用，能显著增高脾淋巴细胞的 E 玫瑰花结形成率及转化率，对免疫应答的初次或再次反应都有增强作用，能增多 IgM 类型和 IgG 或 IgA 类型的抗体形成细胞。胸腺五肽还可增强巨噬细胞的吞噬功能，增加多形核嗜中性白细胞的酶和吞噬功能。胸腺五肽能活化 CD4$^+$ 和 CD8$^+$ 细胞，使 T 效应细胞寿命维持更长时间，同时也可活化 Th 细胞，诱导 T 细胞的功能。胸腺五肽的抗感染力和治疗作用与其增进 T 效应细胞活性相关。在抗感染免疫中适量胸腺五肽可明显增加干扰素的产生。胸腺五肽诱导和促进 T 细胞分化成熟；调节 T 淋巴细胞亚群比例使 CD4/CD8 趋于正常；提高 IL-2 的产生水平与受体表达水平；增强外周血单核细胞干扰素 γ 的产生；增强血清中 SOD 活性。

胸腺五肽的药动学：胸腺五肽在人血浆中很快由蛋白酶和氨肽酶降解，半衰期约为 30 s，而在腹腔存留时间比血浆长，可达 3.5～7 min，人唾液中 10 min 后能保留 25% 不被降解。尽管胸腺五肽代谢较快，但单次注射后很快作用于靶细胞，通过第二信使作用，能使体内效应维持数天至数周。

适应证：适用于因放疗、化疗所致的免疫功能低下的恶性肿瘤患者。国内、外文献资料中有胸腺五肽用于下列情况者，但国内尚无 1 mg/kg 以上剂量用药安全性和有效性的资料。用于 18 岁以上的慢性乙型肝炎患者。因 18 岁以后胸腺开始萎缩，细胞免疫功能减退。各种原发性或继发性 T 细胞缺陷病。某些自身免疫性疾病（如类风湿关节炎、系统性红斑狼疮）。各种细胞免疫功能低下的疾病。

用法用量：原发性免疫缺陷，皮下注射剂量开始时每天 0.5～1 mg/kg，连续 2 周；维持量为 1 次 0.5～1 mg/kg，每周 2～3 次。继发性免疫缺陷，皮下注射剂量，1 次 50 mg，每周 3 次，连续 3～6 周。原发性免疫缺陷，肌内注射剂量，开始时每天 0.5～1 mg/kg，连续 2 周；维持量为 1 次 0.5～1 mg/kg，一周 2～3 次。改善恶性肿瘤患者的免疫功能低下，与放疗、化疗同时使用，肌内注射剂量，每日 1 次，1 次 1 mg/kg，28 日为 1 个疗程。

不良反应：可见恶心、发热、头晕、胸闷、无力等不良反应，少数患者偶有嗜睡感。慢性乙型肝炎患者使用时可能 ALT 水平出现短暂上升，如无肝衰竭预兆出现，仍可继续使用本品。偶有过敏反应。大鼠和犬皮下给药 12 个月，剂量为 4、20、80 mg/（kg·d），结果仅给药部位出现较明显的局部刺激反应。另外，高剂量组雄性大鼠出现碱性磷酸酶升高，但未出现任何相关的形态学改变，该升高的临床意义尚不明确。

五、香菇多糖

香菇多糖是从优质香菇子实体中提取的有效活性成分，是香菇的主要有效成分，是一种免疫增强剂，临床与药理研究表明，香菇多糖具有抗病毒、抗肿瘤、调节免疫功能和刺激干扰素形成等作用。

香菇多糖的药理作用：香菇多糖对正常机体并无免疫促进作用，但能使荷瘤或感染后小鼠的免疫应答得以提高。其制剂在动物体内筛选试验中未见直接抗癌效果，却明显促进体外淋巴细胞培养物的转化作用。曾经发现胸腺切除的动物注射抗淋巴细胞血清后，可削弱香菇多糖的抗肿瘤活性。所以说，香菇多糖是一种胸腺依赖型 T 细胞，并有巨噬细胞参与的特殊免疫佐剂。香菇多糖增强宿主体内脾脏及肝脏中巨噬细胞的抗原吞噬率，促进淋巴细胞活化因子的产生，释放各种辅助性 T 细胞因子。当机体注射香菇多糖数小时后，一些具生理活性的血清因子如急性期蛋白诱导因子、血管扩张和出血诱导因子、IL-1 生成诱导因子、IL-3 和集落刺激因子的水平达到峰值，产生许多有效免疫反应，同时导致胸腺内的前体 T 细胞趋于成熟、分化、增殖并向外周释放。

香菇多糖在体内虽无直接杀伤肿瘤细胞作用，但可通过增强机体的免疫功能而发挥抗肿瘤活性。在体内能使脾脏和腹腔的 NK 细胞活性增强，诱导干扰素分泌与本品剂量相关。香菇多糖通过激活巨噬细胞，增强 ADDC，发挥抗肿瘤活性；此外，香菇多糖还能使肿瘤部位的血管扩张和出血，导致肿瘤出血坏死和完全退化。

香菇多糖的药动学：本品体内药动学与葡聚糖等多糖体类似，给正常小鼠、大鼠和狗用药后，不久血中浓度迅速降低，然后缓慢下降，呈双相型变化，5 min 后主要分布于肝、脾、肺、肾等处，连续给药与单次给药体内分布相同，主要由尿道排出。

适应证：与放疗、化疗、手术配合使用抗肿瘤，主要用于胃肠道肿瘤、小细胞肺癌、乳腺癌、恶性淋巴瘤等，也可用于癌性胸腹水的治疗。其次是乙型肝炎，艾滋病，具有抗药性的肺结核和老年性慢性支气管炎的治疗。

用法用量：①口服，每次 4～5 片，每天 2 次，3 个月为一疗程。②肌注，每天 2～4 mg，连用 10～20 d。③静注，每次 1～2 mg，每周 1～2 次或遵医嘱。治疗癌性胸腹水，本品 4 mg 溶于 100 mL 生理盐水，每周 1 次，胸腹腔内给药共 4 次。治疗乙肝、艾滋病，本品 4 mg，肌注，每天 1 次，8 周为 1 个疗程。

不良反应：部分病人有时出现食欲不振、恶心、呕吐、胸闷、头痛、头晕、皮疹、出汗、发热、肌注部位轻微疼痛。可对症处理，严重者停药即可。偶见白细胞和血红蛋白减少症。很少见过敏性休克。要特别注意用药后出现寒战、脉搏不规则、血压下降、口内异常感、呼吸困难等，发生过敏性休克者应立即停药，并给予急救处理。

第二节　肿瘤疫苗（主动免疫治疗）

肿瘤疫苗利用肿瘤细胞或肿瘤抗原物质诱导机体的特异性细胞免疫和体液免疫，增强机体抗肿瘤能力，预防术后扩散和复发。可以把它分为两种：预防性疫苗和治疗性疫苗。其中，预防性疫苗是用于某些特殊肿瘤发生有关的基因制备的疫苗，可接种于具有遗传易感性的健康人群，进而预防肿瘤的发生；而治疗性疫苗是以肿瘤相关抗原为基础，主要用于抑制肿瘤生长的治疗。而根据选择的抗原和细胞类型，又可以把它分为肿瘤细胞疫苗、基因疫苗、多肽疫苗、树突状细胞疫苗、CTL 表位肽疫苗等，临床可以应用的如下。

一、宫颈癌疫苗

研究发现，99.7% 的宫颈癌都是因感染 HPV 造成的，HPV 也可以引发其他相对少见的癌症，如阴茎癌、喉癌、肺癌和肛门癌等。HPV 的主要途径是性或皮肤与皮肤接触传播。宫颈癌 HPV 疫苗，是一种通过预防 HPV 病毒感染，进而有效预防了宫颈癌发病的药物，可防止涵盖人体感染疫的人乳头状瘤病毒的多种变异亚型。

HPV 二价疫苗（cervarix，卉妍康）：2016 年 7 月 12 日，国家食品药品监督管理总局批准葛兰素史克（GSK）公司的预防用生物制品-人乳头瘤病毒吸附疫苗的进口注册申请。该产品系采用杆状病毒表达系统分别表达重组 HPV16 和 18 型的 L1 病毒样颗粒，经纯化，添加 MPL 和氢氧化铝佐剂等制备的双价疫苗。该疫苗是首次申请在我国上市的新疫苗，研究数据表明，在国内目标人群中应用的安全性和有效性与国外具有一致性。

已有资料显示，HPV16 和 18 型感染率最高，导致了 70% 的宫颈癌、80% 的肛门癌、60% 的阴道肿瘤和 40% 的外阴癌。

HPV 四价疫苗（gardasil，加德西，或加卫苗）：默沙东公司研发出全球第一个 HPV 四价疫苗，并通过优先审批在美国上市。可预防四种人乳头瘤病毒 HPV16、18、6、11 型病毒导致的疾病。

HPV 九价疫苗（gardasil 9，加德西 9）：FDA 于 2014 年 12 月宣布默沙东研发的 gardasil 9

（九价重组人乳头状瘤病毒疫苗）获批。

适应证：HPV 疫苗能预防由 6、11、16、18、31、33、45、52 和 58 型（所含抗原分别为 30 μg、40 μg、60 μg、40 μg、20 μg、20 μg、20 μg、20 μg 和 20 μg）人类乳头瘤状病毒（HPV）所引起的疾病，包括子宫颈癌、阴道癌、外阴癌、生殖器湿疣。

对已感染疫苗所覆盖的 HPV 病毒的年轻女性，可以从疫苗获得的保护作用，但较未感染 HPV 的女性为低。疫苗不能医治已有的 HPV 感染、性器官湿疣、前期癌或癌症，而且疫苗并不能防御非 HPV 病毒所引起的疾病。

接种年龄：宫颈癌疫苗适用于 9 岁以上人群，越早接种效果越好，虽然建议在有性行为前接种效果最好，但这并不意味着有性行为后接种就无效，实际上，有性行为后会大大增加感染 HPV 的风险，理论上是更应该接种 HPV 疫苗的，预防之后可能感染的 HPV，以减低因持续感染而演变成宫颈癌的概率。

注射流程：两款加卫苗（gardasil）接种时间一样。

第一次注射

加卫苗：随意选定日期。

卉妍康：随意选定日期。

第二次注射

加卫苗：第一次注射后 2 个月。

卉妍康：第一次注射后 1 个月。

第三次注射

加卫苗：第一次注射后 6 个月。

卉妍康：第一次注射后 6 个月。

预防效果：汇总疫苗的多项临床试验，结果显示，对尚未感染 HPV 的妇女而言，疫苗在预防子宫颈癌癌前病变和子宫颈癌方面均显示出长期高度的有效性（＞95%），四价疫苗对相关 HPV 引起的生殖器病变也有很好的预防效果（100%），对于已经感染目标类型的 HPV 的女性，疫苗亦可显著减少异常细胞转化的发生率。

疫苗在所有年龄组均显示出高血清阳转率（100%），5 年后均有比自然感染抗体滴度高 8 倍以上的中和抗体滴度，以 AS04 为佐剂的二价疫苗产生的抗 HPV-16/18 抗体反应比以铝盐为佐剂的四价疫苗更高一些，另外疫苗的桥联免疫原性研究结果都显示了青春期早期女性比大年龄女性（＞16 岁）的免疫原性更高。

安全性：临床研究证实，宫颈癌疫苗安全性良好。注射疫苗后可能出现的副作用有：轻微发烧、头痛，或伤口出现轻微红肿、瘙痒等，但都是短暂和温和的，一段时间后会自行消退。目前尚无接种 HPV 疫苗后出现相关死亡病例的报告。虽然目前尚未观察到孕妇不慎接种任何一种 HPV 疫苗后出现严重后果，并已证实四价 HPV 疫苗可在哺乳期女性中接种，但鉴于数据的局限性，目前仍不推荐在妊娠女性、HIV 阳性儿童和患有其他急性疾病的人群中接种 HPV 疫苗。此外，由于监测到年轻女性接种后晕厥和静脉血栓事件发生率稍高，建议青春期女性在接种疫苗后观察 15 min。试验中九价 HPV 疫苗相比起四价 HPV 疫苗，接种部位不良事件的报告率高，包括接种部位肿胀、疼痛和红疹。但两组中出现的接种部位疼痛大部分都是轻中度，大部分接种部位的肿胀和红疹面积较小（≤1 英寸）。发生频率较高的（发生率≥2%）疫苗相关系统性不良反应分别为头痛（九价 HPV 疫苗 vs 四价 HPV 疫苗，14.6% vs 13.7%，下同）、发热（5.0% vs 4.3%）、恶心（4.4% vs 3.7%）、头晕（3.0% vs 2.8%）和乏力（2.3% vs 2.1%）。安全性评价总体上来说九价 HPV 疫苗与四价 HPV 疫苗基本一致。因此，世界卫生组织（WHO）、美国疾病控制中心（CDC）、欧洲医学监管机构（EMEA）等6个机构多个部门均认为HPV疫苗是安全有效的，应积极促进其在全球发达或发展中国家进行接种。

值得注意的是，对酵母过敏的人群不应接种HPV疫苗。免疫功能不全患者（免疫缺陷疾病患者、接受化疗、激素、免疫抑制剂治疗的患者）接种疫苗可能不会有效。

二、普列威（provenge，sipuleucel-T）

2010年4月29日，FDA批准了首个用于治疗肿瘤的疫苗—普列威。普列威与防止感染病毒的麻疹、肝炎疫苗的预防性疫苗不同，是一种所谓的治疗性疫苗，用于已经诊断的晚期前列腺癌，可以导致患者的平均生存时间延长超过4个月。

普列威的药理作用如下：普列威由患者自身外周血单核细胞、免疫细胞激活剂——粒细胞-巨噬细胞集落刺激因子（GM-CSF）、前列腺酸性磷酸酶（PAP）组成。PAP蛋白表达于绝大多数的前列腺肿瘤细胞，也表达于正常的前列腺组织中，只是以极低的水平存在于其他正常组织中。在治疗性肿瘤疫苗普列威中，PAP抗原融合于作为佐剂的一种免疫刺激细胞因子GM-CSF，树突细胞则将PAP蛋白消化为多肽而呈现于其表面，当其被重新回输入患者体内后，可被免疫系统T细胞识别，而接触过该抗原后的T细胞能找到并杀灭表达PAP抗原的癌细胞。

治疗流程：一个疗程的普列威治疗分3个基本步骤。①采集患者自己的外周血单核细胞，然后分离，培养生成抗原提呈细胞（antigen-presenting cell，APC），也称为树突状细胞。②血细胞（主要是树突状细胞）在培养条件下与一种基因工程制备的融合蛋白（PA2024）孵育。融合蛋白是由两部分组成的：抗原-前列腺酸性磷酸酶（PAP，能在95%的前列腺癌细胞中表达）和GM-CSF，一种能帮助树突状细胞成熟和激活的免疫信号因子。③收集经融合蛋白孵育刺激的树突状细胞等免疫活性细胞重新注入患者体内，激发体内产生针对携带PAP抗原的前列腺癌细胞的抗肿瘤免疫反应。

普列威的疗效判定，部分由测定树突状细胞表达CD54抗原是否增加为标准，CD54参与树突状细胞与T细胞相互作用的一个APC细胞表面分子，是免疫细胞活化的标志物。树突状细胞与PAP-GM-CSF融合蛋白孵育后，CD54表达增加表明免疫细胞的活化。每个剂量普列威治疗应包含最少 5×10^7 个被PAP-GM-CSF融合蛋白活化的CD54$^+$免疫细胞，悬浮在250 mL乳酸钠林格注射液中。

由于普列威的自体性质，因此患者和医生坚持以个性化的白细胞分离，在输注日期前约3 d通过白细胞分离标准程序获得患者周边血单核细胞。普列威的细胞学组分是依赖于来自患者的白细胞分离得到的细胞组分，除了APC和PAP-GM-CSF，最终产品含T细胞、B细胞、自然杀伤（NK）细胞和其他细胞。各次普列威治疗时的细胞数和细胞组分可能不完全一致。

适应证：普列威是一种自身细胞免疫治疗，适用于无症状或轻微症状转移的晚期去势抵抗性前列腺癌（castration-resistant prostate cancer，CRPC）。

剂量和给药方法：约2周输注1次，总共输注3次。由于只为自身使用，输注前确认患者身份与输注袋上标记的患者身份符合，可预先给予口服对乙酰氨基酚和抗组胺药物，如苯海拉明。在大约60 min期间静脉输注普列威，不要用细胞过滤器。有急性输注反应时，依据反应的严重性中断或减慢输注，需要时应药物治疗，严密监察患者心肺情况。普列威不常规检验传染病和可能传播有关传染性疾病，处理产品的卫生保健专业人员，应遵循普遍注意事项。尚未研究与普列威同时使用化疗和免疫检查点抑制药物联合。

不良反应：最常见不良反应（发生率≥15%）是发冷、疲劳、发热、背痛、恶心、关节痛和头痛。

三、imlygic（T-vec）

imlygic（talimogene laherparepvec）是一种基因改造的减毒 HSV-1，已经过基因修饰以表达人源 GM-CSF，2015 年美国 FDA 批准治疗黑色素瘤。用于初次手术后复发或不可切除的皮肤、皮下和淋巴结转移的黑色素瘤患者，病灶内局部注射，imlygic 尚未被证实可改善总体生存或对内脏转移有影响。建议起始剂量在浓度为 10^6 噬菌斑形成单位（PFU）/ml，最多可注射 4 mL imlygic。随后的剂量使用 10^8 PFU/mL 的浓度，最多 4 mL 的 imlygic（表 8-1）。

表 8-1　基于病灶大小确定 imlygic 注射量

病灶最大径	注射体积
>5 cm	最多 4 mL
2.5～5 cm	最多 2 mL
1.5～2.5 cm	最多 1 mL
0.5～1.5 cm	最多 0.5 mL
≤0.5 cm	最多 0.1 mL

imlygic 治疗患者最常报告的不良反应（≥25%）为疲劳、寒战、发热、恶心，伴随流感样疾病和注射部位疼痛。在临床研究中，用 imlygic 治疗的患者报道了疱疹感染（包括唇疱疹和疱疹性角膜炎）。弥漫性疱疹感染也可能发生在免疫功能低下的患者身上。出现可疑疱疹样病变的患者应遵循标准卫生规范以防止病毒传播。疑似疱疹感染的患者或密切接触者还应联系其医疗保健服务提供者以评估病变。imlygic 对阿昔洛韦敏感，阿昔洛韦或其他抗病毒药物可能会干扰 imlygic 的有效性。因此，在应用抗病毒药物治疗疱疹感染之前，应考虑 imlygic 治疗的风险和益处。在 imlygic 治疗期间可能发生肿瘤组织的坏死或溃疡。在临床研究中，已经报道了注射部位的愈合受损。

每个小瓶装有 1 mL 的 imlygic，含有 $1×10^6$ PFU 或 $1×10^8$ PFU/mL，以及以下赋形剂：二水合磷酸氢二钠（15.4 mg）、钠二水合磷酸二氢盐二水合物（2.44 mg）、氯化钠（8.5 mg）、肌醇（40 mg）、山梨醇（20 mg）和注射用水。每个小瓶中的液体可以含有各种形状白色可见的含病毒的颗粒。也可能含有 VERO 细胞的残留成分，包括 DNA 和蛋白质以及痕量的胎牛血清。

第三节　过继性免疫治疗（被动免疫治疗）

过继性免疫治疗是将活化的具有杀伤性的免疫细胞输注给肿瘤患者，提高机体的抗肿瘤能力，杀伤患者体内肿瘤细胞的一种方法。

一、CTL019（kymriah）

CTL019（tisagenlecleucel）的药理作用如下：CTL019 是一款以 CD19 为靶点的细胞免疫治疗 CAR-T 产品。CD19 在正常及恶性 B 淋巴细胞中均有表达，被视为 B 细胞发育过程中一个涵盖阶段较长的最为可靠的表面标志物。在正常淋巴组织中，CD19 表达于生发中心的 B 细胞和滤泡树突状细胞、套细胞、滤泡间 T 细胞区的树突状细胞，与 CD20 和 CD22 染色模式基本相同，但同 CD20 相比，CD19 在前 B 细胞中也表达。此外，通过流式细胞学检测方法，CD19 在人体组织分离得到的浆细胞中可以检测到。通常来说 CD19 在 B 淋巴细胞瘤中表达，其中包括 B 淋巴细胞淋巴瘤、小淋巴细胞淋巴瘤、套细胞淋巴瘤、滤泡淋巴瘤、Burkitt 淋巴瘤。

CTL019 自体细胞免疫疗法先通过采血提取患者体内的免疫细胞，再在实验室进行体外修饰活化，形成能精确地靶向肿瘤细胞的 CTL，最后再把这些表面修饰过的免疫细胞回输到患者体内，从而诱发患者产生大量对肿瘤细胞具备免疫杀伤作用的免疫细胞。

治疗流程：CTL019 是一种强效免疫细胞治疗产品。医务人员通过采血从患者获得部分 T 细胞，然后在实验室把识别 CD19 的抗体克隆到这些 T 细胞表面，由此形成带有能攻击 B 细胞表面 CD19 CAR-T 细胞。CTL019 细胞在被输回患者体内能迅速增殖上千倍，并数月内在患者体内持续存在，可能有助于预防患者疾病的复发。自身细胞疗法的优缺点并存：因为通常分离并输回体内的是一种未分化、未成熟的细胞，其细胞表面的抗原表达水平较低，患者自身的免疫系统对这种未分化细胞的识别能力较弱，避免了像器官移植一样的免疫排斥反应等严重不良反应。但是该治疗本身的过程复杂，治疗成本高，而且任何失误都容易造成包括死亡等重大事故。

在早期临床试验中 CTL019 已经表现良好的疗效。急性淋巴细胞白血病（ALL）是一种最常见的儿童癌症。虽然经过几十年的努力、探索，目前 ALL 的治愈率能高达 85% 以上，但对一些顽固性、抵抗常规治疗的高危险性 ALL 仍然束手无策。根据报道（CART-19 实验），22 例骨髓移植和所有标准疗法失败的 ALL 患者接受了 CTL019 免疫细胞疗法以后，其中的 19 例儿童表现完全缓解，占 86%。首个接受治疗的儿童患者在接受治疗后 20 个月以后依然健康，没有检测到白血病细胞的存在。此外，五个接受治疗的成人 ALL 患者也表现 CR。

在一个小型成人慢性淋巴细胞性白血病（CLL）患者的实验中，CTL019 免疫治疗导致了 47%（15 例）的反应率，其中有近一半（7 例）是完全反应。Shannon Maude 等进行了一项研究，入组 25 例儿童和 5 例成人 ALL 患者，对可用的治疗无反应，因此采用 CTL019 改造的 T 细胞治疗。27 例（90%）患者发生 CR，与之前的研究结果一致（在之前的试验中，CD19 特异的嵌合抗原受体被用于 B 细胞 ALL 的治疗）。6 个月的无事件生存率为 67%（95% CI＝51%～88%），总生存率为 78%（95% CI＝65%～95%）。CTL019 在某些类型淋巴细胞白血病表现出了巨大的治疗潜力。一项长期儿童研究中，39 例复发/难治 ALL 儿童患者接受了 CTL019 的治疗，有 36 例患者经历了 CR，比例高达 92%（n＝36/39）。

适应证：2017 年 8 月，FDA 批准用于 3～25 岁，治疗复发/难治 B 细胞急性淋巴性白血病（B-ALL）患者。

不良反应：可能会产生细胞因子释放综合征（CRS），是体液中多种细胞因子如 TNF-α、IL-1、IL-6、IL-12、IFN-α、IFN-β、IFN-γ、MCP-1 和 IL-8 等迅速大量产生的现象，导致急性呼吸窘迫综合征和多器官衰竭的重要原因。由于 CAR-T 细胞的快速增殖，也可能造成神经系统的重度损伤。其他严重副作用还包括：严重感染、低血压、急性肾损伤、发热和缺氧。大多数症状出现在 CTL019 回输后 1～22 d。同时，由于 CD19 抗原也存在于正常的 B 细胞上，而 CTL019 也会破坏产生抗体的正常 B 细胞，因此存在增加长时间感染的风险。

二、KTE-C19

KTE-C19（axicabtageneciloleucel，商品名 yescarta）是一款以 CD19 为靶点，以 CD3-ζ/CD28 为共刺激结构域的细胞免疫治疗 CAR-T 产品。从患者体内分离出 T 细胞，并使用基因工程手段，诱导 T 细胞表达嵌合抗原受体（CAR），靶向 CD19 抗原。因此，通过输注 KTE-C19——经过改造的 T 细胞能够靶向 B 细胞来源的癌细胞，并对它们进行杀伤。

临床试验：2016 年 ASCO 年会上公布了抗 CD19 CAR-T 细胞治疗 KTE-C19 的一项临床研究数

据。该研究显示，在晚期 NHL 患者中，低剂量化疗后紧接着进行CAR-T治疗，能够有效诱导高的缓解率。该研究包括 22 例 NHL 患者，其中 19 例弥漫性大 B 细胞淋巴瘤患者、2 例滤泡性淋巴瘤患者、1 例套细胞淋巴瘤患者。数据显示，患者接受低剂量化疗后紧接着进行 CAR-T 疗法 KTE-C19 治疗，其中 16 例（73%）实现客观缓解，12 例（55%）实现 CR。19 例弥漫性大 B 细胞淋巴瘤患者中，9 例（47%）实现 CR，缓解持续时间从 7～22 个月，甚至更久。此外，2 例滤泡性淋巴瘤患者和 1 例套细胞淋巴瘤患者也实现了 CR。研究中，可逆的 3 级或 4 级神经毒性发生于 55% 的已治疗患者中，神经毒性反应包括意识混乱、语言障碍、脑病、步态失调。

适应证：FDA 批准的适应证是治疗不适合自体干细胞移植的复发/难治性侵袭性 B 细胞非霍奇金淋巴瘤成年患者。具体是在两次或更多次系统治疗后，以下类型的复发或难治性大 B 细胞淋巴瘤的成年患者：非特指的弥漫性大 B 细胞淋巴瘤（DLBCL）、原发性纵隔大 B 细胞淋巴瘤、高级别 MYC 和 BCL2 和/或 BCL6 重排的 B 细胞淋巴瘤，以及滤泡性淋巴瘤进展的 DLBCL。

不良反应：可能会引起细胞因子释放综合征（CRS），可能造成神经系统的重度损伤。其他严重副作用还包括：严重感染、低血压、急性肾损伤、发热和缺氧。

第四节　免疫检查点阻断治疗

免疫检查点是影响细胞免疫的功能的节点（可理解为激活细胞免疫的关键信号控制点），肿瘤可以干扰这些检查点，抑制正常免疫信号传导，实现自身免受免疫系统攻击的目的。检查点阻断治疗则可以解除检查点抑制，恢复免疫系统功能。目前研究得较多的免疫检查点主要有跨膜 PD-1 及其配体（PD-L1）之间的相互作用。此外，CTLA-4 也是研究较多的免疫检查点之一，参与免疫反应的负调节，阻断 CTLA-4 也可激活 CTL 杀灭破坏肿瘤细胞。同样，阻断 PD-1 或 PD-L1 的过度结合则可以恢复 T 细胞，达到抗肿瘤的作用。截至目前，PD-1/PD-L1 抑制剂获批年限及适应证见表 8-2。

表 8-2　PD-1/PD-L1 抑制剂获批年限及适应证（FDA）

免疫药物	FDA 批准时间	适应证	治疗
帕博利珠单抗	2014.9	晚期黑色素瘤	二线
	2015.10	非小细胞肺癌	二线
	2015.12	黑色素瘤	一线
	2016.10	非小细胞肺癌	一线
	2017.3	经典型霍奇金淋巴瘤	二线及以上
	2017.5	非鳞癌非小细胞肺癌	一线
	2017.5	尿路上皮癌	二线
	2017.5	MSI-H/dMMR 晚期实体瘤	二线
	2017.9	胃癌、胃食管结合部腺癌	三线
	2018.6	转移性宫颈癌	二线

免疫药物	FDA 批准时间	适应证	治疗
怕博利珠单抗	2018.6	原发纵隔 B 细胞淋巴瘤	加速审批，三线
	2018.8	非鳞癌非小细胞肺癌（联合化疗）	一线
	2018.10	鳞癌非小细胞肺癌（联合化疗）	一线
	2018.11	晚期肝癌	二线，加速审批
	2018.12	复发/晚期默克尔细胞癌	一线
	2018.12	晚期肾癌（联合仑伐替尼）	突破性药物
	2019.2	淋巴结转移黑色素瘤术后	辅助治疗
	2019.4	Ⅲ期~Ⅳ非小细胞肺癌	一线（TPS≥1）
	2019.4	晚期肾癌（联合 axitinib）	一线
	2019.6	晚期头颈部鳞癌	一线
	2019.6	晚期小细胞肺癌	二线
	2019.7	晚期食管鳞癌	二线
	2019.9	晚期子宫内膜癌（联合仑伐替尼）	突破性药物、二线
纳武利尤单抗	2014.12	晚期黑色素瘤	二线
	2015.3	非小细胞肺癌（鳞癌）	二线
	2015.10	黑色素瘤	一线
	2015.11	肾细胞癌	二线
	2016.5	经典型霍奇金淋巴瘤	二线
	2016.11	晚期头颈部鳞癌	二线
	2017.2	晚期尿路上皮癌	二线
	2017.8	MSI-H/dMMR 转移性结直肠癌	二线
	2017.9	肝细胞癌（单药或联合伊匹单抗）	加速审批，二线
	2017.12	淋巴结/转移性黑色素瘤	辅助治疗
	2018.4	中-高危晚期肾癌（联合伊匹单抗）	一线治疗
	2018.7	转移性结直肠癌（联合伊匹单抗，MSI-H）	加速审批，二线
	2018.8	晚期小细胞肺癌	加速审批，二线以上
阿特珠单抗	2016.5	尿路上皮癌	二线
	2016.10	非小细胞肺癌	二线
	2018.12	非鳞非小细胞肺癌（联合化疗和靶向治疗）	一线
	2019.3	局部晚期/转移三阴乳腺癌（联合化疗）	一线
	2019.3	小细胞肺癌（联合化疗）	一线
avelumab	2017.3	Merkel 细胞癌	一线
	2017.5	尿路上皮癌	二线
	2019.5	晚期肾癌（联合 axitinib）	一线

免疫药物	FDA 批准时间	适应证	治疗
德瓦鲁单抗	2017.5	尿路上皮癌	二线
	2018.2	非小细胞肺癌（Ⅲ期）	维持治疗

一、CTLA-4 单抗——伊匹单抗

伊匹单抗，商品名为 yervoy，是 FDA 批准的第一个检查点抗体，是一种单克隆抗体，通过靶向免疫系统蛋白质受体 CTLA-4 起作用，激活免疫系统。

伊匹单抗的药理作用如下：正常情况下，癌细胞会产生特异性抗原，体内的免疫系统可以快速识别，抗原提呈给淋巴结中的细胞毒性 T 淋巴细胞（CTL）从而识别癌细胞并将其破坏。然而，肿瘤细胞也可以表达抑制性分子，与 CTL 上的受体结合，抑制细胞毒性反应，肿瘤细胞因而得以存活。伊匹单抗与 CTLA-4 结合，阻断了抑制性信号，激活 CTL 杀灭破坏癌细胞。

临床试验：2007 年研究人员用伊匹单抗治疗 487 例晚期皮肤癌患者，其中 155 例患者的肿瘤可见缩小，同时也出现了一定的副作用，包括皮疹、腹泻和肝炎。2010 年的一项研究表明，用伊匹单抗治疗晚期黑色素瘤患者（$n=676$），其中位生存期为 10 个月，而用实验疫苗 gp100 治疗的患者中位生存期为 6 个月。用伊匹单抗治疗的患者一年生存率为 46%，用 gp100 治疗的患者一年生存率为 25%，同时接受两种治疗的患者一年生存率为 44%，提示患者单独使用伊匹单抗存活率更高。

2013 年的一项研究提示，联合伊匹单抗与纳武利尤单抗治疗黑色素瘤的反应率（肿瘤缩小至少 30%）为 58%，而单独使用纳武利尤单抗时反应率为 44%，单独使用伊匹单抗为 19%，该联用方案于 2015 年 10 月获得 FDA 批准用于治疗黑色素瘤。2014 年 3 月，一项开放标签、随机双盲、单中心试验联合伊匹单抗与巴维昔单抗（磷脂酰丝氨酸靶向抗体）治疗晚期黑色素瘤，A 组（伊匹单抗＋巴维昔单抗）治疗的患者数量为 16 例，B 组为 8 例（仅伊匹单抗），实验于 2016 年完成。也有实验指出，磷脂酰丝氨酸靶向抗体（如巴维昔单抗）可增强抗 CTLA-4 和抗 PD-1 抗体的抗肿瘤活性。有效的药物联合不仅可以促进更强的抗肿瘤效应，还能减少因全身免疫激活而产生的副作用。

适应证：①成人和儿童（12 岁以上）无法切除或转移的黑色素瘤患者的治疗。②局部淋巴结病理性侵犯大于 1 mm 的皮肤黑色素瘤患者，已经完全切除（包括全淋巴结清扫术）的辅助治疗。③与纳武利尤单抗联合治疗，先前未经治疗的中度或高风险晚期肾细胞癌。④氟尿嘧啶、奥沙利铂和伊立替康治疗后进展的，成年和 12 岁以上儿童转移性结直肠癌患者，具有微卫星不稳定性高（MSI-H）或错配修复缺陷（dMMR），与纳武利尤单抗联用。此适应证是加速批准，持续的批准可能取决于临床获益的验证性试验（与其他免疫治疗药物的联合见其他药物部分）。

用法用量：不可切除或转移性黑色素瘤，90 min 静脉注射 3 mg/kg/3 周，共 4 次。辅助治疗黑色素瘤：90 min 静脉注射 10 mg/kg/3 周，共 4 次；然后以 10 mg/kg/12 周，长达 3 年，直到记录到疾病复发或毒性不可接受为止。晚期肾细胞癌：30 min 静脉内给予纳武利尤单抗 3 mg/kg，然后同一天 30 min 内静脉内给予伊匹单抗 1 mg/kg，每 3 周 1 次，共 4 次，然后 30 min 内静脉注射纳武利尤单抗 240 mg/2 周 1 次，或 480 mg/4 周。转移性结直肠癌：纳武利尤单抗 3 mg/kg/3 周 1 次，随后同一天进行伊匹单抗 1 mg/kg，共 4 次，然后纳武利尤单抗 240 mg/2 周。严重不良反应需要永久停药。

不良反应：单用伊匹单抗最常见的不良反应（≥5%）是疲劳、腹泻、瘙痒、皮疹和结肠炎。在 10 mg/kg 剂量（约 5%），其他常见的不良反应包括恶心、呕吐、头痛、体重减轻、发热、食欲下降和失眠。伊匹单抗合并纳武利尤单抗最常见的不良反应（≥20%）包括疲劳、皮疹、腹泻、恶

心、发热、肌肉骨骼疼痛、瘙痒、腹痛、呕吐、咳嗽、关节痛、食欲下降、呼吸困难。也有报道伊匹单抗能够造成严重神经系统疾病，包括急性炎症性脱髓鞘性多发性神经病，上位运动神经性麻痹和重症肌无力。

二、PD-1 单抗——纳武利尤单抗

纳武利尤单抗（nivolumab，商品名 OPDIVO，欧狄沃）是 PD-1 的完全人单克隆免疫球蛋白 G4（IgG4）抗体。药理作用如下：该抗体药物的终末半衰期为 26.7 d，每 2 周给药 3 mg/kg 的情况下，稳定药物浓度可持续到 12 周，年龄、性别、种族、基线 LDH、PD-L1 表达，肿瘤类型、肿瘤大小、肾损伤和轻度肝损伤均不影响药物的清除率。PD-L1 在 40%～50% 的黑色素瘤中表达，纳武利尤单抗阻断了 PD-L1 与 PD-1 结合，恢复 T 细胞的杀伤细胞活性。纳武利尤单抗通过阻断 T 细胞活化中 PD-L1 与 PD-1 结合的抑制信号起作用，从而激活免疫系统攻击肿瘤，即通过封锁免疫检查点起免疫激活作用。

临床试验：2000 年首次披露 PD-1 作为免疫检查点，2014 年 7 月获得日本监管机构的批准使用纳武利尤单抗治疗不可切除的黑色素瘤，这是 PD-1 抑制剂首次被批准用于临床。2014 年 12 月纳武利尤单抗获得 FDA 批准用于治疗黑色素瘤。2015 年 4 月，欧洲药品管理局批准纳武利尤单抗作为单药用于治疗转移性黑色素瘤。2015 年 3 月，美国 FDA 批准纳武利尤单抗用于治疗鳞状细胞肺癌。2015 年 11 月，美国 FDA 批准纳武利尤单抗作为肾细胞癌的二线治疗方案。2016 年 5 月，FDA 批准纳武利尤单抗用于治疗自体造血干细胞移植（auto-HSCT）和移植后应用抗淋巴瘤药物（本妥昔单抗）之后仍复发或进展的经典霍奇金淋巴瘤患者。在治疗霍奇金淋巴瘤的过程中，测定 PD-L1 水平可作为潜在生物标志物，但是 PD-L1 水平似乎是动态的并且调节因素众多，临床应用存在困难。

适应证：①不可切除或转移性黑色素瘤的患者，作为单药或与伊匹单抗联合使用。②接受了完全切除的淋巴结转移或转移性黑色素瘤患者的辅助治疗。③二线治疗转移性非小细胞肺癌并在铂类化疗中或治疗后进展的患者。EGFR 或 ALK 基因组肿瘤异常的患者在接受纳武利尤单抗之前应经历 FDA 批准的治疗之后。④转移性小细胞肺癌患者，在铂类化疗和至少一种其他治疗方法后进展。⑤先前接受过抗血管生成治疗的晚期肾细胞癌患者。或者具有中度或低度风险的患者，先前未接受过治疗的晚期肾细胞癌，一线与伊匹单抗联用。⑥成年经典霍奇金淋巴瘤患者，自体造血干细胞移植（HSCT）和 brentuximab vedotin，或 3 种或更多系统治疗（包括 HSCT）后出现复发或进展。⑦头颈部复发性或转移性鳞状细胞癌患者，在铂类治疗中或治疗后疾病进展。⑧局部晚期或转移性尿路上皮患者，在含铂化疗期间或之后疾病进展；在新辅助或含铂化疗辅助治疗后 12 个月内疾病进展。⑨成年和儿童（12 岁及以上）微卫星不稳定性高（MSI-H）或错配修复缺陷（dMMR）转移性结直肠癌患者，在接受氟尿嘧啶，奥沙利铂和伊立替康治疗后进展，单药或与伊匹单抗联合使用。⑩先前接受过索拉非尼治疗的肝细胞癌患者（单药或联合伊匹单抗），该适应证是加速批准的，持续批准可能取决于验证性试验中对临床获益的确认。

用法用量：在 30 min 内以静脉输注的方式给药。不可切除或转移的黑色素瘤，240 mg/2 周，或 480 mg/4 周。在同一天使用 1 mg/kg，随后是伊匹单抗 3 mg/kg，每 3 周 1 次×4 次，然后 240 mg/2 周，或 480 mg/4 周。黑色素瘤的辅助治疗，240 mg/2 周，或 480 mg/4 周。转移性非小细胞肺癌，240 mg/2 周，或 480 mg/4 周。小细胞肺癌，240 mg/2 周。晚期肾细胞癌，240 mg/2 周，或 480 mg/4 周。在同一天使用 3 mg/kg，随后是伊匹单抗 1 mg/kg，每 3 周 1 次×4 次，然后 240 mg/2 周，或 480 mg/4 周。经典霍奇金淋巴瘤，240 mg/2 周，或 480 mg/4 周。头颈部复发或转移性鳞状细胞癌，240 mg/2 周，或 480 mg/4 周。局部晚期或转移性尿路上皮癌，240 mg/2 周，或 480 mg/4 周。高

微卫星不稳定性（MSI-H）或错配修复缺陷（dMMR）的转移结直肠癌，成年和 40 kg 及以上的儿童患者，240 mg/2 周，或 480 mg/4 周；40 kg 及以上的儿童患者，每 2 周 1 次，3 mg/kg。成年和 40 kg 及以上的儿童患者 3 mg/kg，随后是伊匹单抗 1 mg/kg，每 3 周 1 次，×4 次，然后 240 mg/2 周，或 480 mg/4 周。

不良反应：基于其药理机制和动物试验的结果分析，纳武利尤单抗对哺乳期的婴儿可能有一定毒性。副作用包括肺、结肠、肝、肾和甲状腺相关的严重免疫性炎症，对皮肤、中枢神经系统、心脏和消化系统也有影响。在治疗黑色素瘤的试验中，与单独使用化疗相比，较频繁（10％以上）的副作用包括皮疹和皮肤瘙痒、咳嗽、上呼吸道感染和外周水肿。其他副作用（发生率低于 10％）包括：室性心律失常、眼部炎症（如虹膜睫状体炎）、输液相关反应、头晕、周围和感觉神经病变、皮肤剥离感、多形性红斑、白癜风和银屑病。在治疗肺癌的临床试验中，超过 10％的受试者发生以下副作用：疲劳、虚弱、水肿、发热、胸痛、全身性疼痛、呼吸急促、咳嗽、肌肉和关节疼痛、食欲下降、腹痛、恶心呕吐、便秘、体重减轻、皮疹和皮肤瘙痒、电解质和血象紊乱（具体见相关章节）。

三、帕博利珠单抗

帕博利珠单抗（pembrolizumab，商品名 keytruda，可瑞达）是用于癌症免疫治疗的人源化抗体，是 FDA 批准的另一种 PD-1 抑制剂，该药物最初被用于治疗转移性黑色素瘤，2017 年也被批准用于具有某些遗传特征（非 MSI-H 或 dMMR）的不可切除的或转移性的实体瘤，不须考虑肿瘤的组织类型或部位（在 FDA 尚属首次）。

帕博利珠单抗的药理作用如下：基本药理作用类似纳武利尤单抗。该单抗的体内清除率约为 0.2 L/d，终末半衰期约为 25 d。由于帕博利珠单抗通过非特异性分解代谢从循环中清除，因此不会出现代谢药物的相互作用，目前也没有对其消除途径进行研究的报道。皮质类固醇或免疫抑制剂可能会干扰帕博利珠单抗，但在帕博利珠单抗治疗出现免疫相关不良反应后仍可使用。帕博利珠单抗的不良反应包括减少母体对胎儿的耐受性，增加流产的风险。截至 2017 年，该药尚未在以下疾病群体中开展临床试验，包括艾滋病、乙型肝炎或丙型肝炎、肾脏或肝脏疾病、活动性中枢神经系统转移灶、系统性自身免疫性疾病、间质性肺病、先天性肺炎。

适应证：①用于治疗无法切除或转移的黑色素瘤患者。在完全切除后淋巴结受累的黑色素瘤患者的辅助治疗。②非小细胞肺癌（NSCLC），与培美曲塞和铂类化疗联合使用，作为转移性非鳞状 NSCLC 患者的一线治疗，且无 EGFR 或 ALK 基因组肿瘤异常。与卡铂和紫杉醇或紫杉醇结合的蛋白联合使用，作为转移性鳞状 NSCLC 患者的一线治疗。作为单一药物，用于一线治疗表达 PD-L1［经 FDA 批准的检测确定肿瘤比评分（TPS）≥1％］的 NSCLC 患者，无 EGFR 或 ALK 基因组肿瘤异常，并且是Ⅲ期，不适合进行手术切除或化放疗，或转移患者。或作为单一药物治疗转移性 NSCLC 的患者，FDA 批准的检测确定肿瘤表达 PD-L1（TPS≥1％），并且在含铂化疗后疾病进展。EGFR 或 ALK 基因组肿瘤异常的患者，在接受 keytruda 之前应经过 FDA 批准的治疗出现疾病进展。③用于转移性小细胞肺癌（SCLC）治疗，且在铂类化疗或其他至少一种其他前线治疗之后疾病发展的患者*。④与铂和 FU 联合用于转移性或不可切除的复发性 HNSCC 患者的一线治疗。作为单一药物，一线治疗转移或不可切除的复发性 HNSCC 患者，根据 FDA 批准的测试确定其肿瘤表达 PD-L1［联合阳性评分（CPS）≥1］。作为单一药物，用于治疗复发或转移性 HNSCC 且在含铂化疗之中或之后疾病进展的患者。⑤难治性经典霍奇金淋巴瘤（cHL）或先前治疗 3 次或更多次后复发的成年和儿童患者*。⑥难治性原发性纵隔大 B 细胞淋巴瘤（PMBCL），在 2 个或更多个先前的治疗方案后复发的成人和儿童患者*。使用限制：不建议将 keytruda 用于需要紧急细胞削减治疗的 PMBCL 患者。⑦用于一线治疗不符合顺铂化疗方案且肿瘤表达 PD-L1［联合阳性评分（CPS）≥10］的局部晚期或转移性尿路上皮癌的患者，通过 FDA 批准的测试确定，或不管 PD-L1 的状态如何都不合适接受任何含铂化疗的患者*。二线用于治疗局部晚期或转移性尿路上皮癌的患者，在含铂化疗期间或之后，或在新辅助或含铂化疗辅助治疗的 12 个月内疾病发展。⑧微卫星不稳定性高的实体瘤患者，在先前治疗后已进展并且没有令人满意的替代方案治疗选择，或在用氟尿嘧啶，奥沙利铂和伊立替康治疗后进展的结直肠癌*。使用限制：keytruda 在儿童 MSI-H 中枢神经系统癌症患者中的安全性和有效性尚无已建立。⑨用于治疗复发性局部晚期或转移性胃或胃食管交界处腺癌，其肿瘤表现为 FDA 批准的试验确定的 PD-L1［联合阳性评分（CPS）≥1］，且在 2 种或更多种以前的治疗中或之后出现疾病进展，包括含氟尿嘧啶和铂类的化疗，以及 HER-2/neu 靶向治疗*。⑩用于治疗复发性局部晚期或转移性食道鳞癌的患者，经 FDA 批准的测试确定，其肿瘤表达 PD-L1［综合阳性评分（CPS）≥10］，且在经过一种或多种先前的全身治疗后疾病进展。⑪用于治疗复发或转移性子宫颈癌，在化疗之中或之后疾病进展，且肿瘤表达 PD-L1［联合阳性评分（CPS）≥1］，FDA 批准的测试确定*。⑫用于治疗以前接受过索拉非尼治疗的肝细胞癌（HCC）患者*。⑬用于治疗局部复发的成人和儿童晚期或转移性默克尔细胞癌患者。⑭与阿昔替尼联合用于一线治疗晚期 RCC 患者。⑮与 lenvatinib 联合用于治疗非 MSI-H 或 dMMR 的晚期子宫内膜癌患者，在先前的全身性治疗后疾病进展且不适合治愈性手术或放射治疗*。*提示该适应证是加速批准的。继续批准该适应证可能要取决于验证性试验中对临床获益的确认。

用法用量：黑色素瘤，200 mg 每 3 周。NSCLC：200 mg 每 3 周。SCLC：200 mg 每 3 周。HNSCC：200 mg 每 3 周。cHL 或 PMBCL：成人 200 mg 每 3 周；儿童 2 mg/kg（最高 200 mg 每 3 周）。尿路上皮癌：200 mg 每 3 周。MSI-H 癌症：成人 200 mg 每 3 周，儿童 2 mg/kg（最高 200 mg 每 3 周）。胃癌：200 mg 每 3 周。食道癌：200 mg 每 3 周。宫颈癌：200 mg 每 3 周。HCC：200 mg 每 3 周。MCC：成人 200 mg 每 3 周；儿童 2 mg/kg（最高 200 mg 每 3 周）。RCC：200 mg 每 3 周，阿昔替尼 5 mg，每天口服 2 次。子宫内膜癌：对于非 MSI-H 或 dMMR 的肿瘤，200 mg 每 3 周，lenvatinib 每天口服 20 mg。在 30 min 内进行静脉注射。

不良反应：常见的不良反应是疲劳（24%）、皮疹（19%）、瘙痒（17%）、腹泻（12%）、恶心（11%）和关节痛（关节痛）（10%）。有报道称，部分群体对帕博利珠单抗有严重的输液相关反应，也有一些严重的免疫相关的副作用，包括免疫性肺炎和垂体腺炎、甲状腺炎（引起甲亢或者甲减），以及胰腺炎（可能会引发Ⅰ型糖尿病和糖尿病酮症酸中毒）。其他不良反应（发生率为 1%～10%）包括：贫血、食欲降低、头痛、眩晕、味觉改变、干眼症、高血压、腹痛、便秘、口干、严重皮肤反应、白癜风、痤疮、皮肤干燥、湿疹、肌肉疼痛、肢体疼痛、关节炎、虚弱、水肿、发烧、寒战、流感样症状等。

四、PD-L1 单抗——阿特珠单抗

阿特珠单抗（商品名 tecentriq，泰圣奇）是针对 PD-L1 的 IgG1 同型的人源化单克隆抗体。2015 年阿特珠单抗被基因泰克公司（罗氏子公司）通过几项临床试验应用于不同实体瘤的免疫治疗。

阿特珠单抗的药理作用如下：阻断 PD-L1 与 PD-1 以及 CD80 受体（B7-1R）的相互作用，抑制 PD-L1 介导的免疫抑制信号，从而产生抗肿瘤反应。对于一些癌症（特别是膀胱癌），使用阿特珠单抗获益的概率与 PD-L1 表达有关，但是两者并不是完全一致的。大多数肿瘤即使表达 PD-L1 对阿特珠单抗也没有反应，而约 15% 的没有 PD-L1 表达的肿瘤却对阿特珠单抗有反应。

临床试验：OAKⅢ期研究和 POPLARⅡ期研究的结果显示，与多西紫杉醇化疗相比，NSCLC

患者使用阿特珠单抗后的总生存期提高 4.2 个月（13.8 个月 vs 9.6 个月）。该试验共有 1 225 例局部晚期或转移性 NSCLC 患者（不论其组织学或 PD-L1 状态），随机分配到静脉注射 75 mg/m² 多西紫杉醇（$n=425$）或静脉注射 1 200 mg 阿特珠单抗（$n=425$），每 3 周 1 次。虽然客观反应率在治疗组之间的效果几乎相同（14% vs 13%），但阿特珠单抗在反应持续时间中显示出明显优势（16.3 个月 vs 6.2 个月）。

局部晚期或转移性尿路上皮癌适应证的批准是基于Ⅲ期 IMvigor211 研究和Ⅱ期 IMvigor210 研究中的第 1 和第 2 组的结果。Ⅲ期未观察到其主要疗效终点（总生存期），但显示出阿特珠单抗的 DOR 中位数为 21.7 个月，而化疗则为 7.4 个月。IMvigor 210 研究中，分配到实验组的患者的 ORR 是 63%，而化疗则为 21%。来自 IMvigor210 研究中 1 小组的结果显示，阿特珠单抗组的中位总生存期（OS）为 15.9 个月。

适应证：①用于治疗局部晚期或转移性尿路上皮癌的成年患者，不符合接受顺铂化疗的要求，并且其肿瘤表达〔PD-L1（PD-L1 染色的肿瘤浸润免疫细胞 IC）覆盖肿瘤面积的 5% 以上〕（通过 FDA 批准的测试确定），或无论 PD-L1 的状态如何，均不符合接受任何含铂化疗的条件，或在任何含铂化疗期间或之后出现疾病进展，或在新辅助或辅助化疗的 12 个月内。该适应证是加速批准，继续批准可能取决于验证性试验中临床获益的证实。②与贝伐单抗、紫杉醇和卡铂联用，用于一线治疗转移性非鳞状 NSCLC，无 EGFR 或 ALK 基因组异常的成年患者。用于在含铂化疗治疗期间或之后疾病进展的转移性 NSCLC 成人患者。EGFR 或 ALK 基因组异常的患者，应在接受 tecentriq 之前，通过 FDA 批准的所有 NSCLC 治疗进行疾病进展。③与白蛋白结合紫杉醇联合用于治疗无法切除的局部晚期或转移性 TNBC 成年患者，肿瘤表达 PD-L1（PD-L1 染色的肿瘤浸润免疫细胞〔IC〕的任何强度覆盖了 ≥1% 的肿瘤面积），由 FDA 批准的测试确定。该适应证是加速批准，继续批准可能取决于验证性试验中临床获益的证实。④与卡铂和依托泊苷联合，一线治疗成人广泛期小细胞肺癌（ES-SCLC）。

用法用量：尿路上皮癌，60 min 静脉注射 1 200 mg/3 周。非小细胞肺癌，60 min 静脉注射 1 200 mg/3 周。如果是联合使用，则先进行 tecentriq，随后化疗或其他抗肿瘤药同天使用。转移 TNBC，在 60 min 内静脉注射 840 mg 的 tecentriq，然后用 100 mg/m² 的白蛋白紫杉醇。对于 28 d 每个周期，tecentriq 在 D1 和 D15，tecentriq 在 D1、D8 和 D15。小细胞肺癌 60 min 静脉注射 1 200 mg 每 3 周。联合使用，在同一天化疗之前使用 tecentriq。如果第一次输注是可以接受的，则所有后续输注都可以在 30 min 内完成。

不良反应：单一药物的最常见不良反应（≥20% 的患者）为疲劳/乏力、恶心、咳嗽、呼吸困难和食欲下降。在 NSCLC 和 SCLC 的患者中，tecentriq 联合其他抗肿瘤药最常见的不良反应（≥20%）是疲劳/乏力、恶心、脱发、便秘、腹泻和食欲下降。在 TNBC 患者中，tecentriq 结合紫杉醇蛋白结合的最常见不良反应（≥20% 的患者）为脱发、周围神经病、疲劳、恶心、腹泻、贫血、便秘、咳嗽、头痛、中性粒细胞减少、呕吐、食欲下降。

五、avelumab

avelumab（商品名 bavencio）是由美国 Merck KGaA 和 Pfizer 以及加拿大 Eli Lilly 公司开发的一种完全人源化单克隆抗体，PD-L1。

Aveluma 的药理作用如下：同种型 IgG1λ 单克隆抗体，其与 PD-L1 结合阻断 PD-L1 配体与受体结合，终止这种免疫抑制，增加 CD8⁺ T 细胞免疫应答。

临床试验：默克尔细胞癌（MCC）是一种罕见的皮肤癌，起源于神经内分泌细胞，具有侵袭性的皮肤恶性肿瘤，主要表现为日光曝晒后皮肤上的无痛单一肿块，多发部位为头颈部、四肢或躯干。早期可以通过手术或化疗来治疗，然而早期肿瘤生长极为迅速，且易转移。临床一线的治疗方案通常是卡铂/顺铂联合依托泊苷治疗，晚期（Ⅳ期）患者的5年生存率一般为20%左右。

bavencio的获批基于一项单组试验的数据，该试验的受试者为88名既往至少经历过一种化疗的转移性默克尔细胞癌患者。在接受bavencio治疗的88名患者中，ORR达33%，在86%的疾病缓解患者中，PFS超过了6个月，有45%的缓解患者PFS超过12个月。bavencio是FDA批准用于转移性梅克尔细胞癌的首个治疗药物，也是继可瑞达、欧狄沃、tecentriq之后批准的第四个PD-1/PD-L1药物。

FDA还正式受理了avelumab治疗含铂化疗期间或化疗后病情进展的局部晚期或转移性尿路上皮癌（metastatic urothelial carcinoma，mUC）的上市许可。同时，辉瑞/默克进行了avelumab一线治疗非小细胞肺癌JAVELIN Lung 100研究的临床试验设计，将计划招募的患者人数从420例扩大到1 095例，预计到2019年4月收集完用于评估主要终点的临床数据。

适应证：①转移性默克尔细胞癌（MCC）的成人和12岁及以上的儿童患者*。②一线治疗联合阿昔替尼治疗晚期肾细胞癌（RCC）患者。③二线用于治疗局部晚期或转移性尿路上皮癌的患者，在含铂化疗期间或之后，或在新辅助或含铂化疗辅助治疗的12个月内疾病发展*。* 提示该适应证是加速批准的。继续批准该适应证可能要取决于验证性试验中对临床获益的确认。FDA批准用于Ⅲ期不可切除非小细胞肺癌放化疗后的维持治疗。也获批与依托泊苷，卡铂或顺铂联合应用于广泛期小细胞肺癌患者的一线治疗。

用法用量：静脉注射（60 min），800 mg/次，2周1次。

不良反应：最常见的严重风险是免疫介导的反应，人体的免疫系统会攻击健康细胞或器官，发生如肺炎、肝炎、结肠炎、内分泌病及肾炎等。此外，药物存在严重的输液相关反应风险。在入选JAVELIN Merkel 200试验的88名患者中，最常见的不良反应是疲劳、肌肉骨骼疼痛，腹泻、恶心、输液相关反应，皮疹、食欲下降和外周性水肿。

六、德瓦鲁单抗（imfinzi）

德瓦鲁单抗（durvalumab）是由medimmune（阿斯利康子公司）开发的用于癌症治疗的IgG1κ单克隆抗体。

德瓦鲁单抗的药理作用如下：德瓦鲁单抗通过阻止PD-L1与PD-1和CD80（B7.1）分子相互作用实现激活免疫的作用。

临床试验：德瓦鲁单抗获批是基于一项单臂临床试验，此项试验入组了182例局部晚期或转移性尿路上皮癌患者，接受德瓦鲁单抗10 mg/kg，2周1次的治疗，用药最多1年。182例患者中，有31例患者的肿瘤明显缩小，包括5例患者达到CR。研究人员也根据PD-L1的表达状态分析了ORR，182例患者中，95例PD-L1表达水平较高的患者的ORR为26.3%，73例PD-L1表达水平低或无表达的患者的ORR为4.1%。

阿斯利康公布了德瓦鲁单抗治疗转移性/复发性头颈部鳞状上皮细胞癌的I/II期临床试验结果。数据表明，在总体可评估患者（$n=62$）中，ORR达到了11%，而在PD-L1高表达的患者（$n=22$）中，ORR达到了18%。此外，在治疗6个月和12个月后，总体生存率为62%和42%。安全性方面，共有5%以上的患者出现了常见的不良事件，包括疲劳（18%）、腹泻和恶心（8%）、瘙痒、皮疹以及斑状丘疹（分别为7%）。此外，有5例患者（8%）出现了治疗相关3~4级不良事件。

德瓦鲁单抗治疗Ⅲ期非小细胞肺癌患者的Ⅲ期临床试验比较了德瓦鲁单抗与安慰剂治疗经2周期或更多的含铂类药物化疗后疾病进展的患者。713例随机分组，709例接受治疗（473例接受德瓦鲁单抗治疗，236例接受安慰剂治疗）的研究发现，德瓦鲁单抗治疗的患者中位PFS的中位数为

16.8 个月，而安慰剂组的为 5.6 个月；12 个月无进展生存率分别为 55.9% 和 35.3%，18 个月无进展生存率分别为 44.2% 和 27.0%。德瓦鲁单抗的 ORR 要高于安慰剂组（28.4% vs 16.0%），PFS 也更长（持续反应 18 个月的患者分别占 72.8% 和 46.8%）。德瓦鲁单抗治疗患者的 OS 要比安慰剂组更长（23.2 个月 vs 14.6 个月）。在接受德瓦鲁单抗治疗的患者中，出现 3 级或 4 级不良反应的约占 29.9%，而在安慰剂组中，出现不良反应的约占 26.1%；3 级或 4 级不良反应中出现最多的是肺炎（分别占 4.4% 和 3.8%）。15.4% 的德瓦鲁单抗治疗患者和 9.8% 的安慰剂组因为不良反应而中断了研究药物的使用。

适应证：二线用于治疗局部晚期或转移性尿路上皮癌的患者，在含铂化疗期间或之后；或在新辅助或含铂化疗辅助治疗的 12 个月内疾病发展。该适应证是加速批准的。继续批准该适应证可能要取决于验证性试验中对临床获益的确认。

用法用量：德瓦鲁单抗的推荐剂量是 10 mg/kg，2 周 1 次，静脉输液 60 min 以上，直到疾病出现进展或产生患者无法承受的毒性。

不良反应：最常见（$\geq$15% 的患者）的不良反应包括疲劳、肌肉骨骼痛、便秘、食欲下降、恶心、外周性水肿和尿路感染。有 43% 的患者出现了严重的 3~4 级不良反应。感染和免疫相关不良反应有肺炎、肝炎、结肠炎、甲状腺疾病、肾上腺机能不全和糖尿病。

七、特瑞普利单抗（toripalimab）

2018 年 12 月 17 日，国家药品监督管理局（NMPA）有条件批准首个国产 PD-1 单抗——特瑞普利单抗注射液（商品名拓益）上市。

药理作用：特瑞普利单抗，是一种人源化的 IgG4 单抗，可与 T 细胞表面的 PD-1 结合，阻断其与配体 PD-L1 和 PD-L2 的结合，从而消除 PD-1 信号通路免疫抑制。

临床试验：HMO-JS00L-II-CRP-01 是一项开放性、单臂、多中心、Ⅱ期临床研究，在既往接受全身系统治疗失败后的不可手术或转移性黑色素瘤患者中开展，以评估特瑞普利单抗的安全性和有效性。BRAFV600E 突变阳性患者不要求既往接受过 BRAF 抑制剂治疗。患者接受本品 3 mg/kg，静脉输注每 2 周 1 次，直至出现疾病进展（研究者根据 RECIST1.1 和 irRECIST 进行评估）或者不可接受的毒性。该研究入组 128 例中国患者，127 例纳入全分析集，Ⅰ期和Ⅳ期患者分别为 11% 和 89%，所有患者既往均接受系统性治疗，其中 68.5% 的患者既往接受过$\geq$2 线的系统性治疗，44.1% 的患者既往接受过$\geq$3 线的系统性治疗。26.8% 的患者具有 BRAF 突变，20.5% 的患者为 PD-L1 阳性。临床病理类型包括皮肤型（非肢端）22.8%，皮肤型（肢端）39.4%，黏膜型 17.3%，原发灶不明型 20.5%，未入组眼黑色素瘤。

主要有效性研究终点为独立影像学数据审核委员会（RC）根据 RECIST 1.1 标准评估的 ORR。次要有效性研究终点为 DOR 和 PFS、ORR（IRC 根据 irRECIST 评估，研究者根据 RECIST1.1 或者 irRECIST 评估）和 OS。127 例患者中位随访时间为 12.4 个月（范围：0.9~20.5），最后 1 例入组受试者至少随访 12 个月。结果显示，总的 ORR 为 17.3%，中位 DOR 未达到。中位 PFS = 3.6 个月，中位 OS 未达到。

适应证：特瑞普利单抗适用于既往接受全身系统治疗失败的不可切除或转移性黑色素瘤的治疗。该适应证的完全批准将取决于正在开展中的确证性随机对照临床试验，能否证实晚期黑色素瘤患者的长期临床获益。

用法用量：特瑞普利单抗推荐剂量为 3 mg/kg，静脉输注每 2 周 1 次，直到疾病进展或出现不可耐受的毒性。

不良反应：单药治疗的安全性总结来自 8 项单臂、开放性、单/多中心临床研究。共计 598 例患者，包括晚期黑色素瘤（$n=191$）、鼻咽癌（$n=135$）、食管癌（$n=65$）、胃癌（$n=63$）、头颈部鳞癌（$n=34$）、非小细胞肺癌（$n=33$）、乳腺癌（$n=20$）、淋巴瘤（$n=24$）、软组织肉瘤（$n=12$）、尿路上皮癌（$n=9$）、肾癌（$n=6$）、胰腺癌（$n=2$）及其他类型肿瘤（$n=4$）。本品给药剂量为 0.3 mg/kg（$n=3$）、1 mg/kg（$n=39$）、3 mg/kg（$n=522$）、10 mg/kg（$n=31$）、240 mg（$n=3$）。其中 3 mg/kg 组中，132 例（25.3%）患者暴露时间 $\geq$ 6 个月，67 例（12.8%）患者暴露时间 $\geq$ 12 个月。单药治疗所有级别的不良反应发生率为 93.8%，发生率 $\geq$ 10% 的不良反应为贫血、ALT 和 AST 升高、乏力、皮疹、发热、促甲状腺激素升高、白细胞计数降低、咳嗽、瘙痒、甲状腺功能减退症、食欲下降、血糖升高和血胆红素升高。大多数不良反应为轻至中度（1～2 级）。3 级及以上的不良反应发生率为 29.4%，发生率 $\geq$ 1% 的为贫血、低钠血症、感染性肺炎、血淀粉酶升高、血脂肪酶升高、ALT 和 AST 升高、乏力和血小板减少。

八、信迪利单抗（sintilimab）

信迪利单抗（商品名达伯舒）是第二个获得 NMPA 批准适用于至少经过二线系统化疗的复发或难治性的经典型霍奇金淋巴瘤。

药理作用：信迪利单抗是一种 IgG4 单克隆抗体（HuMAb），可与 PD-1 受体结合，阻断其与 PD-L1 和 PD-L2 之间的相互作用。信迪利单抗在复发或难治性经典型霍奇金淋巴瘤患者中清除率的几何均值（变异系数）为 9.98 mL/h（50.1%），消除半衰期的几何均值（变异系数）为 13.7 d（45.3%）。

临床试验：信迪利单抗获批是基于 ORIENT-1（NCT03114683）研究，为一项开放性、多中心、单臂、Ⅱ期临床试验，在既往接受过至少二线系统治疗的复发或难治性经典型霍奇金淋巴瘤患者中开展，评估信迪利单抗单药的安全性和有效性。研究共入组 96 例患者，符合全分析人群定义者有 75 例，研究的主要研究终点为 ORR，由独立影像评估委员会（IRRC）评价根据统一的 Lugano 2014 PET-CT 标准方案定义的 IWG 2007 标准进行评估。次要有效性终点包括至缓解出现时间（TTR）、DOR 和 PFS。75 例患者中位随访时间为 14 个月，最后 1 例入组受试者至少随访 12 个月。结果显示，ORR 为 78.7%（67.7%～87.3%），截至获批时 DOR 及 PFS 仍未达到。

适应证：信迪利单抗适用于至少经过二线系统化疗的复发或难治性经典型霍奇金淋巴瘤的治疗。该适应证的完全批准将取决于正在计划开展中的确证性随机对照临床试验，能否证实信迪利单抗治疗相对于标准治疗的显著临床获益。

用法用量：本品采用静脉输注的方式给药，静脉输注的推荐剂量为 200 mg，每 3 周给药 1 次，直至出现疾病进展或产生不可耐受的毒性。

不良反应：信迪利单抗的安全性总结数据来自于 540 例接受信迪利单抗单药或联合化疗治疗的患者，包括的临床研究有：CIBI308A101（$N=213$）、CIBI308B201（ORIENT-1，$N=96$）、CIBI308A201（ORIENT-2，$N=94$）、CIBI308C301（ORIENT-3，$N=109$）、CIBI308D201（$N=28$）。540 例患者中所有级别的不良反应发生率为 86.1%，发生率 $\geq$ 10% 的不良反应包括：发热、贫血、天门冬氨酸氨基转移酶升高、丙氨酸氨基转移酶升高、乏力、白细胞计数降低。3 级及以上不良反应发生率为 30.6%。发生率 $\geq$ 1% 的不良反应包括：肺炎、贫血、脂肪酶升高、血小板计数降低、中性粒细胞计数降低、低钠血症、γ-谷氨酰转肽酶升高、上消化道出血、淋巴细胞计数降低。

九、卡瑞利珠单抗（camrelizumab）

2019 年 5 月 29 日，卡瑞利珠单抗（商品名艾瑞卡）获得 NMPA 批准，用于至少经过二线系统化疗的复发或难治性经典型霍奇金淋巴瘤患者的治疗。

药理作用：卡瑞利珠单抗可与 PD-1 受体结合，阻断其与 PD-Ll 和 PD-L2 之间的相互作用，阻断 PD-1 通路调节的免疫抑制反应，包括抗肿瘤免疫反应。临床前研究显示，卡瑞利珠单抗与人 VEGFR2 具有弱结合，KD 为 714 nM；卡瑞利珠单抗与人 PD-1 结合的 KD 为 3.31 nM。

临床试验：SHR-1210-11-204 为一项开放性、多中心、单臂、Ⅱ期临床研究，在既往经过至少二线系统性治疗的复发/难治经典型霍奇金淋巴瘤患者中开展，评价卡瑞利珠单抗单药的有效性和安全性。本研究共入组 75 例患者，全分析人群（FAS）共 66 例。该研究的主要疗效终点是参照 Lugano 2014 淋巴瘤疗效评价标准评估的 ORR，次要疗效终点是由研究者评估的 ORR、DOR、PFS。结果显示，ORR 为 77.3%，截至获批时 DOR 及 PFS 仍未达到。

适应证：卡瑞利珠单抗有条件批准适用于至少经过二线系统化疗的复发或难治性经典型霍奇金淋巴瘤患者的治疗。该适应证的完全批准将取决于正在计划开展中的确证性随机对照临床试验，能否证实卡瑞利珠单抗治疗相对于标准治疗的显著临床获益。2020 年 3 月 4 日，NMPA 批准卡瑞利珠单抗用于接受过索拉非尼治疗和/或含奥沙利铂系统化疗的晚期肝细胞癌患者的治疗。

用法用量：推荐剂量为 200 mg/次，静脉注射每 2 周 1 次，直至疾病进展或出现不可耐受的毒性。

不良反应：卡瑞利珠单抗的安全性数据来自于 9 项共计 986 例接受卡瑞利珠单抗单药治疗的患者，肿瘤类型主要包括：食管癌、肝细胞癌、非小细胞肺癌、鼻咽癌、经典型霍奇金淋巴瘤、黑色素瘤、胃癌等。上述研究中接受卡瑞利珠单抗每 2 周给药 1 次 200 mg（630 例）、1 mg/kg（3 例）、3 mg/kg（121 例）、10 mg/kg（12 例）、60 mg（24 例）、400 mg（24 例）及单药每 3 周给药 1 次 3 mg/kg（108 例）、200 mg（54 例）。31.4% 的患者接受卡瑞利珠单抗治疗 ≥ 6 个月，12.9% 的患者接受卡瑞利珠单抗治疗 ≥ 12 个月。986 例患者中所有级别的不良反应发生率为 97%，发生率 ≥ 10% 的不良反应包括：反应性毛细血管增生症、贫血、发热、乏力、甲状腺功能减退症、蛋白尿、咳嗽、食欲下降。3 级及以上不良反应的发生率为 24%。发生率 ≥ 1% 的包括：贫血、低钠血症、肺部感染、天门冬氨酸氨基转移酶升高、γ-谷氨酰转肽酶升高、胆红素升高、中性粒细胞计数降低、白细胞计数降低、血小板计数降低、淋巴细胞计数降低、低钾血症、丙氨酸氨基转移酶升高、碱性磷酸酶升高、脂肪酶升高。

十、替雷利珠单抗（tislelizumab）

2019 年 12 月，我国 NMPA 批准替雷利珠（tislelizumab，商品名百泽安）单抗用于至少经过二线系统化疗的复发或难治性经典型霍奇金淋巴瘤的治疗。

药理作用：替雷利珠单抗为人源化重组抗 PD-1 单克隆抗体，与人重组 PD-1 结合的 EC50 为 0.12 nM，Kd 值为 1.45×10^{-10}（PD-1 低密度）、1.10×10^{-11}（PD-1 高密度），抑制 PD-1 与 PD-L1 结合的 IC50 约为 0.5 nM，抑制 PD-1 与 PD-L2 结合的 IC50 为 0.4~0.6 nM。基于群体药代动力学分析，本品清除率为 0.171 L/d，个体间变异为 31.9%，终末半衰期约为 26 d。

临床试验：BGB－A317－203 研究是一项在至少经过二线系统化疗的复发或难治性经典型霍奇金淋巴瘤（cHL）患者中开展的开放、多中心、单臂、Ⅱ期临床试验，评价替雷利珠单抗单药的安全性和有效性。共入组 70 例患者，接受替雷利珠单抗 200 mg 每 3 周 1 次静脉给药。中位治疗时间为 57 周（范围：6~84 周）。81.4% 的患者接受替雷利珠单抗治疗时间 ≥ 6 个月，74.3% 的患者接受替雷利珠单抗治疗时间 ≥ 12 个月。

适应证：本品适用于至少经过二线系统化疗的复发或难治性经典型霍奇金淋巴瘤的治疗。

用法与用量：将本品用注射用氯化钠溶液（0.9%）稀释至 1~5 mg/ml 的浓度后进行静脉输注，推荐剂量为 200 mg，每 3 周给药 1 次。用药直至疾病进展或出现不可耐受的毒性。第一次输注时间应不短于 60 min；如果耐受良好，则后续每一次输注时间应不短于 30 min。本品不得采用静脉推注或单次快速静脉注射给药。

不良反应：安全性信息来自 3 项单药临床研究（BGB－A317－001 [$N=451$]，BGB－A317－102 [$N=300$] 和 BGB－A317－203 [$N=70$]），共涉及 821 例患者。肿瘤类型包括非小细胞肺癌（$N=105$）、食道癌（$N=81$）、胃癌（$N=78$）、经典型霍奇金淋巴瘤（$N=70$）、肝细胞癌（$N=69$）、结直肠癌（$N=54$）、卵巢癌（$N=51$）、尿路上皮癌（$N=39$）、肾细胞癌（$N=37$）、黑色素瘤（$N=36$）、乳腺癌（$N=32$）、头颈部鳞状细胞癌（$N=29$）、鼻咽癌（$N=27$）、胆管癌（$N=18$）、胰腺癌（$N=10$）、小细胞神经内分泌癌（$N=10$）、肉瘤（$N=10$）、间皮瘤（$N=9$）、宫颈癌（$N=7$）、其他类型肿瘤（$N=49$）。替雷利珠单抗中位给药时间为 16 周（范围：0.6～162 周），35.7% 的患者接受替雷利珠单抗治疗≥6 个月，20.0% 的患者接受替雷利珠单抗治疗≥12 个月。

接受替雷利珠单抗治疗的 821 例患者中所有级别的不良反应发生率为 71.0%，发生率≥10% 的不良反应包括：疲乏，皮疹，甲状腺功能减退症，丙氨酸氨基转移酶升高和天门冬氨酸氨基转移酶升高。3 级及以上不良反应发生率为 18.4%，发生率≥1% 的包括：γ-谷氨酰转移酶升高、肺部炎症、天门冬氨酸氨基转移酶升高、丙氨酸氨基转移酶升高、重度皮肤反应、贫血。

王志刚 罗成刚

参 考 文 献

[1] U.S.Food & Drug Administration.Opdivo(nivdumab) Injection[OB/OL].(2016-9-30)[2019-12-1].https://www.alcessdata.fda.gov/drugsatfda-docs/nda/2015/1255270 Org1s000TOC.cfm.

[2] U.S.Food & Drug Administration.Keytruda(pembrodizumab) poweer for Injection.[DB/OL].(2014-10-2)[2019-12-1].https://www.accessdata.fda.gov/drugsatfda-docs/nda/2014/125514 Origls000 Toc.cfm.

第九章
癌症免疫治疗敏感与耐药的机制

第一节 前 言

对于绝大多数晚期患者来说，癌症仍然是不可治愈的疾病，因为所有癌症细胞存在内在基因组不稳定，导致从细胞毒或靶向药物治疗中逃脱。由 William B. Coley 博士于 19 世纪 90 年代率先开创的免疫系统控制癌症，因为缺乏一致的反应，很快被更有效的治疗方法（放疗和化疗）所湮没。然而，仍然持续的研究逐渐阐明了免疫系统与癌细胞之间的相互作用。由 Paul Ehrlich 提出并由 Burnet 和 Thomas 在 1950 年代完善的癌症免疫监视的概念指出，恶性细胞的出现是一种常见事件，但被宿主的天然免疫力所抑制，当机体免疫力减弱时癌症发生，并且淋巴细胞负责这一监控过程。最后，Schreiber 等在 2002 年阐明了癌症免疫编辑的概念，通过 3 个连续阶段起作用，即免疫消除，平衡和肿瘤细胞逃逸。由于肿瘤细胞、免疫细胞和肿瘤微环境之间的不断相互作用，导致免疫系统具有双重作用，既抑制肿瘤又作为肿瘤生长和发展的促进因素。

最近对肿瘤免疫生物学的理解认为，T 细胞活化的过程涉及抗原提呈细胞（APC）上的主要组织相容性复合物（MHC）分子对初始 T 细胞上的相应 T 细胞受体（TCR）进行提呈抗原。共刺激分子 CD28 和 B7 之间的相互作用是完全激活所必需的，其受到抑制性检查点的严格调控，以避免附带损伤和自身免疫。20 世纪 80 年代发现了激活的效应 T 细胞和调节性 T 细胞（Treg）上的 CTLA-4 受体，CTLA-4 与 CD28 竞争 B7 配体并抑制 T 细胞的增殖和 IL-2 分泌，在免疫活性正常的动物模型中，CTLA-4 阻断抗体可以治疗肿瘤。在 1992 年，克隆了由活化的 T 细胞表达的另一个检查点受体 PD-1，随后对其配体 PD-L1 进行了克隆发现。在过去 10 年，新一代癌症免疫治疗的发展取得突破，两个最突出的靶点是 CTLA-4 和 PD-1/PD-L1，为抗癌战争打开了全新的篇章。最重要的是，基于癌症免疫检查点的发现和检查点抑制剂的成功开发，以及转基因免疫细胞的技术进步。治疗重点已从肿瘤本身转移到宿主的免疫系统，以调动免疫细胞识别，并最终消除癌细胞。免疫治疗的一个标志是反应的持久性，可能是由于适应性免疫系统的记忆，这可以导致一部分患者获得长期生存。

自 2011 年 FDA 批准第一种 CTLA-4 免疫检查点阻断药物（immune-checkpoint blocker，ICB）伊匹单抗以来，已经彻底改变了多种（以前认为预后不佳）恶性肿瘤的临床治疗。迄今为止，10 个 ICB 已被 FDA/NMPA 批准（见具体章节）。目前在不同阶段的许多不同肿瘤类型的临床试验中，有超过 10 种抗 PD-1/PD-L1 抗体，包括我国的制药企业。

在 20 世纪 80 年代，发现 TIL 数量与某些癌症生存期相关。因此进行基于细胞的免疫治疗，首先将 TIL 从患者的手术标本中分离，体外扩增并重新输注回淋巴细胞耗竭的患者，黑色素瘤反应率为 50%。然而，难以从患者分离或扩增足够的 TIL，而且需要大量手术样本，经验丰富的学术中心，以及富含抗肿瘤 T 细胞的肿瘤，对于大多数肿瘤类型来说是不可能的事件。最近，基因转移技术和 T 细胞工程的进展，已经使更多的通用方法，包括通过生理 TCR 或 CAR 对患者的外周 T 细胞进行基因修饰，以靶向癌症特异性抗原的过继细胞输注（ACT）。通常克隆正常组织中没有或非常有限表达的特定癌症抗原（但是被癌细胞广泛表达）的 TCR，但是受 MHC 限制，并且可能由于肿瘤细胞下调其 MHC 表面表达，导致治疗失败。CAR 技术最初由 Eshhar 等开发，通过基因工程将具有将靶向肿瘤细胞表面抗原的单链抗体（scFv）与诱导 TCR 的细胞内信号转导子的基因嵌合连接起来表达，第一代使用 T 细胞特异性激活 ζ 链 CD3 复合物。随后使用共刺激分子 CD28（第二代）和 4-1BB（第三代）修饰，而且使 T 细胞的扩增成为可能，同时在重复的抗原暴露下保留了功能。CAR-T 细胞不需要 MHC 限制，并且可以被工程化以增强 T 细胞功能。CD19 靶向 CAR 治疗 CD19⁺B 细胞恶性肿瘤的近期临床研究，显示出巨大成功，30 例复发性或难治性小儿急性淋巴细胞白血病（ALL）患者队列中出现 90％CR。ACT 领域面临的最大挑战是，难以发现不被正常组织表达的靶肿瘤抗原，以最大化特异性和效果，并且最小化毒性。ACT 治疗中常见的毒性是细胞因子释放综合征，可能会危及生命，需要立即应用类固醇和 IL-6 受体抗体（托珠单抗，tocilizumab）进行治疗。

尽管在癌症免疫治疗中观察到了前所未有的持久反应率，但大多数患者不能从治疗中获益（原发性耐药），并且一些反应者在一段时间的反应后复发（获得性耐药）。例如，抗 PD-1 治疗的反应分别为黑色素瘤 31％～44％，非小细胞肺癌（NSCLC）19％～20％ 和肾细胞癌 22％～25％。几种常见的癌症类型表现出非常低的反应频率（乳腺癌，前列腺癌，结肠癌），甚至在同一患者的不同肿瘤之间也出现异质反应（图 9-1）。因此，存在的首要问题是为什么免疫治疗的反应程度会出现明显的异质性？可能存在原发，适应性和获得性耐药机制。然而，在考虑免疫治疗的耐药机制时，重要的是要记住，由于患者自身的微环境和遗传因素，以及治疗干预（包括手术、化疗、放疗和免疫治疗），导致每个患者的免疫反应是动态的且不断发展，影响疾病治疗的整个过程。

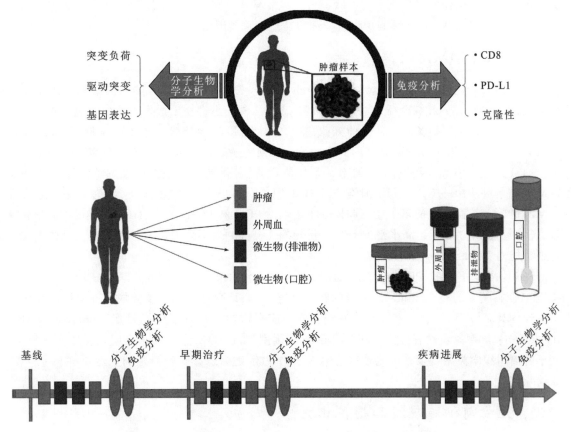

图 9-1　分析基线和不同时间点肿瘤、血液和其他样本的模式

第二节 预测免疫检查点阻断疗效的相关因素

虽然在肺癌中，抗 PD-1/PD-L1 的反应与高突变负荷和 PD-L1 表达相关。到目前为止，没有特定的致癌基因或抑癌基因已作为免疫治疗一个独立的预测因素。免疫检查点阻断的临床反应，与特定的癌基因、肿瘤抑制基因或总体的致癌通路相关突变是否相关，目前相关信息很少。

一、突变负荷

基因的插入、删除和基因重排除了对肿瘤细胞生物学行为有影响，还有编码新抗原的能力。高突变负荷的肿瘤可能具有更多的新抗原，因此免疫检查点阻断后，会更容易激活肿瘤特异性 T 细胞。平均突变负荷高的肿瘤（黑色素瘤、非小细胞肺癌、头颈部癌、膀胱癌和胃癌），对抗 PD-1 或抗 PD-L1 治疗大于 15% 有反应，而对黑色素瘤有特别高的反应率达 30%～40%。相反，平均突变负荷相对较低的癌症，如胰腺癌和前列腺癌，对 PD-1 阻断抗体反应小。而且有些类型的癌症，不同病例的突变负荷具有一个广泛的差异。

然而，没有明确的突变负荷界值，可以作为排除患者接受治疗的理由，即具有非常高突变负荷的患者对免疫治疗也没有反应，突变负荷低的患者有反应。重要的是，一个新突变肽的抗原性与其功能无关；一个没有功能作用的乘客突变可以是很好的肿瘤抗原。为什么突变负荷和免疫检查点阻断反应的关联如此不紧密？可能的情况是，相对少数量的突变可以产生一个完美的抗原肽，而大量的突变可能不会产生任何高品质的抗原肽；另一个情况是突变相关新抗原肽与 T 细胞耐受的自身抗原类似；最后，局部 TME 是影响免疫效应细胞功能的重要因素。

二、DNA MMR 缺陷的影响

六个编码 DNA 错配修复复合体（mismatch-repair，MMR 复合体）的基因最初发现于家族性癌症综合征（称为 Lynch 综合征），后来发现除 CRC 之外，也存在于散发性癌症，包括胃癌、子宫内膜癌、壶腹癌、十二指肠癌、甚至前列腺癌中。MMR 缺陷导致微卫星不稳定性（microsatellite instability，MSI），相比 MMR 完好的同种癌症，MMR 缺陷癌症的突变负荷升高 10～100 倍。事实上，MSI 结肠癌有高度浸润的 T 细胞，尤其是 $CD8^+$ T 细胞，为激活的细胞毒性 T 淋巴细胞表型。MSI 结肠肿瘤中的 $CD4^+$ TIL 细胞向 Th1 型倾斜，可以产生大量 IPN-γ。为了保持适应性抵抗，MSI 肿瘤表达高水平的多个免疫调控分子，包括 PD-1 和 PD-L1、CTLA-4、淋巴细胞活化基因 3（LAG-3）。此外，还表达高水平的 IFN-γ 诱导的免疫抑制代谢酶 IDO-1。具有此免疫微环境的肿瘤将很可能对 PD-1 通路阻断有反应。

MSI 确实可以预测抗 PD-1 治疗的临床反应，纳武利尤单抗治疗结肠癌早期试验中，发现一个 CRC 患者获得持久的完全缓解；该患者的肿瘤分析为 MSI^{hi} 表型。在一个帕博利珠单抗的临床试验中，发现约具有 MSI 的 CRC 和非结直肠癌客观反应率达 60%，而微卫星稳定（microsatellite stability，MSS）肿瘤患者没有反应。DNA MMR 基因型与抗 PD-1 治疗临床反应之间惊人的相关性，独立于肿瘤组织学类型，很有可能导致采用 MSI 作为生物标志，确定特定的患者亚群，进行 PD-1 阻断治疗。

三、死亡前细胞应激和损伤相关分子模式

内质网（ER）应激和自噬决定了肿瘤细胞的免疫原性死亡，影响损伤相关分子模式（danger-associated molecular patterns，DAMP）的表达或释放，募集特异的 APC（如 DC），将识别和吞噬垂死的细胞成分，以便于处理和交叉提呈肿瘤抗原到同源 T 细胞。例如，TIL 阴性的癌基因驱动的原发肺癌，ICB 和非免疫原性细胞毒（基于顺铂或紫杉烷的使用）治疗，以及两者联合治疗，均无反应。相反，ICB 治疗前选择适当的化疗，能够明显转化肿瘤形成更好的 T 细胞浸润的免疫学微环境（即恢复 Teff 细胞/Treg 细胞的比例），改善 ICI 疗效，抑制肿瘤进展。

最近一些研究发现，几个肿瘤相关的 DAMP 暴露——尤其是钙网蛋白膜表面暴露，TLR4 配体 HMGB1 的释放和在肿瘤细胞胞质中 LC3B 荧光斑点的丰度增加（是自噬活性的替代标志）——与 TIL 浸润和有利的临床结果相关。因此提示，肿瘤内细胞死亡的形式决定 ICB 是否成功；如果在肿瘤细胞没有一个适当的内质网应激或自噬的诱导，可以提示 ICB 治疗很可能会出现抵抗。

四、PD-L1 的表达

PD-L1 通常由巨噬细胞的一个亚型表达，并可在活化的淋巴细胞（T、B 细胞和 NK 细胞）、内皮细胞和其他非恶性细胞类型中被诱导，作为生理过程的一部分抑制正在发生的免疫反应。然而，某些癌症中（如黑色素瘤、乳腺癌、头颈部鳞状细胞癌和肾癌），肿瘤细胞表面以及免疫细胞浸润细胞均表达 PD-L1。相反，结直肠癌和胃癌中，PD-L1 几乎只表达于肿瘤浸润免疫细胞，很少表达于肿瘤细胞本身；而 MCC（默克尔细胞癌），则显示为中间类型。

大样本的纳武利尤单抗研究显示，PD-L1 阳性肿瘤患者（至少 5％的肿瘤细胞与免疫细胞表面表达 PD-L1）治疗的反应是整体研究对象的两倍。随后在 NSCLC、黑色素瘤、头颈部鳞状细胞癌、肾癌、膀胱癌中发现，PD-1 通路阻断的总体反应率为 29％，而 PD-L1 阳性的反应率为 48％，PD-L1 阴性是 15％。虽然 PD-L1 表达和抗 PD-1 治疗的长期结果如无进展生存和总体生存的关系尚未确立，但一些研究认为，PD-L1 表达的肿瘤患者生存期延长。因此，2015 年 10 月，FDA 批准 PD-L1 IHC28-8pharmDx 检测作为纳武利尤单抗治疗肺癌的一种补充而非必要诊断测试。随后在 2016 年 1 月批准作为纳武利尤单抗治疗黑色素瘤的补充检测，以 PD-L1＞1％的临界值界定为阳性结果。

然而，值得注意的是，PD-L1 肿瘤患者有较低但有限的缓解率，提示不能作为治疗的一个绝对选择标准。在可选择多种治疗方案的患者，PD-L1 表达可能用于优选治疗顺序，即 PD-L1+ 肿瘤建议一线抗 PD-1/PD-L1 治疗，而 PD-L1 阴性的肿瘤患者则作为二线或后期治疗，但是还需要更多的临床数据支持。

五、外周和肿瘤内淋巴细胞

CTLA-4 是一个有广泛影响的免疫检查点，通过抑制 CD4+ T 效应（Teff）细胞和增强 Treg 细胞活性参与免疫反应启动。因此，抗 CTLA-4 治疗（伊匹单抗）的许多生物标志的研究都集中在治疗前后淋巴细胞的多样性、表型和功能。

多个研究指出，外周血淋巴细胞绝对数上升与较高的伊匹单抗治疗反应率有关。此外，具有抗 NY-ESO-1 癌-睾丸抗原的 CD4+ 和 CD8+ T 淋巴细胞特异性的黑色素瘤患者，也表现出明显的肿瘤缩小或稳定病情。相反，外周血中高水平可溶性 CD25（也称为 IL2Rα），与抗 CTLA-4 治疗耐药有关。治疗前 TME 的 PD-L1 表达，一般不与抗 CTLA-4 治疗临床反应相关。多种类型的肿瘤在 CTLA-4 阻断后，PBL 和肿瘤浸润淋巴细胞（TIL）上诱导性 T 细胞共刺激分子（ICOS）表达增加，以及肿瘤组织中 Treg 细胞比例增加。

在人类结直肠癌（CRC）标本，发现高密度的 CD3+、CD8+、CD45RO+、颗粒酶+ T 细胞与低肿瘤复发和高总生存率有关。在某些情况下，三级淋巴结构（Tertiary lymphoid structure），可以促进 T 细胞的募集，并协调局部自适应抗肿瘤免疫反应，进而改善患者预后（见相关章节）。具体地说，在黑色素瘤的抗 PD-1 治疗中，侵袭性肿瘤边缘的 CD8$^+$ T 细胞密度与抗 PD-1 的疗效相关。此外，在预测无病生存率和总生存率方面，在中央层和肿瘤侵袭边缘的 CD3$^+$ T 细胞密度，优于国际公认的临床分期标准（TNM）。

然而，目前没有伊匹单抗治疗的预测性生物标志足以应用于临床。原因可能是，虽然肿瘤内 T 细胞数量是足够的，但 Treg 细胞，Th2 细胞和 DMDSC 的出现，参与形成巨大的 TME 免疫抑制，明显阻止 ICI 治疗的抗肿瘤效果。耗竭 Treg 细胞，可以与 ICI 治疗联合使用，重新恢复现有 T 细胞杀灭肿瘤的能力。

六、病毒相关的因素

在癌症基因组中，致癌病毒可能赋予新抗原性，因此可作为分子标志，预测对检查点阻断的反应。在某些类型的癌症，几乎每个患者的肿瘤都与病毒相关，例如鼻咽癌（EBV）、宫颈癌和肛门癌（HPV）、成人 T 细胞白血病（HTLV-1）和卡波济肉瘤（KSHV）。在其他癌症，如胃癌、霍奇金淋巴瘤（EBV）、MCC（MCPyV）和头颈部鳞状细胞癌（HPV），只有某个亚型与病毒相关。此外，大多数肝细胞癌是由乙型肝炎病毒（乙肝病毒）或丙型肝炎病毒的慢性感染造成的。重要的是，不同于肿瘤基因组的点突变或重排，能够产生单个或数量有限的能被 T 细胞识别的抗原肽，而源于病毒的基因，编码的整个蛋白产物都是非己的，从而存在许多潜在的 T 细胞表位。

已经有迹象表明，病毒相关癌症对 PD-1 阻断有高反应率。初步数据显示，晚期 MCC 约 80% 是病毒导致，对抗 PD-1 治疗（帕博利珠单抗）的反应率超过 50%。也有报道 HBV 和 HCV 相关的肝细胞癌对抗 PD-1 有明显反应。

七、肠道微生物因素

最近的研究表明，肠道菌群与宿主具有互惠互利的共生关系。虽然每一个体的微生物群组成总体是稳定的，但个体间存在巨大的异质性（即使同卵双胞胎之间），因此，肠道菌群代表人类一个显著的遗传和代谢多样性。宿主和肠道细菌之间的互惠共生失衡，可以导致多种自身炎症和自身免疫性疾病，如肥胖、糖尿病、炎性肠疾病和非酒精性脂肪肝病，以及各种癌症（结直肠癌或肠外癌症，如乳腺癌和肝癌）。

肠道菌群也影响免疫系统相关治疗的疗效，一个特别突出的例证是肿瘤免疫治疗。最近的证据表明，CTLA-4 阻断，通过诱导明显的杆菌属细菌在黏液层内侧积累，并与黏膜 DC 接触，激活 IL-12 依赖的 Th$_1$ 细胞免疫反应，有利于宿主抗肿瘤。在伊匹单抗治疗的转移性黑色素瘤患者中，存在三种不同的微生物型（肠型，enterotypes），由杆菌和普雷沃属决定（alloprevotella 和普氏菌，A 型；类杆菌属 B 和 C 型）。粪便微生物组合 C，含有丰富的免疫原性杆菌属（主要是移植有助于脆弱拟杆菌的小生境），可以恢复对 CTLA-4 单抗的疗效，而组合物 B，含丰富免疫属性，与全面的单克隆抗体耐药有关。同样，研究已证明，双歧杆菌导致 TME 内 TIL 的富集增强 PD-L1 单克隆抗体的抗肿瘤效果。有趣的是，虽然这两项研究揭示肠道微生物在 ICB 最佳治疗中的重要性，但不同的细菌会导致不同的效果。

第三节　原发性和适应性耐药的肿瘤细胞内在因素

TME 中 T 细胞完成主要的免疫监视，必须经历 3 个步骤：①在淋巴结被适当的肿瘤抗原提呈细胞-树突细胞（DC）激活；②归巢到肿瘤，即从血管渗出，并穿透屏障如基质组织，到达恶性细胞周围；③识别并针对靶点发挥作用（通过 CTL 释放细胞溶解颗粒杀死恶性细胞）。最近已经发现了多种肿瘤内在机制参与免疫治疗抵抗，包括：①癌基因或肿瘤抑制基因，如促分裂原活化蛋白激酶（MAPK）通路和/或 PTEN 表达缺失，增强 PI3K 信号传导；②IFN-γ 信号传导通路的丧失；③由于肿瘤表观遗传异常和其他同步发生的基因遗传改变，导致的 T 细胞反应缺乏。

一、肿瘤抑制基因和癌基因

黑色素瘤和 NSCLC 发现，PTEN（一种肿瘤抑制因子）的突变也被作为原发性免疫检查点抑制抵抗的候选驱动研究因素。PTEN 的丢失同样与免疫抑制细胞因子增加，肿瘤细胞中 PTEN 的缺失增强了 PI3K 的信号传导，导致 T 细胞肿瘤浸润减少。此外，通过 MAPK 通路的致癌信号传导，导致产生 VEGF 和 IL-8，以及许多其他分泌蛋白质，其对 T 细胞募集和功能具有抑制作用。因此黑色素瘤患者和异种移植物模型，以及子宫内膜癌患者中，对 PD-1 抑制剂的反应较差相关。此外，PTEN 缺陷型黑色素瘤表现出自噬相关转录和蛋白水平降低，导致体外对 T 细胞杀伤的抵抗。重要的是，已报道自噬通过募集树突细胞，增加交叉提呈和激活 T 细胞来增强肿瘤免疫原性，这是抗肿瘤免疫中的必要步骤，其中树突细胞向 T 细胞提呈新抗原并引发细胞毒性分化。PTEN 缺陷肿瘤中，是否有缺陷的 T 细胞激活有助于免疫排除和 PD-1 抵抗仍有待研究。

某些克隆驱动因素改变也与免疫排斥和检查点阻断反应相关。与正常肺相比，EGFR 突变的肺肿瘤小鼠模型显示更高水平的免疫抑制性生长因子和更低的肿瘤浸润细胞毒（CD8$^+$）与调节性（Foxp3$^+$）T 细胞的比率，并且显示人和小鼠 EGFR 突变的肺肿瘤与 KRAS 突变的肺肿瘤相比，浸润的 CD8$^+$ T 细胞数量更少。值得注意的是，EGFR 突变的非小细胞肺癌患者对抗 PD-1/PD-L1 治疗的反应率低。此外，一项针对随机接受抗 PD-1/PD-L1 治疗或化疗的肺癌患者的大型荟萃分析发现，271 例 EGFR 突变阳性肺癌患者，检查点阻断没有总体生存获益，并且在统计学上，已知 EGFR 状态的 2 000 例患者中，治疗与 EGFR 突变存在显著的相互作用，表明 EGFR 突变确实是 PD-1 阻断抵抗的强大预测因子。相反，KRAS 与检查点阻断反应的关系更加可变。在同一项荟萃分析中，与化疗相比，KRAS 突变阳性肿瘤患者的抗 PD-1/PD-L1 治疗总生存率有所提高，但 KRAS 突变状态与治疗效果之间的相互作用统计学上无显著意义。同样，另一项较小的研究发现，PD-1/PD-L1 抑制剂反应的肺癌中，没有 KRAS 富集，许多研究表明，KRAS 在趋化因子上调和免疫抑制细胞募集中发挥作用。因此，KRAS 突变与检查点抑制剂反应的关联，可能取决于其他因素，如组织背景和共存突变。具体而言，KRAS 突变的胰腺肿瘤，具有比 KRAS 突变的肺肿瘤更少的浸润性 T 细胞，具有 TP53 突变的 KRAS 突变的肺肿瘤，对 PD-1 抑制剂具有更好的反应，特别是与具有 LKB1 突变的 KRAS 突变的肺肿瘤相比。最终，组织基质和同时出现的突变，对克隆驱动突变与免疫效应的影响，需要进一步研究，并且必须在未来的生物标志物开发工作中需要加以考虑。

癌细胞的自身致癌信号通路（WNT-B-catenin 信号通路）可能参与肿瘤微环境的共抑制分子表达，影响免疫治疗的效果。在黑色素瘤小鼠模型中，致癌的 WNT-B-catenin 信号通路激活，抑制趋化因子 CCL4，导致 TME 中缺乏 T 细胞和 CD103$^+$ DC 渗透，出现抗 PD-L1 和 CTLA-4 单抗治疗的耐药。WNT/β-连环蛋白和转化生长因子-β（TGF-β）。在诱导的小鼠黑色素瘤模型中，已经显示 β-连环蛋白信号传导通过减少树突细胞募集和 T 细胞激活来预防 T 细胞肿瘤浸润。相反，多种证据表明，在对免疫检查点抑制剂无反应的患者中，成纤维细胞中的 TGF-β 信号传导构成了从肿瘤核心排除 T 细胞的物理基质屏障。因此，需要针对每种致癌通路所采用的特定免疫排除机制，来定制增强检查点阻断反应的策略。

在包含 PD-1/PD-L1 和 PD-L2 两种配体的基因和 IFN-γ 受体信号分子 JAK2 的染色体 9 中，基因座的遗传扩增被称为 PDJ 扩增子。PDJ 在霍奇金病恶性 Reed-Sternberg 细胞中出现扩增，化疗难治性霍奇金病患者，使用抗 PD-1 治疗导致超过 80％ 的出现客观反应，原因可能是在霍奇金淋巴瘤，染色体区域 9p24.1 的改变，通过 JAK 信号转导和激活剂转录（STAT）信号通路，可诱导 PD-1 配体的表达。已经发现导致癌细胞组成性 PD-L1 表达的其他机制，包括 PTEN 缺失或 PI3K/AKT 突变，EGFR 突变；MYC 过表达，CDK5 破坏，以及通过截短 PD-L1 基因的 3′ 非翻译区（UTR），导致 PD-L1 转录物的稳定和增加。此外，EGFR 通路激活与免疫抑制之间存在相关，表现为 PD-1、PD-L1、CTLA-4、炎症细胞因子上调，与低 CTL 和高 T 细胞耗竭相关，而 PD-1 阻断可恢复效应 T 细胞的功能，延长小鼠生存时间。

肿瘤细胞下调 MHC-Ⅰ类分子和 TAP 缺陷是另一个常见的肿瘤免疫逃逸机制，并导致大量内源或治疗性抗肿瘤 T 细胞无反应。与野生型肿瘤的比较，KRAS 突变的肺腺癌亚群显示更高的 PD-L1 表达和炎症密度。然而，在黑色素瘤，常见的致癌 BRAFV600E 突变似乎并不与 PD-L1 表达相关。但是，相比单独的驱动基因突变，大量突变负荷对塑造肿瘤免疫微环境可能具有更大的作用。

二、干扰素-γ 通路的异常改变

IFN-γ 受体的信号传导可部分影响 HLA 分子的表达水平，因此对免疫检查点阻断的反应。IFN-γ 通路对抗肿瘤免疫反应具有有利和不利影响，是原发，适应性和获得性检查点阻断治疗抵抗的关键参与者。干扰素-γ 由识别癌细胞的肿瘤特异性 T 细胞产生，通过以下通路诱导有效的抗肿瘤免疫反应：①增加蛋白表达，而增强肿瘤抗原的提呈，如 MHC 分子参与抗原提呈；②招募其他免疫细胞；③对肿瘤细胞的直接抗增殖和促凋亡作用。

活化的 T 细胞在识别新抗原时，释放 IFN-γ 与肿瘤上的 IFN-γ 受结合体，触发 JAK1 和 JAK2 以及信号转导和转录激活因子（STAT）的信号传导。激活 IFN 相关基因，包括干扰素调节因子 1（IRF1），诱导其他基因的转录以增加 PD-L1 和 MHC 分子的在细胞表面表达。分析 9 种癌症类型的 220 例抗 PD-1 治疗患者的基因表达特征，发现 T 细胞发炎的特征之一，如 IFN-γ 反应上调，对于临床获益来说是必需的，但不总是充分条件。类似地，黑色素瘤中，与抗原提呈和 IFN-γ 通路相关的基因高表达，是抗 CTLA-4 治疗进展之后，对抗 PD-1 治疗出现反应的早期特征。相反，IFN-γ 和 IFN-I 也会导致免疫治疗继发耐药。长期的 PD-1 阻断，诱导肿瘤细胞 IFN-I 受体发出信号，上调一氧化氮合酶 2（NOS_2）的表达和肿瘤内 Treg 和髓样细胞聚集，诱导耐药。药理或遗传抑制 NOS_2 减少 Treg 和 DC 激活，可以恢复 PD-1 抗体的肿瘤长期控制。其次，Ⅱ型干扰素（IFN-γ）在癌症中也具有这种二分功能，通过肿瘤细胞的慢性信号传导，可以增强 ICB 的耐药。通过 IFNG 受体（IFNGR）和/或 IFN-I 受体（IFNAR）的基因消融抑制，对于具有足够的 MHC-I 和抗原的肿瘤，通过检查点治疗后 TEX 杀死，而 MHC-I 低/不存在或抗原差的肿瘤，可被 PD1+ TRAIL+ NK/ILC1 通路杀死。而且，有研究发现癌细胞 STING 基因的上调与 OV 治疗前后的耐药相关。同样，IFN-γ 促进外泌体 PD-L1 表达，诱导 PD-1 阻断的耐药。

除了基因表达之外，已发现 IFN-γ 通路中的拷贝数改变（CNA）和突变也是检查点抑制剂抵抗的机制。在抗 CTLA-4 治疗具有原发耐药的 12 例黑色素瘤中，75％ 在 IFN-γ 通路中存在基因组缺陷，包括干扰素-γ 受体 1（IFNGR1），IFNGR2，IRF1 和 JAK2 的拷贝数丢失，以及 IFN-γ 通路抑制分子的扩增，如细胞因子信号传导抑制因子 1（SOCS1）和活化 STAT 4 蛋白抑制分子（PIAS4）。同样，对检查点抑制剂治疗的 249 例肿瘤的分析中，与有反应肿瘤相比，IFN-γ CNA 的富集显著发生于无反应者中。总之，上述结果突出了抗原提呈和 IFN-γ 通路基因对免疫检查点阻断反应的重要性。

在少数患有转移性黑色素瘤和 MMR 缺陷的结肠癌，已报道 JAK1 或 JAK2 突变是导致对抗

PD-1 治疗的原发性或获得性耐药原因之一。虽然 JAK1 和 JAK2 经典地被认为是 IFN-γ 受体的下游，但其他 JAK-STAT 通路成分可能参与 PD-L1 的诱导，如对抗 PD-L1 治疗的肺腺癌的基因组分析发现，反应的患者具有激活的种系和体细胞 JAK3 突变，与 IFN-γ 处理的肿瘤细胞和免疫细胞 PD-L1 表达增加相关。同样，临床前 CRISPR-Cas9 筛选 IFN-γ 通路调节分子的研究发现，IFN-γ 通路调节免疫治疗的抵抗，因此将其作为治疗靶点以提高检查点阻断反应是一个重要的研究领域。

其他对免疫治疗原发抵抗的癌细胞自身机制是，一些基因表达大量对抗 PD-1 治疗无反应的蛋白，被称为先天性抗 PD-1 耐药标志或 IPRES，与间充质转化，干细胞增殖和伤口愈合有关，并且主要由被很少对 PD-1 阻断治疗反应的癌症，如胰腺癌表达。

三、染色质表观遗传修饰基因

在癌症细胞中，DNA 的表观遗传修饰可能导致免疫相关基因的表达发生变化，可能影响抗原加工，提呈和免疫逃避。因此，去甲基化药物可以使免疫相关基因重新表达，并具有改善治疗效果的可能性，特别是在联合免疫治疗时。组蛋白脱乙酰酶（HDAC）抑制剂导致 MHC 和肿瘤相关抗原的表达增加，与过继细胞回输治疗协同以改善鼠黑色素瘤模型中的抗肿瘤反应。类似地，在淋巴瘤模型中，发现降低甲基化的药物增加肿瘤细胞上的 CD80 表达，伴随着肿瘤浸润 CD8$^+$ T 细胞的增加。

SWI-SNF 染色质重塑复合物，调节基因组结构和对检查点抑制剂的影响。编码 PBAF SWI-SNF 染色质重塑复合物亚基的 PBRM1 基因的失活突变，导致小鼠黑色素瘤肿瘤对双重 PD-1 和 CTLA-4 抑制的易感性，并且 PBRM1 缺陷细胞显示增强染色质可及性和显著的 IFN-γ 反应基因高表达，包括编码募集效应 T 细胞的趋化因子的基因，导致瘤内细胞毒性 CD8$^+$ T 细胞增加。此外，PBRM1 的丢失与转移性肾细胞癌患者的检查点抑制剂反应相关。值得注意的是，PBRM1 丢失所带来的获益主要见于先前接受过治疗的患者，其中大多数接受 VEGF 抑制剂，而不是接受抗 PD-1/PD-L1 作为一线治疗的患者。随后对未接受治疗的转移性肾细胞癌患者进行的随机 II 期临床试验也发现，PBRM1 突变与一线为 VEGF 抑制剂治疗的患者的反应改善相关，但对于 PD-L1 抑制剂患者则不然，不论有或没有单克隆抗 VEGF 抗体。总之研究表明，先前的抗血管生成治疗影响了 PBRM1 状态与抗 PD-1/PD-L1 治疗反应之间的关联，强调了进一步研究该通路的必要性，以及目前不应该得出的结论，PBRM1 突变可以作为临床生物标志物。

富含 AT 的相互作用域蛋白 1A（ARID1A），与 SWI-SNF 相关的基质染色质的肌动蛋白依赖性调节因子亚家族 A 成员 4（SMARCA4），是编码 SWI-SNF 染色质重塑复合亚基的另外两个基因，同样与检查点抑制剂的反应有关。在具有 ARID1A 缺陷的卵巢肿瘤小鼠中，与对照相比，PD-L1 抑制导致肿瘤负荷降低和生存延长；由于 ARID1A 丢失和 ARID1A 与 MMR 蛋白 MSH2 的结合受损，降低 MMR，并增加突变频率，增加对检查点阻断的反应。另一项研究报道，4 例卵巢小细胞癌患者，一种由功能丧失的 SMARCA4 突变驱动的低突变癌症，对抗 PD-1 治疗的反应令人印象深刻。

总之，上述研究证明了染色质修饰基因对检查点抑制剂的反应，并强调需要进一步确认，并研究其他表观遗传变化与检查点阻断反应之间的关系。

四、共发生的遗传改变与免疫功能的关系

在许多情况下，个别致癌等位基因可以影响不同的临床行为，但是共同发生的基因组改变，对决定肿瘤异质性，可能比不同的单个致癌驱动突变因素更具影响力。因此，有越来越多观点认为，目前单一致癌驱动因素模型无法充分捕捉 NSCLC 的临床复杂性（包括免疫功能），由多基因模型替代。反过来，免疫监视则通过早期消除克隆产生的强抗原性新肽，可以塑造肿瘤基因组，也就是免疫编辑很可能影响 NSCLC 中的共突变模式（图 9-2）。另一方面，冷肿瘤免疫微环境是肿瘤细胞的

内在发展导致的，可能会放松免疫监测的选择，并导致共突变谱的更加多样化。

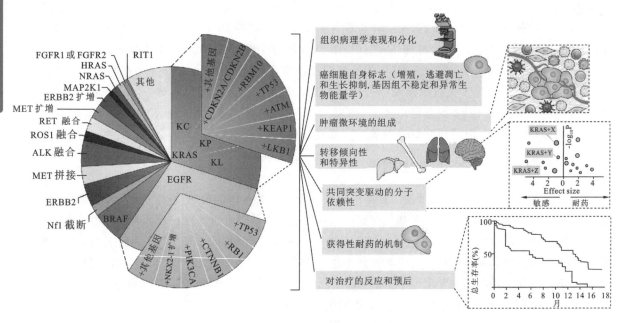

图 9-2　肺腺癌将来的分子分类

共突变可以塑造 NSCLC 微环境并决定其免疫环境。LKB1 基因组失活改变，存在于 25％ 的 KRAS-突变 LUAD 中，是导致 NSCLC 中冷的、非 T 细胞发炎的微环境的主要驱动因素，尽管是中度的肿瘤突变负荷（TMB），但缺乏 $CD3^+$、$CD4^+$ 和 $CD8^+$ T 细胞浸润特征和肿瘤细胞低 PD-L1 的表达。在 $Kras^{LSL-G12D/+}$、$Lkb1^{flox/flox}$ GEMM 中，Lkb1 敲除触发显著的肿瘤相关中性粒细胞浸润，抑制 T 细胞，增加精氨酸酶 1（ARG1）和 IL-10 的表达。机制上，该模型中的 Lkb1 丢失导致肿瘤细胞因子环境的改变，如 IL-1β、IL-6、CXCL7 和粒细胞集落刺激因子（G-CSF）的表达增加，促进骨髓细胞的募集。另外，LKB1 失活诱导 STING 的表观遗传抑制（也称为 TMEM173），从而促进对细胞溶质双链 DNA 积累的不敏感性。也观察到 LKB1 丢失之后 MYC 的表达增加，可能是 LKB10 缺陷 NSCLC 免疫惰性表型的机制，因为 IL-23 和 CCL9 诱导的炎症反应和 B 细胞，T 细胞和 NK 细胞的耗竭。此外，$Kras^{G12D}$-突变小鼠肿瘤研究报道，LKB1 失活也会影响微环境的非免疫成分，包括导致胶原沉积增加，由于赖氨酰氧化酶表达和血管生成的上调。

KEAP1 的失活突变也能改变 NSCLC 免疫微环境。在 LUAD 的 GEMM 中（$Keap1^{flox/flox}$、$Pten^{flox/flox}$），共同敲除 Keap1 和 Pten 导致免疫学上的冷肿瘤，类似于 Lkb1 突变 NSCLC。其他免疫表型可能也与 KEAP1 丢失有关。例如：一个手术切除的早期 LUAD 患者队列中，KEAP1 突变肿瘤周围，自然杀伤细胞的积累增加。最后，KRAS 突变的 NSCLC 和 GEMM 中，TP53 共突变与炎症浸润的肿瘤免疫微环境和肿瘤细胞 PD-L1 表达增加相关。部分是由于 p53 丢失激活 NF-κB 通路导致，以及诱导更高的 TMB，新抗原负荷增加而导致的免疫原性。BRAF-突变 NSCLC，特征是高肿瘤细胞 PD-L1 表达，具有 PD-1 和 PD-L1 抑制剂更有利的临床反应。共突变对其他癌基因驱动 NSCLC 亚组的影响，包括那些由 EGFR 突变，ALK，ROS1 和 RET 易位和 ERBB2 和 MET 外显子 14 跳跃突变驱动的亚组，尚未确定，是一个值得积极研究的领域。

其他复发性遗传改变与免疫检查点阻断的反应有关，包括 SERPINB3 和 SERPINB4（SER-PINB3/4），编码参与凋亡和自身免疫的丝氨酸蛋白酶抑制剂的基因和 CNA。在两个独立的黑色素瘤队列中，发现 SERPINB3/4 突变与临床获益相关，并且在抗 CTLA-4 治疗后生存时间更长。

SERPINB3/4 中的失活突变导致蛋白质错误折叠，并形成能够引发自身免疫疾病的炎性聚集体，因此假设 SERPINB3/4 突变，导致检查点抑制剂重新激活的广泛抗肿瘤免疫反应。

在多项研究中，已显示肿瘤抑制基因丝氨酸/苏氨酸蛋白激酶（STK11，也称为 LKB1）失活的肺腺癌，具有 TIL 数量减少和对免疫检查点抑制剂的更差反应。可能机制是，诱导干扰素基因刺激物（STING）的甲基化抑制表达，因此阻断细胞质双链 DNA 的感知，不能诱导 I 型干扰素和 T 细胞募集。此外，非小细胞肺癌的 KRAS 驱动的基因工程小鼠模型中，LKB1 失活与 IL-6 表达增加、中性粒细胞募集增加和 T 细胞浸润减少有关，IL-6 阻断或中性粒细胞耗竭可以逆转这种现象。同样，CNA 与阻止检查点阻断有关，抗 CTLA-4 治疗的黑色素瘤患者中，大量的体细胞 CNA 与较差的生存率相关。并且 12 种癌症类型的 5000 多例肿瘤，具有高水平的全染色体和染色体臂 CAN，表现出免疫细胞的细胞溶解性基因的表达降低，特别是 CD247、CD2、CD3E、GZMH、NKG7、PRF1 和 GZMK。同样，对检查点抑制剂治疗的黑色素瘤患者的分析发现，无反应的肿瘤具有更高的拷贝数丢失负荷和免疫相关基因表达减少，包括细胞溶解标记分子，HLA 分子，IFN-γ 通路基因，趋化因子和黏附分子。总之，上述研究表明，肿瘤非整倍性可能与肿瘤免疫浸润减少和对检查点阻断的抵抗有关，提示 CNA 可能增强免疫逃避的免疫原性新抗原丢失，导致能够逃脱强烈的抗肿瘤免疫反应。

共同发生的基因组改变可以进一步影响对免疫检查点抑制剂的临床反应，在 KRAS-突变 LUAD 中尤为明显。尽管 KL LUAD 拥有中、高 TMB 的事实，但 LKB1 体细胞突变失活，是 PD-1 和 PD-L1 抑制剂原发性耐药的主要原因。重要的，LKB1 基因组改变对临床结果的负面影响，不仅是抗 PD-1 或抗 PD-L1 治疗，也延伸到 PD-L1 阳性肿瘤。因此，除了先前建立的标志物，例如 PD-L1 表达和 TMB，体细胞基因组改变可能是免疫检查点抑制剂的临床结果的独立预测因子。LKB1 丢失后，进一步与原发抗 PD-1 和抗 CTLA-4 治疗/纳武利尤单抗和伊匹单抗联合耐药相关。相反，与 KLL UAD 相比，KRAS-突变肿瘤携带 TP53 的共突变，临床表现出对 PD-1 轴免疫治疗的高反应率，显著增加无进展生存期和总体生存期。除了 LKB1，KEAP1 的共突变还导致 PD-1 阻断的原发耐药，据报道 LKB1 和 KEAP1 两者与化学免疫治疗/培美曲塞-卡铂（或顺铂）联合帕博利珠单抗的临床结果较差相关，特别是在 PD-L1 阳性和 TMB^high 的肿瘤（2019 年美国临床肿瘤学会年会的报告），提示双 LKB1、KEAP1 突变肿瘤是一种特别顽固的临床反应表型。

第四节　原发性和适应性耐药的肿瘤细胞外在因素

导致原发性和/或适应性耐药的肿瘤细胞外在机制涉及肿瘤微环境内，除肿瘤细胞以外的成分，包括调节性 T 细胞（Treg），骨髓来源的抑制性细胞（MDSC），M2 巨噬细胞和其他抑制性免疫检查点，都可能参与抑制抗肿瘤免疫反应。其次，体内存在肿瘤的宿主个体特征，包括年龄，饮食，激素水平，人类白细胞抗原（HLA）型，遗传多态性，以及其他个人因素，如吸烟和继发感染或疾病，均可以决定免疫治疗是否成功。

一、肿瘤免疫微环境因素

肿瘤免疫微环境（Tumor immune microenvironment，TIME）存在大量的免疫细胞，最近越来越多的人提倡非官方的免疫分类，即"热"和"冷"肿瘤。随后提出免疫评分（immunoscore）的概念，基于肿瘤中心和侵入边缘的两个淋巴细胞群（CD3 和 CD8）的量化。免疫评分的范围从 0

（I0，低密度，两个区域均缺乏两种细胞类型）到 I4（在两个地方具有 2 种高免疫细胞密度）。根据免疫细胞渗透对癌症分类，第一次提出基于免疫状态，而不是基于癌细胞的肿瘤分类：热（高度渗透，免疫积分 I4）、改变-排除（altered-excluded）、改变-免疫抑制（altered-immunosuppressed）和冷（非浸润，免疫积分 I0）的肿瘤（图 9-3）。

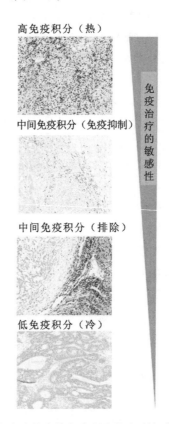

高免疫积分（热）

中间免疫积分（免疫抑制）

中间免疫积分（排除）

低免疫积分（冷）

免疫治疗的敏感性

图 9-3　依据免疫状态的免疫积分作为分类肿瘤的新方法

TIME 中，各种细胞包括 CD3$^+$ T 细胞，DC-溶酶体相关膜糖蛋白（DC-LAMP，也称为 LAMP3)$^+$ 成熟 DC，CD21 或 CD23 标记的滤泡树突细胞（FDC），滤泡 CD20$^+$ B 细胞，CD4$^+$ T 滤泡辅助细胞（TFH），CD8$^+$ T 细胞，Treg 细胞，中性粒细胞，CD68$^+$ 的巨噬细胞，以及各种促炎细胞因子，趋化因子和黏附分子。在癌症发展过程中，肿瘤和 TIME 都不是静止的。肿瘤与相关免疫和基质细胞类型之间的相互作用随着肿瘤生长而发展。肿瘤内各种免疫细胞的性质，密度，免疫功能定向和分布，与长期生存和预测治疗反应是相关的。推测肿瘤生长和传播过程中，TIME 演变广泛发生，而不仅仅是在识别抗原身份变异的特定 T 细胞克隆的水平上。

调节性 T 细胞（Treg）通过 FoxP3 转录因子的表达，可以在维持自我耐受中具有核心作用。大约 40 年前，在切除胸腺的、致死性放射线照射的骨髓重建小鼠中，首次发现可抑制抗原特异性 T 细胞免疫反应的抑制性 T 细胞的存在。已知 Treg 通过分泌某些抑制性细胞因子，如 IL-10、IL-35 和 TGF-β，或通过直接细胞接触来抑制效应 T 细胞（Teff）反应。大量的小鼠研究表明，肿瘤微环境中，Treg 细胞的耗竭可以增强或恢复抗肿瘤免疫力；抗 CTLA-4 治疗的反应与 Teff 与 Treg 的比例增加有关。因此，免疫治疗无法增加 Teff 和/或耗竭 Treg 以增加 Teff 与 Treg 之比的肿瘤，可能最初或在复发疾病期间对治疗抵抗的原因。然而，肿瘤浸润性 Treg 可能与其他免疫细胞共存，提示仍然是潜在的免疫反应性肿瘤。对抗 CTLA-4 治疗的患者的回顾性研究发现，肿瘤中 Foxp3$^+$ Treg 的高基线表达与更好的临床结果相关。

骨髓来源的抑制细胞（myeloid-derived suppressor cells，MDSC）已经成为包括癌症在内的各种病理状态下的免疫反应的主要调节细胞。人类 MDSC 表达标志物是 CD11b$^+$ 和 CD33$^+$，但 HLA-DR 和谱系特异性抗原（Lin）大多为阴性，包括 CD3，CD19 和 CD57。单核细胞 MDSC 是 HLA-DR$^-$、CD11b$^+$、CD33$^+$ 和 CD14$^+$；粒细胞 MDSC 是 HLA-DR$^-$、CD11b$^+$、CD33$^+$ 和 CD15$^+$；然而，成熟的单核细胞表达 HLA-DR。MDSC 参与促进血管生成，肿瘤细胞侵袭和转移，与人类癌症（包括乳腺癌和结直肠癌）生存率降低相关。有报道表明，肿瘤微环境中 MDSC 的存在与免疫治疗效果降低相关，包括免疫检查点治疗，过继性 T 细胞治疗和 DC 疫苗接种。因此，根除或重新编程 MDSC，可以增强对免疫治疗的临床反应。事实上，在黑色素瘤，乳腺癌和头颈部肿瘤的小鼠模型中，选择性灭活巨噬细胞的 PI3Kγ 抑制与免疫检查点抑制剂协同作用，可以促进肿瘤消退并提高存活率。此外，在用 PI3Kγ 抑制剂或来源于缺乏 PI3Kγ 的小鼠巨噬细胞中，与免疫激活相关的基因和蛋白上调。研究人员还证明，PI3Kγ 抑制剂（TG100－115）联合抗 PD-1 治疗，能够提高肿瘤消退和荷瘤小鼠的存活率。在第二项研究中，与双重治疗相比，用三重联合治疗，PI3Kγ 抑制剂（IPI－549）加上抗 CTLA-4 和抗 PD-1 治疗的荷瘤小鼠，能够改善肿瘤消退和长期生存，同抗 CTLA-4 加抗 PD-1 治疗。

肿瘤相关巨噬细胞（TAM）似乎是影响免疫治疗反应的另一个细胞亚群。TAM 包括参与促进抗肿瘤免疫的 M1 巨噬细胞，具有促致瘤性质的 M2 巨噬细胞。临床研究表明，TAM 的高频率与人类癌症预后不良有关。在一种化学诱导的肺腺癌小鼠模型中，TAM 的消耗减少了肿瘤生长，可能是由于 CCL2/CCR2 信号传导失活，下调 M2/TAM 募集。同样，在包括皮肤 T 细胞淋巴瘤、结肠癌、肺癌、乳腺癌和黑色素瘤的各种小鼠肿瘤模型中，M2 巨噬细胞的消耗显示出类似的结果。研究表明，巨噬细胞可以通过肝细胞癌中的 PD-L1 和卵巢癌中的 B7 H4 直接抑制 T 细胞反应。为了克服巨噬细胞的潜在耐药机制，研究人员在小鼠胰腺癌模型中，测试了对巨噬细胞集落刺激生长因子受体 CSF-1R 的阻断作用，并证明降低 TAM 的比例，促进产生干扰素和抑制肿瘤的进展。重要的是，PD-1 和 CTLA-4 阻断都不能显著降低小鼠模型中的肿瘤生长，而 CSF1R 与 PD-1 或 CTLA-4 的抗体联合使用导致肿瘤消退。类似地，在黑色素瘤模型中，CSF-1R 抑制剂与 ACT 治疗显示协同作用。正在进行几项早期临床试验来检测 CSF-1R 抑制剂与检查点抑制剂的联合应用。

免疫应答是动态的，并且增强抗肿瘤免疫反应的信号也倾向于打开抑制基因和通路以紧密调节免疫反应。例如：通过 T 细胞受体信号传导和 CD28 共刺激，最初的 T 细胞活化最终导致抑制性 CTLA-4 免疫检查点的表达增加。类似地，效应 T 细胞反应增加 IFN-γ 产生，导致 PD-L1 蛋白在包括肿瘤细胞，T 细胞和巨噬细胞的多种细胞类型上的表达增加，然后与 T 细胞上的 PD-1 受体结合，导致抑制抗肿瘤免疫。除此之外，IFN-γ 还可以促进免疫抑制分子如 IDO 的表达，可以促进外周耐受，对效应 T 细胞功能产生直接的负面影响。类似地，癌胚抗原细胞黏附分子-1（CEACAM1）似乎是由 IFN-γ 诱导的另一种抑制性分子。阻断 CEACAM1 和 TIM-3 的治疗性抗体，能够增强抗肿瘤免疫反应。同样，发现抗 PD-1 治疗后出现复发的两例肺癌患者中，T 细胞上的 TIM-3 表达增加。免疫抑制性细胞因子通常由肿瘤或巨噬细胞释放，诱导局部抑制抗肿瘤免疫反应。TGF-β 是一种细胞因子，通过刺激 Treg 在血管生成和免疫抑制中发挥重要作用。在多种不同的肿瘤类型中，TGF-β 水平升高与不良预后相关。临床前模型显示，在黑色素瘤模型（BRAFV600E PTEN$^{-/-}$）或通过增强 T 细胞启动的分次放射治疗中，TGF-β 受体激酶抑制剂与抗 CTLA-4 联合治疗抑制肿瘤生长。研究发现，腺苷通过 T 细胞上的 A2A 受体抑制 T 细胞增殖和细胞毒性功能；CD73 是导致腺苷一磷酸（AMP）去磷酸化形成腺苷的酶，因此也抑制免疫功能，并促进肿瘤细胞转移，刺激血管生成。CD73 也是抗 PD-1 治疗的潜在生物标志物，高表达限制抗 PD-1 的疗效，可通过伴随的 A2A 阻断来解除抑制。

特定的趋化因子和趋化因子受体对 MDSC 和 Treg 向肿瘤的移动很重要。例如，肿瘤特异性配体 CCL5，CCL7 和 CXCL8，与其在 MDSC 亚型上表达的受体 CCR1 或 CXCR2 结合，并吸引 MDSC 向肿瘤微环境聚集。这些趋化因子受体的抑制剂可以消除免疫逃避，并改善抗肿瘤 T 细胞反应。CCR4 在血液和肿瘤中由 Treg 高表达，抗 CCR4 可以抑制 Treg 募集，以及促进抗体依赖性细胞介导的细胞毒性（ADCC），进一步减少 Treg 亚群。

TME 内色氨酸的分解代谢日益被认为参与导致抑制抗肿瘤免疫反应。色氨酸通过限速酶 IDO（表达于骨髓细胞和癌症细胞）分解代谢，产生免疫抑制的代谢产物，如犬尿氨酸。这些代谢物的作用，以及耗尽必需的色氨酸，抑制 T 细胞克隆增殖，诱导 T 细胞无反应和细胞凋亡。因此，IDO 抑制剂和 ICB 治疗联合，已在实验中证明能增加 TME 的 TIL 及其功能，从而导致 IDO 表达和不表达的弱免疫原性肿瘤的消退。

二、三级淋巴结构在癌症免疫治疗中的作用

经典地，针对癌症的有效适应性免疫反应的产生，发生在次级淋巴器官（secondary lymphoid organs，SLO）中，其中 MHC 分子-肽复合物由成熟 DC 提呈给 CD4$^+$ 和 CD8$^+$ T 细胞，DC 需要从肿瘤部位迁移到 SLO。然而，对肿瘤 TME 的研究，进一步揭示了抗肿瘤免疫的产生和调节，可以直接发生在类似于 SLO 的有组织细胞聚集体的肿瘤部位，称为三级淋巴结构（tertiary lymphoid structure，TLS）（图 9-4）。TLS 类似于 SLO，包含 CD3$^+$ T 细胞簇和 DC-溶酶体相关膜糖蛋白（DC-LAMP，也称为 LAMP3）$^+$ 成熟 DC 和滤泡 CD20$^+$ B 细胞区。还具有趋化因子和黏附分子表达：细胞间黏附分子 2（ICAM2）、ICAM3、血管细胞黏附分子 1（VCAM1）和黏膜地址素细胞黏附分子 1（MADCAM1）、T 细胞表达的整合素（αL，α4 和 αD 整合素）和淋巴趋化因子（CCL19、CCL21、CXCL13、CCL17、CCL22 和 IL-16）。无论肿瘤组织切片检测方法如何，TLS 密度对患者总体生存率和无病生存率均产生有利的影响，包括肺癌、结直肠癌、胰腺癌、口腔鳞状细胞癌和浸润性乳腺癌。但是，TLS 位于非肿瘤的肝脏有助于促进肿瘤进展，而肿瘤内 TLS 反映了持续有效的抗肿瘤免疫力，提示 TLS 位置对预后的不同影响。

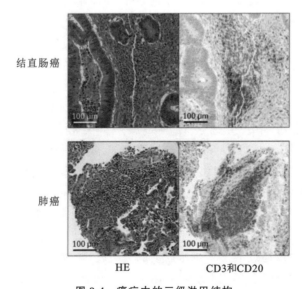

图 9-4 癌症中的三级淋巴结构

免疫组化双染色显示：CD20$^+$（棕色）B 细胞区和 CD3$^+$（蓝色）T 细胞区

（一）TLS 与治疗反应的相关性

两项针对人类 NSCLC 的独立研究报道，在新辅助抗 PD-1 治疗或化疗后，消退的病变中存在 TLS 与较长的无病生存期和总生存期相关。相比之下，应谨慎使用相关治疗，如皮质类固醇，通常用于控制化疗的副作用，可降低肺鳞状细胞癌的 TLS 密度并损害临床的有利影响。乳腺癌和神经内分泌胰腺肿瘤的实验模型中，抗血管生成和抗 PD-L1 治疗的联合，增加了 HEV 形成和随后 TLS 的形成。这些数据支持肿瘤内 TLS，是支持免疫检查点抗体重新激活的抗肿瘤反应的需要。

针对 HPV16 和 HPV18 的 E6 和 E7 蛋白的高级别 CIN2-CIN3 治疗性疫苗接种，可以在残留的上皮内肿瘤附近的基质中诱导 TLS 形成。在未接种疫苗患者的病变中，未发现这种克隆性扩增。在免疫原性较差的肿瘤 PDAC 中，用经辐射的分泌同种异体粒细胞-巨噬细胞集落刺激因子（GM-CSF）的胰腺肿瘤治疗性疫苗（GVAX），接种在 39 例患者中，治疗后 2 周，33 例诱导了 TLS。后续显微切割的 TLS 基因表达分析发现，调节免疫细胞激活和运输的通路，抑制诱导 Treg 细胞的通路和增强 TH17 细胞刺激的通路明显激活，提示 TLS 在将非免疫原性肿瘤转化为免疫原性肿瘤中具有潜在作用。

（二）诱导 TLS 增加抗肿瘤免疫反应

目前考虑开发旨在诱导肿瘤中 TLS 新生的策略，导致肿瘤内 T 细胞和 B 细胞能够转变为可以识别肿瘤的效应细胞和记忆细胞。最近在胰腺癌的 RIP1-Tag5 小鼠模型中，由于侵入肿瘤的 T 细胞数量不够，肿瘤生长不受到免疫限制，通过使用血管靶向肽（VTP）靶向 LIGHT 的肿瘤血管使血管系统标准化，使内源性 T 细胞进入和诱导肿瘤内 TLS，并且重新形成保护性免疫。此外，LIGHT-VTP 增强抗 PD-1 和抗 CTLA-4 免疫检查点阻断的效果，从而导致生存获益。

将经过工程改造以表达 T 细胞特异性 T-box 转录因子 T-bet 的 DC 递送至小鼠的肉瘤肿瘤病变（MCA205 异种移植物）中，可以促进淋巴细胞浸润，Th1 细胞扩增和 TLS 的发展并减缓肿瘤生长。该过程是 IL-36γ 依赖性的，因为共同使用 IL-36 受体拮抗剂的野生型小鼠或当给予 IL-36 缺陷型小鼠时，该治疗策略不能成功。因此，基于 T-bet 和 IL-36γ 的治疗，是有利于 TLS 形成的有吸引力的工具。TLS 周围的 HEV 允许淋巴细胞进入肿瘤。因此，旨在增强该特征的治疗策略，将有利于改善抗肿瘤免疫反应。在小鼠模型中，Treg 细胞的消耗诱导 HEV 形成和 T 细胞浸润和活化，导致肿瘤破坏。在临床前乳腺癌和胰腺癌以及胶质母细胞瘤的小鼠模型中，抗血管内皮生长因子受体 2（VEGFR2），抗 PD-L1 和激动性抗 LTβ 受体（LTβR）治疗的联合，可以诱导 HEV 形成和增强细胞溶解活性，导致肿瘤破坏并有效地将免疫冷的胶质母细胞瘤转化为富含免疫原性的肿瘤。

已经开发其他策略，如皮下注射源自淋巴结的基质细胞系诱导 TLS，吸引宿主免疫细胞亚群的浸润并且可以改善针对小鼠中 MC38 结肠癌异种移植物的抗肿瘤免疫反应。几个团队还致力于开发用于癌症免疫治疗的合成支架，旨在在肿瘤内局部诱导免疫反应。将各种修饰的淋巴结衍生细胞系与肿瘤抗原脉冲的 DC 联合，然后掺入生物相容性支架材料中。当荷瘤小鼠注射或植入基质材料时，可以促进全身抗肿瘤免疫力。可能在未来，这种新生技术与抑制炎症环境的药物和/或免疫检查点抑制剂联合治疗，用于诱导免疫-低肿瘤和免疫高肿瘤中的 TLS。

（三）结论

很明显，TLS 是抗肿瘤免疫反应的主要参与者，通常与有利的临床结果相关，或可预测癌症治疗后的诱导治疗反应；TLS 作为预后因素也是至关重要的。而且，当与免疫检查点阻断药物、疫苗、病毒、局部肿瘤内药物或干预治疗联合使用时，通过各种药理学方法诱导 TLS 形成的能力，代表了增加免疫-冷肿瘤对免疫治疗的敏感性的策略。相反，在具有强烈慢性炎症，血管生成和纤维化基质的紊乱 TME 的免疫-热肿瘤中，使用抗血管生成和抗免疫抑制剂，可以使免疫环境正常化，有利于 TLS 形成和对免疫检查点阻断的治疗反应。

三、炎症、代谢、年龄等临床相关因素与免疫治疗

在 TME 内新陈代谢和炎症过程可以参与抑制所期望的 ICB 的疗效。最近发现，肿瘤细胞环氧合酶（COX）通过其生产的前列腺素 E2 发挥免疫抑制功能，导致的抑制免疫和促进炎症的环境有利于肿瘤生长。同样，在 TME 中肿瘤细胞的葡萄糖消耗可以导致对 T 细胞产生代谢限制，导致抑制 mTOR 活性，糖酵解能力，以及 T 细胞内 IFN-γ 的产生，因此出现肿瘤进展的后果。因此预测，对较高的糖酵解率的肿瘤患者，ICB 可能是最有效的治疗。最近的证据已经表明，胆固醇代谢的调控也可以被用来加强 $CD8^+$ T 细胞的抗肿瘤反应。抑制胆固醇酯化反应可以促进 $CD8^+$ T 细胞（但不是 $CD4^+$ T 细胞）有效控制小鼠黑色素瘤的生长和转移。同样也可见于阿伐麦布，一个关键的胆固醇酯化酶 ACAT1 抑制剂，联合 PD-1 单抗比单一治疗，表现出更高的疗效，提示有潜在的临床意义。

众所周知的是，衰老的个体与有限的免疫功能相关，而且明显影响先天和适应性免疫反应。因为 60% 以上新发癌症发生于 65 岁以上的年龄，癌症免疫治疗必须调动一个衰老的免疫系统的功能。与年龄相关的免疫系统改变包括：①APC 及其功能的下降；②淋巴细胞数目减少，因此可能降低克隆异构以维持免疫监视；③出现具有终末分化标志物的 T 细胞，难以激活；④慢性炎症信号激活，包括促炎细胞因子的循环水平，如 IL-1、IL-6 和肿瘤坏死因子（TNF）增加；⑤抑制性免疫细胞的数目激增，包括肿瘤内 MDSC 和 Treg 细胞。然而，最近的一项 meta 分析，比较年轻和老年（65～70 岁）患者之间 ICB 的有效性，却发现两组 OS 均获益显著。一个例外是，四个抗 PD-1 抗体的试验发现，老年患者亚组没有总体生存率改善，而年轻患者有改善。总之，明显的免疫衰老有可能形成一个强大的 ICB 治疗屏障，所以最好对老年患者进行免疫功能的评估，再选择治疗方法。

接受免疫治疗的患者，往往建议维持一个健康的饮食，摄取足够的维生素和矿物质以增强免疫系统的功能。摄入充足的维生素 E，对一些癌症可能特别重要，因为在结直肠癌患者的研究发现，提供脂溶性抗氧化剂可促进 $CD4^+$ T 细胞数量，以及 Th1 细胞的功能。在 TME 中，除了肿瘤细胞对 T 细胞代谢的限制，几个与能量平衡相关的宿主因素也影响癌症治疗；免疫治疗也可能是受影响的方面之一，但当前具体的针对研究不多。宿主胰岛素和胰岛素样生长因子 1 信号导致下游的哺乳动物雷帕霉素（mTOR）靶点复合物（与心脏的几种重要代谢通路有关，如 PI3K 通路）激活，可以导致耐药。有证据表明，在乳腺癌患者中，PI3K 通路的激活可诱导曲妥珠单抗耐药。因此不同的饮食、代谢和内分泌状态可能影响 ICB 免疫治疗的过程。NSCLC 中，吸烟者有较高的 PD-1 阻断的反应率，可能由于吸烟相关肺癌的突变负荷要远高于非吸烟相关的肺癌。

除了 TME 相关的抑制，慢性病毒感染背景导致的免疫信号紊乱也可以影响 T 细胞浸润。如慢性丙型肝炎病毒（HCV）感染与 CXCL10 的 N 末端截短形式强烈相关，其通过拮抗 CXCR3（与 CXCL10 结合）调节的信号，抑制效应 T 细胞和 NK 细胞趋化到病毒感染的细胞和肿瘤。二肽基肽酶 4（DPP4）可产生截断形式的 CXCL10——拮抗性 CXCL10，最近研究已经表明，DPP4 会抑制 T 细胞向肿瘤迁移，而抑制 DPP4 可改善辅助的免疫治疗、过继 T 细胞回输和检查点阻断的效果。因为可以促进肿瘤内生物活性 CXCL10 的水平，所以在慢性 HCV 感染的癌症患者中，抑制 DPP4 可能是一种有用的辅助免疫治疗策略。此外，其他慢性感染导致的类似免疫信号也有可能会影响肿瘤免疫治疗。

第五节 获得性免疫治疗抵抗

癌症免疫治疗的标志是诱导长期持续的肿瘤反应。然而，随着免疫治疗的更高活性和更广泛的应用，发现开始有效并随后发生耐药的患者（称为获得性耐药）增加。越来越清楚的是，转移性黑色素瘤患者对抗 CTLA-4 或抗 PD-1 的检查点阻断有客观反应，但持续治疗，有 1/4～1/3 的也会随时间而复发。复发的潜在机制包括 T 细胞功能丧失，肿瘤抗原提呈下调导致 T 细胞识别缺失，以及癌症中逃逸突变变体的出现。有证据表明，每种机制都可能导致对检查点抑制剂治疗或 ACT 的获得性耐药。

如果抗肿瘤 T 细胞功能表型改变并停止发挥细胞毒性活性，则对免疫治疗有反应的患者，即使其他所有条件仍然相同，也可能发生肿瘤复发。获得性 TCR 工程 ACT 耐药的频率更高，其中大量的初始抗肿瘤反应之后，数月内高频率的肿瘤复发。T 细胞表达针对黑色素瘤抗原（MART-1，gp100）和癌症睾丸抗原（NY ESO-1）的 TCR。通过研究 TCR 转基因 T 细胞，ACT 输注到人体后如何改变其功能，已经发现，初始高度细胞溶解特征随着时间的推移，转变为 Th2 型细胞因子释放，并且在后期时间点肿瘤复发时缺乏细胞毒性功能。早在 20 世纪 90 年代，已经有文献证明，最初用 IL-2 或 TIL ACT 进行癌症免疫治疗中，有反应的一些患者可能通过丧失所有 HLA-I 类分子的共同成分 B2M 而产生获得性耐药，导致缺乏表达的 HLA-I 类分子。B2M 是 HLA-I 类分子折叠和运输到细胞表面所必需的，其遗传缺陷会导致缺乏 CD8$^+$T 细胞识别。

获得性耐药的这种机制也见于对抗 PD-1 治疗后期获得性耐药的情况中，其中耐药细胞在 B2M 中具有新的和纯合的截短突变，导致缺乏 HLA-I 类分子的表面表达。在另外两例肿瘤复发病例中，JAK1 或 JAK2 的拷贝数功能丧失性突变，同时由于野生型等位基因的杂合性丧失（在基线活检中不存在）。这些突变导致癌细胞逃离了干扰素 γ 的抗增殖作用。另外证据是转移性结直肠癌患者对 TIL ACT 有反应，由于抗原提呈机制丧失，导致癌症免疫治疗产生获得性抵抗。治疗性 TIL 识别由 HLA-C*08：02 提呈的突变 KRAS G12D，导致 9 个月的客观肿瘤反应，随后在复发的肿瘤染色体 6 分离到 HLA-C*08：02 的丢失。因此，对抗 PD-1 阻断和 ACT 的获得性耐药，可以由于异常抗原提呈机制和干扰素 γ 信号传导的遗传机制导致。

由于抗肿瘤 T 细胞对表达其同源抗原的癌细胞具有特异性，所以癌症可能通过降低这些肿瘤抗原中的表达或突变而产生获得性耐药。数据表明，通过检查点阻断肿瘤开启的抗肿瘤 T 细胞，主要识别突变新抗原。因此，由于遗传缺失，突变或表观遗传学改变，导致由 MHC 分子提呈的这些突变新抗原的表达丧失，可能导致对检查点阻断治疗的获得性抵抗。然而，迄今为止在临床上还没有发现这种机制的证据。CAR-T 细胞也是抗原特异性的，但它们依赖于癌细胞表面上的全部蛋白质表达。在最初对 CD19 CAR-T 细胞 ACT 出现反应的急性淋巴细胞白血病的一些患者中，已经证明 CAR 识别的 CD19 蛋白序列中的表位可以在进展时被选择性地删除，并且预先存在的选择性剪接的 CD19 亚型可能倾向于获得耐药。因此，有临床证据表明，抗肿瘤 T 细胞靶点的丢失，可导致癌症免疫治疗抵抗。

使用免疫治疗药物以诱导抗肿瘤免疫反应，可能遇到多种抑制通路，不论在初始治疗期间或在疾病复发时。通常在肿瘤微环境中表达的其他抑制性免疫检查点，包括 LAG-3、TIGIT、VISTA 等，许多其他的分子正在研究中。迄今为止，与单药相比，抗 CTLA-4（伊匹单抗）加抗 PD-1（纳武利尤单抗）的联合已经证实改善了临床结果，并且该联合最近被 FDA 批准用于患有转移性黑色素瘤和晚期肝癌的患者。目前正在进行几项临床试验，以测试针对这些抑制性通路的抗体，既作为单一治疗又作为联合治疗策略（无论同时或续贯治疗策略，是双联还是三联）能否有效克服耐药机制，从而提供额外的临床获益。

第六节　耐药机制的监测

在进行免疫检查点阻断的患者，正在努力进行基线肿瘤活检，以发现可靠的预测反应和耐药的生物标志。迄今为止，已鉴定的最佳预测性生物标志包括肿瘤总突变负荷，以及肿瘤内有效免疫浸润的标志物，提示"热"肿瘤微环境，典型为接近 PD-L1 阳性细胞的 $CD8^+$ T 细胞毒性 T 淋巴细胞数量增加。突变负荷高度相关，因为具有较高突变负荷的肿瘤，表现出较高水平的能够诱导抗肿瘤免疫反应的新抗原-转化为对几种癌症类型的免疫检查点阻断有较高反应的可能性。除了基因组标志和免疫调节基因表达谱之外，治疗前活组织检查中，免疫标志包括 $CD8^+$ T 淋巴细胞的密度和分布，PD-L1 表达和 T 细胞克隆性也与免疫检查点阻断的不同反应有关，尽管单独评估这些生物标志中的每一种均存在显著的限制。全面评估这些特征的综合分析方法也已经开发出来，如癌症免疫图（cancer immunogram）包含肿瘤微环境中 7 种不同特征的分析：肿瘤对免疫效应细胞的敏感性，肿瘤外源性，一般免疫状态，免疫细胞浸润，缺乏检查点分子表达，不存在可溶性抑制分子如 IL-1 和 IL-6，以及不存在抑制性肿瘤代谢。这些努力至关重要，最终将促成更个体化的癌症免疫治疗策略。

识别免疫检查点阻断反应和耐药机制，需要在整个治疗过程中评估肿瘤样本，可以超越静态时间点的常规分析，通过评估对癌症治疗的动态反应来确定优异的预测性生物标志。一个关键的例子是，最近一篇报道描述了免疫检查点阻断患者，动态肿瘤样本中的免疫标志，提示尽管治疗前样本的标志物大部分是非预测性的，但早期治疗中的样本免疫标志物高度预测治疗反应。除此之外，通过成对比较反应者与非反应者的治疗前肿瘤样品中的基因表达谱，包括干扰素信号转导中的缺陷，以及抗原加工和提呈的方法目前尚未得到充分利用，虽然其优于静态基线生物标志物评估的优势。而且，在免疫监测方面，监测外周血——一种理想的检测平台越来越重要，尽管此方法仍在开发中。

第七节　克服免疫治疗的耐药

基于获得的知识，目前正在努力推出可行的策略来对抗免疫治疗的耐药。例如：使用几种方法将免疫性"冷"肿瘤转变成"热"肿瘤的策略，并且还涉及增强内源性 T 细胞功能，或通过体外扩增肿瘤浸润淋巴细胞，然后回输抗原特异性 T 淋巴细胞，或使用抗原特异性工程化 T 细胞（通过用嵌 CAR 或 T 细胞受体转导）。

尽管其中一些是使用药物作为单一治疗（包括单克隆抗体）的方法，但大多数当代方法着重于联合策略，以努力克服与单一治疗相关的耐药性。联合治疗增强疗效的一个主要例子是使用针对两个关键免疫检查点（CTLA-4 和 PD-1）的阻断抗体的联合疗法，其导致显著更高的治疗响应率并改善转移性黑色素瘤患者的生存。事实上，目前正在进行多项临床试验（NCT02263508，NCT02626000，NCT02565992，NCT02043665，NCT02501473）中，测试了肿瘤微环境的免疫调节与免疫检查点抑制剂联合的许多其他策略。针对新抗原表位的疫苗策略也正在与免疫治疗方法相结合。

基于临床和临床前基本原理的另一种联合策略，是将分子靶向治疗与免疫治疗联合使用，由于二者具有潜在的协同作用。黑色素瘤中尽管单独使用 BRAF 的靶向治疗提供了有限的持久疾病控制，但其与肿瘤微环境中的有利作用相关-随着抗原增加和 HLA 表达，T 细胞浸润增加和免疫抑制细胞因子减少，有利于 T 细胞功能恢复。因此，用分子靶向治疗可能确实有助于将"冷"微环境转化为"热"环境，从而增加 PD-L1 的表达——改善适应性抵抗现象，支持联合治疗方法。

一、新抗原疫苗

免疫基因组学治疗开发中，最先进的领域之一是个体化癌症疫苗，通过下一代测序的分析来鉴定和预测靶向的新抗原，经患者特异性疫苗刺激，诱导免疫反应。最近的两项研究表明，基于个体肿瘤全外显子组和转录组测序的个体化新抗原疫苗，晚期或转移性黑色素瘤患者中，增强了现有 T 细胞反应，激活了新的 T 细胞反应。此外，3 例在新抗原疫苗接种开始时具有转移性病变的患者，随后进展，在加入抗 PD-1 治疗后出现了完全反应。目前，多项临床试验中，这些新抗原疫苗正在其他具有较低新抗原负荷的癌症中进行研究，包括肾细胞癌（NCT02950766），胶质母细胞瘤（NCT03422094），滤泡性淋巴瘤（NCT03361852）和慢性淋巴细胞白血病（NCT03219450），单药或联合免疫检查点抑制剂。新抗原疫苗增强 T 细胞启动和激活的作用，是否能够克服检查点阻断耐药尚未确定。

二、基于干扰素通路的治疗

解决检查点阻断抵抗的另一种方法集中于，通过激活 IFN 的治疗增强抗肿瘤免疫力。参与抗原提呈，细胞因子信号传导，细胞毒活性和适应性免疫的 IFN-γ 反应基因，已显示与检查点抑制剂的反应相关。在晚期实体瘤和难治性淋巴瘤中，正在进行 IFN-γ 和检查点抑制剂联合的 I / II 期试验（NCT02614456，NCT03063632）研究。IFN-γ 受体依赖于 JAK-STAT 信号转导通路来调节 IFN-γ 诱导基因的转录，因此 JAK 抑制剂可能会削弱检查点抑制剂的效果。为支持这一概念，晚期实体肿瘤的 I 期临床试验表明，JAK1 抑制剂伊西替尼联合 PD-1 抑制剂帕博利珠单抗可减少外周 T 细胞活化，并且不影响肿瘤内 CD8$^+$ T 细胞或 T 调节细胞水平，低于预期的反应率。此外，T 细胞启动可能依赖于 STING 蛋白复合物对 IFN-β 的激活，该复合物充当内质网受体，其传播细胞溶质双链 DNA 感应以触发抗肿瘤免疫反应。尽管许多 STING 激动剂与检查点抑制剂联合（NCT02675439、NCT03172936、NCT03010176）在临床开发中，但这些治疗的单药活性受到限制。令人信服的证据表明，在 LKB1 缺陷型肺癌中，STING 表达受到高甲基化的抑制，这可能解释了目前 STING 激动剂的有限效果，并提出了去甲基化药物与抗 STING 激动剂联合是否会增强对检查点抑制剂的反应的问题。

三、CDK4/6 抑制剂

克服检查点抑制剂耐药的另一种有希望的治疗策略是，通过阻断免疫排斥通路来促进肿瘤的 T 细胞浸润。靶向 CDK4，在黑色素瘤的单细胞测序分析中发现的恶性细胞转录抵抗特征的组分，体现了将免疫排除的肿瘤转化为免疫浸润肿瘤的新兴策略。在癌症小鼠模型，人乳腺癌细胞系和临床乳腺癌活组织检查中，已显示 CDK4/6 抑制剂通过减少调节性 T 细胞增殖，增强效应 T 细胞活化和减少内源性逆转录病毒的甲基化而改善抗原提呈来促进抗肿瘤免疫。此外，结肠癌，肺癌和乳腺癌的小鼠模型已显示，CDK4/6 抑制剂增加对 PD-1 阻断的反应，并且初步临床数据表明，与单药治疗的历史反应率相比，CDK4/6 抑制改善激素受体阳性转移性乳腺癌对 PD-1 阻断的反应。许多将 CDK4/6 抑制剂与检查点免疫治疗相结合的 I／II 期试验正在进行中，包括乳腺癌，卵巢癌，肺癌和头颈癌（NCT03147287、NCT03294694、NCT02779751、NCT03498378）。靶向药物对免疫反应的影响可能是短暂的，因此必须认真考虑适当的时机和治疗顺序。

四、抗 TGF-β 通路治疗

由于成纤维细胞中的 TGF-β 信号传导构成免疫排斥和对检查点抑制剂抵抗的另一个关键机制，TGF-β 和 PD-L1 的联合阻断减少基质 TGF-β 信号传导和增加 T 细胞肿瘤浸润，以及免疫缺陷的乳腺癌小鼠模型中的肿瘤消退。同样，在结直肠腺癌的小鼠模型中，TGF-β 抑制赋予对抗 PD-L1 治疗的易感性，通过增强的淋巴细胞浸润和 1 型 T 辅助细胞激活导致根除转移。因此，在晚期实体瘤的 I／II 期试验中，联合 TGF-β 和 PD-1/PD-L1 抑制正在评估中（NCT02947165、NCT02734160、NCT02423343）。此外，双功能融合蛋白 M7824，由于 TGF-β 受体 II 连接的 PD-L1 单克隆抗体组成，捕获所有三种 TGF-β 同种型，在同系小鼠模型中，显示出比单药治疗更有效的肿瘤抑制，包括长期生存和抗肿瘤免疫。研究该药物剂量递增的 I 期研究（NCT02517398）显示可控的安全性和一些持久的反应，尽管该药物是否比单独的 PD-L1 抑制更有效尚未确定。

五、改变肿瘤微环境

由于 TME 调节肿瘤内 T 细胞的局部增殖能力，控制 T 细胞活性，调节与癌细胞相关的 T 细胞空间分布，或通过 TME 控制 T 细胞从循环系统向肿瘤的迁移。例如编码趋化因子 CXCL9 和 CX-CL10——直接指引 T 细胞向肿瘤迁移的基因出现后天沉默。因此使用表观遗传调节剂治疗，可以解除对 Th1 细胞分泌趋化因子的抑制，并且增加 TIL，因此提高 PD-L1 检查点阻断治疗的效果。TME 明显缺乏可分泌 I 型干扰素的 DC，自然导致 ICB 治疗时，抗肿瘤 T 细胞启动不足和 T 细胞重新激活的数目有限。而敏感通路的充分激活（如 TLR3-IFNAR 刺激，蒽环类化疗诱导肿瘤细胞免疫原性死亡）能诱导 I 型 IFN，然后反过来刺激趋化因子 CXCL10 的分泌，募集 TIL 进入瘤床。在免疫细胞贫乏的黑色素瘤中，体内肿瘤周围注入免疫调节 RNA，能够在 TME 内启动细胞毒反应和抑制肿瘤生长。在临床开发方面，联合 CTLA-4 阻断与干扰素 a-2b 的初步试验已经发现存在临床活性。

六、临床试验的创新

试验设计、患者招募和临床终点的创新，将有助于确定最佳治疗方法，并结合基因组数据来克服检查点阻断的耐药。围绕特定分子改变设计的篮子试验，通过生物标志物选择获益概率最高的患者，是测试跨肿瘤类型的免疫治疗联合的重要策略。通过使用中期分析进行样本量修改，以确保感兴趣亚组中的统计效力，同样自适应试验可以增加有可能反应的特定患者的入组。用于联合剂量递增研究的新型试验设计，允许磨合期在同一患者中单药治疗后进行联合治疗，用于替代研究药物的剂量增加的 Z 字形计划，以及单一药物较低剂量的递增和联合递增的试验设计。为了解决检查点抑制剂的非线性剂量-反应和剂量-毒性动力学，早期试验应探索新的生物标志物驱动的反应标准和替代终点，如循环肿瘤 DNA 和靶受体占据率，同时避免添加药物而没有相应的疗效获益。最重要的是，鉴于快速增加的免疫肿瘤学试验数量，学术机构和制药公司需要协调试验工作和共享相关科学数据，以防止冗余浪费，并优先考虑最有希望的检查点抑制剂联合。

第八节　结论和展望

由于优秀的研究工作阐明了抗肿瘤 T 细胞反应的机制，并最终将这些概念转化为临床应用，因此癌症免疫治疗领域取得了巨大进展。导致免疫治疗从高度专业化的领域进入肿瘤治疗成为主流，除了黑色素瘤还包括肺、肾、膀胱、头颈、乳腺、肝脏和胃肠道癌症，以及某些类型的淋巴瘤；并提供其他形式的癌症治疗不可能实现的持久治疗反应。然而，其他类型的癌症，如前列腺癌和 CRC 更耐受抗 PD-1 疗法，强调需要发展针对其他通路的药物，如 LAG3、T 细胞免疫球蛋白黏蛋白受体 3、B7H3（又名 CD276）、CD39、CD73 和腺苷 A2a 受体，以及抑制代谢酶，如 IDO1 小分子药物。但是，迄今为止，这种获益仅限于少数某些癌症类型的患者；而且成功的免疫治疗后，有一大部分患者最终复发。虽然发现几个生物标志物，如 PD-L1 表达，突变负荷，最近的研究表明，代谢生物标志物也可能是抗肿瘤反应的关键因素。另一个潜在的生物标志物是肠道微生物，可能会提高 ICB 治疗的反应；然而确切哪种益生菌和特定细菌株构成状态，仍有待进一步研究。

最后，与直接靶向抑制激酶活性的驱动突变定义的静态生物标志不同，不断变化的免疫系统为生物标志物的发展提出了独特的挑战。各种传统治疗正在与免疫治疗联合，以减少这种异质性，虽然通常会取得成功，但同时增加了毒性。因此，为了大多数患者带来临床获益，需要对免疫治疗的原发、适应性和获得性耐药的不同肿瘤细胞内在和外在因素的各种机制有全面完整的理解。

董　爽　杨全军

参 考 文 献

［1］　Sharma P,Hu-Lieskovan S,Wargo J.A,et al.Primary,Adaptive,and Acquired Resistance to Cancer Immunotherapy［J］.Cell,2017,168(4):707-723.

［2］　Pitt J.M,Vétizou M,Daillère R,et al.Resistance Mechanisms to Immune-Checkpoint Blockade in Cancer:Tumor-Intrinsic and-Extrinsic Factors［J］.Immunity,2016,44(6):1255-1269.

［3］　Ribas A.Adaptive Immune Resistance:How Cancer Protects from Immune Attack［J］.Cancer Discov,2015,5(9):915-919.

［4］　Baumeister S.H,Freeman G.J,Dranoff G,et al.Coinhibitory Pathways in Immunotherapy for Cancer［J］.Annu Rev Immunol,2016,34:539-573.

［5］　Syn N.L,Teng M.W.L,Mok T.S.K,et al.De-novo and acquired resistance to immune checkpoint targeting［J］.Lancet Oncol,2017,18(12):e731-e741.

［6］　Nishino M,Ramaiya N.H,Hatabu H,et al.Monitoring immune-checkpoint blockade:response evaluation and biomarker development［J］.Nat Rev Clin Oncol,2017,14(11):655-668.

［7］　Mouw K.W,Goldberg M.S,Konstantinopoulos P.A,et al.DNA Damage and Repair Biomarkers of Immunotherapy

Response[J].Cancer Discov,2017,7(7):675-693.

[8] Alexander J.L,Wilson I.D,Teare J,et al.Gut microbiota modulation of chemotherapy efficacy and toxicity[J].Nat Rev Gastroenterol Hepatol,2017,14(6):356-365.

[9] Chen D.S,Mellman I.Elements of cancer immunity and the cancer-immune set point[J].Nature,2017,541(7637): 321-330.

[10] Skoulidis F,Heymach JV.Co-occurring genomic alterations in non-small-cell lung cancer biology and therapy[J]. Nat Rev Cancer,2019,19(9):495-509.

[11] Keenan TE,Burke KP,Van Allen EM.Genomic correlates of response to immune checkpoint blockade[J].Nat Med,2019,25(3):389-402.

[12] Sautès-Fridman C,Petitprez F,Calderaro J,Fridman WH.Tertiary lymphoid structures in the era of cancer immunotherapy[J].Nat Rev Cancer,2019,19(6):307-325.

[13] Galon J,Bruni D.Approaches to treat immune hot,altered and cold tumours with combination immunotherapies [J].Nat Rev Drug Discov,2019,18(3):197-218.

第十章
肿瘤免疫治疗的副作用及处理

第一节 前　言

近年来癌症的免疫治疗已广泛应用于临床，并在多种癌症包括黑色素瘤、白血病、前列腺癌、肺癌等的治疗中取得了令人鼓舞的治疗效果。与手术、化疗、放疗等传统治疗方式不同，免疫治疗改变机体原有的免疫状态，导致机体免疫过度激活并产生一系列自身免疫毒性。同时，免疫治疗方式多样，各类免疫治疗均可能导致种类不同、程度不一的毒副反应，细胞因子可能产生的是弥漫性非特异性 T 细胞反应，而肿瘤疫苗、过继细胞治疗以及检查点蛋白抑制剂似乎能激活更多特异性 T 细胞，非特异性作用于正常组织后可造成特定器官的损害。例如：CAR-T 细胞治疗最常见的两种毒性是细胞因子释放综合征（cytokine release syndrome，CRS）和 CAR-T 细胞相关脑病综合征（CAR-T-cell-related encephalopathy syndrome，CRES），其典型特征为具有思维混乱和谵妄症状的中毒性脑病状态，偶尔还有癫痫发作和脑水肿。虽然免疫治疗的毒性在大多数患者中是可控的，但有些需要重症监护和治疗，严重损害是致命的，所以需要我们的时刻警惕、早期识别，并立即予以积极处理。

第二节 细胞因子的毒性

一、重组人干扰素 α（IFN-α）

IFN-α 用于毛细胞白血病（hairy cell leukemia）的治疗，以及高危黑色素瘤手术后的辅助治疗，分别在 1992 年和 1998 年被 FDA 批准。然而，这些药物频繁发生的严重不良事件限制了其广泛使用。

IFN-α 最常见的全身毒性是发热和疲劳（超过 80％），其次是头痛和肌肉痛，可以用非类固醇类消炎药控制，而重度疲劳往往需要减少药物剂量。高达 1/3 的患者在使用干 IFN 后发生腹泻，2/3 的患者出现恶心厌食的毒副反应。在高风险黑色素瘤患者干扰素辅助治疗的初步研究中，肝毒性导致两例患者死亡。3 级肝毒性患者应该暂停使用 IFN，直到转氨酶水平恢复到 1 级，然后减量33％～50％重新使用。10％的接受 IFN 治疗患者会发生血小板和白细胞减少，可通过暂停和减少剂量缓解。血栓性血小板减少性紫癜和溶血性贫血罕见，IFN 则需要永久停药。10％～15％的 IFN 治疗患者会发生甲亢或甲减。甲亢之后通常继发长时间的甲减。结节病罕见，尤其在黑色素瘤或淋巴瘤患者中可造成诊断困难，表现为类似皮下转移的皮肤损害，或类似正电子发射断层扫描中浓聚的纵隔淋巴结。在干扰素治疗期间，对新发纵隔淋巴结肿大的患者应进行诊断评估，而不仅仅考虑疾病进展。这些现象也出现在 IFN 治疗白癜风、红斑狼疮、类风湿关节炎、风湿性多肌痛、银屑病的过程中。有基础自身免疫性疾病的患者应慎用干扰素，因其可加重上述疾病。一些研究者已经报道，自身免疫事件的出现可能与疗效良好相关。

神经精神症状不常见，但后果严重。多达 10% 的患者会发生思维混乱，小于 1% 的患者发生精神错乱。多达 45% 的患者发生抑郁，少见自杀。预防性使用抗抑郁药可减少发生抑郁症的风险，有严重抑郁症病史的患者禁止使用干扰素。

二、白介素-2

高剂量的 IL-2，可在晚期肾细胞癌和黑色素瘤患者体内产生持久的抗肿瘤效应，1998 年被美国 FDA 批准。高剂量 IL-2 可引起发热、寒战、疲劳，应住院使用。胃肠道反应如恶心、呕吐、厌食、腹泻，转氨酶升高、胆汁淤积和高胆红素血症也很常见。IL-2 导致血管通透性增加，体液潴留，进而出现胸腔积液，偶发肺水肿以及低血压和肾前性氮质血症。低血压往往与剂量有关，升压药大多可控制。

血小板减少、贫血、凝血功能异常，以及中性粒细胞趋化障碍，导致导管感染的发生率增加。预防性应用抗生素大大降低了导管感染的发生率。几乎所有与 IL-2 有关的不良反应（adverse events，AE）在暂停或停药后均可得到控制。

IL-2 停药后，自身免疫反应、神经毒性和心肌炎会恶化或持续一段时间。自身免疫性疾病如甲状腺功能低下，可能需要 6～10 个月的时间恢复；而白癜风可能进一步恶化。IL-2 的神经毒性可以是轻微的嗜睡和烦躁，也可以表现为发作性的精神病。神经毒性在最后一次给药后 24 h 达到高峰，需要警惕并早期识别。很少有患者发生心肌炎，最常见于治疗的第一周的第 6 天，与心肌酶上升有关。虽然没有后遗症，但心肌炎有时可致可逆性心功能不全和室性异位心律，因此，在心肌酶正常之前患者应进行心电监测，并且在后续的 IL-2 治疗中随时监测。虽然已经开发了多种减少毒性的药物，然而，没有一种 IL-2 的毒性抑制剂能在不影响 IL-2 抗肿瘤活性的情况下减低毒性，因而没有被广泛应用。

第三节　肿瘤疫苗的毒性

由于目标抗原多种多样，药物配方各不相同，使用佐剂及与免疫调节剂联合进而诱导自身免疫反应，导致评估肿瘤疫苗的毒性十分复杂。使用黑色素瘤疫苗后可能会发生白癜风，发生率与疗效正相关。肿瘤疫苗与其他形式的免疫治疗联合应用会产生更复杂的情况。

肿瘤疫苗通常只产生很小的毒性。在 1990－2011 年间进行的 239 个 I 期和 II 期研究，近 5 000 例接受肿瘤疫苗的患者，仅有 162 例患者出现 3 级 AE，5 例患者出现 4 级的 AE。注射部位局部反应以及全身症状，如肌痛和流感样症状最常见。肿瘤疫苗低毒性的原因可能是肿瘤相关抗原蛋白在肿瘤细胞中显著高表达，但在正常细胞中低表达或不表达。

目前批准的肿瘤疫苗普列威，毒性反应很轻，注射 24 h 之内常见短暂寒战、疲劳和发热，3 或 4 级不良事件的发生率小于 4%。背痛和畏寒是最常见的 3 或 4 级不良事件，见于 2% 的患者。虽然肿瘤疫苗的低毒性反映其免疫活性低下，但联合使用抗原特异性肿瘤疫苗和检查点抑制剂似乎并不导致毒性增强。由黑色素瘤溶瘤病毒疫苗 T-VEC 诱导的不良事件主要是炎症反应。对溶瘤病毒治疗的担心是，理论上可能病毒发生变异并恢复致病性，但过去几十年的 T-VEC 或其他溶瘤病毒的各种临床试验中，并没有发现这种情况。在 II 期临床试验中，85% 的患者出现药物相关不良事件，即Ⅰ～Ⅱ级流感样综合征。患者出现发热（52%）、发冷（48%）、疲劳/不适（32%）、恶心（30%）、局部疼痛（24%）和头痛（20%）。3例有反应的患者出现白癜风，大于2%的患者出现3级以上的毒副反应结肠炎。随后的Ⅲ期随机临床试验的副作用与上述的相似。与伊匹单抗联合使用，没有发现影响毒性、限制毒性。在19例患者中，26%（$n=5$）出现3级毒性，包括发热、垂体炎、流感样疾病和肾上腺功能不全。1例患者也发生4级伊匹单抗导致的淀粉酶和脂肪酶升高。

第四节 免疫检查点抑制剂（ICI）相关毒副作用及处理

针对免疫检查位点，包括CTLA-4、PD-1、PD-L1为靶点的单克隆抗体（抗CTLA-4、抗PD-1/PD-L1）已被批准用于多种癌症的治疗。这类抗体通过影响肿瘤细胞长期选择形成的免疫原性和免疫抑制机制之间的平衡，促进免疫细胞激活，诱导抗肿瘤免疫反应，因此也产生一系列由于异常免疫激活所致的毒副反应，累及全身多器官组织，包括皮肤、肠道、内分泌腺、肝脏、肺等，称为irAE。

irAE非常常见，超过90%抗CTLA-4治疗的患者及70%抗PD-1/PD-L1的患者中，均发生不同程度的irAE。比较不同组织器官直接的发生情况，1～2级（CTCAE V4.0）免疫相关毒副作用主要累及皮肤及肠道，3～4级免疫相关毒副作用主要局限于消化道。绝大多数免疫相关毒副作用在治疗后3～6个月发生，抗CTLA-4治疗相关毒副作用的发生风险具有剂量依赖性，然而抗PD-1/PD-L1治疗相关毒副作用的发生风险与剂量关系并不密切。迟发的免疫相关毒副作用也不能忽视，有时甚至发生于治疗1年以后，因此在随访的时候应特别关注迟发性免疫相关毒副作用（图10-1）。

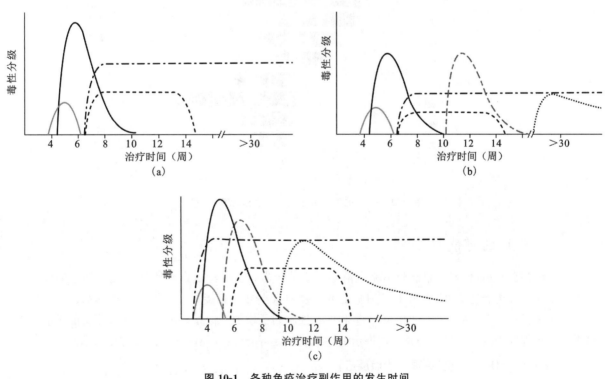

图 10-1　各种免疫治疗副作用的发生时间

（a）伊匹单抗治疗；（b）PD-1，PD-L1抗体；（c）伊匹单抗联合PD-1抗体

——肠炎　－·－内分泌毒性　……肾毒性　－－－肝毒性　——皮肤毒性　－－－肺炎

与ICI相关的致命毒性不常见，发生率为0.3%～1.3%，但需要深刻认识和及早治疗，以避免患

者因延迟治疗而导致的不良后果。另一个关键挑战是，由于受 irAE 影响的器官系统范围是广泛的，其处理经常需要肿瘤学以外的专业知识。在临床免疫学和免疫抑制治疗领域的大量知识，超出了当前肿瘤学指南的范围，因此，优化处理需要经验丰富的多学科团队。关于 irAE 处理的高质量指南，由欧洲肿瘤医学会，国家综合癌症网络和癌症免疫治疗毒性管理工作组协会发布。虽然这些组织提供最全面的治疗策略，处理各种常见的 irAE 的详细建议，即根据 irAE 严重性和持续时间使用免疫抑制药物，但是，上述指导原则没有临床医生经常需要面对的，有关严重性 irAE 处理的具体信息。

致死的 irAE 类型在不同治疗方案之间存在显著差异，抗 CTLA-4 治疗似乎导致比抗 PD-1 和抗 PD-L1 治疗更严重。irAE 通常累计多个器官系统，而且更常见于治疗有效的患者中。联合治疗的死亡最常见于结肠炎（37%）、心肌炎（25%）、肝炎（22%）、肺炎（14%）和肌炎（13%）。经常共同发生肌炎和心肌炎。神经系统毒性最常见的是脑炎和重症肌无力。极少数死亡由于皮肤（如严重的表皮坏死松解症，1.5%）、血液学（噬血细胞性淋巴组织细胞增多症、溶血性贫血和特发性血小板减少症紫癜，3%）和内分泌毒性（垂体炎症和肾上腺皮质功能不全，5.5%）导致。随着时间的推移，有关致命毒性影响的报告增加，但除了心肌炎的发生增加，致命毒性的类型基本是稳定的。

不同 irAE 类型与疾病相关的死亡风险不同，心肌炎似乎死亡风险最高，死亡率为 39.7%；依次是肺炎、肝炎、肌炎、肾炎、神经系统和血液系统，一般 10%~17% 的死亡率；垂体炎、肾上腺皮质功能不全和结肠炎报告的死亡率最低（一般不超过 5%）（图 10-2）。

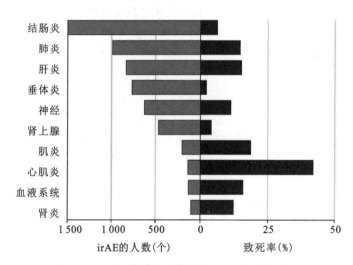

图 10-2 irAE 的发生人数（左）和致死率（右）

一、irAE 的可能机制

ICI 诱导器官功能障碍的机制尚不完全清楚，但被认为与免疫检查点在维持免疫稳态中的作用有关。可能的 4 种机制包括 ICI 与非淋巴细胞上的免疫检查点分子直接结合，诱导补体激活；肿瘤抗原与靶外组织存在交叉反应；自身抗体的产生和促炎细胞因子增加。但是，irAE 所涉及器官的类型，到损伤的严重程度均具有明显的变异性，提示上述机制不太可能解释所有 irAE 的病理生理学基础。

（一）通过补体调节的抗免疫检查点反应

6 例 CTLA-4 抑制剂伊匹单抗或 tremelimumab 治疗后死亡的患者中，尸检发现具有不同程度的垂体炎，包括 CD4$^+$ T 细胞的弥漫性浸润。进一步的组织学分析证明，所有患者中垂体内分泌细胞均表达不同水平的 CTLA-4 抗原，有严重临床垂体炎和病理证据的患者水平最高。高垂体 CTLA-4 表达与 T 细胞浸润和 IgG 依赖性补体固定和吞噬作用相关，免疫反应诱导腺垂体结构广泛破坏。研究还提示，对垂体中表达高水平 CTLA-4 抗原的患者，CTLA-4 可作为新抗原，一旦使用 CTLA-4 阻断抗体可通过Ⅳ型（T 细胞依赖性）和Ⅱ型（IgG 依赖性）的补体激活免疫机制，导致侵袭性（坏死性）的垂体炎。但目前数据仅限于病例的发现，并且无法描述垂体浸润性 T 淋巴细胞的抗原特异性。

（二）存在同源抗原

T 细胞交叉反应存在 2 种可能性，一种是不同组织类型中存在相同的抗原，被 TCR 识别；另一个可能性是抗原可能不同，但具有足够的表位同源性。ICI 可能解除了免疫检查点分子对 T 细胞的抑制状态，特异性 T 细胞一旦识别不同器官存在的同源抗原，就可能导致毒性。在一份报告中，2 例致命性心肌炎死者的心肌，骨骼和肿瘤组织的浸润淋巴细胞表达的 TCR 测序显示，肿瘤和心肌组织中均存在高度克隆扩增，提示 ICI 治疗的情况下，T 细胞识别肿瘤和靶外正常组织中的同源抗原，后者可能是 irAE 的原因。同样，免疫治疗的黑色素瘤患者，也由于正常组织和肿瘤中的抗原共享，导致自身免疫攻击引起色素沉着异常出现白癜风。对同源抗原进行深入研究，对于理解 ICI 治疗中毒性反应是至关重要的，但由于肿瘤以及非靶组织表达的抗原数目巨大，研究将存在明显困难。

（三）细胞因子的产生

细胞因子可能参与免疫相关不良事件的病理生理学。一项研究发现，伊匹单抗诱发的 3 级或更高级别腹泻的结肠炎患者中，IL-17 水平升高，证明血液 IL-17 与 ipilumumab 诱导的结肠炎相关。值得注意的是，在各种免疫调节的肾脏疾病模型中，IL-17 也认为是组织损伤的调节分子。一项研究报告了 ICI 相关心肌炎患者的肿瘤以及心脏和骨骼肌中，几种编码炎症细胞因子的基因转录物的表达上调，包括 CXCL10，但是对心脏 irAE 患者的循环细胞因子的分析很少。另一份报告描述了接受伊匹单抗和纳武利尤单抗联合治疗发生急性肾损伤的患者，出现了促炎细胞因子血清水平升高，包括 IL-1Ra、CXCL10 和肿瘤坏死因子（TNF）。

（四）自身抗体

除了针对 T 细胞的免疫调节，抗 PD-1 或 PD-L1 治疗还调节体液免疫，增强已有的抗甲状腺抗体水平。接受抗 PD-1 治疗的甲状腺疾病，可能发生于存在抗甲状腺抗体的患者中，不论治疗前还是治疗开始后。一项单中心研究显示，接受帕博利珠单抗并出现临床甲状腺功能异常的患者中，80％具有抗甲状腺抗体。在 PD-1 敲除的心肌炎小鼠模型中，发现了抗肌钙蛋白 I 的抗体形成，但对 ICI 诱导的心肌炎患者的研究，受影响的心肌组织中未检测到 IgG 自身抗体。一例与伊匹单抗治疗相关的狼疮样肾小球肾炎患者中，发现了针对双链 DNA 和核抗原的抗体，停止治疗后该抗体消失。虽然数据有限，但提示自身抗体的形成在 ICI 治疗的副作用发展中起作用。自身抗体与自身反应性 T 细胞参与免疫相关不良事件的相对严重程度可能不同，但仍然需要研究。

二、不同器官毒性的处理

（一）皮肤毒性及处理

皮肤毒性是最常见的免疫相关毒副反应，40％～50％ CTLA-4 单抗及超过 11％ PD-1/PD-L1 单抗治疗后均发生一定程度的皮肤毒反应。晚期黑色素瘤患者中，皮肤毒反应发生率较其他恶性肿瘤更高。皮肤毒反应通常于免疫治疗后 3～6 周发生，主要表现为轻度皮疹，伴或不伴瘙痒，部分表现为白癜风，少数严重病例出现危及生命的皮肤毒反应症状，包括 Stevens-Johnson 综合征以及中毒性表皮坏死松解症。3～4 级皮肤毒反应发生率低，发生于 1％～2％抗 CTLA-4 或抗 PD-1/PD-L1 治疗的患者。如果临床出现相应的皮肤反应，应当排除皮肤感染，相应的检查包括皮肤试纸显微镜检测、细菌培养和敏感性测定，真菌诊刮试验以及病毒聚合酶连锁反应。

1～2 级皮肤毒性反应，可局部外用糖皮质激素，同时口服抗组胺药物对症处理。3～4 级皮肤毒反应则需要高剂量的类固醇激素口服或者静脉用药。完整的处理对策还应包括温和的润肤剂使用，避免刺激性化学制品接触，避免日晒等。免疫相关皮肤毒副反应需与皮炎、病毒性皮疹、血管炎等疾病鉴别，因此对于难以判断或重度的皮肤毒反应，应在皮肤科医师指导意见下行相应处理，必要时需行皮肤组织病理检查明确诊断。

（二）胃肠道反应（腹泻及肠炎）及处理

腹泻及肠炎是另一类常见的免疫相关毒副反应，在抗 CTLA-4 治疗中的发生率明显高于抗 PD-1/PD-L1。临床研究数据表明，伊匹单抗（抗 CTLA-4 单克隆抗体）治疗后，腹泻的发生率为 23%～33%，帕博利珠单抗治疗后，腹泻的发生率为 8%～19%，联合使用伊匹单抗及纳武利尤单抗治疗后腹泻发生率为 44%。3～4 级腹泻主要发生于 CTLA-4 单抗联合 PD-1 单抗治疗的患者，其发生率接近 9%。

腹泻同时伴随腹痛、出血、黏液便症状者称为肠炎，其在肠镜及组织病理学上的表现类似于特发性炎症性肠病，伴随中性粒细胞、CD4 淋巴细胞等炎性浸润，CT 等影像学表现为肠黏膜充血水肿及肠壁增厚。接受 CTLA-4 单抗治疗的患者，重度肠炎的发生率为 7%，接受 PD-1 单抗治疗的患者，重度肠炎的发生率不到 2%。不同抑制剂，腹泻发生时间不同，伊匹单抗及纳武利尤单抗治疗后腹泻约于 7 周发生，而帕博利珠单抗则在治疗后半年左右发生。严重的肠炎可导致肠穿孔，约 1% 伊匹单抗（10 mg/kg）治疗的患者死于肠穿孔。因此对于接受免疫检查点抑制剂治疗后出现腹泻的患者，应进行严密的监测及跟踪随访。

免疫治疗后腹泻及肠炎，需根据症状及严重程度制定合适治疗对策。轻度腹泻，可予以适当补液及止泻（如洛哌丁胺）处理。若腹泻次数每日超过 6 次或伴随腹痛，则需联合使用类固醇激素治疗。结肠镜证实的肠炎患者，若治疗后 48～72 h 症状仍未改善，可使用英夫利昔单抗（TNF 拮抗剂）治疗。

所有出现腹泻患者均需进行大便培养、电解质测定、腹部 X 片或 CT 检查。眼科常规检查也是推荐的项目之一。若治疗后腹泻及肠炎反复发生，需终止当前免疫检查点抑制剂的使用，并与患者充分沟通，交代利弊。对类固醇激素及英夫利昔单抗耐药的患者，可选用其他免疫抑制剂包括他克莫司、麦考酚酯。部分病例可进行结肠切除术，外科干预应尽早进行。

（三）内分泌系统相关疾病及处理

5%～10% 的患者接受 CTLA-4 单抗及 PD-1/PD-L1 单抗治疗后出现内分泌相关毒副作用。内分泌相关毒副反应的症状表现多种多样，可能仅表现为甲状腺功能不全所致乏力，亦可能为危及生命的肾上腺危象。内分泌相关毒副作用一般于治疗后 7～10 周开始出现。

甲状腺功能不全包括甲状腺功能减退及甲状腺功能亢进。与甲状腺功能亢进相比，免疫检查点抑制剂治疗后，甲状腺功能减退的发生率更高。抗 PD-1/PD-L1 或抗 CTLA-4 治疗后，甲状腺功能减退发生率分别为 4%～10% 以及 2%～4%。甲状腺功能减退在接受抗 PD-1/PD-L1 治疗后发生率更高，并且相对而言更严重。甲状腺功能亢进发生率（1%～7%）较低，并且绝大多数出现甲状腺功能亢进的患者由暂时性的甲状腺炎，如桥本甲状腺炎引起。

甲状腺功能减退的治疗以左旋甲状腺素替代治疗为主，左旋甲状腺素按 1～1.5 µg/kg 剂量口服用药，并且一般不需要停用免疫治疗药物。甲状腺功能亢进的治疗则应根据患者出现的症状决定用药。若患者症状以心动过速为主，则予以 β 受体阻滞剂治疗；对于症状严重的患者，可酌情使用类固醇激素治疗；若出现类似格雷夫斯病的症状，应使用甲状腺抑制药物，如卡比马唑。所有患者需进行血清促甲状腺激素（TSH）、游离三碘甲状腺原氨酸（FT3）、游离甲状腺素（FT4）的测定。

(四) 下垂体炎

下垂体炎主要发生于抗 CTLA-4 治疗后的患者。研究结果显示，伊匹单抗以 3 mg/kg 或 10 mg/kg 不同剂量用药时，下垂体炎发生率分别为 4%、13%。然而，抗 PD-1/PD-L1 治疗后，下垂体炎发生率不足 1%。联合使用伊匹单抗及纳武利尤单抗治疗，下垂体炎发生率为 8%。下垂体炎通常发生于治疗后 6～13 周。下垂体炎影响腺垂体激素，包括促肾上腺皮质激素（ACTH）、TSH、卵泡刺激素（FSH）、黄体生成素（LH）、生长激素、泌乳素等的分泌，并产生相应的激素缺乏症状，包括乏力、关节疼痛、行为改变、性欲减退、肌无力、头痛、眩晕、恶心等。由于缺乏特异性症状表现，下垂体炎经常被漏诊。与临床症状相比，血清 TSH 值能更早的提示毒副反应的发生，因此需定期评估甲状腺功能。同时，对于任何疑似病例，均应进行垂体激素轴测定。垂体 MRI 的检查有助于治疗后下垂体炎的诊断，MRI 典型表现为垂体增大，可见结节形成。

下垂体炎通常为不可逆的毒副反应，因此对于确诊下垂体炎患者，应长期使用激素替代治疗，例如左旋甲状腺素等。有症状的下垂体炎，首选类固醇激素治疗［强的松龙，1～2 mg/（kg·d），口服或等效剂量静注］，若出现血流动力学异常，应选择静脉注射。所有考虑下垂体炎患者，均应行垂体 MRI 检查。

CTLA-4 单抗及 PD-1/PD-L1 单抗治疗后，极少部分病例出现糖尿病及糖尿病酮症酸中毒。对于免疫相关血糖增高，胰岛素替代治疗是关键，不推荐使用类固醇激素，因其可加重糖代谢紊乱。原发性肾上腺功能不全的副作用也有报道，激素的测定（肾上腺皮质激素降低、ACTH 增高）是原发性肾上腺功能不全与下垂体炎进行鉴别的关键。急性肾上腺功能不全（肾上腺危象）是最危急的症状之一，表现为脱水、低血压、电解质紊乱。肾上腺危象需急诊住院治疗并尽快静脉使用类固醇激素治疗（强的松龙）。

对于临床暂无案例报道，但存在理论上可能的毒副作用，包括原发性卵巢衰竭及睾丸附睾炎等，需特别告知患者，尤其是年轻的患者，因其潜在可导致性功能障碍、不孕等。

(五) 免疫相关肝炎及处理

免疫相关肝炎是指 CTLA-4 单抗及 PD-1/PD-L1 单抗治疗后，出现无法解释的血清谷丙转氨酶（ALT）或者谷草转氨酶（AST）增高伴随或不伴随血清胆红素增高，通常于免疫治疗后 6～14 周发生。抗 CTLA-4 治疗或抗 PD-1/PD-L1 治疗后，免疫相关肝炎的发生率分别为 1%～7% 以及 1%～6%。然而，两者联合使用，肝炎的发生率高达 30%。3 级以上肝炎发生率低，为 1%～2%。免疫相关肝炎通常没有任何症状，仅表现为血液学的异常改变。部分病例可出现轻度肝大、门脉高压及淋巴结肿大等。少部分病例出现爆发性肝炎，表现为急性肝衰竭及黄疸。

免疫相关肝炎的诊断需排除其他可能导致肝损伤的因素，包括药物性肝损伤、酒精性肝损伤、病毒性肝炎。影像学检查仍需排除肝转移、胆石症等疾病所致肝功能异常。需进行白蛋白及凝血功能测定以评估肝脏合成功能。肝穿组织活检是诊断免疫相关肝炎的金标准，肝小叶内见弥漫 T 细胞浸润以及内皮炎所致的中央脉管坏死。

类固醇激素仍然是治疗免疫相关肝炎最重要的药物之一，对于 ALT 和/或 AST 升高并超过正常值上限 3 倍的患者，应开始使用类固醇激素治疗。若类固醇激素治疗无效，可考虑麦考酚酯（500～1 000 mg，口服，2 次/d）治疗。对类固醇耐药的严重的免疫相关肝炎患者应在肝病专科医师指导意见下行相应处理。

(六) 免疫相关肺炎及处理

免疫相关肺炎，包括结节病、组织炎症性肺炎，发生于约 1% 抗 CTLA-4 单抗及抗 PD-1/PD-L1 单抗治疗后的患者，是较严重的免疫治疗相关毒副反应，严重者甚至可能危及生命，因此需要经治医师特别注意呼吸系统相关症状。需要警惕的症状包括干咳、呼吸短促及细呼吸啰音。对于疑似肺炎的患者，应进行常规肺部 CT 影像检查及呼吸功能测定。免疫相关肺炎典型的 CT 常表现为磨玻璃样病灶和/或弥散性结节状浸润，好发于双肺下叶。

免疫相关肺炎的诊断应排除心血管等疾病，如心力衰竭等。同时，患者应进行支气管镜、支气管肺泡灌洗检查，以鉴别肺孢子虫病、呼吸道病毒、军团菌、支原体、衣原体等病原所致感染。对于无症状的免疫相关肺炎可定期观察并继续免疫治疗，对于有症状者，全身类固醇激素仍然是首选治疗措施，若类固醇激素治疗后症状无明显改善，可考虑联合使用英夫利昔单抗治疗。

（七）多发性关节炎及处理

多发性关节炎或关节痛是较常见的免疫相关毒副反应，发生率约为 5%，尤其好发于抗 PD-1/PD-L1 治疗后，3 级以上毒副反应并不常见，发生率不足 1%。部分患者使用抗 CTLA-4 或抗 PD-1/PD-L1 治疗后，出现红斑狼疮、肌痛症、动脉炎，以及一系列风湿病学常见症状，包括晨僵、滑膜炎、近端肌无力等。对于轻度多发性关节炎、关节痛患者，建议使用对乙酰氨基酚或其他非甾体类抗炎药控制疼痛。中度多发性关节炎、关节痛患者，需使用低剂量类固醇激素（强的松，10～20 mg/d）治疗。重度多发性关节炎、关节痛患者，建议使用高剂量类固醇激素［强的松，1 mg/（kg·d）］治疗，并尽早咨询风湿病专科，根据专科意见处理。

（八）中枢神经系统相关疾病及处理

中枢神经系统相关毒性，包括重症肌无力、格林巴利综合征（GBS）无论在伊匹单抗、纳武利尤单抗、帕博利珠单抗治疗后均有报道。其他治疗后神经系统疾病主要还包括脑白质病、脊神经根病、面神经麻痹症、无菌性脑膜炎、多发性神经病、外展神经麻痹、髓鞘脱失等。中枢神经系统相关疾病并不是抗 CTLA-4 及抗 PD-1/PD-L1 治疗后常见的毒副作用，临床研究结果表明，伊匹单抗（10 mg/kg）治疗后，中枢神经相关毒副作用的发生率不超过 3%，而在其他研究中，其发病率不超过 1%。尽管中枢神经系统疾病发生率低，但是需要及时的诊断及治疗，避免毒副作用导致的不可逆损害或死亡。在伊匹单抗治疗临床研究中，出现中枢神经毒副作用的中位时间为治疗后 13 周。

对于所有免疫治疗后出现的轻度（1 级）神经系统症状，应在神经相关毒副反应事件明确后采取对应治疗，建议尽早由神经系统专科协助明确诊断。高剂量类固醇激素［强的松，1 mg/（kg·d）］治疗应在诊断明确后尽早进行。MRI、神经传导功能检查、诊断性腰椎穿刺有助于诊断。对类固醇激素无效的重症肌无力或格林巴利综合征（GBS）患者，需要进一步采取血浆置换、静脉注射免疫球蛋白等治疗。

副肿瘤性神经系统综合征（PNS）是一组可以影响癌症患者的神经系统任何部分的疾病，经常由癌症细胞中神经元蛋白的异位表达引发的自身免疫反应导致。与传统抗癌治疗相比，免疫作用的免疫毒性发生率显著增加，包括神经免疫相关不良反应（nirAE），如表现为 PNS。从理论上讲，使用免疫检查点抑制剂可能会增加 PNS 的风险，尤其是与这些疾病最相关的常见癌症类型患者（如小细胞肺癌），强调及时诊断和治疗的重要性，防止不可逆转的神经功能缺损。PNS 可以影响神经系统中枢或外周的任何部分，可以表现为局灶性神经系统疾病（例如，边缘脑炎和脑膜炎，小脑变性）或一般神经系统累及（如脑脊髓炎）。大多数 PNS 具有几个常见特征。第一，在出现癌症之前，70% 的 PNS 患者出现神经症状；特别是全身 PET-CT 显示，高达 95% 的 PNS 患者，首次评估可以发现肿瘤。而且，患者以前有过癌症病史，PNS 的发展常常预示着肿瘤复发。第二，PNS 的发病通常是亚急性的，症状数天或数周逐渐发展，几个月之内导致严重残疾。第三，辅助临床检查有助于发现神经系统综合征，但检测到自身抗体或针对神经元细胞的表面抗原，可以高度预测可能存在的癌症。第四，在没有癌症的情况下，各种神经元自身抗体可用于指导筛查潜在的肿瘤类型。如当边缘脑炎是副肿瘤性病变时，患者通常具有自身抗体，针对细胞内的神经抗原，如 Hu 和 Ma2，或神经元细胞表面蛋白质，如 GABA B 型受体（GABABR）或 α-氨基-3-羟基-5-甲基-4-异恶唑丙酸受体（AMPAR）。

1. 与免疫治疗相关的 PNS 的诊断如下：

PNS 的诊断基于综合征的经典或非经典类型。是否存在癌-神经自身抗体，确认一个肿瘤；并合理排除其他疾病的诊断。发现如下的情况，可以明确诊断为 PNS：第一，存在经典的综合征和肿瘤，无论是否存在癌-神经自身抗体；第二，如果是非经典综合征，存在与癌症有关的癌-神经自身抗体；第三，当进行癌症治疗，没有同时进行免疫抑制治疗后，一个非经典综合征消退或显著改善。

当癌症患者 ICI 治疗后，出现 nirAE 症状时，应该采取相关检查，确定该综合征是否符合一个 PNS 标准。应该考虑四种临床情况：第一，nirAE 的症状与经典 PNS 的相似，不管是否检测到癌-神经或神经元自身抗体；第二，任何 nirAE 症状，存在癌-神经自身抗体；第三，nirAE 的症状与突触受体的自身抗体或其他神经元细胞表面蛋白相关；第四，nirAE 症状的不同于经典 PNS 患者，没有检测到癌-神经或神经元自身抗体。

在前 3 种情况中，nirAE 符合标准 PNS；但在一些患者中，最终的诊断仍然依赖于排除其他可能的原因。一个例子是 SCLC 的患者，进行基于顺铂化疗和帕博利珠单抗的临床试验，出现快速进展的感觉神经病变并且可检测到 Hu 自身抗体。根据以上标准，应该强烈考虑 PNS 的诊断（不仅是 nirAE 与经典 PNS 相同，而且存在癌-神经自身抗体）。然而，鉴于没有 PNS 的 SCLC 患者 Hu 自身抗体发生率为 16%，而且顺铂可引起感觉神经病变，顺铂相关神经病是一种潜在的替代诊断。因此上述病例，通过电生理学研究进行鉴别诊断很重要，因为帕博利珠单抗治疗可以要么继续（如果确认顺铂相关的神经病变）或停止（如果最终诊断是感觉神经元病变，由于副肿瘤性的背根神经节参与导致的）。

在第四种情况下，非典型神经病学表型，并且没有与疾病相关的特定神经元或肿瘤抗原的生物标志物，提示神经系统综合征可能有不同的 PNS 病因。例如，nirAE 可以诱导先前存在的自身免疫神经系统疾病（与癌症无关的重症肌无力）复发，或 irAE 导致全身器官功能障碍，反过来这会导致神经系统症状（如代谢性脑病）。

2. nirAE 相关 PNS 的发病率：在用免疫治疗的患者中，总体频率为中度至重度（3～4 级）nirAE，包括脑炎，无菌性脑膜炎，格林-巴利综合征和其他多发性神经病，重症肌无力和炎症伴或不伴有坏死变化的肌病（<1.0%）。然而，考虑到诊断挑战，由于转移导致新发神经病学症状的患者，一些 nirAE 可能没有报告（或被归因转移的影响），从而真实的 nirAE 频率可能更高。目前大多数免疫治疗有关 nirAE 频率和类型的信息，来自转移性黑色素瘤和其他癌症患者的临床试验，这些肿瘤本身很少发生 PNS。尽管如此，当更常见出现 PNS 的肿瘤，如 NSCLC 或卵巢癌时，nirAE 的频率没有显著差异。有关在 SCLC 的患者中使用免疫治疗的 PNS 风险最高的数据，更有限。在 III 期试验中，伊匹单抗或安慰剂与基于顺铂的化疗联合治疗广泛期的 SCLC，接受伊匹单抗治疗的 478 例患者没有报道 nirAE。在开放标签 I/II 期试验中，216 例复发性 SCLC 患者进行纳武利尤单抗单独或纳武利尤单抗加伊匹单抗治疗。纳武利尤单抗组中的 1 例患者（1%）除了脑炎，3 例患者（2.6%）合并手臂的重症肌无力，外周神经病或无菌性脑膜炎。上述初步数据表明，SCLC 患者，

与其他癌症类型的患者相比，严重的 nirAE 风险并没有增加，而且这些并发症通常不同于经典的 PNS。

大多数临床试验报告中，缺乏对 nirAE 的良好临床描述，难以确定是否有一些观察到的 nirAE 实际上就是 PNS。相比之下，nirAE 的案例报告通常包含详细信息，但可能受选择偏倚，并且可能无法反映典型 nirAE 与免疫治疗之间的关系。神经元抗体检测，是 PNS 诊断至关重要的，在 nirAE 患者不是常规进行。因此需要收集大量 nirAE 患者报告的可用信息，以确定哪种 nirAE 可以被认为是 PNS。

目前总体 14 例符合 PNS 标准的患者，只有 2 例（14.3%）SCLC。10 例 PNS 患者接受纳武利尤单抗治疗，单独使用（$n=5$）或与伊匹单抗联合使用（$n=5$）。最常见的 PNS 是边缘性脑炎，其中 7 例患者确诊，其次各 1 例脑脊髓炎、斜视眼阵挛、小脑共济失调、引起假性肠道梗阻的肠神经病变、基底神经节脑炎和抗 NMDAR 脑炎。在 13 例 PNS 的患者中，血清学分析发现 8 例存在癌-神经自身抗体。其中 2 例患者在免疫检查点治疗之前就已经存在。发现存在 Hu 自身抗体。另外 2 例患者具有接触素相关蛋白质样 2（CASPR2）或谷氨酸脱羧酶（GAD）的自身抗体，其通常与边缘性脑炎，偶尔与癌症相关。没有发现 nirAE 的报告，表现为其他经典 PNS，如感觉神经元病或 LEMS。

3. 免疫治疗相关 PNS 的处理：早期诊断和治疗对管理 PNS 至关重要，因为大多数综合征是 T 细胞调节，并因此导致不可逆的神经元损伤和神经功能缺陷。的确，对于边缘脑炎的患者，通常由脑 MRI 确诊明显的特征性病变。然而，在其他 PNS 的患者中，脑 MRI 诊断通常是正常的或非特异性的，并且诊断很大程度上取决于检测特征性神经元自身抗体。

在免疫治疗中发生 PNS 的患者，根据 ASCO 指南进行处理，不过还有一些额外的建议。任何可疑的 PNS 都应被视为等级 3～4 irAE，因为几乎总是导致严重的神经功能障碍，应采用皮质类固醇治疗和停止免疫治疗。与针对神经细胞表面蛋白的自身抗体相关的 PNS，由自身抗体直接调节，通常对抗肿瘤治疗和免疫抑制治疗具有反应，而那些靶向细胞内神经细胞抗原的自身抗体相关的 PNS，主要为 CTL 依赖性机制，因而对治疗反应差或有限。尽管用皮质类固醇治疗仍有进展，建议用免疫球蛋白治疗可以改善患者症状。然而，值得注意的是，免疫抑制治疗对癌症进展的潜在有害作用的知识是有限的。但关于伊匹单抗相关 irAE 的研究结果发现，使用皮质类固醇不会影响无进展生存或总体生存。

PNS 的其他治疗包括 B 细胞消耗方法，如利妥昔单抗，在 PNS 和癌-神经自身抗体患者的小试验中，效果非常有限，但与抗 NMDAR 相关的脑炎中，治疗似乎更有效。接受纳武利尤单抗和伊匹单抗治疗的 SCLC 患者，发展为 Hu 自身抗体相关的边缘脑炎，natalizumab 治疗有效。此药物，是一种抗 α4 整合素的单克隆抗体，限制淋巴细胞迁移穿过血脑屏障，由于此作用机制不太可能干扰 ICI 的全身抗肿瘤作用，因此可能避免停止免疫治疗药物。但是，根据目前的指南，出现严重的 nirAE 是继续使用免疫治疗的一种禁忌证。

考虑到 PNS 恶化或触发 nirAE 的潜在风险，不论已知 PNS 患者还是血清学存在癌-神经抗体证据的患者，是否选择进行免疫检查点阻断治疗尚不清楚。数据表明免疫治疗导致复发预先存在的自身免疫性疾病的患者占 20%～40%，临床表现多为轻度。在免疫治疗期间，有活动性自身免疫性疾病的患者，比自身免疫性疾病缓解的患者，症状发作频率更高（发生率为 50% vs 18%），因此建议有症状的 PNS 患者，应避免使用免疫治疗。而且，初步的研究结果表明，没有重症肌无力的胸腺瘤患者，预先存在乙酰胆碱受体自身抗体，与抗 PD-L1 抗体 avelumab 治疗后肌炎的发生相关联。

4. 结论：免疫检查点抑制剂已成为许多恶性肿瘤的标准治疗方法，但是，提高 PNS 的诊断，需要临床更好地发现 nirAE 和系统性检测神经元抗体。具有此类毒性的患者，应由具有神经肿瘤学专业知识的神经科医生检查。nirAE 中的 PNS，是由于增强的抗肿瘤免疫反应，也可以针对神经系统。因此，停止免疫治疗，并应考虑由 PNS 类型指导进行神经病学治疗（T 细胞调节与抗体调节）。

（九）检查点抑制剂的心脏毒性

免疫检查点抑制的心脏毒性，首先在早期动物研究中得到证实，发现 CTLA-4 和 PD-1 缺陷的小鼠分别发生严重的 T 细胞心脏浸润和自身免疫性扩张型心肌病。后来的一项研究表明，将卵清蛋白（OVA）特异性-PD-1 缺陷型 $CD8^+$ T 细胞转移到 CMy-mOva 小鼠体内，在小鼠心肌细胞中转基因表达 OVA，导致更严重的心肌炎。此外，通过免疫心肌肌球蛋白诱导的，可以导致心肌炎的 $CD4^+$ T 细胞，PD-1 缺陷小鼠比对照小鼠更易感自身免疫的心肌炎。研究表明，PD-L1 和 PD-L2 的遗传或药理学耗竭，加剧了各种自身免疫性心肌炎模型的疾病严重程度。

1. 心肌炎。ICI 临床试验中的心脏毒性报告很少见，心肌炎是最常见的表现。在一项多中心的Ⅰ期试验中，研究一种抗 PD-L1 抗体用于治疗各种恶性肿瘤，包括肺癌、黑色素瘤和结肠癌的 207 例患者，据报道 1 例患者发生心肌炎。一项更大的Ⅲ期临床试验，研究大剂量伊匹单抗对Ⅲ期黑色素瘤的疗效，471 例患者 1 例患者因免疫调节的心肌炎死亡。

2016 年的一份报告详述了伊匹单抗和纳武利尤单抗治疗转移性黑色素瘤后，2 例致死性心肌炎。在 ICI 治疗之前，患者均未发现心脏病或高血压以外的危险因素。两例患者的实验室数据显示严重的肌炎和心肌炎，肌酐磷酸激酶和心肌酶水平升高（肌钙蛋白Ⅰ和肌酐激酶心肌细胞带）。心电图（ECG）结果显示，1 例患者 P-R 间期延长，另 1 例患者 ST 段压低，超声心动图射血分数为 50%。两名患者最终均发生心室传导延迟，完全心脏传导阻滞。尽管在 1 例患者中使用高剂量类固醇治疗，并开始使用英夫利昔单抗，但两例患者均出现难治性室性心律失常，导致终末期心脏骤停。已经报道 1 例患者接受 nivolumab 治疗发展为急性扩张型心肌病，然后是致命的心源性休克，尸检时心肌的组织学检测结果显示大量的 $CD3^+$ T 细胞浸润，这是免疫调节心肌炎病例的典型特征（图 10-3）。

对接受伊匹单抗或伊匹单抗加纳武利尤单抗联合治疗的 20 594 例患者中，总共 18 例（0.09%）出现心肌炎。另外的回顾性分析，接受伊匹单抗加纳武利尤单抗联合治疗的心肌炎发生率高于纳武利尤单抗单药治疗组（0.27% vs 0.06%）。此外，2 974 例接受联合治疗的患者中有 5 例死亡，而接受纳武利尤单抗单药治疗的 17 620 例患者中，有 1 例死亡。提示心肌炎是一种罕见的疾病，但双重 ICI 治疗的风险更高。

2018 年发表的两个大型病例系列，分析了 ICI 相关性心肌炎后的发病率，临床表现和患者预后。101 例 ICI 治疗后的重症心肌炎患者中，有 57% 抗 PD-1 单药治疗，27% 抗 CTLA-4 加抗 PD-1 或抗 PD-L1 治疗的联合。在可获得详细给药信息的 59 例患者中，76% 在治疗后的前 6 周内出现心肌炎（范围 5～155 d），64% 的患者在心肌炎发作前仅接受过一次或两次 ICI 治疗。大多数患者（75%）在 ICI 治疗时未服用心血管药物。相当一部分患者（42%）患有严重的非心脏 irAE，包括肌炎和重症肌无力。总体死亡率高（46%），联合 ICI 治疗的患者明显高于单药治疗组（67% vs 36%）。

使用多中心登记系统进一步探讨 ICI 相关性心肌炎的临床特征，以评估 ICI 治疗患者有（$n=$ 35）和无（$n=105$）心肌炎的结果。在 102 d 的中位随访期间，46% 的心肌炎患者出现了主要的心

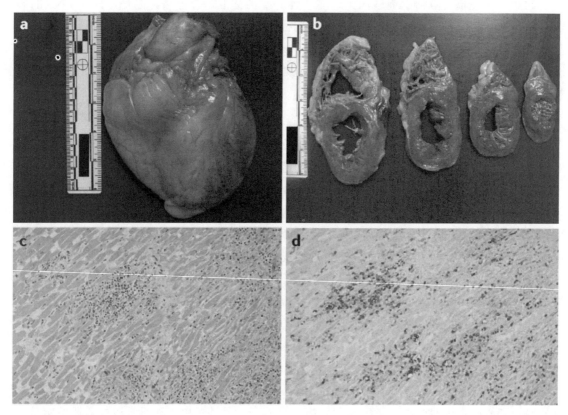

图 10-3　纳武利尤单抗治疗诱导的心源性休克患者的心脏尸检分析

脏不良事件（MACE，定义为心血管死亡或猝死，心源性休克和血流动力学显著异常的完全心脏传导阻滞的复合症状）。有趣的是，38％出现过 MACE 的患者射血分数正常，因此对射血分数作为心脏 irAE 严重程度的衡量标准的可靠性，提出了质疑。

除心肌炎之外，ICI 还诱导其他心脏毒性。1 例转移性肺癌的患者，心电图和心导管检查结果正常，在第二周期纳武利尤单抗治疗后出现精神状态的改变，恶心和呕吐，随后显示心电图明显异常，伴有右束支传导阻滞，进展为多发性异位搏动，最终导致持续性室性心动过速，肌钙蛋白 I 和肌酸激酶-肌肉/脑（CK-MB）水平异常以及肝炎和肺炎。推测存在自身免疫性心脏毒性，使用高剂量糖皮质激素导致实验室标志物改善或消退，但心律从未正常化，并且在心动过缓、心脏骤停后死亡。尽管该病例未进行组织学分析，但纳武利尤单抗给药与心电图检查结果之间的时间关联表明，心脏传导异常是由药物毒性导致的。与伊匹单抗给药相关的非心肌炎心脏毒性包括心包炎、心包填塞和具有心尖部心肌病的 Takotsubo 样综合征。

2016 年对 6 个临床癌症中心的患者进行分析，确定了 8 例心脏 irAE 的患者，表现包括心肌纤维化、心脏骤停、心肌病和充血性心力衰竭，在 ICI 治疗开始后 4～22 周发病。经胸部超声心动图检查结果变异较大，但大多数表现为左右心室射血分数减少和运动功能减退。8 例患者中有 2 例出现心律失常：1 例患者出现非致命性心脏骤停，而另一例患者出现致命性室性心律失常。心内膜心肌活检显示淋巴细胞间质炎症、心肌细胞肥大和心肌纤维化。有趣的是，只有 3 例患者存在心脏 irAE；5 例患者存在其他自身免疫病，包括垂体炎、葡萄膜炎、甲状腺炎、结肠炎和肝炎。

2. 诊断和处理。心脏 irAE 患者的临床表现存在相当大的变异性。在有心肌炎的情况下，临床表现可能涉及诸如疲劳、呼吸困难、胸痛和心律失常或实验室异常（例如心脏生物标志物升高）的症状。但是，缺乏诊断的具体标准。一般而言，ECG 和肌钙蛋白检测是初步的标准筛查工具。鉴于 ICI 治疗中，心律失常的高患病率，对疑似 ICI 诱发心脏病的患者进行心律监测是合适的。值得注意的是，一些患者可能缺乏心脏特异性症状并且心脏功能不全，患者在心电图、超声心动图和心脏 MRI 上显示正常结果。虽然有证据表明，炎性浸润的心脏内肌层活检是确诊心肌炎的最佳标准，但这种方法在重症患者或活组织检查具有高出血风险，或其他并发症的患者中，可能不合适或不可行的。对于不适合心内膜心肌活检的患者，目前建议进行 T1 加权和 T2 加权图像以及晚期钆增强的心脏 MRI。在心肌炎患者中，这种评估对于心肌炎的检测分别具有 76％ 和 96％ 的敏感性和特异性。鉴于与免疫相关的心肌炎相关的高死亡率，一些临床医生建议 ICI 患者接受心脏 irAE 筛查，并对基线心电图和肌钙蛋白水平进行治疗前评估，然后连续测量肌钙蛋白，特别是接受联合 ICI 治疗的患者。如前所述，射血分数用于确定心脏受累严重程度的有效性受到质疑，由于在暴发性 ICI 相关性心肌炎的情况下射血分数保持不变。

一旦诊断出 ICI 诱导的心肌炎或其他与 ICI 治疗特异性相关的心脏损伤，就必须立即开始使用高剂量皮质类固醇激素治疗。也可以使用其他免疫抑制剂包括抗胸腺细胞球蛋白、英夫利昔单抗和他克莫司。如上所述，尽管用免疫抑制剂治疗，但 ICI 相关的心脏毒性可能是严重的，会持续存在，导致在随后几天到几周内死亡。严重心脏受累的患者，不建议重新使用相同的 ICI。只有一个已发表的病例描述了心脏 irAE 出现后再次使用 ICI。在该患者中，伊匹单抗治疗后发生非致死性扩张型心肌病，不需要皮质类固醇。后来患者接受了帕博利珠单抗并且未出现复发性心脏功能障碍，提示在给予一种 ICI 后出现轻度心脏病的患者可能会耐受另一类药物。然而，没有数据可用于指导在 ICI 相关的心脏毒性，后使用相同的 ICI 或新的 ICI 类重新给药。

（十）其他毒副作用

其他免疫检查点抑制剂相关毒副作用，包括免疫相关炎症，如胰腺炎、肾炎、心包炎、心肌炎等；眼科疾病，如表层巩膜炎、结膜炎、葡萄膜炎等；血液系统疾病，如溶血性贫血、血小板减少、血友病等。这些毒副作用均不常见，发生率均不超过 1％。对于所有免疫治疗后毒副作用，建议各专科共同协助诊断及制定治疗策略（图 10-4、表 10-1）。一般来讲，类固醇激素均是各类毒副作用治疗的关键用药，3～4 级毒副作用应考虑终止免疫检查点抑制剂的使用。

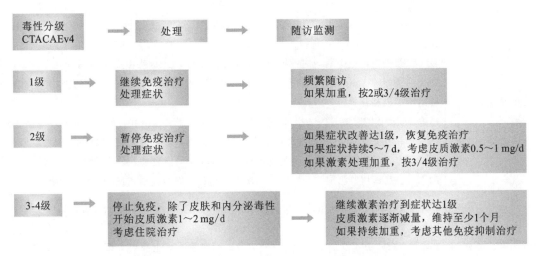

图 10-4　检查点抑制剂免疫治疗副作用的处理流程

表 10-1　免疫治疗相关毒性的处理建议

毒性	处理原则
免疫相关的皮肤毒性	1～2 级皮肤 AE，继续（至少 1 周）。外用润肤剂，抗组胺药和/或全身（轻度强度）皮质类固醇药膏。1 级时重新启动。 3 级皮肤 AE，暂停，立即开始使用局部润肤剂，抗组胺药和高强度皮质类固醇药膏。 4 级皮肤 AE，立即终止，立即考虑监测患者和咨询皮肤科医生。立即开始静脉使用皮质类固醇［1～2 mg/kg（甲基）泼尼松］和基于 AE 的反应进行减量。
免疫相关的内分泌病	无症状性甲状腺功能亢进，通常为 1 或 2 级，中断，开始时使用普萘洛尔（普萘洛尔、丙诺尔/美托洛尔）。无症状时，重新开始。 在甲状腺功能减退症中，极少≥2 级，开始激素替代治疗，视病情严重程度而定（50～100 ug/d），增加至 TSH 异常。在甲状腺炎症情况下，开始口服泼尼松 1 mg/kg。减量基于临床症状的恢复。当存在症状时考虑中断治疗。 对于垂体炎（很少＞2 级），当出现头痛，复视或其他神经系统症状时，开始（甲基）泼尼松 1 mg/kg 口服，并在 2～4 周内逐渐减量。根据受影响的激素轴开始激素替代治疗（左旋甲状腺素，氢化可的松，睾酮）。 对于 I 型糖尿病（DM），为 3～4 级［酮症（亚）昏迷］的患者，立即入院并开始治疗新发的 I 型 DM。皮质类固醇在预防细胞胰岛素生成完全丧失方面的作用是未知的，不推荐使用。
免疫相关肝毒性	对于 2 级肝炎，继续 ICPI 并密切监测 AST/ALT 水平（1～2 次/周）。当 1 周内无改善时，开始（甲基）泼尼松（0.5～1 mg/kg）。在密切监测 AST/ALT 和胆红素的情况下，在数周内逐渐减量。 对于 3 级肝炎，停止并立即开始用（甲基）泼尼松 1～2 mg/kg。如果 2～3 d 没有改善，加入 MMF（麦考酚酯，每日 1 000 mg）。在严密监测 AST/ALT 和胆红素的情况下，超过 4～6 周免疫抑制治疗，逐渐减量。 对于 4 级肝炎，永久停止，患者入院并开始（甲基）泼尼松 2 mg/kg。如果在 2～3 d 内没有改善，则添加 MMF。如果在双重免疫抑制下没有改善，请咨询肝病医生。其他需要考虑的免疫抑制药物是 ATG 和他克莫司。咨询或转诊患者到有经验的中心。在密切监测肝脏功能的情况下，超过 6 周的逐渐减量的免疫抑制治疗。
胃肠道毒性	对于非严重腹泻（1 级）的患者，可以继续使用。应该使用抗腹泻药物（例如洛哌丁胺）治疗。 在 2 级腹泻中，应中断，应根据患者的症状严重性，开始使用皮质类固醇（布地奈德或口服皮质类固醇 1 mg/kg）。如果在 3～5 d 内没有改善，应进行结肠镜检查，对于结肠炎，应给予英夫利昔单抗 5 mg/kg。 患者出现严重的腹泻（3～4 级），永久性停用。考虑患者住院并开始（甲基）泼尼松 2 mg/kg IV。如果在 2～3 d 内没有改善，则添加 MMF。如果在双重免疫抑制下无改善，请咨询胃肠病专家。其他需要考虑的免疫抑制药物是 ATG 和他克莫司。咨询或转诊患者到有经验的中心。在密切监测腹泻、腹痛的情况下，超过 6 周的逐渐减量的免疫抑制治疗。
免疫相关性肺炎	1 级和 2 级肺炎，中断治疗，尽量排除感染，并开始使用强的松 1～2 mg/kg。4～6 周逐渐减量。 3 级和 4 级肺炎，停止免疫治疗，将患者送到医院，甚至需要立即接受高剂量（甲基）泼尼松注射 2～4 mg；在类固醇治疗病情恶化的情况下，加入英夫利昔单抗，吗替麦考酚酸酯（麦考酚酯，MMF）或环磷酰胺。超过 6 周的逐渐减量的免疫抑制治疗。

续表

毒性	处理原则
神经毒性	在轻度神经 AE 中，继续并随访，（MRI，腰穿）以确定神经毒性。 如有严重神经系统症状或体征改变，患者住院并口服或静脉给予（甲基）泼尼松 1～2 mg/kg。对于格林巴利或类似肌无力症状，考虑血浆置换或静脉内注射球蛋白。
心脏毒性	心肌炎时，应考虑住院并立即给予高剂量（甲基）泼尼松（1～2 mg/kg）。如有加重，应考虑加用另一种免疫抑制药物（MMF 或他克莫司）。
风湿性毒性	关节疼痛，开始使用 NSAID，如果没有改善，请考虑使用类固醇药物（10～20 mg 强的松）。如果出现严重关节炎，转诊患者或咨询风湿病学家，并开始使用泼尼松 1 mg/kg。有时需要英夫利昔单抗或其他抗 TNF-α 药物来改善关节炎。
肾毒性	肾炎，首先排除其他原因导致肾功能不全。继续依据肾功能的严重程度，中断或永久停止治疗。停止其他肾毒性药物。开始（甲基）泼尼松 1～2 mg/kg。考虑肾活检以确诊。

（十一）处理 ICI 毒性的新治疗观点

由于明显缺乏免疫抑制药物处理高级别 irAE 的前瞻性试验，临床医生只能从小型系列开始研究，病例报告和专家意见中获得处理这些具有挑战性病例的信息。现行的指南从低剂量开始，逐步推进方法，首先是类固醇，然后根据需要增加免疫抑制药物。一个相反的例子是 ICI 相关的心肌炎，需要强烈免疫抑制药物，由于快速免疫抑制的疗效更好。推测是因为具有暴发性的临床表现，具有高度相关的发病率和死亡率，而且与高剂量治疗相比，较低剂量的类固醇，有不良反应增加的风险。

由于缺乏经过验证的生物标志物，依据免疫病理学的个体化关闭策略（shut-off strategy），是处理严重 irAE 的合适选择。对于主要表现为 T 细胞浸润的患者，可以针对 T 细胞治疗，最好是抗 IL-6；如果没有药物，抗 IL-1 受体，或抗 IL-12 和抗 IL-23 阻断，也可能是一种最佳方法。如果有明显的 B 细胞和浆细胞浸润，抗 B 细胞策略（抗 CD20 和抗 B 细胞激活因子阻断）可能最佳的选择。嗜中性和单核细胞渗透性占主导地位，有或没有肉芽肿模式，靶向抗 TNF-α 是最佳策略。ICI 治疗的数据已经发现，钙调神经磷酸酶抑制剂和麦考酚酯对 T 细胞反应具有明显的抑制作用，可作为二线免疫抑制药物；但是，对于免疫原性肿瘤患者，应避免使用，特别是如果有治愈可能的患者。针对 IL-6 通路，是免疫抑制药物的有力替代，因为 IL-6 是细胞毒性 T 细胞分化中，一个主要的急性炎症期调节分子，具有促肿瘤特征，因此不削弱免疫治疗的效果。

1. 皮质类固醇。皮质类固醇被认为是严重 irAE 的一线治疗，因其作用迅速而使用方便。常用的方案包括口服泼尼松（1～2 mg/kg）或肠外甲基强的松龙（125～1 000 mg）。大剂量皮质类固醇具有感染性并发症和干扰代谢的固有风险（如医源性库欣综合征），因此皮质类固醇应该从患者早期康复的迹象开始减量。但是，建议逐渐减量的时间是 4～6 周，相对于半衰期长的 ICI 避免反跳现象。

2. 钙调神经磷酸酶抑制剂、硫唑嘌呤、麦考酚酯和抗 TNFα 治疗。治疗 ICI 相关性结肠炎和肝炎，可以用单剂量 5 mg/kg 英夫利昔单抗（TNF-α 单克隆抗体），是皮质类固醇难治性结肠炎非常有效的治疗。对于一些复发或症状没有改善的患者，2 周后第二次给药是必要的。依那西普、阿达木单抗、certolizumab 和戈利木单抗（golimumab）也可以替代英夫利昔单抗。值得提出的是，当使用抗 TNF-α 单克隆抗体治疗 irAE 时，应该谨慎罕见的矛盾不良事件-这些药物会加剧他们准备治疗的 irAE 事件。主要包括牛皮癣、炎症性肠病、肺肉芽肿病和葡萄膜炎的出现或恶化。因此，临床医生应该考虑鉴别诊断。可能的具体方案是阿达木单抗每 2 周 40 mg，戈利木单抗 50 mg 每月 1 次，依那西普 50 mg 每周 1 次，或 certolizumab 400 mg 每月 1 次。

目前的大多数指南提倡麦考酚酯是 ICI 相关毒性的二线治疗，但证据水平相对较低。钙调神经磷酸酶抑制剂，也被用作皮质类固醇难治性结肠炎和肝炎的辅助治疗，但相关文献也并不是很多。为了确认安全的治疗剂量并避免毒性，麦考酚酯和钙调神经磷酸酶抑制剂，应该依据血浆水平制定剂量和给药计划。

3. 抗 IL-1 阻断治疗。IL-1 是急性炎症期间的主要细胞因子之一。IL-1 阻断被认为对癌症治疗没有不利影响，可能是某些 irAE 的一种主要治疗选择，如急性重症肌无力、脑炎、严重的关节炎、慢性炎症脱髓鞘多发性神经根神经炎、严重的抗 TNF-α 难治性结肠炎、肺炎和心肌炎。可能的方案是 anakinra，一种重组 IL-1 受体拮抗剂 100 mg 每天一次，或 canakinumab 300～600 mg 每 8 周 1 次。

4. 抗 IL-6 阻断治疗。IL-6 与 IL-1 和 TNF-α 一样，也是急性炎症阶段的主要细胞因子之一。另外据报道，IL-6 可促进癌症的发展和转移，并作为主要细胞因子，产生全身炎症反应和扩大癌症相关症状，可能导致体能状态和生活质量的恶化。因此，使用抗 IL-6 治疗作为前期治疗方案，可能是抗 TNF-α 或抗 IL-1 药物一个很好的替代，用于许多 irAE 适应证，不损害免疫治疗的效果。使用剂量是 8 mg/kg 托珠单抗，通过静脉内每月给药一次治疗，或 162 mg 皮下注射每个星期 1 次。但是，ICI 相关的小肠结肠炎患者中应小心使用，由于可能增加胃肠道穿孔的风险。

5. 抗 IL-17 治疗。在伊匹单抗诱导的结肠炎中，高 IL-17 血清水平。然而，有关 IL-17 阻断存在相互矛盾的证据，由于在不同的肿瘤类型和个体微环境中，IL-17 具有控制或促进肿瘤的双重作用。有几种抗 IL-17 单克隆抗体可供，可按如下方式使用：ixekizumab 皮下注射 80 mg 每 2 周 1 次，brodalumab 皮下注射 210 mg 每 2 周 1 次和 secukinumab 皮下注射 150 mg 每周 1 次。

6. 抗 IL-23 和抗 IL-12 治疗。ustekinumab 是一种常见的针对 IL-23 和 IL-12 p40 亚基的单克隆抗体，批准治疗皮肤银屑病和相关的关节炎。对于严重的 irAE，ustekinumab 治疗是一种可以选择的治疗，诱导剂量 6 mg/kg 静脉治疗，然后 90 mg 每 8～12 周 1 次。

7. 抗 B 细胞策略。irAE 的发病机制中，T 细胞的主要作用已经确立，但也有一些研究报道了 B 细胞可能的作用，特别是在皮肤 irAE（具有大疱表型）和内分泌 irAE（如垂体炎和甲状腺炎）中。利妥昔单抗可能是 ICI 诱导的具有自身抗体的自身免疫性疾病的一种极好治疗选择，可能方案是利妥昔单抗两个疗程，1 g 每隔 2 周，或 375 mg/m² 每周 1 次，持续 4 周。其他完全人抗 CD20 抗体也可使用：ofatumumab 第 1 天 300 mg，第 2 天 1 000 mg，obinutuzumab 在第 1 天和第 2 天 1 000 mg，和 ocrelizumab 300 mg 在第 1 天和第 4 天。belimumab（抗 B 细胞激活因子抗体）已在系统性红斑狼疮患者中显示出疗效，因此可能是利妥昔单抗的辅助药物，但最佳组合和适当的治疗顺序，仍然不是很清楚。

8. 静脉注射免疫球蛋白和血浆置换去除术。ICI 诱导的副作用，标准方法静脉内免疫球蛋白 400 mg/（kg·d），持续 5 d，显示明显改善 irAE。难治性疾病可能会需要用钙调神经磷酸酶抑制剂或静脉注射免疫球蛋白治疗。可能的方案是静脉注射免疫球蛋白 400 mg/（kg·d），连续 5 d，每月一次，总共 3～4 次。血浆置换作为格林-巴利综合征治疗的基石，皮质类固醇难治性免疫相关急性炎性脱髓鞘性多发性神经病变和脑炎患者，血浆置换可被视为潜在的候选策略。

第五节 免疫细胞治疗相关毒副作用及处理

免疫细胞疗法包括肿瘤浸润性淋巴细胞治疗（TIL）、T 细胞受体治疗（TCR）、CAR。目前仅有靶向 B 细胞上 CD19 蛋白的 CAR-T 成功用于临床。由于正常细胞也表达 CD19 蛋白，因此 CAR-T 治疗的毒副作用在所难免。CAR-T 细胞疗法的毒副作用主要包括 CRS、神经系统毒性、脱靶效应、过敏反应以及肿瘤溶解综合征（TLS）。

一、毒副作用的机制

脱靶效应是 CAR-T 治疗后另一常见的副作用。由于 CAR-T 细胞的靶抗原既表达于肿瘤组织表面也在一定程度上表达于正常组织及器官表面，因此 CAR-T 治疗中难以避免攻击正常组织及细胞，造成脱靶效应。另外一方面，即使靶抗原不同于正常组织抗原，部分序列/表位或结构上的相似性也有可能触发交叉免疫反应，发生交叉毒副反应。在 CAIX 特异性 CAR-T 细胞治疗转移性肾细胞癌的研究中首次报道了脱靶效应毒副作用的发生。此研究发现，患者在输注自体 CAR-CAIX 细胞后发生严重黄疸，肝脏穿刺活检结果显示在胆道周围有明显的 T 细胞浸润，提示发生了胆管炎，采用免疫组化染色发现在 T 细胞浸润区域的胆管上皮有较高的 CAIX 表达，从而揭示了 CAR-CAIX 细胞对正常组织的损害机制。此外，在 CAR-Her-2 临床试验中，转移性结直肠癌患者在输注细胞后，CAR-T 细胞攻击了部分表达 Her-2 的正常肺组织，并发生急性肺水肿、呼吸衰竭。CAR-T 细胞的这种损伤机制与抗原有关，因此筛选更具特异性的肿瘤抗原是减少脱靶效应发生的关键。CAR-T 细胞治疗后的死亡原因如表 10-2。

靶外毒性的机制是由于交叉抗原识别（或交叉反应），产生不可预知的特异性反应。非天然 TCR 对不同抗原表位可发生交叉反应，被认为导致了个别病例的主要毒副反应。抗黑色素瘤相关抗原基因 A3（MAGE-A3）的鼠源性 TCR，可识别 MAGE-A12 中的相似表位，也由 HLA-A0201 提呈。这两个表位的不同在于 P2 氨基酸的不同，其中 MAGE-A12 表位为蛋氨酸且恰好是 HLA-A0201 结合锚定残基。正常组织不表达 MAGE-A3，但脑组织表达 MAGE-A12，2 例 MAGE-A3 改造的 T 细胞治疗患者遭受了不可逆的 CNS 损伤。另一个 MAGE-A3 抗原表位由 HLA-A0101 提呈，为 TCR 的靶点。此 TCR 可识别肌联蛋白的一个表位，后者存在于心肌细胞。2 例使用这种 CAR 免疫细胞治疗的患者发生了致命的心脏毒性。

表 10-2 CAR-T 细胞治疗后的死亡原因

疾病	年龄（岁）	CAR-T 产品	CAR-T 剂量（每 kg）	CAR-T-输注后的死亡时间（天）	死亡原因
转移性直肠癌	39	HER2-28-137-ζ	1×10^{10}	5	ARDS
CLL	69	CD19-28-ζ	$(1.2 \sim 3.0) \times 10^7$	2	CRS

续表

疾病	年龄（岁）	CAR-T 产品	CAR-T 剂量（每 kg）	CAR-T-输注后的死亡时间（天）	死亡原因
B-ALL	>18	CD19-137-ζ（tisagenlecleucel，CTL019）	6.5×10^6	5	CRS（＋流感 B）
			6.7×10^6	15	CRS（＋假单胞菌败血症，肺炎）
			8.4×10^6	15	CRS（＋嗜麦芽窄食单胞菌败血症，肺炎）
PMBCL	30	CD19-28-ζ	2.5×10^6	16	不详（可能心律失常）
FL	>18	CD19-137-ζ（tisagenlecleucel）	无资料	无资料	脑炎
DLBCL	>18	CD19-28-ζ（axicabtageneciloleucel；axi-cel，KTE-C19）	2×10^6	无资料	HLH
NHL	>18	CD19-28-ζ（axi-cel）	2×10^6	无资料	心脏骤停
B-ALL	48	CD19-137-ζ	$11.6 \times 10^6 CD4^+ + 8.4 \times 10^6 CD8^+$	3	CRS
	52	CD19-137-ζ	$1 \times 10^6 CD4^+ + 1 \times 10^6 CD8^+$	122	神经毒性
NHL	>18	CD19-137-ζ	$10 \times 10^6 CD4^+ + 10 \times 10^6 CD8^+$	30	CRS（＋消化道出血）
			$10 \times 10^6 CD4^+ + 10 \times 10^6 CD8^+$	13	神经毒性（＋CNS 出血）
B-ALL	无资料	CD19-28-ζ（JCAR015）	无资料	无资料	脑水肿（5 例）
NHL	>18	CD19-28-ζ（axi-cel）	无资料	无资料	脑水肿
CLL	62	CD19-137-ζ	$1 \times 10^6 CD4^+ + 1 \times 10^6 CD8^+$	11	脑水肿

二、细胞因子释放综合征

细胞因子释放综合征（cytokine-release syndrome，CRS）是 CAR-T 治疗中最常见、最严重的毒副作用。CRS 是指在 CAR-T 输注及预处理过程中，机体免疫细胞大量活化、溶解，导致细胞因子，如 IL-6、IFN-γ、TNF、IL-2、IL-8 和 IL-10 等被大量释放，从而引起一系列全身症状。CRS 临床诊断标准包括：①发热（>38℃）至少持续 3 d。②两种细胞因子最大倍增数≥75 倍，一旦发生 CAR-T 细胞治疗相关毒性，应采取及时有效的评估处理措施（图 10-5）。或一种细胞因子最大倍增数≥250 倍。③至少有一种临床毒性症状表现，包括低血压、低氧血症、神经系统症状。CRS 的严重程度分级见表 10-3。CRS 患者的典型发热，通常在回输 CAR-T 细胞后约 24 h 开始并且可以持续数天。然而，发热与临床相关毒性的多少、严重程度和发病趋势并没有明确的关系。

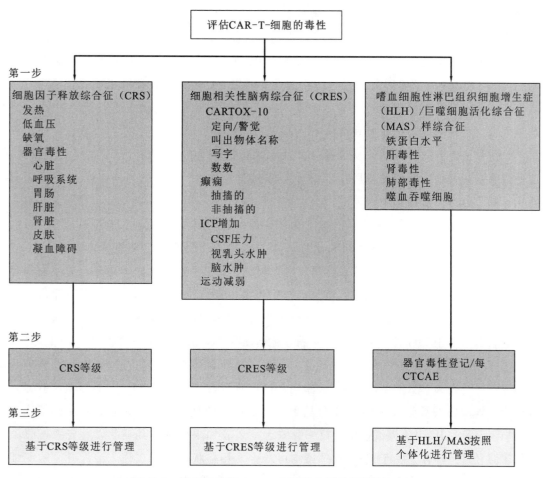

图 10-5　评估和处理 CAR-T 细胞治疗相关毒性的三步法

表 10-3　细胞因子释放综合征（CRS）的分级

CRS 症状	CRS 1 级	CRS 2 级	CRS 3 级	CRS 4 级生命迹象
体温≥38°C	有	有或无	有或无	有或无
收缩压＜90 mmHg	没有	对静脉输液或低剂量血管加压药有反应	需要高剂量或多种血管加压剂	有生命危险
需要氧气 SaO₂＞90%（缺氧）	没有	FiO₂＜40%	FiO₂≥40%	需要呼吸机支持
器官毒性				
心脏：心动过速，心律失常，心脏传导阻滞，射血分数低 呼吸：呼吸急促，胸腔积液，肺水肿 消化系统：恶心，呕吐，腹泻 肝脏：增加血清 ALT，AST 或胆红素水平 肾脏：急性肾损伤（血清肌酐水平升高），尿量减少 皮肤病：皮疹（不常见） 凝血障碍：播散性血管内凝血（不常见）	1 级	2 级	3 级或 4 级转氨酶	4 级，除了 4 级转氨酶

CRS 对患者造成的影响是多方面的，常见的症状包括高热寒战、低血压、心脏输出功能下降、缺氧与肺水肿、转氨酶及胆红素异常、急性肾损伤、贫血、凝血功能异常、B 细胞成熟障碍及神经功能障碍（抽搐、行为改变、反应迟钝等）。尽管 CRS 为 CAR-T 治疗最严重的毒副作用，但 CRS 也是 CAR-T 疗效预测的重要因素。CRS 的严重程度也与治疗前肿瘤负荷成正相关，治疗前肿瘤负荷高的患者，CRS 发生的严重程度更高。血清 CRS 相关细胞因子的监测也可以指导和判断 CRS 发生的严重程度。另一方面，研究发现血清 C-反应蛋白（CRP）水平的增减与 CRS 患者血清细胞因子（IL-6）水平显著相关，同样 C-反应蛋白水平与类固醇药物对 CRS 的疗效显示了明显的负相关。C-反应蛋白水平超过正常阈值预示具有 CRS 发生的高度危险性。与细胞免疫治疗中 CRS 预测相关的生物标志物仍在进一步探索中。

所有接受 CAR-T 细胞输注前，应完善心电图、超声心动图及肌钙蛋白的检测以制定基线标准，患者需至少住院观察 9 d，并进行密切的血流动力学监测。住院期间定期检测体温、心率、呼吸、血压等一般生命体征，并根据检测结果，调整检测频率。每 2 d 监测血液学指标，关注血细胞代谢情况；每天检测血尿酸、IL-6 等细胞因子及 C 反应蛋白，评估肾功能及体内炎性反应情况。所有接受 CD19 特异性 CAR-T 治疗患者均需定期进行 B 细胞检测，B 细胞成熟障碍往往伴随着低 γ 球蛋白血症。若患者血清中 IgG 低于 40 mg/L，需静脉输注丙种球蛋白进行替代治疗。

发热是 CAR-T 细胞输注后最常见的症状，一般采用非甾体类抗炎药（NSAID）及物理降温措施控制体温。尽管在大多数 CAR-T 临床试验中，糖皮质激素及 NSAID 经常被用于炎症控制，但有研究者认为，糖皮质激素会影响 CAR-T 细胞的功能，应避免使用。对于出血、胃黏膜损伤及肾功能损伤的患者，NSAID 也应谨慎使用。粒细胞缺乏症患者如果出现高热症状，首先考虑感染并按照相关临床路径进行治疗。由于 CRS 及感染均可产生发热症状，因此在临床治疗时需检测细胞因子水平加以鉴别。如发现发热的患者，应使用血液和尿液培养，胸部 X 线摄影和其他检查（如巨细胞病毒 PCR，呼吸道病毒筛查和胸部 CT）进行感染评估。处理顺序应该包括经验性广谱抗生素治疗，包括革兰氏阴性细菌的覆盖率，因为脓毒症和 CRS 有重叠症状，没有阳性培养物不能排除免疫功能低下的癌症患者的致病性感染。

CAR-T 输注后出现的血流动力学改变（低血压）必须引起重视并进行早期处理，补液治疗（5% 葡萄糖生理盐水或右旋糖酐）最为直接，但在容量复苏时需考量血管渗出及肺水肿的可能，并做好相应应急预案。对于非容量不足的低血压患者，需予血管活性药物升压治疗。CAR-T 输注造成的单一或多种血细胞减少，需进行成分输血或补偿相应血细胞生长因子（EPO、TPO 等）。如果中性粒细胞计数少于 0.5×10^9/L，应使用粒细胞集落刺激因子，直到绝对计数大于 1.5×10^9/L；如果出现血红蛋白低于 80g/L 或者血小板低于 20×10^9/L 的情况，需进行成分输血；如出现 APTT 时间延长大于正常值的 2 倍，输注新鲜冰冻血浆也是重要的手段，如血浆纤维蛋白原低于 10 mg/L，需输注冷沉淀。

CAR-T 治疗后 CRS 一旦发生并诊断明确，就需要尽早采取合适的治疗方案控制炎症因子上升引起的临床症状，在避免发生致命性 CRS 的前提下最好不要影响免疫细胞的抗肿瘤效应。皮质类固醇应避免用于发热或在输血前用药，以避免限制 CAR-T 细胞治疗的有效性。全身性应用皮质激素也已被证实对 CAR-T 输注后 CRS 有抑制作用，并可以快速控制 CRS 症状而不影响初始抗肿瘤效应。然而，由于皮质类固醇抑制 T 细胞功能和/或诱导 T 细胞凋亡，长期（超过 2 周）大剂量应用皮质激素会影响抗肿瘤作用。但是，来自一项临床试验的初步数据表明，虽然长期疗效是否受到影响仍然不清楚，但用于治疗由 CAR-T 细胞治疗引起的毒性的皮质激素应用，并不影响客观和完全缓解率，也不影响反应的持久性。考虑到这些问题，只有当 CAR-T 细胞疗法的毒性对抗 IL-6 治疗难以处理时，通常才考虑使用皮质类固醇。

据报道 CAR-T 细胞治疗后，CRS 严重程度与血液 CAR-T 细胞水平峰值和血清 IL-6 水平呈现强烈的正相关。因此，建议仅在托珠单抗无法控制的 CRS 出现时，给予皮质激素的治疗（如甲基强的松龙）。IL-6 受体抑制剂托珠单抗（tocilizumab）是 2017 年经美国 FDA 批准的有效并且能立即控制 CRS 症状的单克隆抗体，托珠单抗可以封闭 IL-6 受体，CRS 症状包括发热和低血压几乎可以立刻好转，但封闭 IL-6 造成的神经系统后遗症目前尚未知。因此，tocilizumab 或嵌合的抗 IL-6 单克隆抗体 siltuximab，已成为治疗中度至重度 CRS 的药物选择。迄今为止，tocilizumab 在治疗 CRS 方面比 siltuximab 更常用，在总体缓解率，完全缓解率，缓解持续时间等方面，似乎并未影响 CAR-T 细胞治疗的疗效。然而，使用 tocilizumab 是否比 siltuximab 治疗为 CRS 提供了优势尚不明确。其他细胞因子抑制剂，如 TNF 抑制剂依那西普（etanercept）等，在理论上可以抑制 TNF 相关性 CRS，但仍需进一步临床研究验证。在用抗 CD19-CD28-CD3-ζCAR 治疗的患者中，CRS 倾向于比用抗 CD19-4-1BB-CD3-ζ 的 CAR 治疗的患者更早发生。关于 CRS 的处理建议见表 10-4。

表 10-4　关于 CRS 管理的建议

CRS 分级	症状和体征	处理
1 级	发热或器官毒性	对乙酰氨基酚和低温毯用于治疗发热 如果没有禁忌证，布洛芬可作为发热的第二治疗选择 血液和尿液培养以及胸部 X 光片评估感染情况 如果发生中性粒细胞减少症，应使用广谱抗生素和非格司亭 维持静脉注射液体进行水化 体质症状和器官毒性的症状性管理 考虑 tocilizumab 8 mg/kg（静脉注射）或 siltuximab 11 mg/kg（静脉注射）治疗持续（持续＞3 d）和难治性发热
2 级	低血压	静脉注射 500～1 000 mL 生理盐水 如果收缩压（SBP）保持＜90 mmHg，可以再次静脉补液 tocilizumab 8 mg/kg（静脉注射）或 siltuximab 11 mg/kg（静脉注射）用于治疗难治性低血压；如果需要，可以在 6 h 后重复 tocilizumab 治疗 如果两次液体推注和抗 IL-6 治疗后低血压持续存在，则开始使用血管加压药，考虑转入重症监护病房（ICU），进行超声心动图，并启动其他血流动力学监测方法 对于高危患者或在 1～2 次抗 IL-6 治疗后持续存在低血压的患者，地塞米松可以每 6 h 使用 10 mg（静脉注射） 同 1 级一样处理发热和身体症状
	缺氧	补充氧气 tocilizumab 或 siltuixmab±皮质类固醇和支持性治疗，建议用于处理低血压
	器官毒性	根据标准指南对器官毒性进行症状性处理 tocilizumab 或 siltuximab±皮质类固醇和支持治疗，如处理低血压所示

续表

CRS 分级	症状和体征	处理
3 级	低血压	根据需要静脉推注药物，类似用于治疗 2 级 CRS 的推荐
		推荐用于 2 级 CRS 的 tocilizumab 和 siltuximab，如果以前未使用的话
		根据需要使用血管加压药
		转入 ICU，继续超声心动图，并进行血流动力学监测，类似处理 2 级 CRS
		每 6 h 静脉注射地塞米松 10 mg；如果难治性，则每 6 h 增加至 20 mg（静脉注射）
		根据 1 级 CRS 的提示处理发热和身体症状
	缺氧	补充氧气，包括高流量氧气输送和无创正压通气
		如上所述，tocilizumab 或 siltuximab 加皮质类固醇和支持治疗
	器官毒性	根据标准指南对器官毒性进行症状性处理
		如上所述，tocilizumab 或 siltuiximab＋皮质类固醇和支持治疗
4 级	低血压	如处理 3 级 CRS，IV 补充液体，抗 IL-6 治疗，血管加压药物和血流动力学监测，甲泼尼龙 1 g/d，IV
		像 1 级 CRS 一样处理发烧和身体症状
	缺氧	机械通气
		如上所述，tocilizumab 或 siltuximab＋皮质激素和支持治疗
	器官毒性	根据标准指南对器官毒性进行症状性处理
		如上所述，tocilizumab 或 siltuximab＋皮质激素和支持治疗

注：所有的药物剂量都是针对成年人的。tocilizumab 的最大量为 800 mg。高危患者包括那些体表面积大的患者，并发症患者以及 CAR-T 细胞输注 3 d 内发生早期 CRS 的患者。IV：静脉注射。

三、神经系统毒副作用

CAR-T 所产生神经毒性的临床处理较为复杂。与 CRS 类似，CRES 的管理基于毒性等级。1 级 CRES 主要进行支持性治疗管理。病床的头部应升高至少 30°，以尽量减少误吸风险并改善脑静脉血流。对于所有 CRES 患者，无论分级如何，均应要求神经学会诊，进行彻底的神经评估，包括脑电图和基底扫描检查以排除视乳头水肿。对于非瞳孔放大的不安定患者，评估皮肤水肿可能很困难。如果有神经影像学检查和脑脊液开放测压，可以更好地评估颅内压增高和可能的脑水肿，以排除视乳头水肿（papilloedema）；然而，当患者不安或患有凝血功能异常时，腰椎穿刺也可能不行。在具有奥马西亚测压（ommaya reservoir）患者中，可以在仰卧位测量开放压力，并将压力计底部置于心脏水平。应结合这些技术来诊断颅内压增高和脑水肿。尤其是，重复的神经影像学检查，最好结合神经放射学家的检查结果，推荐检测 3 级或 4 级 CRES 患者的脑水肿早期征象，以及 CRES 级别快速改变的患者（两级分级增加，如 1 级 CRES 恶化到 3 级）。患者的临床状态通常决定选择神经影像学模式：颅脑 MRI 是首选，但不适用于不稳定或激动的患者，而 CT 可以替代。根据经验（涉及约 50 例 CRES 患者中的 4 例），用 CAR-T 细胞治疗的患者，发生脑水肿与其他急性和临床显著的神经学改变相关，例如低 CARTOX-10 评分和/或癫痫发作。

对于 1 级及以上 CRES 合并 CRS 的患者，推荐使用抗 IL-6 治疗（但相反的观点认为，托珠单抗分子量较大，很难通过血脑屏障，因此对中枢神经系统毒性的治疗作用较弱。而且如果在不恰当的时候使用托珠单抗，将导致外周 IL-6 受体饱和，进而升高血清中游离的 IL-6 水平，加重神经系统毒性）；如果不与 CRS 相关，皮质类固醇是 CRES2 等及以上的优选治疗方法，并且可以在 CRES 改善至 1 级后逐渐减量。最佳类固醇治疗的疗程尚不清楚，尽管根据文献的经验，短期治疗可以改善神经毒性，但不会影响抗肿瘤治疗的反应。在皮质类固醇逐渐减少期间，应密切监测患者神经毒性症状的复发情况。对于 3 级 CRES 患者，建议在 ICU 进行监测，所有 4 级 CRES 患者都需要监测，因为可能需要机械通气保护气道。根据需要，这些患者的非惊厥性和惊厥性癫痫持续状态，应根据需要使用苯二氮卓类药物和其他抗癫痫药物（最好使用左乙拉西坦）来控制。一些患者对苯二氮卓类药物的反应迅速，脑电图和精神状态均有改善。在左乙拉西坦治疗后，苯巴比妥是治疗CRES 相关症状的首选抗癫痫药物；苯妥英钠和拉科酰胺与心血管不良反应风险较高相关，因此，应将其排除用于并发 CRS 患者，以避免心律失常和低血压。颅内压升高的 3 级 CRES 应立即使用皮质类固醇和乙酰唑胺进行处理；患有脑水肿的 4 级 CRES 患者应接受高剂量皮质类固醇激素，过度通气和高渗治疗。

四、HLH/MAS 毒性

噬血细胞性淋巴组织细胞增多症（haemophagocytic lymphohistiocytosis）/巨噬细胞活化综合征（macrophage-activation syndrome）（HLH/MAS）包括一组严重的免疫功能紊乱，其特征为巨噬细胞和淋巴细胞的超活化，促炎细胞因子的产生，淋巴组织细胞浸润和免疫调节的多器官功能衰竭。CAR-T 细胞治疗后 CRS 患者的临床特征和实验室检查结果与 HLH/MAS 相似，包括高热。多器官功能障碍、中枢神经系统紊乱、血清铁蛋白、乳酸脱氢酶、可溶性 CD25 和细胞因子（如IFN-γ 和 IL-6）的血清水平上升，以及低血清纤维蛋白原水平。因此，CRS 与 HLH/MAS 可能属于类似的系统性炎症性疾病。

根据 CAR-T-cell-therapy-associated toxicity（CARTOX）工作组的经验，CRS 患者通常对抗IL-6 治疗和皮质类固醇治疗有反应，但在所有 CAR-T 细胞治疗的患者中，约有 1% 出现暴发性和难治性 HLH/MAS，并需要额外的治疗。事实上，如果不及时治疗，难治性 HLH/MAS 与高死亡率相关；然而，在 CRS 的情况下，HLH/MAS 的诊断可能很困难。许多传统的 HLH/MAS 诊断标准在三种造血细胞系（红细胞、白细胞和血小板）中至少有两种出现减少、发热，脾肿大，伴有 D二聚体升高的高甘油三酯血症或低蛋白血症，在骨髓中血红细胞增多症，高铁蛋白血症，高水平的可溶性 CD25 以及低或不存在的 NK 细胞活性（并不是特异性的）。事实上，上述特征常常出现在即使是低度 CRS 患者中，也存在于没有 CAR-T 细胞治疗的晚期血液恶性肿瘤患者中。因此，CAR-T细胞治疗后 CRS 患者的 HLH/MAS 诊断需要新的标准。

如果患者在 CRS 期（通常在细胞输注后的前 5 d 内）具有 >10 000 ng/ml 的峰值铁蛋白水平，则应该进行 CAR-T 细胞相关性 HLH/MAS 的诊断，并且已经发展了以下任何两项：≥3 级涉及肝脏、肾脏或肺脏的器官毒性，或者骨髓或其他器官中的血细胞吞噬。根据 CRS 建议，对疑似HLH/MAS≥3 级器官毒性的患者，应使用抗 IL-6 治疗和皮质类固醇治疗。如果患者在 48 h 内，临床症状或血清学方面没有改善，应该考虑采用依托泊苷 75～100 mg/m²，因为证据表明，该药物是难治性 HLH 的首选治疗。此外，该药物可用于肝肾功能不全患者。事实上，尽管存在器官功能障碍，依托泊苷治疗可以快速起效，对 HLH 诊断概率高的患者来说是必不可少的，因为 HLH/MAS 死亡风险很高。4～7 d 后依托泊苷可以重复使用，以达到充分的疾病控制。对于 HLH 相关神经毒性的患者，也应考虑鞘内注射阿糖胞苷（含或不含氢化可的松）。尽管依托泊苷和阿糖胞苷经常用于治疗家族性和恶性相关性 HLH，但是目前还缺乏直接证据支持其用于 CAR-T 细胞相关性HLH 患者。

广义而言，HLH 治疗的目标是抑制过度活跃的 CD8⁺ T 细胞和巨噬细胞，改善这种免疫综合征；然而，目前的治疗并不专门针对这些细胞类型。在不久的将来，在 HLH/MAS 中发挥核心作用的特定细胞因子，如 IFN-γ，将可能在临床开发中使用药物进行靶向治疗。例如：人源化抗 IFNγ单克隆抗体 NI-0501 在 13 例难治性原发性 HLH 患儿中有 9 例（69%）产生反应，具有良好的耐受性。对 CAR-T 的相关 HLH/MAS 的处理建议见图 10-6。

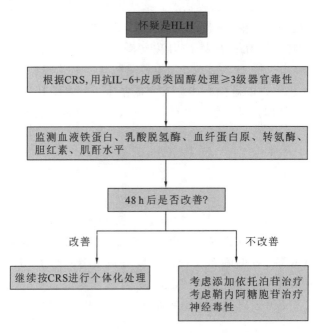

图 10-6　对 CAR-T 相关 HLH/MAS 处理的建议

五、其他毒副作用：过敏反应及肿瘤溶解综合征（TLS）

过敏反应也是 CAR-T 细胞治疗的毒副反应之一。Maus 等在对胸膜间皮瘤患者进行 CAR-T 治疗临床研究中，发现一位接受过多次抗人间皮素 CAR-T 细胞治疗的患者，在第三次输注结束后出现严重的过敏反应，导致心脏骤停。分析原因，多考虑为 CAR 结构中鼠源性抗体序列表达导致机体释放 IgE 所致。

TLS 是 CAR-T 细胞疗法的另一个不常见的毒副反应。在 CAR-T 细胞治疗血液肿瘤的研究中，部分未接受过化疗的患者发生了肿瘤溶解综合征，说明此类 TLS 主要由 CAR-T 治疗引起，而与化疗无明显关系。TLS 主要表现为高尿酸血症、高钾血症、高磷血症、低钙血症、代谢性酸中毒等一系列代谢异常，发生机制为溶解的肿瘤细胞的胞内代谢产物快速释放并进入血液循环。肿瘤溶解综合征也可表现为延迟性发作，在 CD19 特异性 CAR-T 细胞输注后 1 个月发生。

TLS 的治疗应采取相应的处理方式，包括使用别嘌呤醇、水化、碱化尿液以及拉布立酶等。对于肿瘤负荷较大的患者，尤其是已侵犯骨髓的 ALL 及 NHL 患者，在 CAR-T 输注前应该采用别嘌呤醇等预防 TLS 的发生。

第六节　总结与展望

当前免疫治疗药物的毒性影响广泛，如血管、皮肤、内分泌、凝血功能、肝、眼、肺和脑部的毒性，而不仅仅是骨髓抑制。而且一些免疫治疗的不良反应可能维持几个月，明显不同于化疗。成功地预防免疫治疗副作用的关键是早期诊断，高度警惕以及医生与患者之间的良好沟通，同时糖皮质激素等免疫抑制剂的快速和积极应用。尤其是 CAR-T 细胞治疗的独特急性毒性可能是致命的，许多因素可能影响各种 CAR-T 细胞产品治疗后发生的急性毒性，包括调节性化疗的性质、CAR 构造的设计、CAR-T 细胞剂量、CAR-T 细胞产品的细胞组成；用于产生 CAR-T 细胞的制造过程；宿主特征，包括恶性肿瘤的类型、肿瘤负荷、患者年龄和疾病部位。

更好地理解这些药物与免疫系统相互作用的机制是基础，以开发新的治疗策略，改善 ACT 的效果。改善 CAR-T 细胞安全性的方法包括含有可被激活或靶向的安全（自杀）开关，以在危及生命的毒性发展时，消除 CAR-T 细胞。另一种策略是使用"远程控制"CAR，由此诱导型基因调控系统能够在给药后控制 CAR 的表达。此外，如果靶抗原在非恶性细胞上表达，则 CAR-T 细胞治疗可能与靶点内，肿瘤外的副作用相关，可能性是 CAR-T 细胞治疗实体恶性肿瘤成功开发的最大障碍。本文提供的建议既可作为评估和处理 CAR-T 细胞治疗相关毒性的框架，但也可用于 TCR 基因治疗，CAR-NK 细胞治疗，以及可能会导致类似不良事件的 BiTE 治疗。

到目前为止，还没有生物标志物来预测免疫毒性，但事实上，CAR-T 细胞治疗后血清 IFN-γ 的峰值水平与 CRS 的严重程度呈正相关；同样，血清 IL-6 的峰值水平与 CAR-T 细胞相关的严重神经毒性有关。因此，将来希望以先进的计算技术和生物信息学为基础的模型可以进行创新，以预测和识别毒性。

最后，虽然癌症治疗只是整体医疗费用的一小部分，但其对医疗支出上涨的贡献更大，昂贵的免疫治疗新药是一个无法回避的"罪魁祸首"。而且，经济学毒性，如器官毒性一样，也可以降低生活质量，是评估癌症治疗价值的重要参数。因此，如何为癌症患者选择免疫治疗既是我们的责任，也是一门实践的艺术。

张明生　林　犀

参 考 文 献

[1]　Haanen JBAG, Carbonnel F, Robert C, et al. Management of toxicities from immunotherapy: ESMO Clinical Practice Guidelines for diagnosis, treatment and follow-up[J]. Ann Oncol, 2017, 28(suppl_4): iv119-iv142.

[2]　Brahmer J, Reckamp KL, Baas P, et al. Nivolumab versus Docetaxel in Advanced Squamous-Cell Non-Small-Cell Lung Cancer[J]. N Engl J Med, 2015, 373(2): 123-135.

[3]　Weber JS, Hodi FS, Wolchok JD, et al. Safety Profile of Nivolumab Monotherapy: A Pooled Analysis of Patients With Advanced Melanoma[J]. J Clin Oncol, 2017, 35(7): 785-792.

[4]　Nishino M, Sholl LM, Hodi FS, et al. Anti-PD-1-Related Pneumonitis during Cancer Immunotherapy[J]. N Engl J Med, 2015, 373(3): 288-290.

[5]　Postow M. A. Managing immune checkpoint-blocking antibody side effects[J]. Am Soc Clin Oncol Educ Book, 2015: 76-83.

[6]　Robert C, Schachter J, Long GV, et al. Pembrolizumab versus Ipilimumab in Advanced Melanoma[J]. N Engl J Med, 2015, 372(26): 2521-2532.

[7]　Boutros C, Tarhini A, Routier E, et al. Safety profiles of anti-CTLA-4 and anti-PD-1 antibodies alone and in combination[J]. Nat Rev Clin Oncol, 2016, 13(8): 473-486.

[8]　Larkin J, Chiarion-Sileni V, Gonzalez R, et al. Combined Nivolumab and Ipilimumab or Monotherapy in Untreated Melanoma[J]. N Engl J Med, 2015, 373(1): 23-34.

[9]　Spain L, Diem S, Larkin J. Management of toxicities of immune checkpoint inhibitors[J]. Cancer Treat Rev, 2016, 44: 51-60.

［10］ Robert C,Long GV,Brady B,et al.Nivolumab in previously untreated melanoma without BRAF mutation[J].N Engl J Med,2015,372(4):320-330.

［11］ Garon EB,Rizvi NA,Hui R,et al.Pembrolizumab for the treatment of non-small-cell lung cancer[J].N Engl J Med,2015,372(21):2018-2028.

［12］ Eggermont AM,Chiarion-Sileni V,Grob JJ,et al.Adjuvant ipilimumab versus placebo after complete resection of high-risk stageⅢ melanoma(EORTC 18071):a randomised,double-blind,phase 3 trial[J].Lancet Oncol,2015,16 (5):522-530.

［13］ Postow MA,Chesney J,Pavlick AC,et al.Nivolumab and ipilimumab versus ipilimumab in untreated melanoma [J].N Engl J Med,2015,372(21):2006-2017.

［14］ Maude SL,Frey N,Shaw PA,et al.Chimeric antigen receptor T cells for sustained remissions in leukemia[J].N Engl J Med,2014,371(16):1507-1517.

［15］ Davila ML,Riviere I,Wang X,et al.Efficacy and toxicity management of 19-28z CAR-T cell therapy in B cell acute lymphoblastic leukemia[J].Sci Transl Med,2014,6(224):224ra25.

［16］ Teachey DT,Lacey SF,Shaw PA,et al.Identification of Predictive Biomarkers for Cytokine Release Syndrome after Chimeric Antigen Receptor T-cell Therapy for Acute Lymphoblastic Leukemia[J].Cancer Discov,2016,6(6): 664-679.

［17］ Lee DW,Kochenderfer JN,Stetler-Stevenson M,et al.T cells expressing CD19 chimeric antigen receptors for acute lymphoblastic leukaemia in children and young adults:a phase 1 dose-escalation trial[J].Lancet,2015,385 (9967):517-528.

［18］ Grupp SA,Kalos M,Barrett D,et al.Chimeric antigen receptor-modified T cells for acute lymphoid leukemia[J]. N Engl J Med,2013,368(16):1509-1518.

［19］ Neelapu S.S,Tummala S,Kebriaei P,et al.Chimeric antigen receptor T-cell therapy-assessment and management of toxicities[J].Nat Rev Clin Oncol,2018,15(1):47-62.

［20］ Martins F,Sykiotis GP,Maillard M,et al.New therapeutic perspectives to manage refractory immune checkpoint-related toxicities[J].Lancet Oncol,2019,20(1):e54-e64.

［21］ Martins F,Sofiya L,Sykiotis GP,et al.Adverse effects of immune-checkpoint inhibitors:epidemiology,management and surveillance[J].Nat Rev Clin Oncol,2019,16(9):563-580.

［22］ Wang DY,Salem JE,Cohen JV,et al.Fatal Toxic Effects Associated With Immune Checkpoint Inhibitors:A Systematic Review and Meta-analysis[J].JAMA Oncol,2018,4(12):1721-1728.

［23］ Graus F,Dalmau J.Paraneoplastic neurological syndromes in the era of immune-checkpoint inhibitors[J].Nat Rev Clin Oncol,2019,16(9):535-548.

［24］ Sury K,Perazella MA,Shirali AC.Cardiorenal complications of immune checkpoint inhibitors[J].Nat Rev Nephrol,2018,14(9):571-588.

第十一章

肺癌的免疫治疗

第一节 前 言

肿瘤流行病学数据显示，肺癌发病率在所有恶性肿瘤中位居第一，也是癌症相关死亡原因的首要因素，全球每年约有 160 万人死亡。《2017 年中国癌症统计》显示：2013 年在中国男性肺癌发病率始终位居首位，女性位居第二位，肺癌死亡率均始终位于首位。肺癌中 80%～85% 为 NSCLC，而超过 70% 的 NSCLC 患者确诊时病情已处于局部晚期或晚期。含铂化疗一直是无靶向药物敏感基因突变的、晚期 NSCLC 患者的一线标准方案。但对于此类患者，化疗疗效已达到瓶颈期，总反应率（overall response rate，ORR）为 20%～30%，中位 OS 仅 7～10 个月，1 年中位生存率仅为 30%～40%。20 年前，逐渐出现的针对 EGFR 突变和间变性淋巴瘤激酶（ALK）基因重排的靶向治疗，已经明显改善了一小部分这些分子异常患者的生存时间。近 5 年来，随着基础免疫学的发展，PD-1/PD-L1、CTLA-4 等免疫检查点抑制剂展示了非常好的应用前景，为肺癌的免疫治疗翻开了崭新的一页，部分药物已经批准应用于临床（图 11-1）。肺癌免疫治疗根据作用机制主要分为主动免疫治疗和被动免疫治疗。主动免疫治疗通过激活患者自身免疫系统，阻止肿瘤生长、转移和复发，其主要包括细胞因子（强化免疫细胞功能）、治疗性疫苗（抗原依赖）和免疫检测点抑制剂（非抗原依赖，主要调节 T 细胞功能）。被动免疫治疗指被动获得抗肿瘤活性的免疫抑制剂或细胞等，从而直接靶向肿瘤，其主要包括抗肿瘤单克隆抗体和过继性细胞治疗。

第二节 肺癌的生物学特征

肺癌是一种分子异质性疾病，了解其生物学特性对于开发有效的治疗方法至关重要。肺癌的治疗已经从基于医生偏好的细胞毒治疗，转变为依据个体化医学的标志，如肿瘤的基因改变和 PD-L1 的状态，预测靶向治疗或免疫检查点抑制剂的获益。

癌细胞可以利用各种措施逃避免疫监控，特别是 NSCLC 细胞，如分泌促进调节性 T 细胞（Treg）增殖和抑制 CD8$^+$ T 细胞的细胞毒杀伤作用的细胞因子 IL-10。NSCLC 肿瘤也促进趋化因子 CCL20 的表达，有助于将 FOXP3$^+$ Treg 细胞募集到肿瘤微环境中。T 细胞活化是一个严格调控的过程，涉及在 T 细胞受体（TCR）与主要组织相容性复合体（MHC）肽复合物或抗原提呈细胞（APC）的结合。在正常情况下，T 细胞激活需要两种免疫学信号：①TCR 与 APC 表面的 MHC 抗原结合，②通过 B7-CD28 相互作用共刺激。第一个信号产生特异性，后者放大 TCR 信号，导致 T 细胞活化。T 细胞活化还诱导平行的共抑制途径——免疫检查点，如细胞毒性 T 淋巴细胞抗原-4

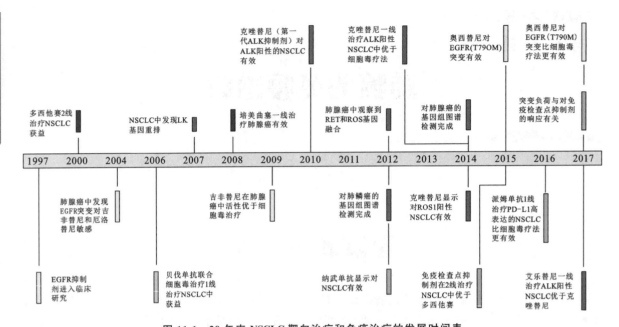

图 11-1　20 年来 NSCLC 靶向治疗和免疫治疗的发展时间表

■化疗　■ALK 或 ROS1　□EGFR　■基因组分析　□血管生成抑制剂　■免疫治疗

（CTLA-4）调节，其可以减弱和终止这种反应。目前已经发现了许多检查点，包括 CTLA-4、PD-1（及其配体 PD-L1）、B7-H3、B7x、T 细胞免疫球蛋白黏蛋白结构域的分子-3（Tim-3）和 T 细胞淋巴细胞衰减分子。共抑制信号（即免疫检查点）与共刺激信号和共抑制信号之间的平衡，可用于维持自身耐受性并避免破坏正常宿主组织，但癌细胞也可通过共抑制信号逃避免疫监控。

　　与大多数恶性肿瘤相似，肺癌由具有不同分子特征的细胞亚群或克隆组成，导致肿瘤内异质性，并且可能出现多种分子改变并存的情况，导致原发性或获得性耐药。体细胞突变中 EGFR 是有吸引力的治疗靶点，KRAS 和 EGFR 突变通常是相互排斥的，但一旦共存时，KRAS 突变可能导致对 EGFR 抑制剂耐药。分子改变状态也可能受到患者长期生活习惯的影响，例如携带致癌驱动突变，EGFR 和 ROS1 以及间变性淋巴瘤激酶（ALK）重排，主要见于不吸烟或轻度吸烟者中。

　　启动和驱动肿瘤进化的基因事件也形成了独特的肿瘤微环境（TME），因此，肿瘤的基因结构不仅决定了癌细胞的适应性，还决定了 TME 的组成。非小细胞肺癌，特别是大多数的吸烟患者，具有特别高的体细胞肿瘤突变负荷（tumor mutational burden，TMB，定义为每兆碱基非同义编码突变的数目），而且，转移灶的突变数目明显高于肺部原发性病灶。

　　一些体细胞突变产生新抗原，可被肿瘤浸润性细胞毒性 T 细胞识别。腺癌中的高克隆性新抗原负荷与炎性 TME 相关，富含激活的效应 T 细胞、与抗原提呈以及 T 细胞迁移（CXCL-10 和 CXCL-9）、效应 T 细胞功能相关的蛋白，以及包括 PD-L1、PD-1 和淋巴细胞活化基因-3（LAG-3）在内的 T 细胞活性的负调节分子。上述 TME 表型可以导致对免疫检查点抑制剂治疗的敏感性增加。错配修复功能丧失（dMMR），导致微卫星不稳定性（Microsatellite instability，MSI）表型，是高 TMB 癌症的一个极端例子，具有明显 T 细胞浸润和免疫检查点抑制剂的高敏感性。在三分之一的 KRAS 突变肺腺癌中，发生肿瘤抑制剂丝氨酸/苏氨酸激酶 11（STK11，也称为 LKB1）的失活，导致 TME 倾向于免疫抑制性——高嗜中性粒细胞的积累和低 PD-L1 的表达，并与更少的肿瘤浸润淋巴细胞相关。因此，需要进行大规模的研究以探讨 NSCLC 的基因组异常与 TME 的细胞成分的关联性，以了解不同的基因型如何决定 TME 的细胞构成（见有关章节）。

第三节 非小细胞肺癌的免疫检查点抑制治疗

利用宿主免疫反应来治疗癌症并不是一个新的概念，但引入靶向 CTLA-4 和 PD-1/PD-L1 单克隆抗体等的免疫检查点抑制剂，是肺癌治疗的新方向。PD-1 主要表达于活化 T 细胞表面，与其配体（PD-L1/PD-L2）结合后，可减弱 T 细胞受体信号的传导，也可耗竭 CD8$^+$ T 细胞及促进 Treg 细胞的增殖，从而抑制机体抗肿瘤免疫反应。用抗体阻断 PD-1/PD-L1 轴可以恢复 T 细胞调节的抗肿瘤免疫。

目前批准的或正在开发的用于 NSCLC 的免疫检查点抑制剂包括抗 PD-1 抗体纳武利尤单抗（人 IgG4）和帕博利珠单抗（人源化 IgG4），以及抗 PD-L1 抗体阿特珠单抗（人 IgG1，Fc 结构域工程化以防止抗体依赖的细胞毒活性）、德瓦鲁单抗（人 IgG1 工程化）和 avelumab（人 IgG1，临床前发现存在抗体依赖的细胞毒活性）。阿特珠单抗和德瓦鲁单抗是一种靶向 PD-L1 的单克隆抗体，可阻断 PD-L1 对其受体 PD-1 和 B7.1 的结合，阻断 T 细胞的负向调控信号。上述部分药物已经被批准为晚期（甚至Ⅲ期）NSCLC 患者的一线/二线的标准治疗方案。

一、PD-1/PD-L1 抑制剂的二线治疗

纳武利尤单抗是第一个获得 FDA 批准用于 NSCLC 二线治疗的免疫检查点抑制剂。早期的 CheckMate-003 是一项Ⅰb期临床试验，评估 129 例未治疗的晚期 NSCLC 患者，不论肿瘤组织学类型，纳武利尤单抗分别按照 1 mg/kg、3 mg/kg 和 10 mg/kg 每 2 周给药 1 次的方式。中位 OS 为 9.9 个月，1 年生存率为 42%，客观反应率（objective response rate，ORR）为 17%。纳武利尤单抗耐受性良好（3 级或 4 级不良事件发生率为 14%），但有 3 例是致命性肺炎。基于此结果，研究者对进一步开发肺癌免疫治疗药物产生了极大的热情。

随后，CheckMate-063 是一项Ⅱ期临床试验，研究对象为 117 例先前接受过治疗的鳞状 NSCLC 患者，评估纳武利尤单抗 3 mg/kg 每 2 周给药的有效性和安全性。1 年生存率为 40.8%，中位 OS 为 8.2 个月；14.5% 的患者出现部分缓解。有 3 例非致死性 3 级肺炎，毒性很小（3 级或 4 级不良事件发生率为 17%）。对四分之三的患者评估了肿瘤样本的 PD-L1 表达，阳性的截点值被认为是 5%，而且初步发现 PD-L1 表达高于截点值的患者的 ORR 高于低于截点值的患者（24% vs 14%）。

CheckMate-017 为Ⅲ期临床研究，是一项比较纳武利尤单抗 3 mg/kg 每 2 周 1 次与多西他赛 75 mg/m^2 每 3 周 1 次治疗鳞状 NSCLC 患者的二线治疗。该研究随机分配 272 例患者（纳武利尤单抗 135 例和多西他赛 137 例）。纳武利尤单抗显示更优的 ORR（20% vs 9%，$P = 0.008$），PFS（中位 3.5 个月 vs 2.8 个月，HR = 0.62，$P < 0.001$）和 OS（中位数 9.2 个月 vs 6 个月，HR = 0.59，95%CI 0.44～0.79，$P < 0.001$）。纳武利尤单抗比多西他赛耐受性更好，纳武利尤单抗组治疗相关不良事件的发生率较低（3% vs 10%）。多西他赛组的患者中有 30% 发生骨髓毒性反应，纳武利尤单抗发生率为 1%～2%。纳武利尤单抗治疗组发生了 6 例肺炎，但均不严重。此外，纳武利尤单抗组没有发生与治疗有关的死亡，而多西他赛组 3 例死亡与治疗有关。

CheckMate-057 比较了纳武利尤单抗 3 mg/kg 每 2 周 1 次与多西他赛 75 mg/m^2 每 3 周 1 次给药的晚期非鳞 NSCLC 患者的差异。582 例患者被随机分配到纳武利尤单抗组（292 例）或多西他赛组

（290 例）。与 CheckMate-017 一样，纳武利尤单抗的耐受性更好（由于不良事件停用纳武利尤单抗的患者为 5%，多西他赛为 15%），与多西他赛相比，ORR 增加（19% vs 12%，$P=0.02$），虽然没有 PFS 的获益，但这可能是由于非典型的免疫治疗反应模式（如假性进展）导致。与多西他赛相比，纳武利尤单抗组中位 OS 增加（12.2 个月 vs 9.4 个月，$HR=0.72$，95% CI 0.60～0.88，$P<0.001$）。

CheckMate-017 和 CheckMate-057 两项研究回顾性评估 PD-L1 表达作为预测性生物标志物的作用。与 PD-L1 阴性患者相比，PD-L1 阳性患者的 ORR 和 OS 更好；有趣的是，非鳞癌患者 PD-L1 表达与临床疗效如 ORR、PFS 和 OS 之间的相关性更为显著。

最初的 KEYNOTE-001 是一项大型 Ib 期临床试验，包括 495 例晚期非小细胞肺癌患者（其中 80% 曾接受过治疗），帕博利珠单抗进行 2 mg/kg 或 10 mg/kg 每 3 周或 10 mg/kg 每 2 周给药 1 次。所有患者的中位 OS 为 12 个月（经治患者为 9.3 个月，初治患者为 16.2 个月）；所有患者中 19.4% 有部分反应。对所有患者的肿瘤样本评估 PD-L1 表达，ORR 与 PD-L1 表达成正比（PD-L1 <1%=8.1%，PD-L1 为 1%～24%=12.9%，PD-L1 为 25%～49%=19.4%，PD-L1 为 50%～74%=29.6%，PD-L1≥75%）。PD-L1 高表达患者的生存率高于非高表达的患者：PD-L1<1% 或 PD-1 为 1%～49% 的患者的中位 OS 为 9 个月左右，而 2019 年 ASCO 报道，PD-L1≥50% 患者的中位 OS 为 35.4 个月，5 年生存率为 29.6%。

KEYNOTE-010 是一项 IIb/III 期临床试验，研究对象为 PD-L1 表达至少为 1% 的既往接受过 NSCLC 治疗的患者，评估了帕博利珠单抗对比多西他赛的疗效。作者筛选了 2 222 例患者的 PD-L1 表达的肿瘤样本，发现 1 475 例（66%）至少有 1% 的表达。研究人员随机 1 034 例患者，以 1:1:1 的比例接受，帕博利珠单抗 2 mg/kg 每 3 周，帕博利珠单抗 10 mg/kg 每 3 周或多西他赛 75 mg/m² 每 3 周。与多西他赛相比，帕博利珠单抗提高中位 OS（帕博利珠单抗 2 mg/kg vs 多西他赛：10.4 个月 vs 8 个月；$HR=0.71$，95% CI=0.58～0.88，$P=0.000\,8$；帕博利珠单抗 10 mg/kg vs 多西他赛：12.7 个月 vs 8 个月；$HR=0.61$，95% CI=0.49～0.75，$P<0.000\,1$）。ORR 也有改善（用帕博利珠单抗 2 mg/kg 或 10 mg/kg 治疗的患者为 18%，多西他赛治疗的患者为 9%）。帕博利珠单抗的优势在 PD-L1 表达≥50% 的患者中更为显著（OS 的 HR 为 0.50，95% CI 0.36～0.70，$P<0.000\,1$）。帕博利珠单抗的严重副反应少见，（帕博利珠单抗 2 mg/kg 为 13%，帕博利珠单抗 10 mg/kg 为 16%，多西他赛为 35%）。帕博利珠单抗治疗患者最常见的不良反应是食欲下降，疲劳，皮疹和恶心。基于上述临床研究，2015－2016 年帕博利珠单抗和纳武利尤单抗分别被 FDA 批准用于晚期 NSCLC 的二线治疗。

阿特珠单抗是第三个阻断 PD-1/PD-L1 免疫抑制信号通路的药物，也是首个 PD-L1 抗体。其作用机制与纳武利尤单抗和帕博利珠单抗类似，但其靶点是 PD-L1。在包括 88 例晚期非小细胞肺癌患者（其中 11% 为未治疗）的 Ia 剂量递增试验中，发现所有患者的 ORR 为 23%，中位 OS 为 16 个月，TC 或肿瘤浸润细胞中，PD-L1 表达≥50% 的患者具有更高的 ORR（48% vs 16%），更长的中位 OS 更长（18 个月 vs 16 个月）。阿特珠单抗耐受性良好，11% 的患者经历至少一个 3～4 级不良事件；有 4 例肺炎，但均不严重。

POPLAR 是一项随机多中心，II 期临床试验，在铂类双药化疗后进展的 NSCLC 患者中，比较使用阿特珠单抗 1 200 mg 每 3 周 1 次与多西他赛 75 mg/m² 每 3 周 1 次的疗效。287 例患者被纳入本研究：144 例患者随机分配接受阿特珠单抗治疗，143 例接受多西他赛治疗。虽然总体人群 ORR 没有改善（两组均为 15%），但阿特珠单抗治疗组中位 OS 增加（阿特珠单抗组为 12.6 个月，多西他赛组为 9.7 个月）。所有患者的肿瘤样本均进行了 PD-L1 表达评估，研究人员评估了 TC 和肿瘤浸润细胞。ORR 与 PD-L1 表达相关（PD-L1 阴性为 8%，PD-L1≥50% 的患者为 38%）。在阿特珠单抗组的 PD-L1 阳性患者中，不仅 OS 较高，而且与多西他赛相比，该亚组是唯一具有统计学显著改善的组。所有患者的 OS 的 HR 均为 0.77（95％ CI 0.55～1.06），而 PD-L1≥50％ HR 为 0.46（95％ CI 0.19～1.09），阿特珠单抗中位 OS 未达到；而阿特珠单抗的 PD-L1 阴性患者的 HR 为 1.12（95％ CI 0.64～1.93），中位 OS＝9.7 个月。

OAK 评估了无论肿瘤组织学或 PD-L1 表达如何，阿特珠单抗用于 NSCLC 的二线治疗；然而，根据 PD-L1 表达进行分层。研究者招募了 1225 例患者，随机分配到阿特珠单抗（1 200 mg 每 3 周）或多西他赛（75 mg/m² 每 3 周）。在初步分析 850 例患者（每个治疗组 425 例）的数据后，OS 得到改善。接受阿特珠单抗治疗的患者比接受多西他赛治疗的患者高 27％（中位 OS 为 13.8 个月 vs 9.6 个月，HR＝0.73，95％ CI 0.62～0.87），但 ORR 没有改善（阿特珠单抗为 14％，多西他赛为 13％）。基于 POLAR 和 OAK 研究数据，阿特珠单抗被 FDA 批准用于二线及以上晚期 NSCLC 的治疗，且未要求根据 PD-L1 表达情况选择患者。

当根据 PD-L1 表达水平对患者进行分层分析时，发现浸润细胞中 PD-L1 表达≥50％或≥10％的患者，阿特珠单抗治疗的 OS 比同组治疗的其他患者高 59％。然而，即使是没有 PD-L1 表达的患者，与多西他赛相比，阿特珠单抗的中位 OS 同样得到改善；阿特珠单抗的中位 OS 为 12.6 个月，多西他赛的中位 OS 为 8.9 个月（HR＝0.75，95％ CI 0.59～0.96）。

avelumab 是一种完全抗人 PD-L1 的单克隆抗体。在一项包括 184 例既往接受 NSCLC 治疗的大型Ib期临床试验中，avelumab 以 10 mg/kg 每 2 周 1 次的剂量进行给药，ORR 为 13.6％，中位 OS 为 8.4 个月，1 年生存率为 37％。大多数患者（142 例）的肿瘤样本是根据≥1％ TC 的截点值和任何强度的染色评估 PD-L1 表达。虽然差异无统计学意义，但 PD-L1 阳性患者的 ORR 更高（15.6％ vs 10％），中位 OS 更长（8.9 个月 vs 4.6 个月）。安全性与前述结果相一致，12.5％的患者发生 3～4 级不良事件，肺炎 2 例（1.1％），其中 1 例死亡。

JAVELIN Lung 200 是一项多中心、开放标签、随机，Ⅲ期试验，共有 792 例患者（鳞状与非鳞状 NSCLC）入组，随机接受 avelumab（n＝396）每 2 周 10 mg/kg，或多西他赛（n＝396）每 3 周 75 mg/m²。通过 73-10 抗体测定 PD-L1 表达（≥1％对＜1％的肿瘤细胞）进行分层。avelumab 组 264 例和多西他赛组 265 例 PD-L1 阳性。在 PD-L1 阳性肿瘤患者中，avelumab 组和多西他赛组的中位总生存期无显著差异（11.4 个月与 10.3 个月，P＝0.16）。治疗相关不良事件在 avelumab 治疗患者中为 64％和多西紫杉醇中为 86％，提示与多西他赛相比，avelumab 并未改善铂类治疗后的 PD-L1 阳性 NSCLC 患者的总体生存时间，但具有良好的安全性。

PD-1 阻断可以增强多种器官和系统中的淋巴细胞功能，而 PD-L1 阻断可能仅在肿瘤微环境中刺激淋巴细胞，因为相比正常细胞，在 TC 中 PD-L1 更常见。因此，尽管许多科学家预计 PD-L1 阻断具有高度特异性，更有利的毒性特征，但阿特珠单抗显示出与抗 PD-1 药物类似的不良事件谱。另一个奇怪的现象是，阿特珠单抗是第一个抗 PD-L1 治疗的免疫检查点抑制剂，显示 PD-L1 阴性患者的 OS 改善具有统计学显著性，但这种现象仍然是无法解释的。一个经常被引用的假设是，在每个研究中使用的 PD-L1 检测方法的差异可能解释了这些不同的结果。在阿特珠单抗的试验中，使用的特异性 SP142 单克隆抗体似乎比其他单克隆抗体如 22C3 敏感性更低。

支持免疫治疗的另一个关键点是，一定比例的患者在治疗后会获得终生的长期获益，这一现象可在之前的黑色素瘤治疗中观察到，而新的数据表明，非小细胞肺癌二线治疗也可能出现同样的现象。

在 2016 年 ASCO 年会上，CheckMate-017 和 CheckkMate-057 研究进行了 2 年随访后提供的数据显示，与多西他赛相比，纳武利尤单抗的 2 年生存率更高。在鳞状组织学肿瘤患者中，纳武利尤单抗组的 2 年生存率为 23%，多西他赛组为 8%。在非鳞状细胞癌组织中，这些值分别为 29% 和 16%。帕博利珠单抗的结果类似，经过 2 年的最小随访，帕博利珠单抗 2 mg/kg 的存活率为 30.1%，帕博利珠单抗 10 mg/kg 的存活率为 37.5%，而多西他赛的存活率为 14.5%。

最近，在 2017 年 AACR 年会上，发布了纳武利尤单抗一期研究的 5 年随访数据，发现 5 年生存率为 16%，而化疗仅仅为 4%。而且存活 5 年的 16 例患者中，10 例具有 PD-L1 表达，有 70% 的患者 PD-L1 表达≥1%。

二、PD-1/PD-L1 抑制剂的一线治疗

基于免疫检查点抑制剂在二线治疗中获得的巨大成功，下一步是评估 NSCLC 中一线免疫治疗的作用（表 11-1）。上面引用的许多 I/II 期研究包括一些以前未经治疗的患者，尤其是那些 TC PD-L1 表达阳性的患者，结果令人满意。由于此原因，所有的Ⅲ期试验仅入组了 PD-L1 阳性的非小细胞肺癌患者，将免疫治疗作为单一药物与基于铂类药物一线治疗的方案进行比较。研究显示，KEYNOTE-024 的结果有利免疫治疗，但 CheckMate-026 没有，原因可能是用于患者选择的 PD-L1 阳性截点值存在差异。两项研究中的所有患者均为 EGFR 野生型和 ALK 阴性。

CheckMate-026 招募了 541 例患者，试验组接受纳武利尤单抗 3 mg/kg 每 2 周 1 次直到疾病进展，对照组为研究者选择的含铂双药（investigator's choice of platinum-based doublet，ICPD）化疗每 3 周 1 次，持续 6 个周期。在 ICPD 组中，6 个周期后疾病有反应或稳定的患者，可以持续化疗直到疾病进展或不可接受的毒性。

表 11-1 晚期非小细胞肺癌的免疫治疗试验

药物名称	研究	患者人群	治疗方案	结果
			一线治疗	
纳武利尤单抗	CheckMate 012（I 期）	晚期 NSCLC（$n=52$）	纳武利尤单抗 3 mg/kg，每 2 周 1 次	ORR=23%
	CheckMate 026（Ⅲ期）	转移或复发，PD-L1 阳性 NSCLC（$n=541$）	A 组：纳武利尤单抗 3 mg/kg，每 2 周 1 次 B 组：PT-DC，每 3 周 1 次（至少 6 周期）	A 组：PFS=4.2 个月，OS=14.4 个月 B 组：PFS=5.9 个月，OS=13.2 个月
帕博利珠单抗	KEYNOTE 001（I 期）	局部晚期或转移 NSCLC（$n=495$ 其中包含 94 例初治患者）	帕博利珠单抗 2 mg/kg 或 10 mg/kg，每 3 周 1 次。10 mg/kg，每 2 周 1 次	ORR=24.8%
	KEYNOTE 024（Ⅲ期）	NSCLC，PD-L1 高表达（$n=305$）	A 组：帕博利珠单抗 200 mg，每 3 周 1 次（35 周期） B 组：含铂化疗	A 组：PFS=10.3 个月；ORR=45% B 组：PFS=6 个月；ORR=28%
avelumab	JAVELIN（I 期）	晚期 NSCLC（$n=156$）	avelumab 10 mg/kg，每 2 周 1 次	ORR=22.4%
德瓦鲁单抗	I/II 期（antonia）	未治疗的 NSCLC	德瓦鲁单抗 10 mg/kg，每 2 周 1 次（至少 12 个月）	ORR=25%

续表

药物名称	研究	患者人群	治疗方案	结果
			一线后治疗	
纳武利尤单抗	Ⅰ/Ⅱ期	以前治疗过的晚期 NSCLC（$n=122$）	纳武利尤单抗剂量递增 1 mg/kg、3 mg/kg 及 10 mg/kg，每 2 周 1 次	ORR 分别为 6%、32% 和 18%
	CheckMate 063（Ⅱ期）	晚期、复发鳞状 NSCLC（$n=117$）	纳武利尤单抗 3 mg/kg，每 2 周 1 次	ORR=14.5%，中位 OS=8.2 个月；中位 PFS=1.9 个月
	CheckMate 057（Ⅲ期）	晚期非鳞癌 NSCLC（$n=582$）	A 组：纳武利尤单抗 3 mg/kg，每 2 周 1 次（$n=287$） B 组：多西紫杉醇 75 mg/m² ，每 3 周 1 次（$n=268$）	A 组：ORR = 19%，OS = 12.2 个月，PFS=2 个月 B 组：ORR = 12%，OS = 9.4 个月，PFS=4.2 个月
	CheckMate 017（Ⅲ期）	晚期鳞癌 NSCLC，不考虑 PD-L1 表达（$n=272$）	A 组：纳武利尤单抗 3 mg/kg，每 2 周 1 次（$n=135$） B 组：Docetaxel 75 mg/m² ，每 3 周 1 次（$n=137$）	A 组：ORR = 20%，OS = 9.2 个月，PFS=3.5 个月 B 组：ORR=9%，OS=6 个月，PFS=2.8 个月
帕博利珠单抗	KEYNOTE 001（Ⅰ期）	晚期经治的 NSCLC（$n=495$）	帕博利珠单抗 2 mg/kg 或 10 mg/kg 每 3 周 1 次或每 2 周 1 次	ORR=18%
	KEYNOTE 010（Ⅰ/Ⅱ期）	晚期已经治疗的 NSCLC PD-L1 ≥ 1%（$n=991$）	A 组：帕博利珠单抗 2 mg/kg（$n=344$） B 组：帕博利珠单抗 10 mg/kg（$n=346$） C 组：多西紫杉醇（$n=343$）	A：ORR=18%，OS=10 个月 B 组：ORR = 18%，OS = 13.4 个月 C 组：ORR = 9%，OS=8.6 个月
德瓦鲁单抗	Ⅰ/Ⅱ期	各种实体瘤包括 NSCLC（$n=149$）	10 mg/kg，每 2 周 1 次	ORR=14%
avelumab	Ⅰb期	晚期 NSCLC，二线（$n=184$）	10 mg/kg，每 2 周 1 次	ORR=12%，PFS=2.7 个月
阿特珠单抗	POPLAR 研究（Ⅱ期）	经治的 NSCLC（$n=287$）	A 组：阿特珠单抗 1 200 mg，每 3 周 1 次 B 组：多西紫杉醇 75 mg/m²，每 3 周 1 次	A 组：ORR = 33%；OS = 12.6 个月 B 组：ORR = 13%，OS = 9.7 个月
	BIRCH 研究（Ⅱ期）	PD-L1 阳性，晚期 NSCLC（$n=667$）	A 组：初治 B 组：二线 C 组：三线及以上	A 组：ORR = 26%（PD-L1 高表达），19%（PD-L1 中-高表达） B 组：ORR = 24%（PD-L1 高表达）17%（PD-L1 中-高表达） C 组：ORR = 27%（PD-L1 高表达）17%（PD-L1 中-高表达）
	OAK 研究（Ⅲ期）	晚期 NSCLC（$n=1 225$）	A 组：阿特珠单抗 1 200 mg，每 3 周 1 次 B 组：多西紫杉醇 75 mg/m²，每 3 周 1 次	A 组：OS=13.8 个月 B 组：OS=9.6 个月

在 ICPD 中女性人数多于纳武利尤单抗组（45% vs 32%），两组间关键基线特征没有显著差异。最常用的两种化疗药物是培美曲塞/卡铂（43.7%）和培美曲塞/顺铂（32.7%），约 40% 的患者接受培美曲塞维持治疗。虽然 CheckMate-026 的 PD-L1 阳性截点值≥1%，但研究的主要终点是分析 PD-L1≥5% 患者（423 例）的 PFS，纳武利尤单抗的 PFS 与 ICPD 相比更差（中位 PFS 为 4.2 个月 vs 5.9 个月，HR=1.15，95% CI 0.91~1.45）。PD-L1 表达≥5% 的患者，纳武利尤单抗组的中位 OS 为 14.4 个月，化疗组患者为 13.2 个月（HR=1.02，95% CI 0.80~1.30）。纳武利尤单抗的 ORR 为 26.1%，低于化疗的 ORR 为 33.5%。即使 PD-L1 表达≥50% 的患者，纳武利尤单抗与化疗相比，PFS 与 OS 也没有获益，HR 分别为 1.07 和 0.90。

两个治疗组的毒性都与先前的报道一致，纳武利尤单抗组最常见的副作用是疲劳（21% vs 35.4%，化疗），腹泻（13.9% vs 12.9%），食欲下降（12% vs 27.8%）和恶心（11.6% vs 48.3%）。纳武利尤单抗中 3/4 级不良事件并不常见。

与上述研究不同，KEYNOTE-024 显示，PD-L1 表达水平高于 50% 或更高的患者，帕博利珠单抗的临床结果明显优于化疗。KEYNOTE-024 通过免疫组织化学方法，发现 1 653 份样本中有 30.2% 患者的细胞上表达 PD-L1≥50%。符合 PD-L1 表达要求的患者中，305 例患者随机接受帕博利珠单抗（154 例）或者 ICPD（151 例），包括培美曲塞/卡铂（44%）。试验发现帕博利珠单抗治疗的患者比接受化疗的患者具有更长的 PFS；帕博利珠单抗组的中位 PFS 为 10.3 个月，化疗组为 6 个月（HR=0.50，95% CI 0.37~0.68）。虽然随访时间相对较短，但帕博利珠单抗治疗 6 个月的 OS 率为 80.2%，而化疗为 72.4%（HR=0.60，95% CI 0.41~0.89，P=0.001 1）。2017 年，WCLC 更新的数据显示，中位随访至 25.2 个月，帕博利珠单抗组 OS 较化疗组有明显获益（30 个月 vs 14.2 个月，HR=0.63，95% CI 0.47~0.86，P=0.002）。帕博利珠单抗与化疗相比，治疗相关的不良事件减少（所有分级：73.4% vs 90%，3~5 级 26.6% vs 53.3%）。帕博利珠单抗最常见的毒性是腹泻（14.3%），疲劳（10.4%）和发热（10.4%）。上述结果导致 FDA 于 2016 年 11 月，批准帕博利珠单抗作为晚期非小细胞肺癌的一线治疗标准；现在，该药物已经在许多国家地区被批准，肿瘤具有 50% 或更高表达 PD-L1 的患者可以接受帕博利珠单抗的治疗。

随后的随访发现，在 TPS≥1% 人群中，帕博利珠单抗和化疗组的中位 OS 分别为 16.7 个月和 12.1 个月（P=0.003 6）。对于 TPS≥20% 亚组，帕博利珠单抗组的中位 OS 为 17.7 个月，化疗组为 13.0 个月（P=0.004）。对于 TPS≥50% 亚组，接受帕博利珠单抗和化疗的患者的预期中位 OS 分别为 20 个月和 12.2 个月（P=0.000 6）。因此，FDA 于 2019 年 4 月，将适应人群扩大到 TPS≥1% 的患者。

帕博利珠单抗联合培美曲塞和铂类作为转移性，没有 EGFR 或 ALK 基因组突变，非鳞癌；联合卡铂和紫杉醇或纳米-紫杉醇作为转移性鳞癌的 NSCLC 的一线治疗，已经得到 FDA 批准（具体见联合治疗）。对于阿特珠单抗的一线治疗，最初的 II 期 BIRCH 临床研究分析了 PD-L1 抗体阿特珠单抗在晚期 NSCLC 中的疗效。在 SP142 免疫组织化学检测中，TC 或 IC 细胞 PD-L1 表达≥5% 的患者，阿特珠单抗 1 200 mg 每 3 周 1 次。疗效可评估的患者（$n=659$）依据零至二线以上的既往化疗，分为三个队列：一线（队列 1，$n=139$），二线（队列 2，$n=268$）和三线或更高（队列 3，$n=252$）。BIRCH 结果显示，ORR 为 18%~22%，TC3 或 IC3 组为 26%~31%。无论 EGFR 或 KRAS 突变状态如何，均有反应发生。来自第 1 队列更新的生存分析（最少 20 个月随访）的中位 OS 为 23.5 个月（TC3 或 IC3 患者更高，为 26.9 个月）；队列 2 和 3 的中位 OS 分别为 15.5 个月和 13.2 个月。安全性在整个队列中是相似的，并且与之前的阿特珠单抗单药治疗试验一致。PD-L1

状态可作为最可能从阿特珠单抗中获益的患者的预测性生物标志物，而且一线治疗的效果明显好于二、三线。

随后，在随机（1∶1∶1）三组的 IMpower150 试验中，入组 1 202 例转移性非鳞 NSCLC 一线治疗的患者。87%（1045 例）确定为没有 EGFR 或 ALK 肿瘤突变。随机接受以下治疗：阿特珠单抗、卡铂、紫杉醇和贝伐单抗（4 药方案）；阿特珠单抗、卡铂和紫杉醇（3 药方案）；卡铂，紫杉醇和贝伐单抗（对照组）。在完成卡铂和紫杉醇的 4 或 6 个周期后，患者继续在 4 药组和对照组中接受贝伐单抗，并且在两个实验组中继续接受阿特珠单抗直至疾病进展或不可接受的毒性。接受 4 种药物治疗的患者，中位 OS 为 19.2 个月，而卡铂、紫杉醇和贝伐单抗治疗的中位 OS 为 14.7 个月（$P=0.016$）；4 种药物的 PFS 为 8.5 个月，对照组为 7.0 个月（$P=0.0002$）。在 3 药物组与对照组之间，未观察到临时 OS 或最终 PFS 的显著差异。在阿特珠单抗的患者中 15% 因不良反应导致停药，最常见的是肺炎（1.8%）。对阿特珠单抗的抗药物抗体（ADA）的发生率在 30%～42%。4 种药物治疗的 364 例 NSCLC 患者中，36%（$n=132$）具有阿特珠单抗的抗体，而且大部分（83%）在接受第二次阿特珠单抗治疗前也存在 ADA。与 ADA 阴性的患者相比，ADA 阳性患者的全身性阿特珠单抗暴露水平较低。在探索性分析中，OS 在 ADA 阳性和 ADA 阴性亚组中相似。ADA 的存在既不会增加不良反应的发生率，也不会增加严重程度。鉴于 ADA 的高比率，Genentech 已同意对阿特珠单抗开发计划进行分析，以评估 ADA 对疗效，安全性和药代动力学的影响。2018 年 12 月，FDA 批准阿特珠单抗（TECENTRIQ，Genentech）与贝伐单抗，紫杉醇和卡铂联合用于转移性非鳞状非小细胞肺癌患者的一线治疗，没有 EGFR 或 ALK 基因突变。

三、PD-1/PD-L1 抑制剂在辅助治疗中的研究

现在使用 4 个周期的含顺铂辅助化疗是手术后 II 期和 IIIA 期 NSCLC 患者的标准治疗方案。对于许多 N2 的 NSCLC 手术患者，术后放疗被认为是有效的，但是对于正在进行的 LungART 试验仍然存在争议。正在进行的研究领域包括酪氨酸激酶抑制剂用于 EGFR 活化突变或 ALK 易位的手术后 NSCLC 患者。迄今为止的试验支持 DFS 改善，但没有 OS 的获益，多个正在进行的研究试图进一步揭示真相。

癌症免疫治疗在晚期肺癌短时间内的显著临床成功，提示可能成为包括 NSCLC 在内的许多恶性肿瘤的未来治愈性治疗的基础（图 11-2）。因此，PD-1/PD-L1 抑制剂正在对疾病的早期阶段进行研究，试图改善手术或放疗后的生存率，其目标是治愈性的。

ALCHEMIST 试验是为肿瘤不包含 ALK 或 EGFR 基因改变的早期 NSCLC 患者设计的，包括早期鳞癌患者也可能有资格接受免疫治疗。试验中，完成了常规治疗的患者将被随机分配接受纳武利尤单抗治疗或观察。治疗结束后，受试者的健康状况将被监测 10 年。

在 KEYNOTE-091 研究中，Ib/II－IIIa 期非小细胞肺癌（NSCLC）接受手术切除后，伴或不伴辅助化疗的受试者将接受帕博利珠单抗或安慰剂治疗，主要研究假设是，与安慰剂相比，帕博利珠单抗是否改善无病生存时间（DFS）。

德瓦鲁单抗在包括 228 例晚期非小细胞肺癌（其中 12% 为未治疗）的剂量递增试验中，所有患者的 ORR 为 16%（之前接受治疗的患者为 15%），ORR 也与 PD-L1 表达相关（PD-L1 阳性患者为 27%，PD-L1 阴性患者为 5%）。PD-L1 阴性的患者中位 OS 为 8.9 个月，而 PD-L1 阳性患者中位 OS 未达到。只有 3 例非致命性肺炎病例，8% 的患者发生 3～4 级不良事件。PACIFIC 是一项随机、双盲、安慰剂对照的 III 期研究。研究结果显示，在接受标准含铂的同步放化疗后，未发生疾病进展的无法手术切除的局部晚期（III 期）NSCLC 患者中，德瓦鲁单抗维持治疗对比安慰剂，可以显著延长患者 PFS 达 11 个月（16.8 个月 vs 5.6 个月，HR＝0.52；95% CI 0.42～0.65）。相比于安慰

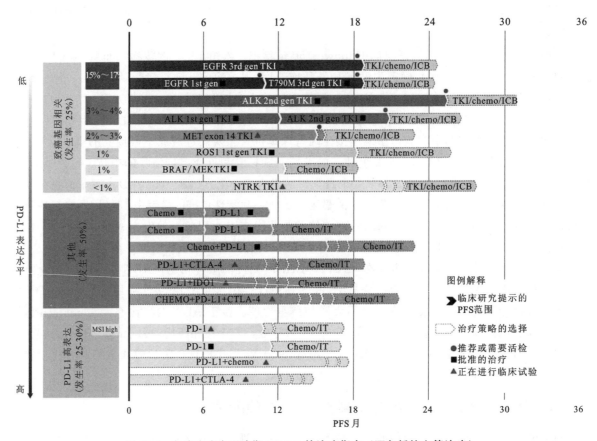

图 11-2　免疫治疗出现晚期 NSCLC 的治疗指南（不包括抗血管治疗）

剂，接受德瓦鲁单抗治疗的患者，新病灶包括脑转移灶的发生率也显著降低（图 11-2）。基于此结果，FDA 于 2018 年 2 月批准 imfinzi（德瓦鲁单抗）用于Ⅲ期不能手术切除的 NSCLC 放化疗后癌症未进展的辅助治疗。这是第一个批准用于Ⅲ期不可切除的 NSCLC 以减少癌症进展风险的治疗方法；因为对于手术无法切除的Ⅲ期肺癌患者，尽管少数患者可能通过放化疗得到治愈，但癌症最终可能会进展。

我们同样期待上述研究的结果，回答以下研究问题：用免疫治疗（例如纳武利尤单抗）是否可以改善手术后（化疗、有或无放疗）、完成了常规治疗的更早期 NSCLC 患者的总生存期和/或无病生存期？

四、克服耐药的选择——联合治疗

然而，尽管在特定的 NSCLC 患者中获得的结果令人鼓舞，但是免疫检查点抑制剂的研究发现，总体反应率约 20％，低 PD-L1 表达水平与治疗反应差相关提示大量患者存在原发耐药；而且有效的患者将会适应或者变得对目前的免疫治疗产生抵抗，因此，面临的挑战是要发展合理的联合，以增加反应或延缓耐药的发生。细胞毒治疗（放化疗）可以通过杀死肿瘤细胞，提高 T 细胞与肿瘤的比例，以及恢复导致癌症中 T 细胞低反应性的代谢限制而与免疫检查点抑制剂发挥协同作用；同时，靶向 EGFR、ALK 和 VEGFR 的治疗与检查点抑制剂，以及检查点抑制剂之间的联合，甚至通过表观遗传修饰因子或溶瘤病毒诱导免疫原性癌症死亡，是解决耐药的有吸引力的策略，以进一步改善低 PD-L1 表达晚期 NSCLC 患者的预后。目前在 NSCLC 中，数项已经完成的临床试验显示出联合治疗的疗效优势（表 11-2），另有数百项联合治疗的临床试验正在进行（表 11-3）。

表 11-2　晚期非小细胞肺癌免疫治疗联合的临床试验

药物	试验设计	研究对象	治疗方案	结果
纳武利尤单抗＋3 个标准的 PT-DC 方案	CA 209-012 试验（Ⅰ期）	新诊断 NSCLC（$n=56$）	A 组：4 周期纳武利尤单抗 10 mg/kg＋GP。然后纳武利尤单抗 10 mg/kg，每 3 周 1 次（$n=12$） B 组：纳武利尤单抗 10 mg/kg＋PP。然后纳武利尤单抗 10 mg/kg，每 3 周 1 次（$n=15$） C 组：纳武利尤单抗 10 mg/kg＋TP。然后纳武利尤单抗 10 mg/kg，每 3 周 1 次（$n=15$） D 组：纳武利尤单抗 5 mg/kg＋PT。然后纳武利尤单抗 10 mg/kg，每 3 周 1 次（$n=14$）	A 组：OS＝50.5 个月 ORR＝33% B 组：OS＝83.4 个月 ORR＝47% C 组：OS＝64.9 个月，ORR＝47% D 组：OS 未达到，ORR＝43%
帕博利珠单抗联合化疗	KEYNOTE021G（Ⅱ期）	未治疗，晚期非鳞癌 NSCLC（$n=123$）	A 组：卡铂＋培美 B 组：卡铂＋培美＋帕博利珠单抗	A 组：ORR＝30% B 组：ORR＝57%
卡铂＋紫杉醇，化疗＋伊匹单抗	Ⅱ期	未治疗 NSCLC（$n=204$）	A 组：卡铂＋紫杉醇 B 组：卡铂＋紫杉醇＋伊匹单抗（10 mg/kg，4 周期） C 组：卡铂＋紫杉醇＋伊匹单抗（10 mg/kg，3～6 周期）	A 组：PFS＝4.2 个月；ORR＝14% B 组：PFS＝4.1 个月；ORR＝21% C 组：PFS＝5.1 个月；ORR＝32%
阿特珠单抗＋PT-DC	Ib 期	未化疗，局部晚期和转移 NSCLC（$n=58$）	A 组：阿特珠单抗＋卡铂＋紫杉醇 B 组：阿特珠单抗＋卡铂＋培美 C 组：阿特珠单抗＋卡铂/Nab-紫杉醇	A 组：RR＝50% B 组：RR＝77% C 组：RR＝56%
纳武利尤单抗＋伊匹单抗	CheckMate 012Ⅰ期	NSCLC（$n=148$）	A 组：纳武利尤单抗 1 mg/kg＋伊匹单抗 1 mg/kg，每 31 周 1 次 B 组：纳武利尤单抗 1 mg/kg，每 3 周 1 次＋伊匹单抗 1 mg/kg，每 6 周 1 次 C 组：纳武利尤单抗 3 mg/kg，每 2 周 1 次＋伊匹单抗 1 mg/kg，每 12 周 1 次 D 组：纳武利尤单抗 3 mg/kg，每 2 周 1 次＋伊匹单抗 1 mg/kg，每 6 周 1 次	A 组：ORR＝13% B 组：ORR＝25% C 组：ORR＝47% D 组：ORR＝33%
纳武利尤单抗＋厄洛替尼	Ⅰ期	ⅢB/Ⅳ，EGFR 突变未化疗 NSCLC（$n=21$）	纳武利尤单抗 3 mg/kg，每 2 周 1 次＋厄洛替尼 150 mg，PO，每天 1 次	ORR＝19%；24 周 PFS 率＝47%
德瓦鲁单抗＋吉非替尼	Ⅰ期	TKI 未治疗，EGFR-突变 NSCLC（$n=20$）	A 组：德瓦鲁单抗 10 mg/kg＋吉非替尼 250 mg，每天 1 次 B 组：吉非替尼治疗 4 周，然后同时德瓦鲁单抗＋吉非替尼，剂量同 A 组	A 组：ORR＝77.8% B 组：ORR＝80%
德瓦鲁单抗＋奥希替尼	TATTON study（Ib 期）	EGFR 突变的 NSCLC	A 组剂量爬坡：奥希替尼 80 mg＋德瓦鲁单抗 10 mg/kg，每 2 周 1 次（$n=23$） B 剂量加大：奥希替尼 80 mg＋德瓦鲁单抗，每 2 周 1 次 10 mg/kg（$n=11$）	A 组：PR＝57%，SD＝42.9% B 组：PR＝80%，SD＝20%

表 11-3 正在进行的晚期非小细胞肺癌免疫联合的临床试验

研究设计	治疗方案	患者人群	主要终点
Ⅰ期，NCT01998126	纳武利尤单抗或伊匹单抗＋厄洛替尼（EGFR 突变）或克唑替尼（ALK 突变）	Ⅳ期 NSCLC，含铂治疗失败	毒性特征
CheckMate 568，Ⅱ期，NCT02659059	纳武利尤单抗＋伊匹单抗	未治疗，转移性 NSCLC	ORR
CheckMate 227，Ⅲ期，NCT02477826	纳武利尤单抗比纳武利尤单抗/伊匹单抗，纳武利尤单抗/铂类双药	未治疗，转移或复发 NSCLC	PFS 和 OS
KEYNOTE-011，Ⅰ期，NCT01840579	帕博利珠单抗＋PT-DC 或伊匹单抗	Ⅲb/Ⅳ期 NSCLC	剂量限制毒性的人数
Ib/Ⅱ期，NCT02538510	帕博利珠单抗＋伏立诺他	Ⅳ期 NSCLC 至少一线治疗后进展	最大耐受剂量和 ORR
KEYNOTE 042，Ⅲ期，NCT02220894	帕博利珠单抗 vs 铂类化疗	PD-L1 阳性，未治疗，转移或复发非鳞癌 NSCLC	OS
KEYNOTE 189，Ⅲ期，NCT02578680	铂类/培美曲塞±帕博利珠单抗	未治疗，转移，非鳞癌 NSCLC	PFS
KEYNOTE 407，Ⅲ期，NCT02775435	紫杉醇/卡铂/白蛋白结合型紫杉醇±帕博利珠单抗	转移，鳞癌 NSCLC（一线）	PFS 和 OS
PEARLS，Ⅲ期，NCT02504372	帕博利珠单抗 vs 安慰剂	早期 NSCLC，手术和辅助化疗后	DFS
Ⅲ期，NCT02279732	紫杉醇/卡铂±伊匹单抗	未治疗，鳞癌 NSCLC	OS
Ⅲ期，NCT02366143	阿特珠单抗＋PT-DC±贝伐珠单抗 vs PT-DC＋贝伐珠单抗	未治疗，非鳞癌 NSCLC，	PFS
IMpower 111，Ⅲ期，NCT02409355	阿特珠单抗 vs 卡铂或顺铂＋吉西他滨	未治疗，鳞癌Ⅳ期，PD-L1 阳性 NSCLC	PFS
IMpower 132，Ⅲ期，NCT02657434	阿特珠单抗＋卡铂或顺铂＋培美 vs 卡铂或顺铂＋培美	未化疗，非鳞癌，Ⅳ期 NSCLC	PFS 和 OS
JAVELIN lung 100，Ⅲ期，NCT02576574	avelumab vs PT-DC	未治疗，非鳞癌，PD-L1 阳性 NSCLC	PFS
JAVELIN lung 200，Ⅲ期，NCT02395172	avelumab vs 多西他赛	NSCLC 含铂治疗后进展	OS
MYSTIC，Ⅲ期，NCT02453282	德瓦鲁单抗±tremelimumab vs 标准的 PT-DC	未治疗，Ⅳ期 NSCLC	PFS 和 OS
NEPTUNE，Ⅲ期，NCT02542293	德瓦鲁单抗＋tremelimumab vs 标准的 PT-DC	未治疗，Ⅳ期 NSCLC	OS

注：肺癌免疫治疗的临床研究近 500 项，本文只是选取了部分，具体查阅 https：//clinicaltrials.gov/ct2/home

（一）免疫治疗联合化疗

在成功证明单药治疗有效后，临床试验目前正在评估 PD-1 和 PD-L1 抑制剂联合化疗，目前，部分临床试验数据表明联合治疗晚期 NSCLC 患者有生存获益，尤其对于 T 细胞浸润较少且 TMB 较低的肿瘤，似乎更有前景。

在开放性 Ⅱ 期队列研究中（KEYNOTE-021），123 例患者随机接受培美曲塞/卡铂（63 例）或帕博利珠单抗联合化疗（60 例）。两组均接受 4 个周期化疗，然后进行培美曲塞维持治疗，研究组帕博利珠单抗持续 24 个月。本研究的主要终点达到了 ORR 的改善，帕博利珠单抗联合化疗的 ORR 为 55%，单用化疗的 ORR 为 29%（$P = 0.0016$）。进展风险也降低了 47%（中位 PFS＝13 个月 vs 8.9 个月，$P = 0.0102$）。随访时间短，暂不足以评估 OS（两组均未达到中位数）。在 PD-L1 染色评估中，PD-L1＜1% 的患者帕博利珠单抗联合的 ORR 为 57%，化疗组为 13%。帕博利珠单抗的耐受性良好，帕博利珠单抗联合化疗组和化疗组最常见的全部治疗相关不良事件分别为疲劳（64% vs 40%）、恶心（58% vs 44%）、贫血（32% vs 53%）、呕吐（25% vs 18%）和腹泻（20% vs 10%），不良事件导致帕博利珠单抗组 10% 的患者停药，而对照组为 13%。2017 年 WCLC 上展示了 KEYNOTE-021 研究的最新研究数据，中位随访时间至 18.7 个月，ORR 在帕博利珠单抗联合化疗组和化疗组分别为 57% 和 32%。联合治疗组 PFS 显著提高（19.0 个月 vs 8.9 个月，HR＝0.54，95% CI 0.33～0.88，$P = 0.0067$）；尽管组间交叉率很高（75%），免疫治疗带来的持续 OS 获益仍然显著。化疗组中位 OS 为 20.9 个月，而联合组中位 OS 仍未达到（14.9 个月-NR vs 22.8 个月-NR，HR＝0.59，95% CI 0.34～1.05，$P = 0.03$）。因此，在 2017 年 5 月，帕博利珠单抗联合培美曲塞和铂类作为转移性，没有 EGFR 或 ALK 基因组突变，非鳞非小细胞肺癌（NSqNSCLC）患者的一线治疗，获得 FDA 加速批准，随后 2018 年 8 月，FDA 正式批准，基于 KEYNOTE-189（NCT02578680）的结果，616 例患者随机接受（2∶1）帕博利珠单抗（或安慰剂）联合培美曲塞，顺铂或卡铂 4 个周期，然后帕博利珠单抗（或安慰剂）持续至疾病进展，不可接受的毒性或最多 24 个月。通过盲法独立评估委员会进行评估，接受帕博利珠单抗和化疗的患者的 OS 有统计学意义上的显著改善（未达到 vs 化疗组＝11.3 个月，$P < 0.00001$；PFS＝8.8 个月 vs 化疗＝4.9 个月，$P = 0.0001$）。

患者使用帕博利珠单抗或安慰剂直至疾病进展，不可接受的毒性或最多 24 个月。帕博利珠单抗加化疗和安慰剂加化疗组的中位 OS 分别为 15.9 个月和 11.3 个月（$P = 0.0017$），而中位 PFS 分别为 6.4 个月和 4.8 个月（$P < 0.0001$）。接受帕博利珠单抗治疗的患者中，至少 20% 的最常见不良反应是疲劳/乏力、恶心、便秘、腹泻、呕吐、发热、食欲减退、皮疹、咳嗽、呼吸困难、脱发和周围神经病变。因此，2018 年 10 月 30 日，FDA 批准帕博利珠单抗联合卡铂和紫杉醇或纳米-紫杉醇作为转移性鳞状 NSCLC 的一线治疗。

CheckMate-012 是一项在 ⅢB/Ⅳ 期非小细胞肺癌（NSCLC）患者中，研究纳武利尤单抗联合吉西他滨/顺铂、培美曲塞/顺铂、卡铂/紫杉醇、贝伐珠单抗维持、厄洛替尼或伊匹单抗，以及纳武利尤单抗作为单药的多臂 Ⅰ 期临床研究。其中在纳武利尤单抗联合含铂双药化疗（PT-DC）治疗 ⅢB 或 Ⅳ 期 NSCLC 患者的报告中，56 例患者一线纳武利尤单抗联合化疗，分别接受 5 或 10 mg/kg 纳武利尤单抗联合吉西他滨/顺铂（鳞癌）或培美曲塞/顺铂（非鳞癌）或紫杉醇/卡铂（鳞癌或非鳞癌）方案。10 mg/kg 纳武利尤单抗联合吉西他滨/顺铂，10 mg/kg 纳武利尤单抗联合培美曲塞/顺铂，10 mg/kg 纳武利尤单抗联合紫杉醇/卡铂和 5 mg/kg 纳武利尤单抗联合紫杉醇/卡铂的客观反应率分别为 33%、47%、47% 和 43%，24 周无进展生存率分别为 51%、71%、38% 和 51%，2 年 OS 率分别为 25%、33%、27% 和 62%。而且，纳武利尤单抗（10 mg/kg）联合 PT-DC 方案中，

OS 为 11.6～19.2 个月，相比单独 PT-DC 治疗（历史对照）明显的延长。纳武利尤单抗（5 mg/kg）联合紫杉醇/卡铂方案中 OS 也有着显著的延长，2 年之后 57％（8/14）的患者仍存活。

此外，CheckMate-227（NCT02477826）是一项Ⅲ期研究，评估纳武利尤单抗单药、纳武利尤单抗联合伊匹单抗或含铂双药化疗，在Ⅳ期或复发性 NSCLC 患者中一线治疗的疗效。此研究第一阶段已完成，PD-L1 表达≥1％的未经治疗患者被随机分配到纳武利尤单抗组，纳武利尤单抗联合伊匹单抗组或化疗组；PD-L1 表达＜1％的患者随机接受纳武利尤单抗联合伊匹单抗组，纳武利尤单抗联合化疗组或化疗组。在第二阶段（正在进行）中，不论 PD-L1 表达水平如何，未经治疗的患者将被随机分组接受基于组织学的 PT-DC 单独或联合纳武利尤单抗。鉴于 CheckMate-026 中一线纳武利尤单抗单药治疗相比于 PT-DC，无法改善 PFS 或 OS，本研究将探讨不论 PD-L1 水平如何，纳武利尤单抗与 PT-DC 的联合是否可改善预后。从目前临床试验数据来看，NSCLC 的 PD-1/PD-L1 免疫检查点抑制联合化疗可以显著提高 ORR（40％～70％），可以缩短起效时间（第一次肿瘤评估），对于单药免疫制剂效果欠佳的患者可能是一个好的选择。

多臂Ⅰb期 GP2838 研究（各种实体瘤，6 个治疗组，NCT01633970）的结果显示，未经治疗的 NSCLC 患者中，阿特珠单抗（15 mg/kg，随后 1 200 mg 每 3 周）联合卡铂和紫杉醇（C 组），卡铂和培美曲塞（D 组），或卡铂和纳米-紫杉醇（E 组）。各组之间的反应率明显高于单独使用化疗或单独使用阿特珠单抗的情况：C、D、E 组的 ORR 分别为 36％、68％和 46％。令人印象深刻的是，D 组中观察到 5 例 CR，E 组中有 4 例。然而，治疗相关性 AE 的发生率高达 72％，其中包括 4 例治疗相关死亡（C 组为 2 例肺炎，D 组为全身性念珠菌感染和 E 组为自身免疫性肝炎）。虽然 41％的患者在基线检测的 PD-L1 表达，但基于 PD-L1 表达的 OS 没有差异。

由于化疗联合 PD-1/PD-L1 抑制剂的早期发现显示出有希望的有效性，FDA 最近批准了几个Ⅲ期临床试验探讨 PT-DC 与阿特珠单抗的联合应用。在 IMpower 130（非鳞癌）和 131（鳞癌）中，患者将接受卡铂和紫杉醇或纳米-紫杉醇联合或不联合阿特珠单抗，然后阿特珠单抗维持治疗（在试验组中），在 724 例患者中 723 例纳入了意向性治疗人群中（1 例患者在随机分组之前死亡，但被分配到治疗组中）。Atezolizumab 联合化疗组（483 例患者）或化疗组（240 例患者），阿特珠单抗联合化疗组的中位 OS（18.6 个月 vs 化疗组 13.9 个月，HR＝0.79，P＝0.033）和中位 PFS（Atezolizumab 联合化疗组＝7.0 个月，化疗组＝5.5 个月）显著改善。最常见的 3 级或更严重的与治疗相关不良事件是中性粒细胞减少症（阿特珠单抗联合化疗组 32％，而化疗组 28％）。Atezolizumab 联合化疗组中有 112 例（24％）发生了治疗相关的严重不良事件，化疗组 30 例（13％）。IMpower130 提示Ⅳ期非鳞非小细胞肺癌且无 ALK 或 EGFR 突变，支持 atezolizumab 与铂类化疗联合作为一线治疗。在 IMpower132 中，非鳞癌患者将接受卡铂和培美曲塞联合或不联合阿特珠单抗，然后阿特珠单抗和培美曲塞维持（试验组）或单独使用培美曲塞维持。我国多家公司的 PD-1/PD-L1 抑制剂也在进行一线联合化疗的Ⅲ期临床试验，如恒瑞的 SHR-1210 联合培美曲塞联合卡铂一线治疗非鳞癌患者的研究（NCT03134872），初步结果提示 PD-L1 阳性患者，联合治疗明显改善 PFS（11.3 个月 vs 8.3 个月）和 OS（15.2 个月 vs 9.9 个月）。

此外，ABOUND. 2L+是一项关于进展期 NSCLC 患者 2/3 线治疗的单臂、多中心、Ⅱ期临床研究，主要分析白蛋白结合型紫杉醇联合德瓦鲁单抗的疗效和安全性。研究结果显示，白蛋白结合型紫杉醇联合德瓦鲁单抗将 NSCLC 二线治疗的中位 PFS 延长至 4.5 个月，ORR 提高至 26.6％，为免疫联合化疗提供新的有潜力的治疗方案。

（二）免疫治疗之间的联合

正如在实验模型中所观察到的，在临床研究中将抗 PD-L1 和抗 CTLA-4 单克隆抗体联合可以在 NSCLC 中产生更强和更持久的反应。将纳武利尤单抗与伊匹单抗和德瓦鲁单抗与抗 CTLA-4 人 IgG4 抗体 tremelimumab 联合的随机研究正在继续，数据正在急切期待之中。

在一项大的 I 期研究中，一个单独的小组评估了纳武利尤单抗与伊匹单抗（一种结合 CTLA-4 的免疫检查点抑制剂）的联合。77 例未接受化疗的患者每 6 周或每 12 周接受一次伊匹单抗，每 2 周给予纳武利尤单抗，直至疾病进展或不可接受的毒性。33 例患者（43%）获得部分缓解，纳武利尤单抗 3 mg/kg 每 2 周 1 次联合伊匹单抗 1 mg/kg 每 12 周的中位 PFS 为 8.1 个月，而纳武利尤单抗 3 mg/kg 每 2 周 1 次联合伊匹单抗 1 mg/kg 每 6 周的中位 PFS 为 3.9 个月。两组均未达到中位 OS。提示联合治疗存在疗效，而且与 PD-L1 表达水平无关。不幸的是，大多数患者（82%）出现不良事件，1/3 有严重的不良事件。最常见的严重免疫相关不良事件是腹泻（5%）、结肠炎（5%）和肺炎（4%）。在 III 期 CheckMate-227 试验中，IV 期或复发性 NSCLC，PD-L1 表达水平为 1% 或更高且比率为 1∶1∶1 的患者接受纳武利尤单抗联合伊匹单抗，纳武利尤单抗单独治疗或化疗。PD-L1 表达水平低于 1% 的患者以 1∶1∶1 的比例随机分配，分别接受纳武利尤单抗联合伊匹单抗，纳武利尤单抗联合化疗或单独接受化疗。所有患者均未接受过化疗。在 PD-L1 表达水平为 1% 或更高的患者中，纳武利尤单抗联合伊匹单抗的总生存期中位数为 17.1 个月（95% CI 15.0～20.1 个月），而化疗为 14.9 个月（95% CI 12.7～16.7 个月，$P = 0.007$），两年总生存率分别为 40.0% 和 32.8%。纳武利尤单抗加伊匹单抗的中位反应持续时间为 23.2 个月，化疗为 6.2 个月。PD-L1 表达水平低于 1%，使用纳武利尤单抗联合伊匹单抗的患者中位持续时间为 17.2 个月（95% CI 12.8～22.0 个月），化疗为 12.2 个月（95% CI 9.2～14.3 个月）。在试验的所有患者中，纳武利尤单抗联合伊匹单抗的中位总生存时间为 17.1 个月（95% CI 15.2～19.9 个月），化疗为 13.9 个月（95% CI 12.2～15.1）个月。接受纳武利尤单抗加伊匹单抗治疗的患者中具有 3 级或 4 级治疗相关不良事件的患者占总人数的 32.8%，化疗组占 36.0%。与 PD-L1 表达水平无关，与 NSCLC 化疗相比，用纳武利尤单抗加伊匹单抗进行一线治疗可导致更长的总生存期（NCT02477826）

另一项多中心、非随机、开放标签的 Ib 期临床试验（NCT02000947），评估了 PD-L1 抑制剂（德瓦鲁单抗）与 CTLA-4 抑制剂（tremelimumab）的联合应用。本研究招募了 102 例未接受免疫治疗的患者（6% 也是未接受过化疗）。在联合 tremelimumab 1 mg/kg 队列中 ORR 为 23%，其获益与 PD-L1 表达无关。PD-L1 阳性的 9 例患者中，有 2 例；无 PD-L1 染色的 10 例患者中，有 4 例出现客观反应，研究没有评估 PFS 和 OS。

III 期临床试验 MYSTIC 目前正在招募没有治疗的晚期 NSCLC 患者，随机接受 durvalumab 联合 tremelimumab（抗 CTLA-4），标准化疗方案或 durvalumab 作为单药。此外，另一个 III 期开放标签 NEPTUNE 研究，正在招募晚期 NSCLC 患者，无驱动基因突变，标准化学疗法与 tremelimumab 联合 durvalumab 治疗比较中进行研究。

其次，此联合方案的安全性是主要关心的问题。最常见的与治疗有关的 3 级和 4 级不良事件分别是腹泻（11%）、结肠炎（9%）和脂肪酶（8%）升高。102 例中 29 例因为毒性终止治疗，3 例死于与治疗有关毒性反应。

在临床实践中，CTLA-4 抑制剂与 PD-1/PD-L1 抑制剂的联合具有显著的局限性。主要担心的是联合的成本非常高，为了合适的经济效益，联合治疗的临床结局必须明显优于标准治疗。另一个限制是联合治疗的毒性，相比单药免疫治疗，联合治疗所观察到的不良事件比预期的更严重；可能是免疫检查点抑制剂之间毒性存在协同作用的结果。抗 PD-1/抗 PD-L1 与其他免疫检查点抑制剂的联合也同样具有上述的几个限制。

（三）免疫治疗联合放射治疗（radiotherapy，RT）

RT 可能导致免疫原性细胞死亡。RT 可以通过增强 MHC-I，NK 细胞配体和 Fas 表达，增加肿瘤抗原和 IFN 释放，刺激补体沉积，促进巨噬细胞分化为 M1 表型和诱导免疫原性细胞死亡（ICD）来修饰 TME，增加肿瘤细胞的免疫原性。RT 可导致 PD-L1 的适应性上调，间接增加肿瘤中的 TIL 比率，CD4$^+$ 和 CD8$^+$ T 细胞的肿瘤浸润增强。但是，RT 也可能上调其他抑制性检查点受体如 Tim-3 和 LAG-3，通过诱导 T 细胞增加对治疗的抵抗，因此可能允许联合多个免疫检查点抑制剂和 RT 来增加治疗效果。RT 修改肿瘤代谢并且可能与检查点阻断发挥协同作用。当局部 RT 与全身性免疫检查点抑制剂联合时，照射和未照射肿瘤之间的 TCR 组库的一致性和克隆重叠，启动免疫信号可以被转化为系统性免疫肿瘤控制，被称为远位效应（abscopal effect）。

最重要的实际考虑可能是，哪些重要方面影响 RT 联合免疫治疗的效果，如剂量、分割和 RT 与免疫检查点阻断的时间表、照射的肿瘤体积、涉及 RT 区域中的区域淋巴结的影响、RT 后持续检查点阻断的最佳时间长度和临床试验的优化设计。

有一些证据表明，较高消融剂量的 RT 可以比常规 RT 诱导更强的免疫激活，但低于 12 Gy 的 RT 剂量可能更具免疫原性。与免疫检查点抑制剂联合时，RT 的分割和时间也可能影响肿瘤控制。分次 RT（但不是单次剂量）联合抗 CTLA-4 在局部照射和远距照射的非照射部位证实了肿瘤控制。放疗 1 周后给予抗 PD-1 与放疗 1 d 或 5 d 相比，效果差。相比之下，PACIFIC 试验（局部晚期 NSCLC）显示，德瓦鲁单抗在放疗后连续给药 6 周后，中位 PFS 有 11 个月的改善。需要进一步探索 RT 如何影响 PD-L1 表达的持续时间，是否有必要将免疫检查点抑制剂与 RT 同步进行，但可能以增加的毒性为代价。还存在一个重要的问题，即是否需要将整个肿瘤暴露于放射线，或者是否需要消融较大的病灶，才能触发与免疫检查点抑制剂组合的最佳全身抗肿瘤免疫反应。此外，照射引流淋巴结是否影响 T 细胞介导的免疫力至关重要，特别是在胸部淋巴结照射常见的非小细胞肺癌中。

立体定向消融放疗（SABR）是一项新技术，提供更高剂量的放疗，使用大分割，具有更大的一致性。因此，SABR 降低了正常组织的毒性，改善了对原发肿瘤的控制。迄今为止有限的临床前证据表明，消融放疗可能比常规放疗的免疫原性更强，需要进一步的证据来阐明 SABR 联合检查点抑制剂是否具有优越的免疫促进能力；以及是否不应该考虑系统治疗多发性转移性病变，而是寻找难以置信的"远位"效应。

非小细胞肺癌是一个合适的恶性肿瘤，开始研究 SABR 与常规放疗相比，与免疫治疗联合如何影响免疫治疗。目前正在进行招募的一系列 NSCLC 临床试验正在评估 RT 联合抗 PD-1 的疗效（表 11-2）。然而，这些试验中很少有比较 RT、SABR 与常规放疗、RT 放疗量的调整，或者这些联合是否在早期 NSCLC 更有效。另外，关于 RT 的解剖位置（例如内脏组织、脑或骨）是否影响产生的免疫原性引发信号，目前还没有达成共识。

（四）免疫治疗与靶向治疗的联合

在 EGFR 突变的细胞系中，EGFR 通路活化与 PD-1、PD-L1、CTLA-4 和促炎细胞因子上调引起的免疫抑制特征相关。同样，ALK 融合蛋白的过度表达也增加了 PD-L1 的表达。但在 EGFR 突变的 NSCLC 中，抗 PD-1/PD-L1 治疗似乎从中获益较少，可能原因是 EGFR 驱动突变和 ALK 或 ROS1 融合基因的肺癌中，肿瘤突变负荷（TMB）降低。其次是在肿瘤样本中免疫抑制分子 CD73 表达增加相关，可能部分解释了 PD-1/PD-L1 抑制的获益减少。

关于 PD-1 抑制剂（纳武利尤单抗、帕博利珠单抗）与驱动基因（ALK、EGFR）突变的关系，现有的数据很少，主要从亚组分析中获得。近期对三项研究的 Meta 分析（CheckMate-057、KEY-NOTE-010 和 POPLAR 研究）显示缺乏 OS 受益。在 EGFR 突变患者中，与多西他赛相比，靶向 PD-1/PD-L1 轴的免疫治疗没有获益。

CheckMate-057 试验招募了 582 例非鳞癌晚期非小细胞肺癌患者，不考虑 PD-L1 表达水平，其中 82 例（14%）EGFR 突变阳性，21 例（4%）ALK 易位。亚组分析显示，与多西他赛相比，纳武利尤单抗没有获益。ALK 易位患者没有 OS 的数据报告。在 KEYNOTE-010 中，有 86 例（8.3%）是 EGFR 突变，6 例（0.6%）是 ALK 阳性。EGFR 突变的患者中，与多西他赛相比，对帕博利珠单抗的反应没有 OS 的延长。

目前正在进行纳武利尤单抗或帕博利珠单抗与 EGFR 和 ALK TKI 联合治疗晚期 NSCLC 的临床试验。已经报道了使用纳武利尤单抗和厄洛替尼治疗 EGFR 突变晚期 NSCLC 患者队列的 I 期 CheckMate-012（NCT01454102）试验的中期分析。20 例获得性厄洛替尼耐药和 1 例未接受 TKI 治疗的患者中，分别有 3 例和 1 例获得部分缓解，客观缓解率（ORR）为 19%。2 例患者由于治疗相关不良事件（AE）（3 级 AST 升高和 2 级肾炎）而停止治疗，但是安全性一般是可以接受的。

OAK 试验对 850 例患者进行随机分组，其中 85 例（10%）和 2 例（0.2%）既往分别接受过 EGFR 突变和 ALK 阳性的 TKI 治疗，EGFR 突变患者阿特珠单抗与多西他赛具有相似的获益，再次提示此亚组患者具有低免疫原性。但由于 EGFR 突变亚组的小样本量以及亚组分析的局限性，建议进一步研究获得性耐药的潜在机制。实际上，只有一小部分 EGFR 突变和 ALK 阳性患者同时存在 PD-L1 表达和高水平的肿瘤浸润 CD8$^+$ 淋巴细胞。

在来自四个机构 171 例 EGFR 突变的 NSCLC 队列中，评估了两种最常见的 EGFR 突变亚型，L858R（$n=46$）或 D19（19 外显子缺失）（$n=80$），与 212 例 ICI 治疗的 EGFR 野生型（WT）NSCLC 患者比较。与 EGFR WT 肿瘤相比，EGFRD19 肿瘤的总缓解率（ORR）显著降低（分别为 7% vs 22%，$P=0.002$），而 EGFRL858R 肿瘤的总反应率与 EGFR WT 相似（16% vs 22%，$P=0.42$）。对于 PFS，EGFRD19（WT vs EGFRD19 的 HR=0.449，$P<0.001$）和 EGFRL858R（EGFR WT vs EGFRL858R 的 HR=0.578，$P=0.001$）更低。但是，与 EGFR WT 亚组相比，EGFRD19 组的总生存期（OS）降低，而 EGFRL858R 肿瘤的 OS 相似（分别为 HR=0.69，$P=0.03$；HR=0.917，$P=0.69$），因此总体而言，EGFRD19 突变型肿瘤的患者，ICI 治疗的获益显著更低。在 EGFR TKI 耐药的肿瘤患者中，是否存在 EGFRT790M 对 ICI 治疗的获益没有影响。

基于上述研究提示，驱动基因（ALK，EGFR）突变患者，PD-1/PD-L1 抑制剂的疗效更差，而且 TKI 的疗效确切，因此很多临床试验中排除携带 EGFR 激活突变或 ALK 重排的患者参与。

一项新的回顾性研究结果显示：使用 22C3 检测 80 例肺腺癌标本，包括 EGFR 突变 71 例、ALK 融合 9 例。肿瘤 PD-L1 比例评分（TPS）1%～49% 为 26 例（32.5%），TPS≥50% 为 9 例（11.3%），即≥1% 为 35 例（43.8%）。80 例患者均对 TKI 治疗有效，较 PD-L1<1%，≥1% 的患者 PFS 明显缩短（$P=0.016$）；该研究提示 PD-L1 的 TPS 状态与 TKI 的疗效相关。

但是，也有研究发现，EGFR 突变与 PD-L1 阳性状态显著相关，ALK 易位患者的 PD-L1 水平也较高，尽管这种关联在统计学上并不显著。目前对于无 TKI 或 TKI 治疗后的 EGFR-突变或 ALK-易位的 NSCLC 患者，有几个试验正在评估下一代 EGFR 和 ALK 选择性 TKI 与免疫治疗药物联合的效果。试验的早期结果表明，存在协同作用而导致抗肿瘤反应的增加，尽管在一些情况下安全问题是明显的。

I 期阿特珠单抗联合厄洛替尼或 alectinib 的（NCT02013219）试验的初步结果发现，28 例患者（安全探讨期 8 例，病例扩展期 20 例）进行安全性和临床活性评估。高达 39% 的患者发生 3～4 级 AE，主要是发热和 ALT 升高，没有报告肺炎。ORR 达到 75%，中位 PFS 时间为 11.2 个月。显然，联合治疗导致临床显著的毒性增加，而不改善 TKI 单药治疗的 ORR 或 OS。

已经在 I 期 NCT02088112 试验中，20 例 TKI 初治的 EGFR 突变 NSCLC 患者，一半患者接受德瓦鲁单抗联合吉非替尼治疗（第一组），另一半接受吉非替尼治疗 28 d，然后开始联合治疗（第二组），2 组的 ORR 分别为 77.8% 和 80%，耐受性均良好。TATTON（NCT02143466）试验是一项多阶段Ⅰ期研究，评估了 EGFR 突变的晚期 NSCLC 患者 EGFR TKI 治疗后（T790 M 阳性或阴性），osimertinib 联合德瓦鲁单抗，38%（13/34）的患者发生间质性肺部疾病，其中 15%（5/34）为 3～4 级间质性肺部疾病，59% 的患者由于治疗相关的不良事件而中止治疗，因此已经终止了入组。鉴于联合用药的安全性，CAURAL（NCT02454933）Ⅲ期随机研究，以评估奥希替尼联合德瓦鲁单抗与奥希替尼单独用于晚期 EGFR T790M 突变阳性的 NSCLC 患者，也因为毒性停止招募。

伊匹单抗目前正在Ⅰ期试验中与厄洛替尼或克唑替尼联合检测，包括 EGFR 突变或 ALK 重排的 NSCLC 患者。在 TKI 预处理的 EGFR 突变Ⅳ期 NSCLC 患者中，在Ⅰ期 GEFTREM（NCT02040064）中测试了 tremelimumab 与吉非替尼的组合。67% 的可评估患者获得了疾病稳定，安全性与先前的 AE 一致。

血管生成因子是微环境中重要免疫抑制分子，可以通过减少肿瘤 T 细胞浸润和抑制 T 调节细胞增殖，促进骨髓来源的抑制细胞功能和树突状细胞成熟，调节免疫反应。随着晚期 NSCLC 免疫检查点抑制剂的出现，与抗 VEGF/VEGFR 血管生成药物联合可能表现出潜在的协同抗肿瘤活性。

CheckMate-012 的Ⅰ期临床试验评估了单用或联合贝伐珠单抗与纳武利尤单抗治疗一线晚期非小细胞肺癌患者对一线铂类化疗有反应的疗效和安全性。试验的初步结果报告了该组合可接受的毒性概况。用纳武利尤单抗联合贝伐珠单抗（$n=12$）治疗非鳞状细胞癌患者中位 PFS 达 37.1 周。在纳武利尤单抗单药治疗组中，非鳞状细胞癌（$n=13$）和鳞状癌（$n=8$）患者的中位 PFS 分别为 21.4 周和 16 周。Ⅰ期临床试验对包括非小细胞肺癌在内的晚期实体瘤患者进行了 ramucirumab 联合帕博利珠单抗的研究（NCT02443324）。初步毒性结果的数据并没有显示出乎意料的安全性问题。最近有报道称，联合用药的疾病控制率达到了 85%。尚未报道评估联合免疫治疗和抗血管生成 TKI 治疗的安全性和有效性的试验数据。然而，目前正在进行帕博利珠单抗与 nintedanib 在晚期 NSCLC 中的Ⅰ期 PEMBIB（NCT02856425）研究，并且结果令人期待。

值得关注的是，首个证明肿瘤免疫治疗联合一线治疗晚期非鳞 NSCLC 患者可以改善 PFS 的Ⅲ期临床研究 IMpower150，结果显示，接受阿特珠单抗联合 CPB（卡铂＋紫杉醇＋贝伐珠单抗）方案治疗的患者与仅接受 CPB 方案治疗的患者相比，疾病恶化或死亡风险降低 38%（HR＝0.62，$P<0.0001$，mPFS＝8.3 个月 vs 6.8 个月）。重要的是，阿特珠单抗联合 CPB 组 12 个月 PFS 率是 CPB 组的两倍（37% vs 18%），且安全性与单一药物的安全性一致。2018 年 12 月，FDA 批准帕博利珠单抗与贝伐单抗，紫杉醇和卡铂的 4 药联合用于晚期非鳞 NSCLC 的一线治疗，没有驱动基因组突变（具体见一线治疗）。

五、CTLA-4 抑制剂

CTLA-4 是仅在 T 细胞上表达的 CD28 同源物。CTLA-4 通过几种机制导致 T 细胞反应下调，包括阻断 CD28 结合 B7 分子，IL-2 的产生和阻止细胞周期进程，从而发挥 T 细胞反应的负调节剂作用。

易普利姆玛（伊匹单抗）可以中和受体，一项随机Ⅱ期临床试验评估了伊匹单抗联合卡铂和紫杉醇化疗治疗 204 例晚期非小细胞肺癌患者的疗效，主要终点是免疫相关的无进展生存（irPFS）或死亡，以先发生者为准。与最小记录的肿瘤负荷相比，免疫相关的进行性疾病被定义为肿瘤负荷增加 25%。①安慰剂；②同时使用伊匹单抗；③分阶段伊匹单抗（两种剂量的安慰剂加紫杉醇和卡铂，随后给予四种剂量），将患者随机分成三组（1∶1∶1）接受紫杉醇和卡铂伊匹单抗加紫杉醇和卡铂。与对照组相比，分阶段 ipilumumab 中 irPFS 有改善（危险比 HR＝0.72，$P=0.05$）。然而，同时接受伊匹单抗和化疗的患者未见类似的获益。与安慰剂相比，分阶段伊匹单抗似乎表现出对鳞状组织学的改善，但对于非鳞状组织学则不如此。分阶段的伊匹单抗组、伊匹单抗组和对照组

3/4 级免疫相关不良事件（irAE）分别为 15％、20％ 和 6％。目前正在进行更大的 Ⅲ 期临床试验，$n=1\,289$（NCT01285609），以比较标准的卡铂和紫杉醇化疗，与同时联合伊匹单抗在鳞状 NSCLC 患者中的有效性。伊匹单抗也正在经验性地与 EGFR 和 ALK 易位阳性 NSCLC 的靶向抑制剂（厄洛替尼或克唑替尼）（NCT01998126）、放射治疗（NCT02239900 和 NCT02221739）和 PD-1 抗体开展联合治疗试验。

CheckMate-012 研究是一项多臂 Ⅰ 期临床研究，其旨在评估在不同剂量、不同方案中，纳武利尤单抗单药或者与伊匹单抗联合治疗未经化疗的晚期非小细胞肺癌患者中的安全性和耐受性。结果显示纳武利尤单抗联合伊匹单抗具有可耐受的安全性，仅有 11％～13％ 的患者由于治疗相关的不良事件而停止治疗；并且显示出令人鼓舞的临床效果，ORR 为 38％～47％。CheckMate-227 是一线治疗晚期肺癌患者的 Ⅲ 期临床试验，评估纳武利尤单抗与伊匹单抗联合治疗的效果，结果见前面的章节。

tremelimumab 也是类似于伊匹单抗的完全人源化抗 CTLA-4 的单克隆抗体。在 Ⅱ 期临床试验（$n=87$）中，未经治疗的晚期非小细胞肺癌患者随机接受 tremelimumab 或最佳支持治疗，未能显示 PFS 有改善。总体有效率（ORR）仅为 4.8％，两组间差异无统计学意义。PD-L1 抗体（德瓦鲁单抗）和 tremelimumab 的组合显示了更好的反应，见前面的讨论。

在 NSCLC 的临床试验中，伊匹单抗与化疗药物配对使用，特别是紫杉醇或卡铂。Lynch 等报道了一项伊匹单抗联合紫杉醇或卡铂一线治疗 Ⅲb/Ⅳ 期 NSCLC 的随机双盲多中心 Ⅱ 期临床试验，结果显示：伊匹单抗和紫杉醇或卡铂序贯治疗可改善免疫相关无疾病进展时间（irPFS）和 PFS。序贯免疫治疗、同步免疫治疗和对照组 irPFS 分别为 5.7 个月、5.5 个月和 4.6 个月，中位 PFS 分别为 5.1 个月、4.1 个月和 4.2 个月，中位 OS 分别为 12.2 个月、9.7 个月和 8.3 个月，且鳞癌患者优于非鳞癌患者。

第四节 免疫检查点阻断治疗的生物标志

最近，阻断免疫检查点药物的临床研究进展，使免疫治疗从高度专业化的领域进入到主流的肿瘤治疗。然而，不是所有的 NSCLC 对免疫治疗均敏感，强调需要发展生物标志物。对免疫检查点通路基本机理的认识逐渐深入，促进了治疗前和治疗中生物标志的开发，以预测不同类型肿瘤的临床反应。事实上，目前发现的生物标志，包括 PD-L1 的表达、致癌基因突变、肿瘤总体突变负荷和癌症相关的病毒。在肺癌中，得到认可的是 PD-L1 和 TMB 状态。

一、PD-L1 表达

（一）PD-L1 表达

1. 与免疫检查抑制剂反应的关系：在 CheckMate-017（在经治的晚期或转移性鳞状细胞 NSCLC，纳武利尤单抗与多西他赛相比较的研究）和 CheckMate-057（在经治的转移非鳞状细胞 NSCLC，纳武利尤单抗，与多西他赛比较的研究）中，对于鳞癌的患者，无论 PD-L1 水平（用 28-8 评估）如何，都有益于纳武利尤单抗。在非鳞癌患者中，纳武利尤单抗在肿瘤细胞 PD-L1 表达≥1％ 的患者中，生存获益随着 PD-L1 水平的升高进一步增强。然而，对于 PD-L1＜1％ 的患者，与多西他赛相比，纳武利尤单抗治疗显示出相当的生存率和客观反应率，更持久的反应，具有良好的安全性。

KEYNOTE-010（经治的 NSCLC 中帕博利珠单抗与多西他赛比较的研究）和 KEYNOTE-024（转移性非小细胞肺癌中，帕博利珠单抗与铂类化疗相比的研究），使用 22C3 评估了 PD-L1 水平，在以前治疗的患者中，TPS≥1％；以前未经治疗的患者中，TPS≥50％显示出帕博利珠单抗的临床结果明显改善。POPLAR（Ⅱ期局部晚期或转移性非小细胞肺癌患者，铂类治疗失败，阿特珠单抗与多西他赛相比的随机研究）和 OAK（3 期局部晚期或转移性非小细胞肺癌患者，含铂治疗失败，阿特珠单抗与多西他赛比较的研究）的结果均显示，阿特珠单抗的临床改善与以前治疗的鳞状或非鳞状 NSCLC 患者 PD-L1 表达（SP142 评估）之间存在相关性，肿瘤细胞和免疫细胞具有高 PD-L1 表达水平的患者（肿瘤细胞 [TC] 3 [≥50％] /免疫细胞 [IC] 3 [≥10％] ）最明显，尤其是在 OAK 研究中。OAK 研究还报道，在低 PD-L1 水平（TC0/IC0 [＜1％] ）患者中，阿特珠单抗与多西他赛相比，改善临床结局。

因此，帕博利珠单抗由 FDA，EMA 和 MHLW 批准用于转移性 NSCLC 患者的一线治疗（鳞状和非鳞状细胞肿瘤），在≥50％（2019 年，FDA 已经扩大适应证到≥1％）的肿瘤细胞中出现 PD-L1 染色（肿瘤比例评分，tumor proportion score，TPS），或 TPS≥1％的二线 NSCLC 治疗。尽管补充诊断已被批准用于 NSCLC，但纳武利尤单抗和阿特珠单抗并非必需 PD-L1 检测。

对于每个 PD-1/PD-L1 抑制剂，开发了特异性 PD-L1 免疫组织化学（IHC）检测方法，以评估 NSCLC 中恶性肿瘤和/或免疫细胞上的 PD-L1 表达水平。FDA 批准的，欧洲一致性体外诊断（European Conformity-vIn Vitro Diagnostic，EC-IVD）标记的和 MHLW 批准的 PD-L1 IHC 22C3pharmDx 检测方法（22C3）和 EC-IVD 标记的 PD-L1 IHC SP263 检测方法（SP263），被批准作为帕博利珠单抗的伴随诊断，进行 PD-L1 检测。FDA 批准的，EC-IVD 标记的和 MHLW 批准的 PD-L1 IHC 28-8 pharmDx 检测方法，EC-IVD 标记的 SP263，与纳武利尤单抗一起使用；经 FDA 批准的 PD-L1 IHC SP142 测定与阿特珠单抗一起使用，作为伴随诊断；虽然治疗时不是必需检测的，但可能辅助临床决定。随后，durvalumab 和 avelumab，也分别使用配套的 SP263 和 73－10 检测抗体（表 11-4）。而且，对于胃－食管癌，22C3 评估 PD-L1 使用联合阳性评分（combined positive score，CPS），CPS＝PD-L1 染色细胞（肿瘤细胞、淋巴细胞、巨噬细胞）的数量除以肿瘤细胞总数，再乘以 100。如果 CPS≥10，则应认为该样本具有 PD-L1 表达。

表 11-4 不同 PD-L1 检测方法和要求

抗体名称	药物	肿瘤类型	PD-L1 表达要求
22C3 (dako)	pembrolizumab	胃－食管癌	CPS，肿瘤＋免疫细胞≥1％
		其他癌症	TPS，肿瘤细胞≥1％，肿瘤细胞≥50％
28-8 (dako)	nivolumab	NSCLC	肿瘤细胞≥1％
		HNSCC	肿瘤细胞≥1％
		尿路上皮癌	肿瘤细胞≥1％
		黑色素瘤	肿瘤细胞≥1％
SP142 (ventana)	atezolizumab	尿路上皮癌	免疫细胞≥5％
		NSCLC	肿瘤细胞≥50％，免疫细胞≥10％

抗体名称	药物	肿瘤类型	PD-L1 表达要求
SP263 (ventana)	durvalumab	尿路上皮癌	肿瘤细胞≥25% 或免疫细胞>1%和肿瘤相关免疫细胞≥25%，或者免疫细胞=1%和肿瘤相关免疫细胞=100%
		NSCLC	肿瘤细胞≥1%
73-10 (dako)	avelumab	Merkel 细胞癌，尿路上皮癌	无要求
		肾细胞癌	肿瘤细胞≥1%更好

因为每个 PD-1/PD-L1 抑制剂都有自己的 PD-L1 检测方法，临床试验已经评估了不同程度 PD-L1 的表达与临床结果的相关性，医生关于如何使用 PD-L1 水平选择患者存在混乱。常见问题包括以下内容：①不同检测结果之间是否可互换？②肿瘤细胞和免疫细胞 PD-L1 水平，根据所选择的检测方法有所不同？③是否一定需要活检标本，还是使用存档样本？④所有诊断材料均是否适合 PD-L1 检测？

2. 检测方法和检测材料之间的比较：虽然 FDA 指南规定，<100 个肿瘤细胞，不应 PD-L1 染色评分；如果存在肿瘤的聚集或成团，则可以考虑评分。其他拒绝的原因包括，弥漫性坏死，弥漫性颗粒染色而无特异性膜染色，或由于组织学原因导致的不可读片（皱纹、褶皱、组织脱落等）。

(1) 肿瘤细胞：三种方法（28-8、22C3 和 SP263）检测到肿瘤细胞上相似的 PD-L1 水平，而用 SP142 检测到较低的 PD-L1 水平。尽管美国国家综合癌症网、阿斯利康研究、德国统一试验、法国协调研究和丹麦研究的数据基本一致，但是在 2016 年 ESMO 亚洲会议和国际肺癌研究协会 2016 年提交的最新数据显示，实验室之间可能发生的一些潜在的分歧。在评估肿瘤细胞膜染色时，病理学家之间的报道检测方法的高度一致性（86%）。对于观察者重复性也较高，然而，对评估医生培训似乎对重复性几乎没有影响。

(2) 免疫细胞：与肿瘤细胞上的 PD-L1 表达水平相反，免疫细胞上 PD-L1 表达水平的评估明显具有更大的变异性和更低的观察者一致性。对免疫细胞中 PD-L1 表达评估的低一致性，可能是由于病理学家在评分中采用的不同方法。变异性可能由于：①免疫细胞中 PD-L1 染色的评估缺乏预先规定的标准；②与肿瘤细胞不同，PD-L1 阳性，可以是细胞质和膜质两者；③在免疫细胞上评分 PD-L1 阳性时，评估的是阳性细胞的染色区域大小，而不是细胞个数（百分比）。

3. 组织学与细胞学评估的比较：伴随或补充诊断检测的主要缺点是，在临床试验中排除了细胞学材料用于 PD-L1 的评估。因此，可用的 PD-L1 检测仅被批准用于组织学标本。但大约 1/3 的肺癌患者仅能通过细胞学材料诊断。使用 28-8 和 22C3 检测 PD-L1 表达水平，组织学和细胞学标本之间存在高度一致性（85%～95%）。在两种样本类型之间表达不一致的情况下，肿瘤趋向于在组织学材料中显示 PD-L1 异质性染色，特别是 PD-L1 表达≥5% 和≥10%。因此，对于肿瘤细胞的 PD-L1 表达的可靠评估，也可以通过处理细胞学材料细胞块获得；当组织学标本不可用时，作为可接受的替代方法。

4. 存档与新鲜活检标本：PD-L1 肿瘤表达率≥50%，存档（40%）和新样本（45%）是相似的。与最近获得的样本相比，<3 年（76.2%）存档样本的一致性最高。手术切取样本和活检标本可以从肿瘤内的不同部位，或从原发部位或转移部位取出。PD-L1 表达可能显示肿瘤内和肿瘤间异质性，重要的是要了解不同样本部位对 PD-L1 表达水平的影响，以评估其是否适合测试。

SP142 评估了 PD-L1 表达，当评估免疫细胞时，组织块之间的相关性仅为 75%。没有关于此问题的 28-8、22C3 和 SP263 的数据。ATLANTIC 试验评估了肿瘤间异质性，并报道了原发性和转移性样本之间的类似 PD-L1 肿瘤细胞染色（35% vs 33%），一致性为 89%。

5. 需要专门的病理学培训：PD-L1 表达是一种脆弱的生物标志物，重要的是固有的生物学不确定性，不能由于质量差的 IHC 或病理学家的解释而导致更加复杂化。PD-L1 IHC 检测的解释与大多数其他 IHC 检测的差异在于，需要评估并了解肺肿瘤的异常形态。因此，专业培训对于保持病理学家之间的一致性和解释质量很重要。

（二）PD-L1 表达的总结和展望

在评估肿瘤细胞膜上的 PD-L1 表达时，在 4 种诊断性 PD-L1 检测中，3 种（28-8、22C3 和 SP263）在肿瘤细胞上具有高度一致性，但不在免疫细胞上。对于观察者之间的一致性，获得了类似的结果，提示当经过训练的病理学家在专门的实验室中进行这三种检测时，对肿瘤细胞膜上的 PD-L1 水平的解释是可重复的。PD-L1 可能在一些肿瘤内不均匀表达，并且在原发性和转移性组织之间可能不同；因此，来自不同部位的多个活检标本可能给出更正确的 PD-L1 表达水平。然而，这一结论是推测性的，仍然需要由临床资料支持。由于实验室之间的变异性，需要标准化才能推荐常规临床应用。建议具有专业知识的专家，认可实验室进行 PD-L1 IHC 测定，并建议配备适当训练的病理学家。

尽管 PD-L1 表达与 NSCLC 患者的临床结局相关，但是有一些 PD-L1 阴性的 NSCLC 患者也可能得到 PD-1/PD-L1 抑制剂的临床获益。一个可能的原因是由于不受控制的分析前变量或由于 PD-L1 表达异质性引起的抽样偏差，导致 PD-L1 状态错误分类。PD-L1 IHC 检测不是一个完美的生物标志物，因此，正在进行研究，以开发除了 PD-L1 IHC 之外的新生物标志物策略，包括肿瘤浸润淋巴细胞（TIL），肿瘤突变负荷（tumor mutational burden，TMB），多重 IHC（评估多种肿瘤标志物和免疫细胞）和免疫基因特征，可以提高我们对肿瘤微环境的理解，并能够更好地鉴定预先存在的免疫活性肿瘤。

二、基因突变与免疫检查抑制剂反应的关系

肿瘤活检标本中 TIL 的存在与多种癌症（包括 NSCLC）的总生存期改善有关，而且 Ⅲ 期 NSCLC 患者高基线水平的 CD8$^+$ TIL 与化疗的生存改善相关。基线 TIL 也有可能预测 PD-1/PD-L1 抑制剂的结果。肿瘤突变和新抗原负荷与 NSCLC 免疫治疗的临床结果改善相关。免疫基因标签和多重 IHC 将允许评估代表肿瘤微环境的多个额外标志，与单标志评估相比可以提高预测能力。需要更多和前瞻性研究以确定和验证这些方法，然后才可常规临床使用。

虽然 PD-L1 表达提示患者最有可能受益于免疫检查点阻断，但也发现 PD-1/PD-L1 抑制剂对 PD-L1 阴性肿瘤患者的反应，并且纳武利尤单抗和阿特珠单抗用于晚期 NSCLC 患者的二线治疗，疗效实际上并不依赖于 PD-L1 表达状态；提示 PD-L1 以外的肿瘤微环境，以及其他相关因素也是影响免疫治疗反应的决定因素。

（一）突变负荷与免疫反应的阳性关系

体细胞突变的积累是肿瘤的标志之一，但突变负荷在同一肿瘤类型内和肿瘤类型之间变化很大。中位突变负荷变化范围超过几个数量级，从一些儿科肿瘤中，外显子大约 0.1 个突变/兆碱基（Mb），到致癌因素导致的肿瘤类型，如在黑色素瘤、肺癌中，出现几个突变 Mb。即使同一肿瘤类型中，突变负荷的变化也非常明显。

在可行性研究中，基于综合基因组的 TMB 评估与 NSCLC 患者 PD-1/PD-L1 治疗的生存率有显著相关性。肿瘤突变负荷与免疫治疗反应之间的关系，首先在 CTLA-4 阻断抗体伊匹单抗或

tremelimumab 治疗的转移性瘤黑色素瘤患者中描述。随后发现在 PD-1 抗体帕博利珠单抗治疗的非小细胞肺癌患者中，较高的非同义突变负荷，与高反应率和更长的无进展生存期相关。最近从 CheckMate-026 样本的探索性回顾性分析得出的数据显示，一线纳武利尤单抗与化疗相比，高 TMB（大于 15/Mb）的晚期 NSCLC 患者具有更高的客观缓解率（ORR 为 75%）和无进展生存率，高 TMB 和高 PD-L1 表达（≥50%）患者，具有最高的获益，证实了之前的观察结果，即高 TMB 可以预测免疫检查点抑制剂的获益。2018 年 2 月公布的Ⅲ期 CheckMate-227 研究结果显示，纳武利尤单抗加伊匹单抗联合一线治疗高 TMB 的 NSCLC 患者，可显著延长 PFS（TMB≥10 个突变/Mb，无论 PD-L1 表达如何）。再次证实作为一种生物标志物，TMB 有望帮助预测患者对免疫治疗的反应。

现在已经在几个队列中发现，突变负荷与免疫治疗反应之间存在关联；然而，越来越清楚的是，单独的高突变负荷不足以驱动免疫检查点抑制剂的反应。现在有几个报告已经将特定的 DNA 损伤暴露或特定的 DNA 修复通路缺陷与免疫检查点抑制剂反应联系起来。例如，肿瘤具有以 C>A 转换为主的突变（与烟草接触相关），更有可能从免疫检查点抑制剂治疗获益。但是 DNA 损修对肿瘤免疫具有双重影响（图 11-3）。

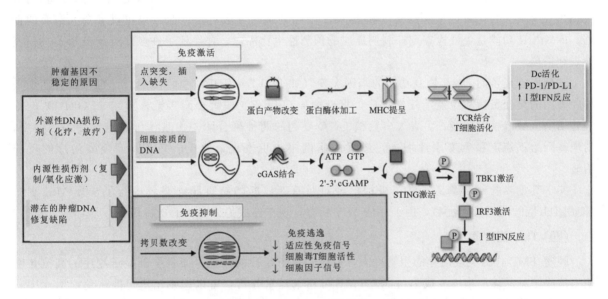

图 11-3　DNA 损伤对肿瘤免疫的双重影响

（二）基因突变与免疫反应的阴性关系

除了增加突变负荷，基因组不稳定性还可导致染色体片段或整个染色体的增加或减少。非整倍体扩增是肿瘤的一个常见特征，最近对体细胞拷贝数改变（SCNA）与肿瘤特征关系的研究发现，SCNA 与免疫抑制之间的明显联系。Davoli 等分析了 12 种肿瘤类型，超过 5000 种 TCGA 肿瘤，注意到高水平的 SCNA（染色体臂级和全染色体的获得或丢失，而不是由于染色体区段的获得或损失导致）和细胞毒免疫细胞标志表达降低之间的相关性，几乎所有肿瘤类型（除脑肿瘤外），高 SCNA 与免疫激活降低有关。现在，有几条证据表明 STING 通路也在肿瘤监视中发挥作用。肿瘤微环境中的抗原提呈细胞（APC）中的 STING 通路激活，促进针对肿瘤相关抗原的 T 细胞启动。数据证明，动物中的 STING 或 IRF3 缺陷导致 T 细胞不能启动，因此难以消除免疫原性肿瘤。尽管该机制尚未完全阐明，但目前的证据支持树突状细胞（DC）吞噬死亡的肿瘤细胞，感知游离的肿瘤 DNA，并随后上调Ⅰ型 IFN 信号通路，以激活 T 细胞。

此外，NSCLC 中的 KRAS 突变和 STK11 基因的改变对 PD-1 单抗反应不佳；PTEN 缺失，PD-1 单抗治疗有效率低，导致耐药（相反 PTEN 突变，可能 PD-1 单抗治疗有效率高）。而且，JAK1 或 JAK2 中的截短突变，导致消除 IFN-γ 调节的信号传导；以及 β2-微球蛋白中的截短突变，下调癌细胞 MHC I 类分子表达，这些也是临床免疫检查点抑制剂抵抗的例子。

（三）肿瘤 DNA 修复缺陷对免疫治疗的影响

DNA 修复功能与 ICI 活性之间关联现有的最强大直接证据来源于具有 MMR 功能丧失的肿瘤。存在 MMR 缺陷的肿瘤中，通过免疫检查点的上调（包括 PD-1、PD-L1 和 CTLA-4）来避免宿主免疫调节的肿瘤消除，提示检查点阻断可能是 MMR-缺陷肿瘤的一个有效治疗策略。

免疫检查点抑制剂在 MMR-缺陷肿瘤中具有疗效的第一个临床证据，主要来自结直肠癌患者中进行的研究。一个小的 II 期试验，测试帕博利珠单抗单抗在三组难治性患者中的活性：①错配修复缺陷（dMMR）结直肠癌；②MMR-正常结直肠癌；③dMMR 的非结直肠癌。在 dMMR 肿瘤患者中（结直肠癌和非结直肠癌）的免疫相关客观反应率分别为 40% 和 71%，而 MMR-正常结直肠癌患者的免疫相关客观反应率为 0%。原因可能是 dMMR 肿瘤的体细胞突变负荷和新抗原数量均高于 MMR 肿瘤，平均突变为 1782 vs 73，新抗原为 578 vs 21。类似地，与 MMR 正常-临床肿瘤相比，dMMR 肿瘤中 CD8$^+$ 淋巴细胞的密度和 PD-L1 阳性细胞的分数更高；此结果提供了令人信服的证据，即 MMR 功能是免疫检查点抑制剂反应的预测性生物标志，并导致了许多针对 MSI 肿瘤的研究计划和进展。

其他影响正常的 DNA 修复功能的基因突变（如 POLE、POLD1 和 MSH2），也可能有助于增加肿瘤中的突变负荷和免疫治疗的反应。聚合酶 ε（POLE）或聚合酶多聚核苷酸（POLD1）的核酸外切酶区域（校对功能，负责大多数核 DNA 复制的两种聚合酶）出现体细胞点突变的肿瘤中，出现基因组不稳定和免疫原性增加，最近的病例报告也发现，POLE 突变肿瘤免疫治疗的反应明显。

鉴于其重要的预后意义，许多机构已经对所有新诊断的结直肠癌患者进行了常规 MSI 测试（使用 IHC 和/或 PCR 检测），用于评估 MSI 状态，现在已成为许多中心的标准。

（四）TMB 的思考

肿瘤 TMB 作为免疫治疗的生物标志，可用于多个瘤种的评估，而且全外显子测序的高覆盖度使得检测罕见的体细胞突变成为可能。TMB 可用来定量分析，可以识别出更可能从免疫治疗中获益的人群。但是肿瘤 TMB 分析需要专门技术（NGS）并且耗时（一般 7～10 d），而且价格昂贵，目前并没有明确定义截点值，没有具体突变与 ICI 疗效绝对有关。而且基因异常对免疫治疗的影响是双向的（激活或者抑制），新抗原与背景突变出现的时机不同，对免疫治疗的效果影响不同。

然而，无论如何，对于现有的免疫治疗生物标志，除了 PD-L1 表达水平，肿瘤突变负荷和 MSI-H/dMMR 是值得探索的方向。

第五节 NSCLC 的其他免疫治疗策略

癌症治疗性疫苗是以肿瘤相关抗原为基础，通过 APC 捕获、加工和提呈抗原，诱导机体的特异性细胞免疫和体液免疫应答引发抗肿瘤效应。

一、肿瘤细胞疫苗

belagenpumatucel-L（lucanix）是由 4 种转染了 TGF-β2 反义基因的 NSCLC 细胞系培育出的同种异系肿瘤细胞疫苗，可以通过分泌 TGF-β2 的反义寡核苷酸来增强疫苗免疫原性。在 belagen-pumatucel-L 的一项 II 期临床试验中，75 例 II-IV 期 NSCLC 患者随机分为 belagenpumatucel-L 低、中、高剂量组（1.25×10^7、2.5×10^7 和 5.0×10^7 个细胞）。61 例 III B 和 IV 期患者中，显示剂量依赖性的中位 OS 生存获益（中低剂量组：252 d，高剂量组：581 d，$P = 0.018\,6$）。一项随机、双盲、安慰剂对照的 III 期 STOP 研究旨在探讨晚期 NSCLC 患者 belagenpumatucel-L 疫苗治疗，是否可预防一线含铂化疗 6 个周期后的疾病稳定。490 例 III B/IV 期，42 例 III A 期。研究结果显示，疫苗组与对照组中位 OS 分别为 20.3 个月和 17.8 个月，差异无统计学意义（$P = 0.059\,5$）。在停止化疗 12 周内接种疫苗的 169 例患者中，总生存为 20.7 个月，而在停止化疗 12 周后才接种疫苗的 149 例患者中，总生存为 13.3 个月（HR $= 0.77$，$P = 0.009\,2$）。之前接受过放疗的患者接受 belagen-pumatucel-L 也可能获益（OS $= 40.1$ 个月 vs 10.3 个月，$P = 0.014$）。

二、基因疫苗

古巴研究人员开发的 EGF 疫苗，由重组人 EGF 和重组流脑菌外膜 P64K 蛋白经戊二醛化学耦联而成，其注射体内后，产生抗 EGF 抗体，抑制 EGF 与 EGFR 结合，从而阻断细胞生长通路。一些 I/II 期临床试验已经证实了晚期 NSCLC 患者接种疫苗的免疫原性和安全性。CIMAvax-EGF 疫苗的随机 II 期临床研究，入组完成一线化疗后的 80 例 III B/IV 期 NSCLC 患者，随机接受 CIMAvax-EGF 疫苗组与最佳支持治疗组，发现 EGF 接种疫苗是安全的，具有延长患者生存的趋势（12.73 个月 vs 8.52 个月，$P = 0.098$），而在 60 岁以下的患者中显示了生存优势（18.53 个月 vs 7.55 个月，$P = 0.012\,4$）。另一项 CIMAvax-EGF 疫苗的 III 期临床研究，纳入 405 例一线化疗后的 III B/IV 期 NSCLC 患者，随机分为疫苗组（$n = 270$ 例）与最佳支持治疗组（$n = 135$ 例），结果显示，CI-MAvax 肺癌疫苗具有良好的耐受性。中位生存时间（median survival time，MST）在疫苗组中获益不显著（10.83 个月 vs 8.86 个月，$P = 0.100$），但运用加权对数秩检验（weighted log-rank test）方法，MST 在疫苗组可获得近 3 个月的延长（12.43 个月 vs 9.43 个月，$P = 0.036$），并且基线 EGF 浓度高（> 870 pg/ml）的患者有更长 MST（14.66 个月 vs 8.63 个月，$P = 0.000\,1$）。

三、多肽疫苗

L-BLP25 脂质体疫苗（Mucin-1 疫苗，tecemotide）是一种人工合成的多肽疫苗，可特异性与表达于肺癌细胞的 MUC1 结合，发挥抗肿瘤效应。在 L-BLP25 治疗 NSCLC 患者的早期研究中，观察到各种剂量水平疫苗可诱导细胞毒 T 细胞激活。一项关于 L-BLP25 脂质体疫苗的 II B 期研究随机多中心试验评估了 L-BLP25 在 III B 期或 IV 期 NSCLC 患者中的活性和毒性。入组的 88 例患者在接受标准的一线化疗后随机分入 L-BLP25 疫苗联合最佳支持治疗组和单纯最佳支持治疗组。结果显示，接受 L-BLP25 疫苗的患者 OS 比对照组延长 4.4 个月（17.4 个月 vs 13 个月），且 III B 期 NSCLC 患者疗效更佳（中位 PFS：30.6 个月 vs 13.3 个月）。START（NCT00409188）是入组 III 期不能手术的 NSCLC，2:1 随机分组比较放化疗后 L-BLP25 脂质体疫苗（829 例）或安慰剂（410 例）维持治疗的 III 期临床研究，初步结果表明，患者的总生存期没有差异 19.4 个月 vs 24.6 个月（HR $= 1.12$，$P = 0.38$），但同步放化疗患者中，OS 较对照组延长 10.2 个月（30.8 个月 vs 20.6 个月，$P = 0.016$），而序贯放化疗的两组 OS 无显著差异（25.6 个月 vs 22.3 个月，$P = 0.123$）。因此，L-BLP25 疫苗联合同步放化疗对 III 期 NSCLC 患者生存方面具有良好的治疗前景。

四、单克隆抗体

抗肿瘤单克隆抗体主要通过与肿瘤细胞上的特定靶点结合来杀死肿瘤细胞，主要包括非结合型单抗和单克隆抗体偶联物。目前，在 NSCLC 免疫治疗中应用的单克隆抗体主要包括，EGFR 单克隆抗体、巴维昔单抗（bavituximab）和 IMMU-132 等。EGFR 单克隆抗体可通过免疫学机制，如抗体依赖性细胞毒性作用等发挥作用，包括西妥昔单抗、necitumumab、马妥珠单抗（matuzumab）、帕尼单抗（panitumumab）及其他药物。西妥昔单抗是一种人-鼠嵌合型单克隆 IgG1 抗体，可通过抗体依赖的细胞调节的细胞毒性作用及补体依赖的细胞毒性作用而发挥效果。FLEX 试验对表达 EGFR 的晚期 NSCLC 中，一线化疗方案顺铂/长春瑞滨联合西妥昔单抗与单纯化疗方案治疗进行了比较。该试验结果表明，西妥昔单抗（靶向 EGFR）联合化疗组获益明显，表现为 OS 得以改善、中位生存时间和 1 年生存时间均有所增加、所有亚组中均有生存获益。BMS099 试验则表明化疗联合西妥昔单抗的方案在有效率及死亡优势方面有所获益。SQUIRE 试验评估了 necitumumab 联合化疗用于Ⅳ期转移性鳞状细胞 NSCLC 患者的效果，总生存时间有改善（11.5 个月 vs 9.9 个月，$P = 0.01$），但联合方案的 3 级或更严重的副作用增加。

巴维昔单抗是一种靶向磷脂酰丝氨酸（PS）的单克隆抗体，重新激活人体的免疫系统，恢复机体对肿瘤的识别和反应能力。在 bavituximab 治疗 121 例Ⅲ b 期或Ⅳ期非鳞状细胞疗 NSCLC 的Ⅱ期临床研究中，评估多西他赛与安慰剂、巴维昔单抗 1 mg/kg 和 3 mg/kg 联合二线治疗的疗效和安全性。与安慰剂＋1 mg/kg 组（$n = 80$）相比，巴维昔单抗的 3 mg/kg 试验组（$n = 41$）的 ORR（17.1% vs 11.3%）、中位 PFS（4.5 个月 vs 3.3 个月）和中位 OS（11.7 个月 vs 7.3 个月）均有所改善，但无统计学差异。然而，巴维昔单抗联合多西他赛治疗晚期 NSCLC 的Ⅲ期 SUNRISE 研究由于总生存（OS）数据不佳而中止。

IMMU-132 是一种由人源化单抗 hRS7 和抗肿瘤药 SN-38 偶联而成的抗体药物偶联物制剂（antibody-drug conjugate，ADC），与传统的细胞毒药物相比，ADC 能特异性杀死肿瘤细胞，同时副作用较少。在一项单臂、多中心试验中，转移性 NSCLC 患者在 21 d 为一周期的第 1 和第 8 天接受 8 或 10 mg/kg IMMU-132，结果显示耐受性良好且反应持久。在意向治疗（ITT）人群中，ORR 为 17%（9/54），中位无进展生存期为 5.2 个月，中位总生存期为 9.5 个月。

五、过继细胞免疫治疗

过继细胞免疫治疗属于被动免疫治疗，通过体外提取/筛选、活化并回输自体/异体具有肿瘤特异性杀伤作用的效应细胞，包括淋巴因子激活的杀伤细胞（lymphokine activated killer cell，LAK 细胞）、肿瘤浸润淋巴细胞（tumor infiltrating lymphocyte，TIL）、NK 细胞、细胞因子诱导的杀伤细胞（cytokine induced killer，CIK）、细胞毒 T 淋巴细胞（cytotoxic T lymphocyte，CTL）；但总体来说，在 NSCLC 中，尚未见到延长患者生存期和/或无进展病程的大型随机研究报告。

早在 1995 年 Kimura H 等将 105 例手术切除无效的原发性肺癌患者随机分配只接受标准术后放疗或化疗（对照组）和接受 IL-2/LAK 免疫治疗联合标准治疗（免疫治疗组）。结果显示，免疫治疗组 7 年生存率明显高于对照组（39.1% vs 12.7%，$P < 0.01$）。对于肺转移、残留癌症或淋巴结切除不完全而导致切除无效患者，免疫治疗有效。然而对于有胸壁或隔膜残留癌症，或由于癌性胸膜炎或胸膜扩散导致无法手术切除的患者，对照组与免疫治疗组之间的生存率无统计学差异。

国内外小样本的临床试验研究已经表明，相对于单纯化疗，CIK 生物治疗联合化疗可提高临床疗效。不仅 DC-CIK 作为维持治疗可延长Ⅲb/Ⅳ期 NSCLC 患者 PFS（3.2 个月 vs 2.56 个月，$P<$ 0.05），而且化疗联合 DC-CIK 辅助治疗Ⅲ期 NSCLC 患者，中位生存期可明显延长（28 个月 vs 22 个月，$P<0.05$）。应用 NP（长春瑞滨和顺铂）方案化疗联合 DC-CIK 治疗Ⅲb-Ⅳ期 NSCLC 患者，每 30 天接受两次以上 DC/CIK 细胞输注的患者比每 30 天接受两次 DC/CIK 细胞输注的患者 TTP 延长（7.3 个月 vs 6.2 个月，$P=0.034$），1 年、2 年、3 年生存率分别为 63.3% vs 56.7%、30.0% vs 23.3%、13.3% vs 6.7%（$P=0.037$），且副反应可耐受。Kimura H 等的 DC-CTL 后辅助化疗的前瞻Ⅱ期研究，结果显示 2 年和 5 年生存率分别是 88.9% 和 52.9%，之后的Ⅲ期随机对照临床试验证明 DC-CTL 免疫治疗联合化疗可显著提高术后肺癌患者的 2 年及 5 年生存率（2 年：93.4% vs 66.0%，5 年：81.4% vs 48.3%，$P=0.0013$）。

研究显示，经过继输注 TIL 治疗的Ⅲb 期 NSCLC 患者 3 年生存期明显改善。在较大肿瘤（直径≥5 cm）中，TIL 的数目与肿瘤进展有关，对比无或轻微浸润淋巴细胞组，中度或重度浸润淋巴细胞组可获得较低复发率（21% vs 60%，$P=0.02$）和较高 5 年无疾病生存率（75.6% vs 35.9%，$P=0.04$）。2010 年 Iliopoulou EG 等开展了异体 NK 细胞过继输注治疗晚期 NSCLC 患者的Ⅰ期试验，证明重复输注体外活化扩增（IL-15/氢化可的松）的异体 NK 细胞联合化疗是安全和有效的。Zhang 等将 NK 细胞联合 CTL 细胞治疗 NSCLC，免疫治疗组对比对照组明显延长 OS（31.1 个月 vs 18.1 个月，$P=0.008$）和 2 年生存率（62.95% vs 35.44%，$P<0.05$），死亡风险率降低 43.8%。

在低 TMB，少量 T 细胞和低 PD-L1 表达（冷肿瘤）的肿瘤中，免疫治疗方法的挑战不仅在于吸引效应 T 细胞进入 TME，而且还需要向 T 细胞提呈特异性肿瘤抗原。目前广受关注的 CAR-T 回输治疗，使其表面能够表达特异性识别肿瘤细胞的抗原，从而直接激活 T 细胞杀伤癌细胞。

Feng 等开展的Ⅰ临床研究（NCT01869166）结果表明，EGFR 靶向性 CAR-T 方案对于 EGFR 阳性（>50% 表达）治疗晚期复发/难治性 NSCLC 是安全的，但 CAR-T 治疗用于临床实践仍需更多临床研究来证明疗效。目前的困难是，NSCLC 缺乏特异性或独特的细胞表面抗原，因此将来使用特定肿瘤的基因组信息来预测可能提呈给 T 细胞的新表位，设计和制造对于每个患者独特的 CAR-T 治疗可能是有希望的策略。

六、细胞因子

IL-2 是主要由活化的 $CD4^+$ T 细胞和 $CD8^+$ T 细胞产生的具有广泛生物活性的细胞因子。IL-2 优化抗原提呈至 T 细胞的过程，体外可诱导 PBMC 或 TIL 成为 LAK，参与调控免疫应答。既往研究表明，应用 IL-2 治疗对 NSCLC 研究显示了相对较长的生存期。最近的研究表明，IL-2 联合吉非替尼治疗的患者缓解率（16%）是吉非替尼单药治疗的缓解率（5%）的近 3 倍；联合治疗的患者的总生存期（20 个月）明显比吉非替尼单药治疗的患者（7 个月）要长，且不良反应没有增加。粒细胞-巨噬细胞集落刺激因子（GM-CSF）是一种主要由巨噬细胞和活化 T 细胞产生的细胞因子，可通过促进树突状细胞分化、成熟和活化，进而促 Th、Teff、NK 细胞识别 TAA，引起系统性抗肿瘤反应。Correale 等将一线化疗后进展或复发的 26 例 NSCLC 患者随机分为两组，分别接受吉西他滨/多西他赛（GD）或 GD 联合 IL-2 和 GM-CSF 治疗。结果显示 GM-CSF 组与对照组的 ORR 分别为 58.3% 和 28.6%，但肿瘤进展时间（TTP）和 OS 均无差异，分别为 7.5 个月和 6.4 个月（$P=0.300$），12.1 个月和 10.2 个月（$P=0.400$）。2015 年 Golden EB 等首次应用放疗联合 GM-CSF 在 NSCLC 中证明，局部放疗联合 GM-CSF 免疫治疗可诱发全身抗肿瘤免疫反应。

全球小细胞肺癌（small-cell lung cancer，SCLC）占所有肺部恶性肿瘤的 15％。特征是生长迅速和早期广泛转移的倾向，Ⅳ期疾病占新诊断的 70％以上。化疗和放疗仍然是主流治疗，最初具有高反应性。然而，在大多数情况下很早就会发生复发，导致早期（局限期，LD）和晚期疾病（广泛期，ED）的 5 年总生存期（OS）分别为 14.7％～27.3％和 2.8％。不幸的是，在过去 30 年中，SCLC 患者的预期寿命没有改善，定义为顽固性癌症。最近几年发现，SCLC 的流行病学，生物学和临床特征提示免疫检查点抑制剂（immune checkpoint inhibitor，ICI）可能存在疗效。原因是SCLC 与吸烟有很强的联系，还具有非同义体细胞突变的高负荷（TMB）。

一、小细胞肺癌一线治疗

因为考虑到不进行化疗具有疾病迅速进展的潜在风险，大多数试验探讨了化疗和免疫治疗联合的方法。在随机Ⅱ期研究中，未经治疗的 ED-SCLC 患者，随机接受化疗（卡铂加紫杉醇）与安慰剂（对照组）或伊匹单抗联合两种方案（同步化疗或序贯化疗）。发现与安慰剂相比，序贯伊匹单抗仅轻度增加免疫相关 PFS，而且不见于接受同步治疗的患者。随后，一项随机Ⅲ期研究，含铂和依托泊苷联合伊匹单抗未能证实 PFS 或 OS 的获益。尽管上述令人失望的结果，进一步追求联合治疗策略的脚步并没有停止。IMpower133，一项Ⅲ期双盲随机试验，评估了 atezolizumab 加入卡铂和依托泊苷作为 ED-SCLC 患者的一线治疗的有效性和安全性。共有 403 例患者被随机分配接受 atezolizumab 加化疗，然后接受 atezolizumab 维持治疗或化疗加安慰剂。研究显示 OS 和 PFS 显著改善，尽管获益的程度并不令人印象深刻（中位数 OS 为 2 个月，中位数 PFS 为 0.9 个月），没有如先前在 NSCLC 中所见的生存曲线平稳的迹象。因此，最近 FDA 批准 atezolizumab 联合化疗的方案，作为 ED-SCLC 患者的一线选择，也得到最新的国家综合癌症网络（NCCN）指南的推荐。目前一些临床试验正在进行 PD-1/PD-L1 抑制剂与化疗和其他 ICI 联合的一线治疗探索。

随机，开放标签的Ⅲ期试验 CASPIAN 试验（NCT03043872）评估了初治的 ES-SCLC 患者中，durvalumab（含或不含 tremelimumab）与依托泊苷联合顺铂或卡铂（铂-依托泊苷）的疗效。durvalumab 联合铂-依托泊苷组分配了 268 例患者，铂-依托泊苷组分配了 269 例患者。Durvalumab 联合化疗可显著改善总体生存率，中位总生存期为 13.0 个月（95％ CI 11.5～14.8），而化疗组为 10.3 个月（9.3～11.2 个月），其中在 18 个月存活的患者中，分别为 34％和 25％。3 级或 4 级的任何原因的不良事件在 2 组相似，分别为 durvalumab 联合化疗组有 163 例（62％），化疗组有 166 例（62％）；导致死亡的不良事件发生分别为 13（5％）例和 15（6％）例。提示一线 durvalumab 联合铂-依托泊苷可显著改善 ES-SCLC 患者的总生存期。基于此，durvalumab 获 FDA 孤儿药资格认定，用于小细胞肺癌（SCLC）的治疗。2020 年 3 月，FDA 批准德瓦鲁单抗（IMFINZI，astraZeneca）与依托泊苷、卡铂或顺铂联合用于广泛期小细胞肺癌（ES-SCLC）患者的一线治疗。SCLC 的NCCN 指南更新了 2020 年第 2 版，在一线首选方案增添了 durvalumab＋化疗的治疗方案。

另一种有希望的是放射治疗与免疫治疗联合，由于同化疗一样，放射治疗可以诱导免疫原性细胞死亡。临床试验也正在评估放射治疗和化学免疫治疗方案，含有帕博利珠单抗（NCT02934503，NCT02402920）。PD-L1 抗体 durvalumab 与 CTLA-4 抗体 tremelimumab 也正在研究中（NCT02658214，NCT03043872），利用不同的作用机制。

二、维持治疗

虽然很难取代一线化疗，但是 SCLC 疾病进展导致的一般状态迅速下降和症状恶化，可能许多患者只能接受免疫治疗作为补救治疗。而且，化疗可能会增强肿瘤对免疫治疗的易感性，因此是 ICI 维持或巩固治疗的理由。45 例铂/依托泊苷化疗后的反应或疾病稳定的 ED-SCLC 患者中，Ⅱ期单臂试验评估了帕博利珠单抗维持的疗效，中位 PFS 为 1.4 个月（95％ CI 1.3～2.8 个月），未满足设计；然而，有任何 PD-L1 表达的患者，可以从维持治疗中获得持久的获益（6.5 个月），明显长于 PD-L1 阴性患者的 1.3 个月。在Ⅲ期试验 CheckMate-451 中评估相同的治疗方案，ED-SCLC 患者，一线铂类化疗后实现疾病控制，随机接受纳武利尤单抗单独；或纳武利尤单抗＋伊匹单抗，最多 4 个周期，然后是纳武利尤单抗；或安慰剂，直至疾病进展或不可接受的毒性，最多治疗 2 年。主要终点是 ICI 联合治疗与安慰剂相比，患者的 OS 改善。但此终点未得到满足，中位数 OS 令人失望，伊匹单抗和纳武利尤单抗组的 9.2 个月（95％ CI 8.2～10.2 个月）与安慰剂组 9.6 个月。该试验显示许多关键问题，第一个事实是几乎 60％的患者在最后一次化疗后，接受了 5 周以上的维持治疗。此外，与Ⅲ期 NSCLC 试验不同，伊匹单抗的剂量为 3 mg/kg，是联合方案的 2 倍以上剂量。对于局限期（Ⅰ－Ⅲ期）SCLC 患者，durvalumab 也开展了"类似 PACIFIC"的 ADRIATIC 全球多中心（包括中国）三期临床试验。研究旨在评估不可手术切除的局限期 SCLC（Ⅰ－Ⅲ期，Ⅰ期或Ⅱ期必须在医学上无法进行手术）患者在经过同步放化疗达到稳定后，使用 durvalumab 进行巩固治疗，研究结果令人期待。

三、超越一线的后线治疗

一线治疗后复发几乎是不可避免的，并且在进展时几乎没有有效的可用选择。对标准二线化疗的反应率是 24.3％，中位反应持续时间（DOR）约 14 周，代价为 3 级和 4 级毒性。Ⅰ/Ⅱ期开放标签试验 CheckMate-032，是第一次评估一线铂类化疗失败的 SCLC 患者免疫治疗。216 例患者随机分组接受单独纳武利尤单抗（3 mg/kg，每 2 周 1 次），或不同组合的纳武利尤单抗/伊匹单抗（1 mg/kg＋1 mg/kg，1 mg/kg＋3 mg/kg，或 3 mg/kg＋1 mg/kg）每 2 周 1 次。主要终点客观反应（OR）分别为 10％、23％和 19％。反应率与肿瘤细胞 PD-L1 表达，铂类耐药或以前的治疗数量无关。DOR 在每一个队列都很出色，分析时单独纳武利尤单抗组仍未达到其设计目标的中位数。与之前的拓扑替康或 amrubicin 试验相比较，治疗相关的毒性作用较少。因此，依据上述试验结果，FDA 最近批准纳武利尤单抗用于 SCLC 的三线治疗。另一方面，CheckMate-331（NCT02481830），一项开放标签的Ⅲ期试验，比较纳武利尤单抗与标准化疗作为二线治疗，对于一线铂类化疗后 SCLC 进展的患者，主要终点 OS 并没有得到满足。但是，作者强调 OS 曲线在 12 个月后分离，从而表明了部分亚群可以临床获益的重要作用。

与上述有希望的结果一致，Ib 期试验 KEYNOTE-028，评估帕博利珠单抗的活性和安全性，选择 24 例 PD-L1 表达（TPS≥1％）的一线标准治疗失败的广泛期 SCLC 患者。总体反应率（ORR）和 DOR 分别为 33.3％和 19.4 个月，只有 8 例患者出现≥3 级免疫相关不良事件。在Ⅱ期试验 KEYNOTE-158 中，107 例预先治疗的晚期 SCLC 患者帕博利珠单抗治疗（200 mg 每 3 周 1 次），ORR 为 3.7％，DOR 仍未达到。PD-L1 阳性患者具有更好的反应（ORR＝35％），令人惊讶的是中位 OS 为 14.6 个月。对 KEYNOTE-158 中的队列 G 和 KEYNOTE-028 中的队列 C1 的 83 例 SCLC 患者进行汇总分析，ORR 为 19％，两例患者有完全反应，14 例患者有部分反应；16 例反应者中有 14 例是 PD-L1 阳性。中位数 PFS 和 OS 分别为 2 个月和 7.7 个月。反应持续 6 个月或更长时间为 94％，12 个月或更长时间为 63％，18 个月或更长时间为 56％。基于上述汇总数据，FDA

于 2019 年 6 月，加速批准帕博利珠单抗治疗用于在铂类化疗之后疾病进展的晚期 SCLC 患者。

类似的 Ⅱ 期试验研究 atezolizumab 二线治疗方案，与标准治疗（即拓扑替康或重新卡铂和依托泊苷诱导）比较，没有达到其主要终点 ORR 的增加。PFS 数据也非常令人失望：atezolizumab 组中位数 PFS 为 1.4 个月，化疗为 4.2 个月。另一种 PD-L1 抗体，durvalumab 的 Ⅰ 期试验的初步数据显示，安全性可以耐受，中位 PFS 为 1.4 个月，OS 为 4.8 个月。与 tremelimumab 联合二线治疗 ED-SCLC 患者，3～4 级 irAE 为 23%，ORR 为 13.3%，中位 DOR 超过 18 个月。难治性 ED-SCLC 患者的 Ⅱ 期试验中，紫杉醇（175 mg/m²）每 3 周 1 次，最多 6 个周期，从第二个周期开始加入帕博利珠单抗（每 3 周 200 mg）直到疾病进展或不可接受的毒性。ORR 为 23.1%，疾病控制率（DCR）超过 80% 和中位数 OS 为 9.2 个月。毒性是可以接受的，主要的 3～4 级事件，如发热性中性粒细胞减少症，是化疗相关的。

尽管存在很高的肿瘤突变负荷，但免疫检查点阻断在 SCLC 中的疗效仍然有限。一项单臂 Ⅱ 期临床试验（NCT02484404）纳入了 SCLC 复发的患者，每 4 周接受 durvalumab 1 500 mg，奥拉帕尼 300 mg，每天 2 次。共有 20 例患者入组，在 19 例可评估患者中，观察到 2 例具有部分或完全缓解（10.5%），包括 EGFR 转化 SCLC 患者。观察到 4 例患者（21.1%）具有肯定的反应或病情持续稳定（≥8 个月）的临床获益。与治疗相关的最常见不良事件为贫血（80%），淋巴细胞减少症（60%）和白细胞减少症（50%）。但研究未达到预设的疗效标准。治疗前和治疗期间的活检标本表明，肿瘤免疫表型——预先存在的 CD8⁺ T 细胞浸润可能与 SCLC 对免疫检查点阻断联合治疗的反应有关，预测价值需要在更大的队列研究中得到证实。

为了增加 ICI 治疗 SCLC 的作用，生物学理论支持将 ICI 与一些非化疗药物相结合，旨在获得协同作用，随后提高临床获益于免疫治疗的患者百分比和持续时间。第一个策略的免疫耐受机制是冗余的观点，因此解除更多的免疫抑制靶点可以增强抗肿瘤作用。Utomilumab 是一种完全人类 IgG2 激动剂，靶向 CD137，一种共刺激受体，在活化的免疫细胞上表达，增强的细胞毒性 T 细胞和 NK 细胞活性并触发抗肿瘤反应。其他药物，INCAGN01949（NCT03241173），一种完全人类 IgG1 单克隆抗体，靶向并刺激 OX40（CD134）。另一种策略涉及不直接与免疫细胞相互作用，但仍然能够影响免疫反应。最近发现 CDK4/6（细胞周期蛋白依赖性激酶 4/6）通过与 DNA 甲基转移酶的相互作用 1（DNMT1），增加免疫逃避的 T 细胞表型。铂/依托泊苷和 atezolizumab 与新分子 trilaciclib，一种 CDK4/6 抑制剂正在 Ⅱ 期临床试验阶段（NCT03041311）。

四、SCLC 中对免疫抑制剂反应密切的预测性生物标志物

发现可靠的生物标志物在免疫治疗，特别是在 SCLC 中至关重要。在试验 IMpower-133 和 CheckMate-331 中观察到获益的曲线交叉，提示一部分患者受益于免疫治疗，但到目前为止没有明确的标志物。

在联合使用伊匹单抗与依托泊苷和卡铂的试验中，基线阳性的自身免疫抗体（抗 SOX2、抗 Hu、抗 Yo、抗 VGCCA、抗 VGPCA、抗核、抗中性粒细胞胞质抗体）显示延长生存的趋势（18.5 个月 vs 17 个月，$P=0.144$），显著延长的中位无进展生存期（8.8 个月 vs 7.3 个月，$P=0.036$）和更高反应率的趋势（$P=0.066$）。据报道，SCLC 细胞中 PD-L1 的表达频率低于 NSCLC（10%～40% vs 66%）。在 SCLC 中，PD-L1 作为免疫治疗反应的预测因素主要来自于 KEYNOTE 研究系列。通过使用 dako 平台上的抗 PD-L1 抗体克隆 22C3（Merck），在 ≥1% 的肿瘤和炎症或基质（比例评分）细胞中观察到膜染色时，定义为 PD-L1 阳性；样品存在至少 50 个可评估的肿瘤细胞。

一个探索性分析显示，在 SCLC 中，PD-L1 在肿瘤细胞上表达较低，其在基质上的表达可能更

频繁，是预测帕博利珠单抗获益的生物标志物，但需要等待前瞻性和独立性研究验证。纳武利尤单抗的临床试验则明显不一样。

CheckMate-032 研究的所有评估 PD-L1 患者中，ORR 在 PD-L1 阳性和阴性组之间没有差异（分别为 10％和 11％）。提示 PD-L1 评估在 SCLC 中仍有一些局限性。纳武利尤单抗和帕博利珠单抗之间的细微差别，可能的原因之一是由于 PD-L1 表达的评估。因为在纳武利尤单抗试验中，仅计数 PD-L1 阳性肿瘤细胞，样品必须含有至少 100 个可评估的肿瘤细胞。

在 401 例 SCLC 中，CheckMate-032 研究进一步分析了 TMB 的可能预测价值。在非常高比例的患者（53％，$N=211$）中成功地进行全外显子组测序（WES），根据 TMB 分 3 组：<143 突变（低），$143\sim247$（中），$\geqslant248$（高），Nivo 3 组 ORR 的分别为 4.8％、6.8％和 21.3％；在 Nivo1/Ipi 3 组中 ORR 分别为 22.2％、16.0％和 46.2％。更高的 TMB 也与更高的 12 个月的 PFS 和 OS。Nivo1/Ipi3 组，估计 12 个月的 OS 分别为 62.4％、19.6％和 23.4％。TMB 也在 IMpower-133 研究人群中进行了评估，在 illumina NGS 平台上对 cfDNA 进行血液检测。所有患者中 351 例（87％）确定了 TMB，并根据两个预先规定截点值分组，TMB 高于 10 个突变/Mb 和高于 16 个突变/Mb 分别为 59％和 23.1％。值得注意的是，TMB 与 ORR，PFS 和 OS 无关。原因可能目前缺乏评估 TMB 的最佳方式，作为连续生物标志物，需要确定的截点值；或者可能只有产生新抗原的突变应该被考虑。

第七节　肺癌的免疫治疗的展望

在过去 20 年中，肺癌的生物学研究和治疗方法取得了巨大的进步，对肿瘤生物学更深入的理解能够促进个体化医疗的发展。而过去 30 年预后不佳和缺乏改善的小细胞肺癌，检查点抑制剂的免疫治疗彻底改变了现状。此外，引入免疫检查点抑制剂导致特定患者的生存期延长，极少数患者甚至会出现持久反应，而且具有可控的毒性特征。发现更好的生物标志因子，对预测免疫治疗的反应及其最佳使用人群是至关重要的。虽然 PD-L1 表达和 TMB 都可用于选择治疗的患者，但大多数患者不适合用这 2 种生物标志进行分层。NSCLC 当前和未来的个性化治疗方案：可靶向治疗的约占 25％，其中 EGFR 突变最为常见。对于表达高水平 PD-L1（>50％）或高水平微卫星不稳定性（MSI）的肿瘤患者，应使用单药免疫检查点抑制剂。在低（>1％）PD-L1 表达水平的肿瘤的患者中，目前可考虑抗 PD-L1 与细胞毒治疗，抗 CTLA-4 或其他免疫治疗联合的方法。

尽管如此，目前所有标准治疗的获益仍然只在少数患者中观察到，为了进一步改善患者的疗效，有必要更好地了解原发/获得性耐药的机制，使其在出现时能够进行预防或有效治疗。在临床上克服耐药的可行策略是进行联合治疗，如免疫检查点抑制剂与传统放化疗、靶向治疗以及免疫检查点之间的联合。然而，联合治疗方法除了生物学毒性以外，患者及其家属的经济学毒性更值得关注，继 NICE 之后 ASCO、ESMO 和 NCCN 均制定了自己的标准和参数，评估治疗药物的费用-效益比，因此，尤其是在我国，必须考虑患者及其家庭的支付能力。

应用 ctDNA 来追踪早期肺癌的进化动力学，以扩大检测致癌驱动和跟踪耐药突变，在复发时连续评估随着时间和可能在不同转移部位发生的动态克隆演变将是进一步治疗进展的关键，但是在临床执行过程中存在困难。

虽然治疗晚期肺癌一直被认为是姑息治疗，但持续的药物开发为越来越多的患者提供了延长生存期的希望。包括免疫治疗在内的新的治疗方式，首次为转移性疾病患者提供了治愈的可能性。初步数据表明，ICI 效力的预测生物标志物可能是疾病特异性，在 NSCLC 中验证的，不能在 SCLC 中转化。除了将 ICI 与化学治疗相结合免疫疗法，新治疗方法联合，特别是针对 SCLC 中的生长和化学耐药的分子通路，也是临床的需求。值得高兴的是，在免疫治疗药物开发的过程中，我国的发展也是值得关注的，各种免疫检查点抑制剂、细胞治疗和溶瘤病毒正在临床进行试验，相信近几年有药物会出现在临床应用。

免疫治疗是一个快速发展的全新肿瘤治疗领域，仍面临一系列全新的问题：其一，肺癌细胞对免疫治疗产生耐受而疗效欠佳，因此须进一步探讨免疫抑制机制，更准确地使用生物标志物，实现肺癌的精准免疫治疗；其二，如何有效处理肺癌免疫治疗中出现的自身免疫反应，调节机体免疫状态的平衡，从而保证疗效的同时提高安全性还有待进一步研究；其三，肺癌免疫治疗可达到快速的治疗反应、疾病的稳定，甚至可表现为"疾病进展"仍使患者的生存受益，如何准确评价其疗效，尚须进一步完善新的疗效评估标准。

彭 敏 蔡 茜

参 考 文 献

[1] Chen W, Zheng R, Zhang S, et al. Cancer incidence and mortality in China in 2013：an analysis based on urbanization level[J]. Chin J Cancer Res, 2017, 29(1)：1-10.

[2] Herbst R S, Morgensztern D, Boshoff C. The biology and management of non-small cell lung cancer[J]. Nature, 2018, 553(7689)：446-454.

[3] Reck M, Rodriguez-Abreu D, Robinson AG, et al. Pembrolizumab versus Chemotherapy for PD-L1-Positive Non-Small-Cell Lung Cancer[J]. N Engl J Med, 2016, 375(19)：1823-1833.

[4] Langer CJ, Gadgeel SM, Borghaei H, et al. Carboplatin and pemetrexed with or without Pembrolizumab for advanced, non-squamous non-small-cell lung cancer：a randomised, phase 2 cohort of the open-label KEYNOTE-021 study[J]. Lancet Oncol, 2016, 17(11)：1497-1508.

[5] Rizvi NA, Hellmann MD, Brahmer JR, et al. Nivolumab in Combination With Platinum-Based Doublet Chemotherapy for First-Line Treatment of Advanced Non-Small-Cell Lung Cancer[J]. J Clin Oncol, 2016, 34(25)：2969-2979.

[6] Borghaei H, Paz-Ares L, Horn L, et al. Nivolumab versus Docetaxel in Advanced Nonsquamous Non-Small-Cell Lung Cancer[J]. N Engl J Med, 2015, 373(17)：1627-1639.

[7] Fehrenbacher L, Spira A, Ballinger M, et al. Atezolizumab versus docetaxel for patients with previously treated non-small-cell lung cancer(POPLAR)：a multicentre, open-label, phase 2 randomised controlled trial[J]. Lancet, 2016, 387(10030)：1837-1846.

[8] Rittmeyer A, Barlesi F, Waterkamp D, et al. Atezolizumab versus docetaxel in patients with previously treated non-small-cell lung cancer(OAK)：a phase 3, open-label, multicentre randomised controlled trial[J]. Lancet, 2017, 389(10066)：255-265.

[9] Peters S, Gettinger S, Johnson ML, et al. Phase II Trial of Atezolizumab As First-Line or Subsequent Therapy for Patients With Programmed Death-Ligand 1-Selected Advanced Non-Small-Cell Lung Cancer(BIRCH)[J]. J Clin Oncol, 2017, 35(24)：2781-2789.

[10] Antonia SJ, Villegas A, Daniel D, et al. Durvalumab after Chemoradiotherapy in Stage III Non-Small-Cell Lung Cancer[J]. N Engl J Med, 2017, 377(20)：1919-1929.

[11] Hellmann MD, Rizvi NA, Goldman JW, et al. Nivolumab plus Ipilimumab as first-line treatment for advanced non-small-cell lung cancer(CheckMate 012)：results of an open-label, phase 1, multicohort study[J]. Lancet Oncol, 2017, 18(1)：31-41.

［12］　Maughan BL,Bailey E,Gill DM,et al.Incidence of Immune-Related Adverse Events with Program Death Receptor-1-and Program Death Receptor-1 Ligand-Directed Therapies in Genitourinary Cancers［J］.Front Oncol,2017,7:56.

［13］　Rodriguez PC,Popa X,Martinez O,et al.A Phase Ⅲ Clinical Trial of the Epidermal Growth Factor Vaccine CIMAvax-EGF as Switch Maintenance Therapy in Advanced Non-Small Cell Lung Cancer Patients［J］.Clin Cancer Res,2016,22(15):3782-3790.

［14］　Butts C,Socinski MA,Mitchell PL,et al.Tecemotide(L-BLP25) versus placebo after chemoradiotherapy for stage Ⅲ non-small-cell lung cancer(START):a randomised,double-blind,phase 3 trial［J］.Lancet Oncol,2014,15(1):59-68.

［15］　Thatcher N,Hirsch FR,Luft AV,et al.Necitumumab plus gemcitabine and cisplatin versus gemcitabine and cisplatin alone as first-line therapy in patients with stage IV squamous non-small-cell lung cancer(SQUIRE):an open-label,randomised,controlled phase 3 trial［J］.Lancet Oncol,2015,16(7):763-774.

［16］　Heist RS,Guarino MJ,Masters G,et al.Therapy of Advanced Non-Small-Cell Lung Cancer With an SN-38-Anti-Trop-2 Drug Conjugate,Sacituzumab Govitecan［J］.J Clin Oncol,2017,35(24):2790-2797.

［17］　Mathew M,Enzler T,Shu CA,et al.Combining chemotherapy with PD-1 blockade in NSCLC［J］.Pharmacol Ther,2018,186:130-137.

［18］　Assi HI,Kamphorst AO,Moukalled NM,et al.Immune checkpoint inhibitors in advanced non-small cell lung cancer［J］.Cancer,2018,124(2):248-261.

［19］　Goodman AM,Kato S,Bazhenova L,et al.Tumor Mutational Burden as an Independent Predictor of Response to Immunotherapy in Diverse Cancers［J］.Mol Cancer Ther,2017,16(11):2598-2608.

［20］　Bradbury P,Sivajohanathan D,Chan A,et al.Postoperative Adjuvant Systemic Therapy in Completely Resected Non-Small-Cell Lung Cancer:A Systematic Review［J］.Clin Lung Cancer,2017,18(3):259-273.e8.

［21］　Soo RA,Lim SM,Syn NL,et al.Immune checkpoint inhibitors in epidermal growth factor receptor mutant non-small cell lung cancer:Current controversies and future directions［J］.Lung Cancer,2018,115:12-20.

［22］　Kordbacheh T,Honeychurch J,Blackhall F,Faivre-Finn C,Illidge T.Radiotherapy and anti-PD-1/PD-L1 combinations in lung cancer:building better translational research platforms［J］.Ann Oncol,2018,29(2):301-310.

［23］　Buttner R,Gosney JR,Skov BG,et al.Programmed Death-Ligand 1 Immunohistochemistry Testing:A Review of Analytical Assays and Clinical Implementation in Non-Small-Cell Lung Cancer［J］.J Clin Oncol,2017,35(34):3867-3876.

［24］　Mouw KW,Goldberg MS,Konstantinopoulos PA,et al.DNA Damage and Repair Biomarkers of Immunotherapy Response［J］.Cancer Discov,2017,7(7):675-693.

［25］　Haratani K,Hayashi H,Chiba Y,et al.Association of Immune-Related Adverse Events With Nivolumab Efficacy in Non-Small-Cell Lung Cancer［J］.JAMA Oncol,2018,4(3):374-378.

［26］　Hastings K,Yu H,Wei W,et al.EGFR mutation subtypes and response to immune checkpoint blockade treatment in non-small cell lung cancer［J］.Ann Oncol,2019,30(8):1311-1320.

［27］　Sato K,Akamatsu H,Murakami E,et al.Correlation between immune-related adverse events and efficacy in non-small cell lung cancer treated with Nivolumab［J］.Lung Cancer,2018,115:71-74.

［28］　Rizvi H,Sanchez-Vega F,La K,et al.Molecular Determinants of Response to Anti-Programmed Cell Death(PD)-1 and Anti-Programmed Death-Ligand(PD-L)-Ligand 1 Blockade in Patients With Non-Small-Cell Lung Cancer Profiled With Targeted Next-Generation Sequencing［J］.J Clin Oncol,2018,36(7):633-641.

［29］　Memon H,Patel BM.Immune checkpoint inhibitors in non-small cell lung cancer:A bird's eye view［J］.Life Sci,2019,233:116713.

［30］　Horn L,Mansfield AS,Szczęsna A,et alet al.First-Line Atezolizumab plus Chemotherapy in Extensive-Stage Small-Cell Lung Cancer［J］.N Engl J Med,2018,379(23):2220-2229.

［31］　Calles A,Aguado G,Sandoval C,et al.The role of immunotherapy in small cell lung cancer［J］.Clin Transl Oncol,

2019,21(8):961-976.

[32] Gelsomino F,Lamberti G,Parisi C,et al.The evolving landscape of immunotherapy in small-cell lung cancer:A focus on predictive biomarkers[J].Cancer Treat Rev,2019,79:101887.

[33] Pavan A,Attili I,Pasello G,et al.Immunotherapy in small-cell lung cancer:from molecular promises to clinical challenges[J].J Immunother Cancer,2019,7(1):205.

[34] Paik PK,Pillai RN,Lathan CS,et al.New Treatment Options in Advanced Squamous Cell Lung Cancer[J].Am Soc Clin Oncol Educ Book,2019,39:e198-e206.

第十二章

白血病/淋巴瘤的免疫治疗

第一节 前 言

恶性淋巴造血系统肿瘤的发病率近年来也逐渐升高。据 2016 年美国的数据统计，淋巴瘤的发病率为第 6 位；据 2015 年中国的数据统计，淋巴瘤的发病率为第 12 位，其中男性发病率为第 9 位，女性发病率为第 14 位。ALL 是儿童最常见的血液系统恶性增殖性疾病，儿童的治愈率可达 85%，成人仅为 30%～40%。慢性淋巴细胞白血病（CLL/SLL）是一种慢性淋巴细胞增殖性疾病，是西方最常见的白血病之一，发病率为（2～6）/10 万人，老年人多发，具有惰性倾向。复发难治性的 ALL 和 CLL/SLL 治疗难度较大，预后较差，多年来进展有限。随着人口老龄化的加剧，恶性淋巴造血系统肿瘤的发病率将呈持续上升的趋势，研发新的治疗方法尤为重要。

恶性淋巴造血系统肿瘤的治疗方法是以化疗为主的综合治疗。肿瘤免疫治疗已经成为继手术切除、化疗和放疗之后的另一种有确切疗效的抗肿瘤手段。其中，ICI 和以 T 淋巴细胞为主要效应细胞的肿瘤免疫疗法，如 CAR-T 成为免疫治疗领域的重大突破。此外，BiAb 也是肿瘤免疫治疗的研究热点。

免疫检查点疗法就是通过促进共刺激或抑制共抑制信号通路，以调节 T 细胞活性来提高抗肿瘤免疫应答的治疗方法。多项临床试验证实，免疫检查点抑制剂能够持续提高晚期肿瘤包括黑色素瘤、NSCLC、恶性淋巴瘤等患者的总体有效率和总生存率，为恶性肿瘤的免疫治疗带来新的突破。迄今，FDA 已批准了多个免疫检查点抑制剂，如伊匹单抗（抗 CTLA-4）、纳武利尤单抗（抗 PD-1）、帕博利珠单抗（抗 PD-1）和阿特珠单抗（抗 PD-L1）。

CAR 修饰的 T 细胞通过一种利用基因工程的方法，使 T 淋巴细胞不受组织相容性复合体（major histocompatibility complex，MHC）的限制，同时可特异性识别肿瘤表面抗原，并且增强 T 细胞功能和持久性，CAR-T 兼具单抗技术和细胞免疫技术的优势，在 B 淋巴细胞白血病、B 细胞淋巴瘤、多发性骨髓瘤、脑胶质瘤、黑色素瘤及前列腺癌等患者的临床试验中取得了显著疗效。由于 CAR-T 细胞的抗肿瘤效应与 TAA 的类型、表达水平的高低、肿瘤局部免疫微环境等密切相关，所以研究人员在 CAR 的结构上不断优化，针对不同肿瘤设计不同的 CAR 结构。其中以靶向 CD19 分子的嵌合体抗原受体基因修饰的 T 细胞（CD19-CAR-T）在治疗复发性、难治性的急性、慢性淋巴细胞白血病以及 B 细胞恶性肿瘤上获得了良好效果。

单克隆抗体通过特异性与细胞表面抗原结合靶向杀伤肿瘤细胞，也可以耦联放射性核素、毒素、酶或药物定向浓聚于肿瘤病灶，提高疗效。双特异性抗体是 1 种带有 2 种特异性抗原结合位点的单克隆抗体，其中 1 个位点可与靶细胞表面抗原结合，另 1 个结合位点则可以与载荷物（效应细胞、分子等）结合，可以在靶细胞和免疫效应细胞之间架起桥梁，触发细胞毒性反应。博纳吐单抗（blinatumomab）是首个被 FDA 批准用于临床治疗的双特异性抗体，以 CD19 作为靶点，因此对 B 淋巴细胞恶性肿瘤，包括复发难治 B 淋巴细胞白血病、非霍奇金淋巴瘤治疗效果显著。

近年来免疫治疗发展迅速，在抗体、疫苗、免疫调节剂以及细胞治疗等各方面都取得重大进展，本章节将重点介绍 PD-1/PD-L1 抗体和 CAR-T 在白血病、淋巴瘤中的应用。

第二节　PD-1/PD-L1 免疫检查点抑制剂

PD-1 与其配体 PD-L1 结合通过抑制淋巴细胞的增殖、活化，并抑制 T 细胞的分化、调节细胞因子的表达和分泌，最终避免体内出现过度的免疫应答。在淋巴瘤组织上进行免疫组化检测，结果提示 70％的原发纵隔大 B 细胞淋巴瘤、50％的原发中枢神经系统淋巴瘤、50％的外周 T 细胞淋巴瘤均高表达 PD-L1。进一步的基因分析显示，PD-L1 的表达与 9p24.1/PD-L1/PD-L2 的基因改变、异位密切相关。重要的是，PD-L1 与多种淋巴瘤的预后密切相关，如染色体 9p24.1 区域扩增提示进展期经典型霍奇金淋巴瘤患者预后不佳。在恶性淋巴瘤临床研究中，尽管免疫检查点抑制剂已崭露头角，但 PD-1/PD-L1 表达谱及其生物学特性尚不明确，其在临床实践中的疗效及相关机制有待进一步研究。

一、PD-1/PD-L1 抑制剂在霍奇金淋巴瘤中的应用

霍奇金淋巴瘤（Hodgkin's lymphoma，HL）是常见的淋巴瘤类型之一，有两个高峰人群，分别为 15～35 岁的青少年以及 60 岁以上的成年人群，其特征为：肿瘤微环境的细胞构成和表达异常极为明显，包括异常 T 细胞增生、嗜酸粒细胞浸润、NK 细胞增生、组织细胞增生和细胞调控因子的异常表达等。近年来研究显示，87％的经典型霍奇金淋巴瘤（classical Hodgkin's lymphoma，CHL）病例中，不论是哪种亚型，RS 细胞均会表达 PD-L1，表达率为 95％～100％。进一步研究提示，97％ CHL 患者拥有 9p24.1 的多倍体（5％）、拷贝数增加（56％）或者扩增（36％）。Yamamoto 等研究发现，在霍奇金淋巴瘤中 RS 细胞 PD-L1 表达阳性，而肿瘤浸润 T 细胞和外周 T 细胞高表达 PD-1，抑制 PD-1 信号通路可使 HL 浸润的 T 细胞恢复产生 IFN-γ。因此霍奇金淋巴瘤患者细胞免疫功能的降低，可以用 PD-L1 高表达而抑制肿瘤浸润 T 细胞功能以及 T 细胞耗竭的现象来解释。因此 HL 患者可能从针对 PD-1/PD-L1 的治疗中获益。

纳武利尤单抗作为第一个用于治疗复发难治型霍奇金淋巴瘤的 PD-1 抑制剂，首先证实了上述理论。一项多中心的临床研究显示，纳武利尤单抗单药治疗复发难治型霍奇金淋巴瘤，其 ORR 达 90％以上，CR 和 PR 分别为 17％和 70％，显著优于现有治疗方案。另一项 Ⅱ 期临床研究用纳武利尤单抗治疗本妥昔单抗和自体干细胞移植（Autologous stem cell transplantation，ASCT）失败后复发或进展的患者，结果显示其 ORR 为 66％，9％患者达到 CR，58％患者达到 PR，6 个月的 PFS 为 77％。基于上述临床研究结果，FDA 于 2016 年批准纳武利尤单抗用于经本妥昔单抗和 ASCT 治疗后复发进展的霍奇金淋巴瘤患者。另外一个 PD-1 抑制新药是帕博利珠单抗，首先也应用于复发难治性霍奇金淋巴瘤。Ⅰ B 期临床研究 KEYNOTE-013 中，帕博利珠单抗同样用于治疗本妥昔单抗（brentuximab）和 ASCT 失败的 HL 患者，其中期分析显示，ORR 率为 65％，CR 率为 15％。Ⅱ 期临床研究 KEYNOTE-087 中帕博利珠单抗对于复发难治的霍奇金淋巴瘤患者仍然显示出了明显的疗效，其 ORR 率为 69％，CR 率为 22.4％。基于上述两项临床研究成果，帕博利珠单抗分别于

2017年3月被美国FDA及2017年5月被欧盟委员会批准用于复发难治性霍奇金淋巴瘤的患者。

信迪利单抗、卡瑞利珠单抗和替雷利珠单抗是在中国开发和评估的PD-1抑制剂。与纳武利尤单抗和帕博利珠单抗相比，上述药物的Ⅱ期临床试验中，<20%的患者接受了ASCT，而接受BV（brentuximab vedotin）的患者更少，因为ASCT不适合许多中国患者，而BV在中国尚未获得批准。在≥Ⅱ期既往治疗失败的rr-cHL患者的3项Ⅱ期临床试验中，仅在中国的中心进行了信迪利单抗、卡瑞利珠单抗和替雷利珠单抗单抗评估，即ORIENT-1（$n=92$）、SHR-1210-Ⅱ-204（$n=75$）和BGB-A317-203（$n=70$）。显然，与CheckMate-205和KEYNOTE-087的人群相比，中国人群接受的较少的先前治疗。此外，信迪利单抗、卡瑞利珠单抗和替雷利珠单抗单抗的随访时间仍然很短。总体缓解率在数值上似乎更高，PFS和毒性与纳武利尤单抗和帕博利珠单抗相似，但明显更有利于rr-cHL患者人群。信迪利单抗、卡瑞利珠单抗和替雷利珠单抗均已在中国获得批准，后线治疗cHL，并将在西方国家进行评估。总之，CheckMate-205和KEYNOTE-087临床试验证实了高反应率；而且，信迪利单抗和替雷利珠单抗可能会提供另一种选择，尤其是在rr-cHL治疗费用不断上涨的情况下。

因此，临床上对于传统治疗方案疗效不佳或者复发难治性霍奇金淋巴瘤患者，目前国际及国内多项关于PD-1/PD-L1抑制剂的临床研究正在进行中。

晚期HL中Ⅱ期临床试验已初步评估了纳武利尤单抗和帕博利珠单抗的一线治疗。考虑到两种药物均可增加肺部毒性，因此省略了博来霉素，与AVD而非ABVD联合使用。在CheckMate-205的D组中，对51例Ⅲ/Ⅳ或ⅡB期大块和/或结外HL患者进行了纳武利尤单抗×4，随后是纳武利尤单抗-AVD×6治疗。主要终点是安全性和耐受性。1例68岁的患者，治疗后38 d因发热性中性粒细胞减少症，呼吸道感染和充血性心力衰竭而死亡。没有肺炎的病例。纳武利尤单抗单药治疗的ORR为69%，包括18%的CR，9个月的mPFS为92%，虽然结果仍然非常初步，但很有希望。

二、PD-1/PD-L1抑制剂在非霍奇金淋巴瘤中的应用

非霍奇金淋巴瘤（non-Hodgkin's lymphoma，NHL）病理类型复杂，预后差异大。弥漫大B细胞淋巴瘤（diffuse large B cell lymphoma，DLBCL）是其中最常见的一类。与HL不同，NHL很少有9p24.1基因改变，主要是纵隔B细胞淋巴瘤（PMBCL），具有与HL相似的组织学和遗传特征，包括9p24.1扩增和易位。同样，原发性中枢神经系统淋巴瘤（PCNSL）和原发性睾丸淋巴瘤（PTL），具有TBLX1XR1的重排，导致PD-L2蛋白表达增加。因此，提示PD-1抗体在PMBCL，PCNSL，PTL和灰区淋巴瘤中具有潜在作用。在其他淋巴瘤中9p24.1基因修饰和重排很少见，侵袭性B细胞淋巴瘤PD-L1表达较差。一项研究应用免疫组化的方法检测了33例冰冻DLBCL病例样品，发现仅1（5%）例生发中心型（germinal center B-cell like，GCB）病例表达PD-L1，而8例（57%）非生发中心型（non-germinal center B-cell like，Non-GCB）病例表达PD-L1，差异有统计学意义。更大样本的一项研究显示，1253例DLBCL患者中，PD-L1阳性患者为132例（10.5%），在PD-L1阳性DLBCL患者中，Non-GCB、EBV-DNA阳性、IPI高危患者比例明显增多。在疗效预测方面，PD-L1阴性和PD-L1阳性DLBCL两组患者治疗后CR/CRu无显著性差异，但PD-L1阴性患者的OS显著优于PD-L1阳性DLBCL患者。在其他B细胞非霍奇金淋巴瘤中，PD-L1主要表达在小淋巴细胞性淋巴瘤/慢性淋巴细胞性白血病细胞和3级滤泡性淋巴瘤。滤泡性淋巴瘤（FL）不表达PD-L1或9号染色体的异常修饰，但进一步研究发现其肿瘤微环境中高表达PD-1，提示PD-1/PD-L1可能调节了其免疫逃逸作用。

目前没有证据显示在套细胞淋巴瘤和边缘区淋巴瘤表达PD-L1。在T细胞非霍奇金淋巴瘤中，人嗜T-淋巴病毒1型（human T-lymphotropic virus1，HTLV1）携带者及成人T细胞白血病/淋巴

瘤（acute T-cell leukemia/lymphoma，ATLL）患者中 PD-1 的表达明显高于正常人群。研究证实了 PD-1/PD-L1 在 HTLV1 持续感染及 ATLL 在宿主免疫逃逸方面的重要性。PD-1 在血管免疫母细胞淋巴瘤、外周 T 细胞淋巴瘤非特指型和 ALK 阴性的间变大细胞淋巴瘤组织中均明显高表达。

在一项纳武利尤单抗治疗复发或难治性淋巴瘤患者的Ⅰ期研究中，主要入组的病理类型涵盖了多种复发难治性淋巴系统恶性肿瘤，包括 B-NHL、T-NHL、小淋巴细胞淋巴瘤/慢性淋巴细胞白血病、经典霍奇金淋巴瘤及多发性骨髓瘤。初步结果显示，B-NHL 患者的 ORR 和 CR 分别为 28% 和 7%，其中弥漫性大 B 细胞淋巴瘤患者的 ORR 为 36%，但反应者的缓解时间低于 3 个月。在 T-NHL 患者中，ORR 为 17%（无 CR），其中 5 例外周 T 细胞淋巴瘤患者的 ORR 为 40%。关于 PD-L1 的表达分析与临床结果的相关性的研究还在进行中，且该药物毒性是可耐受的，无明显 3～4 级的不良事件发生。另外，纳武利尤单抗用于复发难治性原发中枢和原发睾丸淋巴瘤的Ⅱ期研究结果也显示有一定的抗肿瘤功能。另一项 PD-1 抑制剂 pidilizumab 治疗淋巴瘤Ⅱ期临床研究中，入组的为 ASCT 后的复发难治 DLBCL 患者，其 ORR 为 51%。复发滤泡性淋巴瘤患者中（$n=32$），ORR 为 66%。

由于 PMBCL 与 9p24 的遗传畸变和 PD-L1 的过表达有关，因此推测易受 PD-1 阻断。另一个人源化的 PD-1 抑制剂帕博利珠单抗用于 33 例复发难治性纵隔大 B 细胞淋巴瘤，所有患者均为 ASCT 后复发或不适合移植者，81% 患者的纵隔肿块有明显的减小。在 KEYNOTE-170 治疗的 53 例 PM-BCL 患者中，帕博利珠单抗的反应率为 45%（7 例 CR，13%）。在随访期内（中位数为 9.7 个月）未达到中位缓解时间。首次客观反应的中位时间为 2.8 个月，所以不建议将帕博利珠单抗用于需要紧急减细胞治疗的 PMBCL 患者。因此，2018 年 6 月，FDA 加速批准帕博利珠单抗用于治疗难治性原发纵隔大 B 细胞淋巴瘤（PMBCL），或在两次或更多次治疗后复发的成年和儿童患者。

最近，汇总分析ⅠB 期 KEYNOTE-013（NCT01953692）和Ⅱ期 KEYNOTE-170 研究，rrPM-BCL 成人接受帕博利珠单抗治疗长达 2 年，直到疾病进展或出现不可接受的毒性。KEYNOTE-013 的 21 例患者的客观缓解率为 48%（7 例 CR，33%）。与治疗相关的不良事件在 KEYNOTE-013 中占 24%，在 KEYNOTE-170 中占 23%。没有与治疗有关的死亡。在 42 例可评估患者中，9p24 基因异常的程度与 PD-L1 表达有关，PD-L1 表达本身与无进展生存率显著相关。

帕博利珠单抗治疗慢性淋巴细胞淋巴瘤复发或 Richter 征转化的患者，在转化组中，其 ORR 可达 44%，而对应的复发组则为 0%。虽然 FL 对免疫检查点治疗表现出一定的反应能力，反但明显低于 HL。各种研究分析免疫检查点抗体与抗 CD-20 抗体，如帕博利珠单抗联合美罗华用于 27 例复发难治性滤泡淋巴瘤，ORR 和 CR 分别达到 80% 和 60%。atezolizumab 联合 obinutumab 用于已经多线治疗后的 26 例滤泡淋巴瘤和 23 例 DLBCL，ORR 分别为 16% 和 57%。优于单独使用抗 CD-20 抗体治疗的历史对照。滤泡淋巴瘤中正在进行评估免疫检查点药物联合 HDAC 抑制剂（NCT03179930）、放疗（NCT02677155）、化学免疫治疗（NCT02541565）、个体化肿瘤疫苗（NCT03121677）的试验。

NK/T 细胞淋巴瘤是一组恶性程度极高、治疗难度大且预后较差的淋巴瘤，该疾病主要集中于亚洲和中国的沿海地区。随着 PD-1/PD-L1 抑制剂研究的深入，新近研究发现，应用免疫组化检测 NK/T 细胞淋巴瘤患者组织，发现 PD-L1 的高表达几乎出现于全部患者的肿瘤细胞当中。进一步研究提示，PD-L1 表达与 EBV 感染间可能密切相关。上述研究预示着 PD-1/PD-L1 抑制剂的使用可能有效。体外实验也证实 PD-1/CTLA-4 抑制剂可提高脐血 T 细胞抑制 EBV 相关淋巴瘤生长的能力，进一步的研究提示 PD-1/CTLA-4 抑制剂可能有助于治疗 EB 病毒引起的相关疾病。目前已有帕博利珠单抗应用于 NK/T 细胞淋巴瘤患者的临床探索，其中一项研究结果表明：7 例既往接受过 1～5 线化疗方案均失败（2 例异基因造血干细胞移植后复发）的复发难治性 NK/T 细胞淋巴瘤，给予帕博利珠单抗治疗（2 mg/kg，3 周重复）后，5 例 CR，2 例 PR，取得了非常理想的疗效。目前多项研究正对此进行更深一步的探索。

三、PD-1/PD-L1 免疫检查点抑制剂与其他治疗方式的联合探索

（一）联合异基因造血干细胞移植

临床研究表明，干细胞移植能够提升 NHL 患者和复发难治 HL 的生存时间，改善其生活质量及预后。多项探讨 PD-1/PD-L1 抑制剂在淋巴瘤患者进行干细胞移植后的维持治疗，或者出现进展的情况下进行解救治疗的研究正进行中。一项帕博利珠单抗作为异基因造血干细胞移植后的巩固方案的 II 期的临床研究初步显示，对复发难治性 DLBCL 和 HL 患者，26% 的 HL 患者在治疗后因为早期和顽固性的移植物抗宿主疾病（graft versus host disease，GVHD）而死亡。在 HL 以及 NHL 的治疗过程中，免疫检测点抑制剂和异基因造血干细胞移植治疗的联合方案的有效性及安全性需要进一步临床研究。

（二）联合化疗及其他靶向药物

目前已有多项关于 PD-1/PD-L1 抑制剂与其他药物联合用于恶性淋巴瘤治疗的临床研究。在对 ibrutinib 单药治疗不敏感的淋巴瘤小鼠模型中，使用抗 PD-L1 的单抗，获得了显著的治疗效果。纳武利尤单抗联合 BTK 抑制剂 ibrutinib 治疗复发难治 B-NHL 及慢性淋巴细胞白血病的临床试验（NCT02401048、NCT02329847、NCT02362035）也在进行中。在 DLBCL 中有一些试验正在联合免疫检查点抑制剂与靶向药物，如来那度胺（NCT03015896）和 copanlisib（NCT03484819）。

（三）联合 CAR-T 治疗

有研究报道了 1 例 CAR-T 治疗失败的复发难治 DLBCL 患者应用 PD-1 抑制剂帕博利珠单抗后取得了较好的疗效，说明 PD-1 抑制剂对 CAR-T 治疗失败的 DLBCL 有效。目前的研究提示 PD-1 通路可能在 CAR-T 免疫治疗中起关键作用，但仍需临床进一步探索，联合治疗的临床研究正在进行中。

四、PD-1/PD-L1 免疫检查点抑制剂治疗毒性分析

淋巴瘤中，PD-1/PD-L1 免疫治疗导致的不良反应（肺炎、肠炎、肝炎、内分泌疾病、肾炎、肾功能不全、皮疹和脑炎）及输液反应与其他瘤种的临床研究类似。在纳武利尤单抗的 I 期临床试验过程中，其主要副作用为疲劳、肺炎、瘙痒、腹泻和低钙血症。在 II 期临床试验，发生率在 15% 以上的不良事件包括疲劳、输液相关反应和皮疹。最常见的 3 或 4 级药物相关不良事件包括中性粒细胞减少症及血清脂肪酶水平升高。远期毒性分析显示，长达 2 年的纳武利尤单抗治疗并未明显增加其毒性。同时上述大部分症状可通过激素类药物治疗、延迟或暂停药物治疗来缓解。目前移植后的患者接受纳武利尤单抗或帕博利珠单抗治疗后，多项研究均证实其发生免疫毒性反应及 GVHD 的概率明显增高，并增加了移植相关死亡率，因此患者行骨髓移植联合免疫治疗的安全性有待更进一步的研究。

总的说来，目前抗 PD-1/PD-L1 抑制剂在恶性淋巴瘤患者中的研究已取得阶段性成果，但是，肿瘤微环境的复杂性及患者个体的异质性等因素决定了仅靠阻断某个通路并不能达到彻底阻断肿瘤细胞生长的目的。因此，目前临床有诸多急需解决的问题，例如如何选择合适的病理类型、合适的患者、采用单药还是与联合治疗方案、药物时间长短、如何更精准进行疗效评价等。

五、CAR-T 细胞治疗淋巴细胞白血病

CD19 是 B 细胞表面的一种标志性蛋白，表达于 B 细胞发育的各个阶段；在正常 B 细胞、滤泡状树突细胞、前 B 细胞及恶性 B 细胞中均能表达，但在造血干细胞中无表达。急性和慢性淋巴细胞白血病往往存在 CD19 的表达，而其他淋巴系统肿瘤中表达强弱各不相同。CD19 的在 B 细胞中表达的特异性及广泛性决定了它可作为 CAR-T 治疗的重要靶点。首次通过基因改造技术应用慢病毒载体，将表达 B 细胞的 CD19 特异性嵌合抗原受体，转染至患者的 T 细胞中，改造后的 T 细胞称为 CD19 特异性 CAR-T 细胞。这些 T 细胞在体外经过大量扩增后重新输入到急性和慢性淋巴细胞白血病患者的体内发挥作用。CD19 特异性 CAR-T 细胞能够识别白血病的特异性 CD19 靶点，通过释放多种细胞因子，攻击具有 CD19 抗原的 B 细胞，促使机体清除恶性肿瘤细胞。目前的研究结果显示，这种逆转录病毒基因转染后的 T 细胞，在临床应用中是安全和有效的。

（一）CAR-T 细胞治疗慢性淋巴细胞白血病

和其他类型的白血病相比，慢性淋巴细胞白血病（CLL/SLL）是一种进展缓慢、惰性的 B 淋巴细胞白血病，是西方最常见的白血病之一，老年人多发，许多患者可以长时间甚至数年无明显症状。目前复发难治性 CLL/SLL 预后差，尚无标准治疗方案。

近年来研究提示，基因修饰后的 CAR-T 细胞对这种 B 细胞恶性肿瘤具有显著的治疗作用。2011 年来自宾夕法尼亚大学的 Juno 课题组首次应用 CAR-T 细胞成功治疗 3 例 CLL/SLL 患者，其中 2 例患者在 2 年后的随访中仍处于完全缓解。他们在随后的研究中发现，输注的 CAR-T 细胞可以在患者外周血和骨髓中大量存活，在体内增殖 1 000 倍以上，有效清除 CLL/SLL 细胞功能可维持 6 个月以上。不仅如此，部分 CAR-T 细胞甚至以记忆细胞的形式存在，当再次接触 CLL/SLL 细胞时产生快速反应。CAR-T 细胞在体内增殖和存活的机制尚未清楚，可能是由于在内环境中正常 B 细胞和表达 CD19 的白血病细胞激活或者释放细胞因子所致。CAR-T 细胞输入体内后，IFN-γ、CXCL-9、IL-6 以及可溶性 IL-2 受体等细胞因子显著增加，在输注 CAR-T 细胞后第 23 天达到高峰。骨髓中细胞因子的升高与白血病细胞的减少水平一致，但外周血和骨髓中 TNF 的水平变化不大。应用 RT-PCR 检测体内 CAR-T 细胞数量时发现，在输入后第 21 天，细胞的比值增加了 1 000 倍，占外周血淋巴细胞的 20% 以上。CAR-T 细胞的数量与肿瘤溶解综合征出现时间以及细胞因子升高水平一致。外周血中 CAR-T 细胞的倍增时间约为 1.2 d，半衰期为 31 d。目前该课题组应用的 CAR-T 细胞是包含细胞外 CD19 结构域和 CD3z 和 4-1BB 信号转导结构域的 CTL019（tisagenlecleucel）细胞，已治疗 40 多名复发难治的 CLL/SLL 患者。在该研究组最初的研究中，他们给予 14 例复发难治的 CLL/SLL 患者剂量为 $(0.14 \sim 5.9) \times 10^8$ 的 CTL019 细胞，ORR 为 57%，大多数患者的疗效可维持，得益于这群 CTL019 细胞的扩增和长时间的维持。为确定输注 CAR-T 细胞的最佳数量，该研究组进一步设计了包含两个剂量的 II 期临床试验。在该项试验中，两组各入组 13 例患者，中位随访时间为 7.3 个月，可评价的 23 例患者中，5 例达 CR，4 例达 PR，ORR 为 35%，这些有疗效的患者中有 3 例出现疾病进展。该试验 26 例患者中有 14 例出现延迟的细胞因子风暴，但未出现治疗相关死亡。初步分析的结果尚未提示输注 CTL019 细胞的数量与疗效或与毒性的明确关系。

Fred Hutchinson 癌症研究中心的研究者用 CAR-T 细胞治疗 24 例既往接受过 ibrutinib 治疗的 CLL/SLL 患者，该研究根据输注 CAR-T 细胞的量分为 2×10^5、2×10^6 和 2×10^7/kg CAR-T 细胞三个剂量水平。在 CAR-T 细胞输注完成 4 周之后评价疗效，17 例患者达 CR 或 PR，ORR 为 71%，20 例患者（83%）发生了细胞因子风暴，8 例患者发生神经毒性，大多数可逆，仅有 1 例致死。有

治疗反应的患者中有 12 例行骨髓 IgH 深度测序，其中 7 例未检出恶性突变，这些患者在中位随访 6.6 个月中无疾病进展。

（二）CAR-T 细胞治疗急性淋巴细胞白血病

急性淋巴细胞白血病（ALL）是血液系统中常见的恶性增殖性疾病，儿童的急性淋巴细胞白血病的治愈率可达 85％，成人仅为 30％～40％。但不论儿童或成人，复发难治的 ALL 在治疗上难度非常大，多年来也罕有进展。许多复发难治的 ALL 患者经规范化治疗再次化疗后仍有较高的复发率和死亡率。大多数 B-ALL 细胞表面没有 CD20 抗原而有 CD19 抗原，因此利妥昔单抗治疗无效，而 CAR-T 细胞能够靶向特异性的抗 CD19 抗原，因此可用于治疗 ALL。

Davila 等通过动物实验发现，应用 CAR-T 细胞治疗 B-ALL 的小鼠可诱导其长期缓解。斯隆-凯特琳癌症研究中心的研究者应用第 2 代 CAR-T 细胞，即转染了 CD28/CD3-ζ 的 CD19 特异性 CAR-T 细胞，治疗 5 例复发 B-ALL 患者。检测 CAR-T 细胞数量和功能，结果显示 CAR-T 细胞在体内可迅速产生抗肿瘤作用，微小残留病检测很快转阴，都达到了完全缓解。

Fred Hutchinson 癌症研究的 CAR-T 细胞研究团队在 B-ALL 治疗中的亮点是将 $CD4^+$ 和 $CD8^+$ CAR-T 淋巴细胞亚群分别扩增并按 1∶1 比例混合输注到患者体内，使不同亚群的 CAR-T 细胞亚群协同发挥抗肿瘤作用。该方法治疗 29 例 B-ALL 患者，24 例患者达 CR。

有些著名的儿童血液病研究中心也针对难治性儿童 B-ALL 探索 CAR-T 细胞治疗。费城儿童医院的研究者 Grupp 等于 2013 年在《新英格兰》杂志上率先报道，应用第 2 代 CAR-T（tisagenlecleucel）细胞免疫治疗的 2 例难治性和复发性 B-ALL 患儿均获得完全缓解。实验中 CAR-T 细胞输入剂量为 $1.4×10^6$～$1.2×10^7$ 个/kg，在 CAR-T 细胞输入体内 2 周后，患者外周血淋巴细胞和中性粒细胞数量增多，且大多数 T 淋巴细胞表达 CD19 嵌合抗原受体，CAR-T 细胞数量增长至输入时的 1 000 倍以上，在骨髓中也可检测到 CAR-T 细胞。在 ALL 患者体内，CAR-T 细胞增殖活跃，可影响 B 细胞发育，具有明显的抗肿瘤作用。随后该团队用 CAR-T 细胞治疗 53 例 B-ALL 患儿，治疗后有 50 例患儿达 CR，12 个月的 OS 可达 78％。

CCTL019B2202（B2202）是一项多中心，开放标签的单组试验，旨在确定 CTL019 在 R/R B 细胞 ALL 的儿童和年轻成人患者中的疗效和安全性。由于没有足够的信息来确认其他生产地点产品的可比性，因此疗效分析的人群，仅限于使用 Morris Plains 生产的产品治疗的 63 例患者。独立审查委员会评估 63 例患者中，有 52 例确定了 ORR（82.5％），包括 40 例 CR 和 12 例 CRi。所有 52 例反应者均为 MRD（minimal residual disease）阴性的。中位随访时间为 4.8 个月（范围 1.2～14.1 个月）；在随访期内仅 11 例缓解者复发，且未达到缓解的中位时间。因此 2017 年 10 月，FDA 批准 tisagenlecleucel（kymriah）治疗难治性或二次治疗或以上复发的前体 B 细胞急性淋巴母细胞白血病（ALL），年龄在 25 岁以下的患者。

随后 2018 年报告的全球多中心的 Ⅱ 期研究中，75 例患者接受了 tisagenlecleucel 输注，6 个月时无事件生存率和 OS 率分别为 73％和 90％，12 个月时分别为 50％和 76％。血液中 tisagenlecleucel 持续存在长达 20 个月。73％的患者发生怀疑与治疗相关的 3 或 4 级不良事件。77％的患者出现细胞因子释放综合征，其中 48％接受 tocilizumab 治疗。40％的患者发生了神经系统事件，并得到支持治疗，并没有报告脑水肿。来自美国国家癌症研究院的研究者用 CD19-CAR-T 细胞治疗 20 例复发难治的 B-ALL 儿童，也达到了相似的疗效，其中 14 例患儿达 CR，12 例达 MRD 阴性。随后这 12 例儿童中的 10 例进行了异基因造血干细胞移植。6 个月之内复发的有 4 例儿童，复发患儿中有 3 名再次行 CAR-T 细胞治疗，但都未有显著疗效。最近，斯隆-凯特琳癌症研究中心（MSKCC）报道了 53 例成人 ALL 接受 CD19-28z CAR-T 细胞输注的长期结果。53 例患者中有 14 例发生严重细胞因子释放综合征（26％），1 例患者死亡。83％的患者完全缓解，中位随访时间为 29 个月，中位无事件生存期为 6.1 个月，中位总生存期为 12.9 个月。治疗前患有低疾病负荷（＜5％骨髓原始细胞）的患者缓解持续时间和存活率显著增加，中位无事件存活期为 10.6 个月，中位总生存期为 20.1 个月。与疾病负荷低的患者相比，疾病负荷较重的患者发生细胞因子释放综合征和神经毒性事件的发生率更高，且长期生存率更低。

（三）CAR-T 细胞治疗淋巴细胞白血病副反应

众多 CAR-T 细胞免疫治疗的临床试验都提示治疗后患者可出现相似的治疗相关毒副反应，例如细胞因子释放综合征（CRS）、神经毒性和 B 细胞发育不全。CRS 与嗜血细胞综合征、淋巴细胞增殖病所发生的细胞因子风暴相似。细胞因子风暴发生于 CAR-T 细胞输注后的几小时至几天，为 T 细胞的活化与扩增，大量细胞因子释放所致，特点表现为炎症反应，长期发热、肝脾肿大、肌肉酸痛。此时实验室检查患者出现铁蛋白、甘油三酯、转氨酶、胆红素、可溶性 IL-2 受体 a 链均增高及纤维蛋白原降低。CAR-T 细胞输入后，患者外周血和骨髓中 B 细胞缺失和低丙种球蛋白血症可达 6 个月以上，但患者并不一定出现反复感染（具体见相关章节）。

六、CAR-T 细胞治疗 B 细胞淋巴瘤

恶性淋巴瘤主要分为霍奇金淋巴瘤和非霍奇金淋巴瘤，其中非霍奇金淋巴瘤主要包括弥漫大 B 细胞淋巴瘤、伯基特淋巴瘤、滤泡性淋巴瘤、套细胞淋巴瘤、边缘区淋巴瘤等。恶性淋巴瘤治疗手段主要包括放疗、化疗、分子靶向治疗、手术及造血干细胞移植等，但是复发难治性恶性淋巴瘤的治疗仍是目前淋巴瘤治疗面临的困难。CAR-T 细胞免疫治疗的出现让复发难治性恶性淋巴瘤患者看到了一丝曙光。

目前，CAR-T 在恶性淋巴瘤中的应用主要是通过构建靶向 CD19、CD20、CD22、CD23、CD30、CD33、CD38、CD70、kappa 轻链等抗体的 CAR 修饰 T 细胞进行临床试验。由于 CD19 在不同分化阶段的 B 淋巴细胞表面均有特异性表达，95％以上 B 细胞淋巴瘤和 B 淋巴细胞白血病表达 CD19 抗原，故而，目前以靶向 CD19 的 CAR-T 细胞免疫治疗为主，其在急性淋巴细胞白血病中取得了令人鼓舞的疗效，在复发难治性非霍奇金淋巴瘤患者中亦显示了较好的疗效。

2012 年，CD19-28z CAR-T 细胞治疗 1 例复发难治性滤泡性淋巴瘤患者，研究者在给患者进行淋巴细胞清除后输入 CAR-T 细胞，结果显示该患者维持 PR 长达 32 周。2012 年，该研究组用 CD19-28z CAR-T 细胞治疗了 8 例复发难治性惰性淋巴瘤患者（其中包括 4 例 CLL/SLL，3 例滤泡性淋巴瘤，1 例脾边缘区淋巴瘤），结果显示 8 例患者中 1 例 CR，5 例 PR，1 例疾病稳定（SD），对患者的细胞因子 IFN-γ 和 TNF 水平检测，发现其中 4 例患者明显升高。2013 年，该研究组又报道，用 CD19-28z CAR-T 细胞治疗 10 例 B 细胞淋巴瘤/白血病，其中有 6 例恶性淋巴瘤患者，包括 2 例弥漫大 B 细胞淋巴瘤，4 例套细胞淋巴瘤，结果显示 1 例套细胞淋巴瘤患者获得 PR，其余 5 例病情无进展，而之后治疗的 15 例 B 细胞淋巴瘤中有 9 例 DLBCL，其中 4 例弥漫大 B 细胞淋巴瘤患者获得 CR，且有 1 例患者 CR 时间长达 22 个月之久，2 例 PR，1 例 SD，2 例没有反应。但 2010 年 Savoldo 等用 CD19-28z CAR-T 细胞治疗了 6 例非霍奇金淋巴瘤患者，6 例患者均未达到缓解。Wang 等基于 CD19 构建了一代和二代 CAR-T 细胞，并治疗了 8 例非霍奇金淋巴瘤患者。研究结果显示，输入一代 CD19-28z CAR-T 的 8 例非霍奇金淋巴瘤患者中有 3 例 CR，2 例 PR，2 例 SD；而输入二代 CD19-28z CAR-T 的 8 例非霍奇金淋巴瘤患者有 6 例 CR，2 例 PR。最近，共有 28 例成人

淋巴瘤患者接受 CTL019（靶向 CD19-CAR）细胞治疗，18 例有反应（64％）。弥漫大 B 细胞淋巴瘤为 43％，而滤泡性淋巴瘤 71％CR。中位随访 28.6 个月时，86％的弥漫大 B 细胞淋巴瘤患者，89％滤泡性淋巴瘤患者有反应。5 例患者（18％）发生严重的细胞因子释放综合征。严重脑病 3 例（11％）。在大样本的全球多中心的Ⅱ期研究（ZUMA-1）中，入组 111 例患者中，axicabtagenecilo-leucel（靶向 CD19-CAR）治疗了 101 例（91％）患者。客观有效率为 82％，完全缓解率为 54％。18 个月的总体生存率为 52％。治疗过程中 3 级或更高级别的不良事件是中性粒细胞减少（78％），贫血（43％）和血小板减少（38％）。3 级或更高的细胞因子释放综合征和神经系统事件分别发生在13％和 28％的患者中。3 例患者在治疗过程中死亡。血液中更高的 CAR-T 细胞水平与反应有关。因此，2017 年 10 月 FDA 批准 axicabtagene ciloleucel（axi-cel，yescarta）用于难治性/复发的侵袭性非霍奇金淋巴瘤的二线后治疗。

最近，tisagenlecleucel 也用于一线和二线治疗无效，或者干细胞移植后复发的弥漫性大 B 细胞淋巴瘤患者。在一项国际性Ⅱ期研究中，共入组 93 例患者，最佳总体反应率为 52％；40％的患者有完全缓解，而 12％的患者 PR。初始缓解后 12 个月，无复发生存率估计为 65％。最常见的 3 级或 4 级不良事件包括细胞因子释放综合征（22％），神经系统事件（12％），持续超过 28 d 的血细胞减少症（32％），感染（20％）和发热性中性粒细胞减少症（14％）。没有死亡可归因于 tisagenle-cleucel，细胞因子释放综合征或脑水肿。因此，在成人复发或难治性弥漫性大 B 细胞淋巴瘤中，ti-sagenlecleucel 的 CAR-T 细胞治疗具有很高的持久反应率，因此得到 2018 年 5 月，获得 FDA 的批准后线治疗。

Lisocabtagene-maraleucel（liso-cel）由弗雷德·哈金森癌症研究中心（FHCRC），斯隆·凯特琳纪念癌症中心纪念馆和西雅图儿童研究所的研究人员成立的 Juno Therapeutics 公司研发。Liso-cel是利用 4-1BB 共刺激域的第二代抗 CD19 CAR-T 细胞，CD4/8 比率为 1∶1。$CD4^+$-CAR-T产生几种炎性细胞因子，注入 $CD8^+$CM-CAR-T 后，观察到协同增效作用。FHCRC 进行了单中心Ⅰ期研究，招募了 32 例患者，其中 30 例患者的反应可评估；18 例接受基于 FC 的 LD 化疗的患者的 ORR 和 CR 率分别为 72％和 50％。相比之下，12 例接受氟达拉滨联合或不联合依托泊苷治疗的ORR 为 50％，CR 率仅为 8％。目前，Juno Therapeutics 公司和 Celgene 公司正在美国对 Liso-cel（JCAR017）进行多中心Ⅰ期研究（Transcend NHL001），最初招募了 B 细胞 NHL 的各种亚型，随后的扩展队列招募关键人群（CORE 队列）：DLBCL，双/三打击淋巴瘤和转化的滤泡性淋巴瘤，37 例复发/难治性 DLBCL 患者接受了关键剂量的 lisocel：单剂量 $1×10^8$ 细胞。6 个月的 ORR 为49％，CR 为 46％。值得注意的是，毒性可很好的控制，只有 1％的患者经历了 3 级或更高的 CRS，而 13％的患者出现 3 或 4 级的神经毒性。基于上述令人鼓舞的结果，在欧洲和日本正在进行对 liso-cel 的国际多中心Ⅱ期研究。

迄今为止，还没有专门针对小儿 B 细胞淋巴瘤患者的研究；绝大多数是进行 ALL/NHL 组合的试验。在小儿患者中的反应率仍然不确定，因此 CAR-T 细胞治疗在难治性儿童淋巴瘤中的效果有待进一步探索。此外，正在进行通过联合治疗优化 CAR-T 细胞反应的研究，尤其是在淋巴瘤中，包括利用检查点抑制剂增强 CAR-T 细胞的增殖和活性（NCT02706405、NCT03310619、NCT02926833、NCT03287817 和 NCT02650999）。

放射治疗联合 CAR-T 细胞也有报道，在 2017 年 12 月至 2018 年 10 月，12 例高度侵袭性淋巴瘤患者（包括双打击淋巴瘤 6 例，直径≥10 cm 的 6 例），接受 2～4 Gy/次，中位剂量 20 Gy（范围6～36.5 Gy）放疗。7 例患者同时接受化疗。11 例患者接受了 axicabtagene ciloleucel（axi-cel）静脉输注。中位随访时间为 3.3 个月（范围 1.1～12.0 个月）。在放疗过程中未发现明显的毒性反应，也没有在输注 axicel 之前经历过疾病的发展。1 例患者出现腹痛，减量后症状缓解。在桥接期间，2 例患者出现了疾病外发展。输注 axi-cel 后，11 例患者中有 3 例（27%）经历了严重的细胞因子释放综合征或神经毒性。在第 30 天时，客观缓解率为 81.8%，CR 为 27%（3/11）。在最后一次随访中，最佳的客观反应率为 81.8%，完全反应率为 45%（5/11）。放疗期间 12 例患者中有 10 例淋巴细胞计数略有下降。提示在高危淋巴瘤中，可以安全地进行放射治疗（有或没有同时进行化疗），作为通向 axi-cel 的桥梁。如果在采血之前开始照射，应格外小心，并应密切监测淋巴细胞计数。

除靶向 CD19 以外，用 CD20z CAR-T 细胞治疗恶性淋巴瘤的报道为 Till 等发表于 2008 年；虽然该研究中的 5 例患者均未达到缓解，但在输入 CAR-T 细胞后病情没有进一步恶化。2012 年 Till 等又构建了三代 CD20、CD28、41BB.z CAR-T，治疗了 3 例套细胞淋巴瘤和 1 例滤泡性淋巴瘤，2 例套细胞淋巴瘤患者 CR，并分别维持了 12 个月和 24 个月，1 例滤泡性淋巴瘤患者 PR，且患者耐受良好，无明显不良反应。该项研究结果充分展现了随着研究的深入，技术的更新，三代 CAR-T 较一代 CAR-T 有显著的优越性。中国的研究团队应用靶向 CD20 的 CAR-T 治疗 11 例 B 细胞非霍奇金淋巴瘤患者，结果显示，ORR 为 81.8%，6 例患者达到 CR，3 例患者达到 PR。该研究团队另外一项靶向 CD30 的 CAR-T 治疗 18 例 HL 患者的试验结果显示，7 例患者达到 PR，6 例患者达到 SD。

除了临床研究以外，部分临床前研究亦显示出了不同靶点的 CAR-T 细胞在体内外水平对恶性淋巴瘤的疗效。如构建的靶向 Burkitt's 淋巴瘤的 CD70、CD27z CAR-T，靶向非霍奇金淋巴瘤的 CD38、41BBz CAR-T，在细胞株水平以及模型动物体内均展现出对淋巴瘤细胞特异性杀伤。另外，CD4z、CD28、41BB 修饰的 $CD8^+$ T 细胞针对 T 细胞肿瘤，如外周 T 细胞淋巴瘤，结果显示这种抗 CD4 的三代 CAR-T 在体外对 $CD4^+$ T 细胞株有特异性杀伤作用，且能有效清除外周 T 细胞淋巴瘤患者的原始细胞，在模型小鼠体内也证实了其抗肿瘤疗效。

CAR-T 细胞免疫治疗除了在白血病和恶性淋巴瘤中有突破性结果外，对难治性多发性骨髓瘤亦有一定的疗效。用不同剂量的 CAR-BCMA T 细胞治疗了 12 例化疗耐药的骨髓瘤患者，6 例输入低剂量 CAR-T 的患者中，1 例患者达到 PR；3 例输入中等剂量 CAR-T 的患者中，1 例达到 PR；而输入高剂量 CAR-T 的 2 例患者均达到 CR，在高剂量组中，有 1 例化疗抵抗的多发性骨髓瘤患者，骨髓中 90% 肿瘤细胞，接受 CAR-T 细胞治疗后通过流式已无法检测到肿瘤细胞，且缓解时间长达 17 周。另 1 例高剂量组患者治疗前存在化疗抵抗，骨髓中有 80% 肿瘤细胞，细胞治疗后亦无法通过流式细胞学检测到骨髓中肿瘤细胞，且血清中单克隆免疫球蛋白减少 95%。5 例接受 CD138z CAR-T 治疗的复发/难治 MM 患者中，4 例 SD，1 例 PD。目前，还有针对 Le Y、CD56、NY-ESO-1、CD38、CS1 等设计构建的二代 CAR-T 细胞，其在动物实验中也发挥了高效的细胞毒性作用。总的来说，CAR-T 细胞免疫治疗在 MM 中的研究大多数还处于临床早期研究阶段，MM 的细胞免疫治疗正在迅速发展，将来也许可以为复发性和难治性患者提供真正的改变规则的策略。

虽然 CAR-T 细胞免疫治疗的疗效是令人兴奋的，为患者带来了生的希望，但是，在治疗过程中也有诸多不良反应，甚至有一些是致命的，需要引起研究者足够的重视。首先，最常见的有脱靶效应，主要由于 CAR 定向的靶抗原多为肿瘤相关抗原其并非肿瘤细胞所特有，在正常组织中亦存在不同程度的表达，因此 CAR-T 细胞在清除肿瘤的同时也会攻击正常组织。鉴于以上可能原因，目前可采取以下措施预防和治疗脱靶效应：①选择仅表达于肿瘤细胞而在正常细胞不表达的肿瘤特异性抗原；②研发与靶抗原具有特定亲和力的 CAR；③构建跨信号 CAR，不直接相连 CAR 结构中的 T 细胞活化信号 CD3-ζ 与共刺激信号 CD28 分子；④可输注丙种球蛋白治疗靶向 CD19 的 CAR-T 细胞免疫治疗引起的 B 细胞缺乏等。其次，细胞因子释放综合征是最可能致命的不良反应，治疗过程中需要高度警惕。其产生的原因可能为 CAR-T 细胞在作用过程中可能产生大量细胞因子，并释放入血。目前可采取以下措施以减少该不良反应的发生：①研发更加安全的 CAR 结构并严格限制每次输注的 CAR-T 细胞数量；②酌情应用糖皮质激素及细胞因子拮抗剂；③降低肿瘤负荷后再应用 CAR-T 细胞免疫治疗。

CAR-T 细胞免疫治疗是如今肿瘤免疫治疗的热点，在血液系统肿瘤及实体瘤中均具有广阔的应用前景。在临床应用时，CAR-T 细胞具体回输的时机、剂量、次数、抗肿瘤效应的调控、有效评估系统如何界定等。此外，CAR-T 细胞免疫治疗与其他细胞免疫治疗技术及传统放化疗的结合，如 CAR-T 细胞治疗与 PD-1 抗体的联合应用，CAR-T 细胞免疫治疗与造血干细胞移植的联合等问题，均需要大量的临床前研究及多中心大样本临床试验。未来实践将着重于确定在当前基础上增强 CAR-T 细胞持久性，提高治愈潜力，减少复发风险，并扩大适应证。额外的考虑是纳入试验外真实实践的结果，降低治疗费用，使这种治疗方法更实惠和更容易获得，提供给所有需要的患者。

七、其他免疫治疗在淋巴造血系统恶性肿瘤中的应用

肿瘤免疫治疗是一个广阔的领域，正在快速进入一个应用免疫疗法治疗淋巴系统恶性肿瘤的时代。除了免疫检验点抗体、CAR-T 细胞治疗取得突破性成就外，还有其他途径，比如双特异性抗体、DC 疫苗、抗 CTLA-4 单克隆抗体等。

blinatumomab 是目前最好的双特异性 T 细胞连接抗体，相对分子质量为 55 000，对 CD19 和 CD3 均有高亲和性，为首个被 FDA 批准的双特异性抗体药物，通过重组蛋白抗 CD3 臂连接 T 细胞，同时 CD19 臂连接表达 CD19 的细胞，形成了一个结构上正常的免疫突触，可以引起不依赖于 IL-2 的 T 细胞激活和靶细胞的凋亡。一项使用 blinatumomab 的 I 期临床研究，入组 76 例患者，其中 37% 是滤泡性淋巴瘤，32% 是套细胞淋巴瘤，18% 是 DLBCL，13% 是其他类型的惰性淋巴瘤。结果显示，每天使用 blinatumomab 的剂量 $>15\mu g/m^2$ 时可以观察到临床疗效。其中共有 35 例患者接受了每天使用 $60\mu g/m^2$ 剂量的 blinatumomab，ORR 为 69%，CR 率为 37%，平均 DOR 为 404 d，FL 患者的 ORR 最高，可以达到 80%，MCL 患者达到 71%，DLBCL 患者达到 55%。另外一项针对复发或难治 DLBCL 患者的 II 期临床试验结果显示，21 例可被评估的患者 ORR 为 43%，其中包括 4 例 CR，5 例 PR。除此之外，还有可识别 CD30 和 CD16A 的 tanAb，目前其已应用于霍奇金淋巴瘤患者的临床试验。类似的抗体还包括二价双功能双亲和重定向抗体、四价双功能串联抗体和三特异性抗体。

在淋巴瘤免疫治疗方面，疫苗 biovaxID 是个体化疫苗，用于治疗滤泡性淋巴瘤和套细胞淋巴瘤。biovaxID 的研究可追溯至 1994 年，虽然它已获得了 FDA 的快速通道、孤儿药资格，但 20 年过去了，biovaxID 一直未被批准上市。美国 FDA 要求 biovaxID 进行更多的临床实验以证实其有效性、低毒性等。目前，针对 DC 的抗肿瘤免疫方面的基础研究和临床前期研究已取得了一定成果，有望应用于临床，但如何提高 DC 疫苗的转染效率、如何保证批量生产 DC 疫苗的安全性及稳定性尚需进一步研究。

八、免疫治疗疗效评估

PET-CT 对于部分淋巴瘤患者，特别是 HL、DLBCL 患者，目前是其判断疗效的主要手段。

PD-1/PD-L1 抗体作用的机制是通过免疫细胞的归巢、浸润肿瘤、然后才发挥杀伤作用，起效慢，18F-FDG 摄取程度的增加并不一定表明存在进行性疾病，因此使用 PET-CT 评价疗效容易出现假阳性。因为免疫治疗的延迟效应，目前国际上推荐其疗效评价均采用新的免疫治疗疗效评价标准（immune-related response criteria，irRC）。特别是加入了"indeterminate response（IR）"即"不确定的反应"的概念，IR 患者需行进一步活检或影像学检查以确认是否 PD。2016 年，Lugano 已经对该 IR 标准进行细化，IR 被定义为满足如下 3 个条件中的 1 个或多个条件的状态：①初始治疗的 12 周内无临床症状恶化下的肿瘤负荷增加，即 6 个可评价病灶直径的乘积之和（sum of the product of the diameters，SPD）增加大于 50％；②在治疗的任意时间内，在总的肿瘤负荷增加小于 50％的情况下，出现新发病灶或 1 个甚至多个病灶增加大于 50％；③1 个或多个病灶的 FDG 摄取增加而病灶的体积及数目无变化。上述结论仍需多中心、大样本的临床研究数据的进一步支持。

而且，在新治疗的背景下，可能需要对患者的结局进行多参数评估，以最终为上述问题提供充分的答案。在血液肿瘤学小组中，解释多参数数据对于确保一致，准确和及时的诊断淋巴瘤是至关重要的。因此，临床医师，影像专家和病理学家应共享和讨论诊断结果，为了确立强大的患者治疗计划并改善预后。

HL 包含多种组织学亚型的集合，具有不同的预后和解剖易感，例如淋巴细胞削减型 HL 具有较高的结外扩散率。此外，NHL 包括多种疾病，具有一系列不同细胞起源，解剖学部位，分级和预后。因此，准确的组织病理学诊断对于指导淋巴瘤患者的治疗至关重要。病理资料直接提供给患者治疗的多学科小组讨论。在英国国家卫生部门，综合血液恶性肿瘤专家诊断服务（Specialist Integrated Haematological Malignancy Diagnostic Services，SIHMDS）已开发为治疗标准，以便对诊断方案进行标准化，并提供患者特异的含临床相关结论的报告。2011 年、2012 年和 2014 年，法国芒通（Menton）举行的国际淋巴瘤正电子发射断层扫描工作组的会议，结合卢加诺指南，已经实现了淋巴瘤评估的标准化。建议在综合血液恶性肿瘤专家成像报告（Specialist Integrated Haematological Malignancy Imaging Reporting，SIHMIR）的模式下使用统一的影像报告。SIHMIR 应与分期，反应评估和预后的相关数据（与所有成像研究，PET，CT 和 MRI）整合，在一份报告中进行描述，以及在患者治疗过程中的每个点进行评估。通过使用标准化报告来减少成像误差率，从而在不同单位之间比较数据，从而提高患者预后。影像专家应为报告的结论负责，并反映多形态数据的综合结论，以提供整体分期和治疗反应的评估，并推荐将来任何疾病监测的最佳诊断模式。未来联合组织病理学和放射学报告（SIHMDS/SIHMIR）的发展，可进一步帮助改善临床团队的工作流程并降低诊断不一致的水平。

张利玲

参 考 文 献

［1］ Chen W，Zheng R，Baade PD，et al.Cancer statistics in China，2015［J］.CA Cancer J Clin，2016，66（2）：115-132.

［2］ Batlevi CL，Matsuki E，Brentjens RJ，et al.Novel immunotherapies in lymphoid malignancies［J］.Nat Rev Clin Oncol，2016，13（1）：25-40.

［3］ Brudno JN，Kochenderfer JN.Chimeric antigen receptor T-cell therapies for lymphoma［J］.Nat Rev Clin Oncol，2018，15（1）：31-46.

［4］ Park JH,Geyer MB,Brentjens RJ.CD19-targeted CAR T-cell therapeutics for hematologic malignancies:interpreting clinical outcomes to date［J］.Blood,2016,127(26):3312-3320.

［5］ Smits NC,Sentman CL.Bispecific T-Cell Engagers(BiTEs) as Treatment of B-Cell Lymphoma［J］.J Clin Oncol,2016,34(10):1131-1133.

［6］ Ansell SM,Lesokhin AM,Borrello I,et al.PD-1 blockade with nivolumab in relapsed or refractory Hodgkin's lymphoma［J］.N Engl J Med,2015,372(4):311-319.

［7］ Armand P,Shipp MA,Ribrag V,et al. Programmed death-1 blockade with pembrolizumab in patients with classical Hodgkin lymphoma after brentuximab vedotin failure［J］.J Clin Oncol,2016,34(31):3733-3739.

［8］ Chen R,Zinzani PL,Fanale MA,et al.Phase II Study of the Efficacy and Safety of Pembrolizumab for Relapsed/Refractory Classic Hodgkin Lymphoma［J］.J Clin Oncol,2017,35(19):2125-2132.

［9］ Cheson BD,Ansell S,Schwartz L,et al.Refinement of the Lugano Classification lymphoma response criteria in the era of immunomodulatory therapy［J］.Blood,2016,128(21):2489-2496.

［10］ Goodman A,Patel SP,Kurzrock R.PD-1-PD-L1 immune-checkpoint blockade in B-cell lymphomas［J］.Nat Rev Clin Oncol,2017,14(4):203-220.

［11］ Haverkos BM,Abbott D,Hamadani M,et al.PD-1 blockade for relapsed lymphoma post allogeneic hematopoietic cell transplant:high response rate but frequent GVHD［J］.Blood,2017,130(2):221-228.

［12］ Jelinek T,Mihalyova J,Kascak M,et al.PD-1/PD-L1 inhibitors in haematological malignancies:update 2017［J］.Immunology,2017,152(3):357-371.

［13］ Roemer MGM,Advani RH,Ligon AH,et al.PD-L1 and PD-L2 genetic alterations define classical Hodgkin lymphoma and predict outcome［J］.J Clin Oncol,2016,34(23):2690-2697.

［14］ Younes A,Santoro A,Shipp M,et al. Nivolumab for classical Hodgkin's lymphoma after failure of both autologous stem-cell transplantation and brentuximab vedotin:a multicentre,multicohort,single-arm phase 2 trial［J］.Lancet Oncol,2016,17(9):1283-1294.

［15］ Zinzani PL,Ribrag V,Moskowitz CH,et al.Safety & tolerability of pembrolizumab in patients with relapsed/refractory primary mediastinal large B-cell lymphoma［J］.Blood,2017,130(3):267-270.

［16］ Turtle CJ,Hay KA,Hanafi LA,et al.Durable Molecular Remissions in Chronic Lymphocytic Leukemia Treated With CD19-Specific Chimeric Antigen Receptor-Modified T Cells After Failure of Ibrutinib［J］.J Clin Oncol,2017,35(26):3010-3020.

［17］ Grupp SA,Kalos M,Barrett D,et al.Chimeric antigen receptor-modified T cells for acute lymphoid leukemia［J］.N Engl J Med,2013,368(16):1509-1518.

［18］ Lee DW,Kochenderfer JN,Stetler-Stevenson M,et al.T cells expressing CD19 chimeric antigen receptors for acute lymphoblastic leukaemia in children and young adults:a phase 1 doseescalation trial［J］.Lancet,2015,385(9967):517-528.

［19］ Maude SL,Frey N,Shaw PA,et al.Chimeric antigen receptor T cells for sustained remissions in leukemia［J］.N Engl J Med,2014,371(16):1507-1517.

［20］ Enblad G,Karlsson H,Loskog AS.CAR-T-cell therapy:the role of physical barriers and immunosuppression in lymphoma［J］.Hum Gene Ther,2015,26(8):498-505.

［21］ Park JH,Rivière I,Gonen M,et al.Long-Term Follow-up of CD19 CAR Therapy in Acute Lymphoblastic Leukemia［J］.N Engl J Med,2018;378(5):449-459.

［22］ Schuster SJ,Svoboda J,Chong EA,et al.Chimeric Antigen Receptor T Cells in Refractory B-Cell Lymphomas［J］.N Engl J Med,2017,377(26):2545-2554.

［23］ Neelapu SS,Locke FL,Bartlett NL,et al.Axicabtagene Ciloleucel CAR T-Cell Therapy in Refractory Large B-Cell Lymphoma［J］.N Engl J Med,2017;377(26):2531-2544.

［24］ Maude SL,Laetsch TW,Buechner J,et al.Tisagenlecleucel in Children and Young Adults with B-Cell Lympho-blastic Leukemia[J].N Engl J Med,2018,378(5):439-448.

［25］ Ayyappan S,Maddocks K.Novel and emerging therapies for B cell lymphoma[J].J Hematol Oncol,2019,12(1):82.

［26］ Majzner RG,Mackall CL.Clinical lessons learned from the first leg of the CAR-T cell journey[J].Nat Med,2019,25(9):1341-1355.

［27］ Jacoby E,Shahani SA,Shah NN.Updates on CAR T-cell therapy in B-cell malignancies[J].Immunol Rev,2019,290(1):39-59.

［28］ Schuster SJ,Bishop MR,Tam CS,et al.Tisagenlecleucel in Adult Relapsed or Refractory Diffuse Large B-Cell Lymphoma[J].N Engl J Med,2019,380(1):45-56.

第十三章

泌尿生殖系统肿瘤的免疫治疗

肾细胞癌、膀胱尿路上皮癌和前列腺癌是最常见的泌尿生殖系统恶性肿瘤，由于对潜在分子机制和致癌驱动程序有更深入的了解，三种癌症的各自治疗领域都经历了重大转变。免疫治疗早就是泌尿生殖系统肿瘤治疗中的重要组成部分，如 IL-2 在晚期肾癌和卡介苗在膀胱癌中都是标准治疗的一种。近十几年来，随着免疫治疗的研究和治疗药物越来越多，免疫治疗在泌尿生殖系统治疗中的地位越来越高。2010 年 4 月，FDA 批准了首个用于治疗肿瘤的疫苗普列威，由于它使晚期前列腺癌患者的生存期延长了 4 个月。2015 年 11 月，美国 FDA 批准免疫检查点抑制剂纳武利尤单抗用于治疗既往接受过抗血管生成治疗的晚期肾癌，基于Ⅲ期试验显示，纳武利尤单抗治疗晚期肾癌疗效优于依维莫司，且安全性更好。虽然免疫检查点抑制剂在泌尿系统肿瘤中有良好治疗效果，但也仅仅对部分患者有效。研究人员还在开发针对各种靶点的新型药物，包括 mTOR.抑制剂和新型融合蛋白的小分子酪氨酸激酶抑制剂等。Erdafitinib 已成为首个被批准用于转移性膀胱癌的靶向治疗。因此，许多临床试验也在探索免疫检查点抑制剂与化学药物、疫苗、酪氨酸激酶抑制剂、抗血管生成药物的联合应用。令人高兴的是，免疫检查点抑制剂如帕博利珠单抗或 avelumab 与靶向药物阿昔替尼的联合使用已经证明了安全性和有效性，并且刚刚获得 FDA 批准。随着对肿瘤免疫机制进一步的认识，免疫治疗将在泌尿生殖系统肿瘤治疗中发挥更大的作用。

第一节 前列腺癌的免疫治疗

一、前言

前列腺癌传统的治疗包括观察、手术、放疗、化疗、激素治疗，或以上几种治疗方式的联合。前列腺癌是免疫治疗，尤其是治疗性癌症疫苗的理想模型，因为前列腺癌具有多种肿瘤相关抗原，而且是非必需器官。另外，前列腺癌通常是缓慢发展的疾病，其提供足够的时间来产生抗肿瘤免疫应答。尽管前列腺癌是一种已知的免疫原性疾病，但还是可以通过下调人类白细胞抗原Ⅰ类分子，以及通过表达 Fas 配体诱导 T 细胞凋亡，分泌免疫抑制细胞因子如 TGF-β 或通过增加调节性 T 细胞而逃避免疫系统。

在过去的 10 年，批准了 5 种新药治疗方案，显著改善了转移性去势抵抗性前列腺癌（metastatic castration-resistant prostate cancer，mCRPC）患者的存活率。目前，与现代抗雄激素治疗一样，免疫治疗也有可能显著改善前列腺癌的预后。

二、前列腺癌的免疫特征

在过去几年中，一些研究发现，免疫系统在控制和根除前列腺癌方面发挥作用。前列腺癌是一种冷肿瘤，具有最少的 T 细胞浸润，对免疫检查点抑制单药的反应非常有限。晚期前列腺癌具有较高比例的 Treg 细胞；此外，肿瘤浸润的细胞毒性淋巴细胞表达更高水平的 PD-1（T 细胞耗竭的指标）。其他研究发现，B 淋巴细胞通过激活 IKKα、STAT3 和 BMI1 在去势抵抗前列腺癌细胞中促进疾病进展。已经发现了前列腺癌中 CD20$^+$ 淋巴细胞的存在，细胞数目多于良性组织。嗜中性粒细胞与淋巴细胞比例（NLR）在前列腺癌中的作用仍不确定。一些研究已经发现高 NLR 与前列腺癌患者多西他赛治疗的不良预后之间存在相关性；但在其他研究中，NLR 是前列腺特异性抗原（PSA）的有效预测指标，但不能预测化疗后的临床反应。

一些研究还描述了肿瘤浸润巨噬细胞（TAM）在前列腺癌中的作用，主要集中在特定的 TAM 亚类（如 M2 型巨噬细胞）和特定类别的患者。此外，前列腺癌有许多 TAA，可能是免疫治疗的理想靶点，包括 PSA、前列腺酸性磷酸酶（PAP）和前列腺特异性膜抗原（PSMA）。

最近，对来自原发性或转移性前列腺癌组织的 150 份活检样本进行整个外显子组和转录组分析表明，DNA 修复基因如 AR、ETS 基因、TP53、PTEN、PIK3CA/B、R-spondin、BRAF/RAF1、APC、β-catenin、ZBTB16/PLZF、BRCA2、BRCA1 和 ATM，存在种系或体细胞畸变，见于早期和晚期前列腺癌。虽然局限性前列腺癌的 DNA 修复基因中种系突变的发生率很低，但转移性前列腺癌似乎显著更高（OR＝5.3，$P＜0.001$）。尚不清楚这种差异是否与治疗暴露所致的获得性突变负荷相关，或与内在前列腺癌侵袭性有关。然而，已证明具有种系 BRCA（乳腺相关癌抗原）1/2 突变的前列腺癌与格里森评分≥8，T3/T4 期，淋巴结受累和诊断时的转移更明显相关，导致患者生存率降低。

三、肿瘤疫苗

肿瘤疫苗按制造来源大致可分为自体或异源细胞肿瘤疫苗、肽疫苗和病毒载体 DNA 疫苗等几种。美国 FDA 于 2010 年 4 月批准了第一个肿瘤治疗疫苗普列威。普列威是从患者外周血中分离出抗原提呈细胞 APC 进行培养，几天后再将这些细胞重新输入患者体内。在体外培养时，APC 需要与免疫刺激因子以及前列腺酸性磷酸酶（PAP）抗原共同孵育，PAP 抗原是 95％ 前列腺癌细胞上出现的细胞表面蛋白，通过活化患者自身 T 细胞作用，来破坏呈现 PAP 抗原的前列腺癌细胞。普列威的Ⅲ期临床 IMPACT 试验入组了 512 例患者，按 2∶1 分成普列威组、安慰剂组，总生存期分别为 25.8 个月和 21.7 个月（HR＝0.775，$P＝0.032$），36 个月生存率分别为 31.7％、23.0％。毒性特征良好，伴有短暂的流感样症状和发热是最常见的副作用。来源于 IMPACT 试验的一个回顾性分析显示，低肿瘤负荷的患者更可能获益。更低的 PSA 基线患者相对于安慰剂组有 13 个月的获益，而高的 PSA 基线患者只有 2.8 个月的获益；提示肿瘤负荷越重，免疫抑制则越强。因此，癌症免疫治疗协会的共识建议表明，普列威疫苗应该在 mCRPC 治疗的早期被考虑，因为这样做似乎对 OS 获益更大。目前，普列威还有多项与其他治疗方式联合的试验（NCT01487863，NCT01981122，NCT02463799，NCT01832870）。

Rilimogene galvacirepvec（PROSTVAC）由异源的初免-加强方案组成，使用两种不同的基于活痘病毒的载体：PROSTVAC-V，一种重组痘苗病毒（rilimogene galvacirepvec）和 PROSTVAC-F，一种重组禽痘病毒（rilimogene glafolivec）。两种载体均包含转基因的人 PSA 抗原，以及 T 细胞的三个共刺激分子（统称为 TRICOM：B7.1，白细胞功能相关抗原 3 和细胞间黏附分子 1），以增强免疫激活作用。一项将 122 例 mCRPC 患者随机接受 Rilimogene galvacirepvec 与安慰剂（2∶1）的Ⅱ期临床试验显示，中位 OS 改善 8.5 个月，死亡率降低 44％。修订后的数据证实了 26.2 个月与 16.3 个月的生存优势（HR＝0.499，$P＝0.0019$）。大多数患者（59/104）的 PSA 特异性 T 细胞反应增加，而在部分患者治疗后 4 周，表现出抗原扩散的证据。目前Ⅲ期临床试验评估了 Rilimogene galvacirepvec 针对无症状或轻微症状的未化疗的 mCRPC（PROSPECT，NCT01322490），患者被随机分为 PROSTVAC（Arm V，$n=432$），PROSTVAC 加粒细胞-巨噬细胞集落刺激因子（Arm VG，$n=432$）或安慰剂（Arm P，$n=433$），按前列腺特异性抗原分层（小于 50 ng/mL vs 50 ng/mL 或更高）和乳酸脱氢酶（小于 200 U/L vs 200 U/L 或更高）。在最近的第三次中期分析中，两种积极治疗均未影响中位 OS（Arm V=34.4 个月，Arm VG=33.2 个月，Arm P=34.3 个月，无明显差异）。同样，6 个月时的 AWE（无事件生存）相似（Arm V=29.4%，Arm VG=28.0%，安慰剂=30.3%），因此提前终止了试验。治疗组和安慰剂组的不良事件相似，最常见的是注射部位反应（62%～72%）和疲劳（21%～24%）。心律失常是最常见的心脏相关事件（1.4%～3.5%）。没有关于心肌炎或心包炎的报道。不到 1% 的患者发生了与治疗相关的严重事件。因此提示，尽管 PROSTVAC 耐受性良好的，但对转移性去势抵抗的前列腺癌的 OS 或 AWE 没有影响。目前，Rilimogene galvacirepvec 也正在作为单一药物或作为联合治疗的一部分在多项试验中进行评估。

DCVAC/PCa（SOTIO a. s.）是由暴露于人前列腺癌细胞（LNCaP）的成熟树突细胞（DC）制成的治疗性癌症疫苗。在 mCRPC 的 Ⅰ/Ⅱ 期临床试验中，多西他赛化疗联合 DCVAC/PCa 治疗患者（$n=27$）。该疫苗耐受性良好，未报告严重的疫苗相关不良事件（AE）。中位 OS 为 19.0 个月，比使用 Halabi 列线图（11.8 个月）的预期存活更好。没有一个免疫学参数，如 Treg 减少，$CD8^+$ T 细胞和 PSA 特异性 $CD8^+$ 细胞增加，与 OS 显著相关。提示使用 DCVAC/PCa 对出现复发早期迹象的前列腺癌患者，进行长期免疫治疗是安全的，可诱导免疫反应并导致 PSA 倍增时间显著延长。根据此研究的结果，一项随机 Ⅲ 期临床试验评估 DCVAC/PCa 联合多西他赛（NCT02111577），于 2014 年 5 月启动，将招募 1 200 例患者。

Aglatimagenebesadenovec 是一种编码胸苷激酶的腺病毒载体（溶瘤病毒），当口服伐昔洛韦时激活可导致癌细胞死亡。一项针对 aglatimagenebesadenovec 的 Ⅰ 期研究招募了 10 例新诊断的前列腺癌患者：其中 7 例患有高风险，1 例患有中等风险，2 例患有低风险疾病。注射后 7.3～15.7 周对 9 例患者进行手术治疗。中位随访 11.3 年后，3 例患者发生生化复发，均未发生转移。治疗安全且耐受性良好。Aglatimagenebesadenovec 目前正在进行随机（2:1），安慰剂对照的 Ⅲ 期临床试验，联合局部疾病患者的外照射放疗（NCT01436968）。另一项 Ⅱ/Ⅲ 期临床试验正在主动监测的患者中进行（NCT02768363）。

GVAX 是来源于肿瘤细胞的疫苗，利用 GM-CSF 基因修饰肿瘤细胞让其分泌 GM-CSF，经射线照射杀死修饰的肿瘤细胞后给肿瘤患者进行多次皮下免疫注射，诱发机体产生肿瘤特异性的细胞免疫反应。有两个 Ⅲ 期临床试验（VITAL-Ⅰ 和 VITAL-Ⅱ）评价了 GVAX 疫苗在晚期前列腺癌中作用。在 VITAL-Ⅱ 中，GVAX 组中位生存期 12.2 个月，对照组 14.4 个月，试验被终止；而 VITAL-Ⅰ 行分析后发现，GVAX 组无法满足主要研究终点而终止试验。由于 2 项 Ⅲ 期试验的失败，目前 GVAX 疫苗研究集中在其他肿瘤上。

过继细胞治疗是分离并扩增自体或同种异体肿瘤反应性淋巴细胞再回输。正在进行的一项研究是测试靶向 PSMA 的 CAR-T 细胞（NCT01140373），初步结果显示，3 例者中有 2 例病情稳定＞6 个月，未报告 AE。

四、免疫检查点抑制剂

近年来，免疫检查点抑制剂的研究在多种肿瘤治疗中取得成功，目前主要集中于针对 CTLA-4，PD-1/PD-L1 的抗体。

Study 043 为多中心、随机对照 Ⅲ 期临床研究，入组患者均为多西他赛化疗失败的转移性去势抵抗前列腺癌患者。799 例 CRPC 患者按照 1∶1 随机接受骨转移放疗联合伊匹单抗或安慰剂治疗。结果显示，与对照组相比，伊匹单抗组的 PFS 获得延长（4.0 个月对 3.1 个月，$P<0.0001$）。主要终点 OS 在两组中分别为 11.2 个月与 10.0 个月，虽然结果有利于伊匹单抗，但是并未获得显著性差异（$HR=0.85$，$P=0.053$）。但是，在亚组分析中，碱性磷酸酶小于 1.5 倍正常值上限、血红蛋白＞11g/dl 和无内脏转移的患者有更好的预后，平均 OS 达 22.7 个月，高于安慰剂组 15.8 个月，提示低肿瘤负荷患者有更好的预后。另一项Ⅲ期临床研究选择无症状或轻微症状、无内脏转移的、初始化疗的激素抵抗性晚期前列腺癌，以 2∶1 比例随机双盲接受伊匹单抗或安慰剂治疗。患者特征为中位年龄 69 岁，两组 PS 评分 0 的比例 75％、骨转移比例 78％～79％。Gleason 分级≥8 比例 45％～48％，中位前列腺特异性抗原（PSA）水平：伊匹单抗组 41.2 ml/L、安慰剂组 49.5 ml/L。伊匹单抗治疗组接受每次 10 mg/kg，每 3 周 1 次，共 4 周期。之后接受每 3 个月 1 次的伊匹单抗维持治疗。对照组接受相同剂量、相同周期的安慰剂治疗方案。结果显示：伊匹单抗组中位 OS＝28.7 个月，安慰剂组 29.7 个月；PFS，伊匹单抗组 5.6 个月，安慰剂组 3.8 个月。伊匹单抗组的治疗相关任何级别不良事件（AE）有腹泻 43％、皮疹 33％、瘙痒 27％、皮疹 24％。伊匹单抗组发生率超过 10％的 3/4 级的 AE 只有腹泻（15％）。免疫相关 3/4 级的 AE 发生率：伊匹单抗组 31％，安慰剂组 2％。

有几个研究已经显示前列腺癌周围浸润性 T 细胞高表达 PD-1，所以 PD-1 抗体的相关研究也在进行。一项针对纳武利尤单抗的Ⅰ期研究纳入了 17 例 mCRPC 患者。没有观察到客观反应，尽管 1 例患者持续 PSA 下降＞50％。KEYNOTE-028 是一项针对晚期实体瘤患者的帕博利珠单抗的多阶段Ib期研究，入组了 23 例 mCRPC 患者。其中 3 例（13％）部分缓解（PR），9 例（39％）疾病稳定。KEYNOTE-365 是开放标签的Ib/Ⅱ期试验，评估 4 种不同的治疗，队列 A：帕博利珠单抗加奥拉帕尼。队列 B：帕博利珠单抗加多西他赛加泼尼松。队列 C：帕博利珠单抗加上恩杂鲁胺（NCT02861573）。最近队列 A 的初步结果显示，可评估的 28 例患者中，39％出现了肿瘤负荷下降，ORR 为 7％，总体 OS 的中位数为 13.5 个月，PFS 为 4.7 个月，PSA 反应为 12％。目前正在将当前研究扩展到 KEYLYNK-010 的Ⅲ期试验，入组之前曾用过阿比特龙和恩杂鲁胺治疗的患者（NCT03834519）。Pritchard 等最近报道，12％的 mCRPC 患者有 MSI 和错配修复基因突变（MSH2 或 MSH6），而其他病例系列报道前列腺癌 MSI 发病率略低（2％～12％）。MSI 的 mCRPC 患者可能对检查点抑制单药反应更好，目前正在进行前瞻性评估（NCT02966587）。

五、联合治疗

理想的免疫治疗应该激活针对肿瘤内特定抗原的效应细胞毒 T 细胞，并扩展额外的 T 细胞克隆迁移至肿瘤，杀死靶细胞，并且通过中和局部免疫抑制分子（导致免疫逃逸的 PD-1/PD-L1、吲哚胺 2，3-双加氧酶、Treg）来协助效应 T 细胞。由于在前列腺癌中检查点抑制剂或治疗性疫苗单一药物的反应不高，前列腺癌免疫治疗的一个有前途的新方法是联合激素治疗（可增加炎症浸润和 PD-L1 表达），化疗（杀死癌细胞并释放癌抗原），放射疗法（增加炎症和免疫调节细胞因子），PARP 抑制剂（损伤 DNA），过继性细胞转移（产生新的 T 细胞），或组合两种检查点抑制剂或癌症疫苗和检查点抑制剂（免疫原性增强），达到最佳的抗肿瘤效果。

（一）内分泌治疗和免疫治疗（疫苗或检查点抑制剂）

雄激素抑制治疗通过诱导胸腺再生来影响免疫系统，导致幼稚 T 细胞产生增加，降低 CD4$^+$ T 细胞耐受性和增加 CD4$^+$ 效应 T 细胞。去势和免疫治疗的协同作用已经在多项临床试验中得到评估。在 mCRPC 和生化复发中，抗雄激素药如恩杂鲁胺，目前正在与 rilimogene galvacirepvec

（NCT01867333，NCT01875250）联合使用。在恩杂鲁胺治疗的 mCRPC 患者中，出现循环免疫细胞中 PD-1 的表达增加。Ⅱ期临床试验中，10 例 mCRPC 患者在恩杂鲁胺进展后进行帕博利珠单抗治疗，3 例患者 PSA 快速下降，2 例患者 PR，包括 1 名 MSI 患者。KEYNOTE-365 目前正在研究 mCRPC 中的联合治疗，包括帕博利珠单抗加奥拉帕尼，帕博利珠单抗加多西他赛和泼尼松，以及帕博利珠单抗加恩杂鲁胺（NCT02861573）。

（二）放化疗和免疫治疗

许多化学药物，如多西他赛和吉西他滨，对免疫系统有积极影响。一些研究正在评估多西他赛和疫苗在 mCRPC 中的联合应用，其中包括 rilimogene galvacirepvec 加多西他赛治疗激素敏感型前列腺癌（NCT02649855）和多西他赛加 DCVAC/PCa（VIABLE，NCT02111577）。

放射线可以通过破坏 DNA 来影响免疫系统；增加 MHC-Ⅰ类、Fas 和 ICAM-1 的表达；并增加细胞因子如 TNF-α 和 IL6，以及修改癌细胞的表型。一项关于 ^{153}Sm-EDTMP，一种放射性药物加上 rilimogene galvacirepvec 的 Ⅱ期研究，多西他赛治疗后 mCRPC 随机分配，21 例患者接受联合治疗，18 例仅接受 ^{153}Sm-EDTMP 治疗。联合组的中位 PFS 为 3.7 个月，而单用组为 1.7 个月（HR＝0.51，P＝0.041），中位 OS 无差异。^{153}Sm-EDTMP 单独治疗组没有患者 PSA 下降，而联合组有 4 例（19％）PSA 下降 30％。^{223}Ra 是一种新型放射性药物，正在进行的 Ⅰ期研究正在评估 mCRPC（NCT02814669）中 ^{223}Ra 和阿特珠单抗的联合，而另一项研究正在评估 ^{223}Ra 和普列威（NCT02463799）的联合。

（三）PARP 抑制剂和检查点抑制剂

最近的一份报告显示，11.8％的 mCRPC 患者在 DNA 修复过程的基因中存在种系突变——比先前预期的更高。在 TOPARP-A 试验中，先前用多西他赛治疗的 50 例 mCRPC 患者给予奥拉帕尼，一种 PARP 抑制剂。16 例患者（33％）出现反应，其中 12 例患者的反应持续＞6 个月。有趣的是，16 例有 DNA 修复基因突变的患者，14 例（88％）出现反应。德瓦鲁单抗，一种 PD-L1 抗体，联合奥拉帕尼的 Ⅱ期研究发现，10 例患者中有 8 例显示 PSA 下降，其中 5 例＞50％，联合的耐受性良好，未经选择的患者，中位 PFS 为 7.8 个月。在所有患者亚组中观察到反应，无论先前治疗的线数如何，包括那些没有 DNA 修复通路突变的患者。正在进行的试验入组 25 例患者（NCT02484404）。

（四）疫苗和检查点抑制剂（免疫原强化）

临床前研究表明，不同的治疗性癌症疫苗平台可以激活不同的 T 细胞群，即使靶向相同的抗原，并且癌症疫苗和检查点抑制剂的联合具有协同作用。理想情况下，癌症疫苗应该激活免疫细胞，增加淋巴细胞浸润并促使肿瘤微环境内 PD-L1 表达增加。联合治疗的主要担忧之一是毒性增加；然而，初步数据表明，不比单一药物检查点抑制剂更有毒性。Ⅰ期试验评价了 mCRPC 中 GVAX（一种全肿瘤细胞疫苗）和伊匹单抗的组合。28 例患者中有 7 例 PSA 下降＞50％，而 1 例患者完全缓解。另一项研究对 30 例患者进行了（其中 24 例未接受过化疗）Rilimogene galvacirepvec 和伊匹单抗治疗。30 例患者中有 6 例 PSA 降幅＞50％。中位 OS 为 34.4 个月，2 年 OS 为 73％，优于历史对照。李斯特菌载体疫苗（Listeria-vector vaccine）加帕博利珠单抗的 Ⅰ/Ⅱ期研究目前正在募集 mCRPC 患者（NCT02325557）。另一项 Ⅱ期研究将评估在前列腺癌根治性手术前患者中，Rilimogene galvacirepvec，伊匹单抗和纳武利尤单抗的联合（NCT02933255）。最近报道了伊匹单抗联合 Rilimogene galvacirepvec 治疗 30 例 mCRPC 的 Ⅰ期试验。在未接受化疗的患者中，14 例（58％）确实有 PSA 下降。中位 OS 为 34.4 个月，预测的中位生存期为 17.2 个月，提示治疗效果良好，安全性良好。正在进行的治疗性手术前 rilimogenegalvacir-epvac 联合纳武利尤单抗和/或伊匹单抗治疗前列腺癌

（NCT02933255）的Ⅰ期研究，将评估此免疫联合对肿瘤微环境的影响，免疫细胞浸润作为主要终点。

六、结论

虽然前列腺癌似乎已经被排除在当前正在进行的免疫治疗革命之外，但这个观点可能是短视的。作为治疗性癌症疫苗普列威的Ⅲ期研究，以及检查点抑制剂试验的早期数据表明，前列腺癌可以接受免疫治疗策略。通过联合治疗将冷的前列腺癌肿瘤微环境改变为免疫学上热治疗靶点，是优化前列腺癌免疫疗法的一种方式。许多临床试验正在评估免疫治疗的联合，未来将塑造前列腺癌免疫治疗的策略。治疗的时机是优化前列腺癌免疫治疗的另一个关键因素。肿瘤免疫治疗的理想时机是新辅助或辅助治疗，或者在肿瘤负荷最小（仅发生生化复发，PSA上升）且免疫抑制细胞和细胞因子处于最低水平时。另一方面，mCRPC患者肿瘤体积较大，免疫抑制细胞因子较多，等待免疫应答的时间有限。评估新辅助治疗中免疫治疗剂或联合用药的研究将有助于详细研究这些药物对肿瘤微环境的影响。

第二节　肾细胞癌的免疫治疗

一、前言

肾细胞癌（renal-cell carcinoma，RCC）占所有成人恶性肿瘤的2%～3%，已经确定了RCC的几个危险因素，包括吸烟，高血压和肥胖，全球发病率不断上升。尽管大多数患者为局部癌症，可以接受根治性肾切除术的有效治疗，但仍然有25%～30%是播散性疾病患者。此外，近1/3的患者在初次根治后会出现复发或进展。mRCC通常无法治愈，尽管开发了7种新颖的靶向疗法，中位生存期仍仅为18个月，5年存活率低。因为肿瘤具有高体细胞突变频率，大量肿瘤浸润的淋巴细胞，RCC已经成为免疫治疗的候选者。

虽然自20世纪90年代以来，已经批准基于细胞因子的干预措施（如IFN-γ和IL-2），但仅一小部分（7%～8%）mRCC患者出现持久反应。RCC的治疗选择近年来出现了实质性转变，从细胞因子到特异性针对检测点阻断（如CTLA-4和PD-1）的单克隆抗体药物，在部分患者中产生持久的完全反应，尤其对所有形式的常规细胞毒和靶向治疗耐药的患者。

二、肾细胞癌的免疫特征

William Coley首次证实了利用免疫系统对抗癌症的可能性，自Coley时代以来，对免疫系统及其在肿瘤生物学中的作用的理解大幅提高，发现免疫治疗可促进和/或增强抗肿瘤免疫力的产生。

针对肿瘤的细胞免疫反应的启动步骤是通过未成熟树突细胞（DC）获取肿瘤来源的抗原，随后DC通过细胞因子和/或Toll样受体激活进行成熟过程，对避免耐受和产生效应T细胞反应至关重要。免疫反应中共刺激分子的重要性首先在20世纪90年代早期被提出。Salomon和Bluestone发现，CD28通过与CD80和CD86结合促进T细胞扩增，IL-2产生和抑制凋亡中具有重要作用。近年来，其他共刺激分子如OX40，41BB和CD27已被证明在CD4和CD8$^+$T细胞克隆扩增，分化和记忆细胞的产生中发挥重要作用。

在成功启动和活化后，T细胞需要迁移到肿瘤部位（可以是原发性肿瘤或转移性病变）以发挥其功能。在炎症趋化因子中，如 CCL3，CCL5，CCL20 和 CXCL10 参与了 T 细胞的募集。肿瘤微环境中的缺氧和 IDO 酶参与多种免疫耐受机制的形成。骨髓来源的抑制细胞（MDSC）被认为是可以使抗肿瘤免疫反应钝化的免疫抑制细胞，已经在 RCC 中发现了 6 个原发性 MDSC 群，其中粒细胞亚群（GMDSC）是最常见的（通过促进精氨酸酶的合成导致维持细胞增殖所需的精氨酸的消耗，抑制 T 细胞）。肾癌患者血液 MDSC 水平与肿瘤进展之间存在关系。

就像 T 细胞一样，巨噬细胞在肿瘤微环境中也发挥作用。巨噬细胞表型为经典的 M1 和替代的 M2 型。M1 表型一般通过加强促炎细胞因子的产生和吞噬外来抗原的能力来增强抗肿瘤免疫反应。相反，M2 巨噬细胞也被称为肿瘤相关巨噬细胞，具有免疫抑制作用。与对照组相比，RCC 患者的 Treg 细胞数量不仅增加，而且 Treg 细胞数量与病理分期和核分级相关。

三、在 RCC 中的肿瘤疫苗治疗

（一）单肽和多肽疫苗

为 mRCC 开发的第一种治疗性疫苗是 IMA901，由 10 种合成的肿瘤相关肽（TumAP）组成，可以激活效应 T 细胞。Ⅰ期试验招募了 28 例（HLA-A）＊02 患者接受 GM-CSF，随后接受最多 8 个剂量的 IMA901。20 例出现至少一种针对 TUMAP 的反应，8 例患者出现对多种 TUMAP 的 T 细胞反应。发现 T 细胞反应（多种 TUMAP）与疾病控制更好相关。因此，随后进行一项Ⅱ期临床试验，其中环磷酰胺被用作免疫调节剂。虽然两组患者的无进展生存率相当，但接受环磷酰胺治疗患者的总生存期有所增加，但未达统计学意义（23.5 个月 vs 14.8 个月，$P = 0.09$）。该研究还显示环磷酰胺组中 Treg 细胞减少 20％。在这些试验之后，Ⅲ期开放标签 IMPRINT 试验招募来自 124 个不同中心的 339 例患者，随机 3∶2 接受 IMA901 联合舒尼替尼或单独使用舒尼替尼，联合组患者还接受 GM-CSF 和环磷酰胺，试验结果显示没有显著的生存优势。约 57％的联合治疗组发生≥3 级不良事件，4 例患者死亡。基于 HSP-Gp96 肽复合物的治疗性疫苗，用于肾切除术后的辅助治疗，但与无辅助治疗相比，复发率并未降低（HR＝0.92）。早期疾病患者的亚组分析表明，用自体疫苗进行辅助治疗可减少疾病复发（HR＝0.58，$P = 0.056$）。

（二）树突状细胞疫苗

基于 DC 的癌症疫苗已经研究了 20 多年，2010 年获得批准的普列威治疗前列腺癌达到顶峰，导致在其他癌症（包括 RCC）中进行类似的药物开发。AGS003 是一种使用成熟单核细胞衍生的 DC，患者肿瘤 RNA 和合成 CD154 RNA 诱导有效的特异性抗肿瘤 T 细胞反应。Ⅱ期研究旨在评估 AGS003 联合舒尼替尼治疗术后中危或高危 RCC 患者的疗效。舒尼替尼是 mRCC 一线治疗标准，通过抑制 PDGF 受体和 VEGF 受体的信号传导，从而减少肿瘤细胞的存活、迁移、增殖，并抑制 Treg 细胞和 MDSC。患者接受中位剂量为 6 剂量的 AGS003 和至少 6 周的舒尼替尼。21 例患者中，9 例出现部分缓解；中等风险患者和高风险患者的中位生存期分别为 61.9 个月和 9.1 个月。应该注意的是，一半以上的患者生存期＞30 个月。多机构Ⅲ期 ADAPT 试验（NCT01582672）正在评估舒尼替尼单用与舒尼替尼联合 AGS003 的生存期。然而，对试验数据的初步分析表明，联合治疗组不太可能存在生存优势，并且随后建议尽早结束试验。

5T4 胎儿抗原是在人胎盘细胞上发现的细胞表面蛋白，通常不存在于成人组织中，但在 RCC 中过表达。TroVax（MVA5T4）是一种减毒、改良的安卡拉牛痘疫苗（MVA），用于提供抗原 5T4。TRIST 试验（NCT00397345）是一项Ⅲ期随机、双盲、安慰剂对照的研究，肾切除术后的 mRCC 患者，与安慰剂相比，MVA5T4 不会延长 mRCC 患者的总体生存期，但接受 MVA5T4 加 IL-2 的患者出现明显的生存获益。

四、细胞因子疗法

美国早在 1992 年就批准了高剂量 IL-2 治疗晚期肾细胞癌，是 RCC 的第一种免疫治疗；目前研究最广泛的细胞因子是 IFN-α 和 IL-2。干扰素通过延长肿瘤细胞周期和上调 MHC-Ⅰ分子表达，并通过抑制血管生成来发挥抗肿瘤作用。第一个 IFN-α 的 mRCC 试验中，患者被随机分为两组，每组接受 10^6 IU 的 IFN-α 一周三次，连续 12 周或接受醋酸甲羟孕酮（300 mg/d）连续 12 周。干扰素 α 的 1 年生存率为 43%，醋酸甲羟孕酮组 1 年生存率为 31%。但毒性反应相似，在两组中都很严重。与之相反，在一项开放标签的随机试验中，共有 1 006 例 mRCC 患者，IFN-α、IL-2 和氟尿嘧啶的联合治疗与单独使用 IFN-α 相比，并未改善整体 OS（HR＝1.05，95% CI 0.9～1.21，P＝0.55），无进展生存也没有差异。然而，与对照组相比，联合治疗组的总体反应率最高（23% vs 16%，P＝0.004 5），提示联合细胞因子治疗仍然可能发挥作用。作为 IFN-α 的替代物，聚乙二醇化 IFN-（PEG-IFN-）具有较慢且持续的吸收速率，从而避免了 IFN-α 所需的频繁给药。评估 PEG-IFN-疗效的Ⅱ期研究显示，40 例患者中 5 例存在反应（12.5%）和 1 年生存率为 63%，但副作用与 IFN-α 相似。CALGB 进行了一项 IFN-α 联合贝伐珠单抗（bevacizumab）的Ⅲ期临床试验，732 例患者被随机分到 IFN-α 组或 IFN-α 联合贝伐珠单抗组，中位 PFS 分别为 5.2 个月和 8.5 个月；ORR（客观缓解率）分别为 13.1% 和 25.5%；中位 OS 分别为 17.4 个月和 18.3 个月。IFN-α 联合贝伐珠单抗组有更多的 3～4 级不良反应，包括高血压、疲乏、厌食和蛋白尿。在另一个临床Ⅲ期试验中，791 例患者被随机分到贝伐珠单抗联合西罗莫司组或 IFN-α 联合贝伐珠单抗组。研究结果显示，PFS 分别为 9.1 个月和 9.3 月个；ORR 分别为 27% 和 27.4%；OS 分别为 25.8 个月和 25.5 个月，以上结果都没有统计学意义，提示贝伐珠单抗联合西罗莫司方案不优于 IFN-α 联合贝伐珠单抗。

自 20 世纪 90 年代初以来，IL-2 一直被用作单一药物和联合治疗。评估 IL-2 在 RCC 中作用的第一个Ⅱ期研究有 255 例患者，接受 14 次剂量的 IL-2 $6×10^5$ IU/kg 或 12 次高剂量的 $7.2×10^5$ IU/kg。发现中位总生存期为 15.8 个月。此后，美国国家癌症研究所进行了一项为期 20 年的随访研究，其中 9% 的患者显示完全缓解，仅有 4 例发生疾病复发。高剂量 IL-2 的不良反应要求进一步研究以探索替代给药方案。细胞因子工作组（Cytokine Working Group）随机对患者进行 IL-2 推注或连续输注，推注组的总体反应率为 20%，输注组为 15%，但不良反应发生率无显著差异。IL-2 与其他药物如 IFN-α、索拉非尼和疫苗联合正在研究中。

五、免疫检查点抑制剂

活化的 T 细胞表达 CTLA-4 和 PD-1 作为负性免疫调节剂来抑制 T 细胞活性。因此，阻断免疫检查点受通路可以重新获得有效的 T 细胞反应。目前，许多临床试验所取得的令人振奋的成果，已经导致 FDA 批准部分药物用于治疗 RCC。

在伊匹单抗Ⅱ期临床试验，评估其在治疗 mRCC 方面的疗效。61 例患者 2/3 接受高剂量 3 mg/kg，每 3 周 1 次持续 1 年，其余 1/3 以 3 mg/kg 的初始剂量，但随后的剂量仅接受 1 mg/kg。不幸的是，根据实体瘤的反应评估标准，没有患者显示完全的反应，但是在研究期间，12.5%（95% CI 4%～27%）接受较高剂量的患者具有部分反应（7～21 个月）。但代价是 43% 的患有临床显著的免疫毒性，包括肠炎、垂体炎、肾上腺功能不全，甚至无菌性脑膜炎。有趣的是，经历过自身免疫毒性的患者对伊匹单抗的反应明显高于未接受伊匹单抗治疗的患者。鉴于本研究中缺乏完全消退，以及 mRCC 中其他免疫治疗药物的相对成功，目前通常不使用 CTLA-4 抑制剂单一治疗。一项Ⅰ期研究探讨了另一种 CTLA-4 抑制剂 tremelimumab 联合舒尼替尼，但报道了多例快速发生的肾衰竭导致研究终止，尽管其部分缓解率为 43％。

抗 PD-1 单克隆抗体纳武利尤单抗在其他癌症获得广泛的批准。2014 年纳武利尤单抗对进展期肾癌进行了临床Ⅱ期试验。研究随机入组了 168 例既往 VEGFR-TKI 耐药的进展期肾癌患者，进行纳武利尤单抗 0.3 mg/kg、2 mg/kg 和 10 mg/kg 组，随访至 2015 年 1 月，3 组的 1 年生存率分别为 63％、72％和 70％，2 年生存率分别为 42％、53％和 52％，3 年生存率 33％、40％和 32％。基于以上结果，进行了开放性Ⅲ期随机临床试验 CheckMate-025，入组 821 例索拉非尼或舒尼替尼治疗失败的晚期 RCC，纳武利尤单抗与依维莫司（一种 mTOR 抑制剂）相比较，试验过早停止，因为主要终点早期得到满足，纳武利尤单抗组显示 25 个月的中位总生存期（95％ CI 21.8 个月至不可估计），明显高于依维莫司组的 19.6 个月（95％ CI 17.6～23.1 个月）。OS 获益独立于 PD-L1 的表达状态，无论 PD-L1 表达状态是否阳性，以及阳性水平等级如何，患者均能从 PD-1 单抗治疗中获益，但与 PD-L1 表达阳性者比较，PD-L1 表达阴性者似乎获得了更长中位生存时间（27.4 个月 vs 21.8 个月）。接受纳武利尤单抗治疗的患者死亡风险也较低（HR＝0.73，98.5％CI 0.57～0.93，P＝0.002）。此外，纳武利尤单抗治疗患者的反应率几乎是其他患者的 6 倍（OR＝5.98，P＜0.001），中位反应时间和无进展生存期分别为 12 个月和 4.6 个月。此外，纳武利尤单抗的耐受性也较好，只有 19％的患者出现 3 或 4 级并发症。基于该试验的结果导致 FDA 在 2015 年底批准纳武利尤单抗用于晚期 RCC，既往曾接受过抗血管生成治疗。最近，对 CheckMate-025 试验进行了进一步分析，发现所有患者亚组的总体生存率均有所提高，不论（纪念斯隆-凯特琳癌症中心和国际转移性肾细胞癌数据库联盟）风险状态、年龄、转移部位和/或先前的治疗。纪念斯隆凯特琳癌症中心的高风险状态（定义为至少有两个如下指标：低 karnofsky 状态［＜80％］，低血清血红蛋白或高钙）对纳武利尤单抗治疗的获益最明显（HR＝0.48，95％ CI 0.32～0.7）。纳武利尤单抗治疗的副作用在各组中也不太常见。

PD-L1 抑制剂与 CTLA-4 和 PD-1 抑制剂相比，研究尚处于起步阶段，但也有重大突破。2019 年 5 月 14 日 FDA 批准 avelumab 联合阿昔替尼用于晚期 RCC 的一线治疗。这是首个 PD-L1 抗体＋靶向联合疗法获批肾癌一线。获批主要基于 JAVELIN Renal 101 研究（NCT02684006）的积极结果，这是一项随机多中心的开放性 3 期试验。相比舒尼替尼，avelumab 联合阿西替尼显著延长了患者中位 PFS5 个月。其中，avelumab 联合阿西替尼的中位 PFS 为 13.8 个月（95％ CI 11.1-NE），舒尼替尼的中位 PFS 为 8.4 个月（95％ CI 6.9～11.1）。Ⅰ期临床试验中发表了一系列癌症中使用抗 PD-L1 单克隆抗体 BMS936559 的数据，其中 17 例受试者为 RCC，12％经历了 4～17 个月的客观反应，另有 41％患病持续至少 24 周，3 级或 4 级毒性的发生率仅为 9％。阿特珠单抗是一个单克隆抗体，抑制 PD-L1 活性致抗肿瘤效应。最近，McDermott 等人对透明细胞和非透明细胞癌患者进行了阿特珠单抗研究。透明细胞癌患者的中位总生存期和无进展生存期分别为 28.9 个月和 5.6 个月，有效率为 15％（95％ CI 7％～26％）。一项临床Ⅱ期试验比较了单用阿特珠单抗，阿特珠单抗＋贝伐珠单抗组与舒尼替尼组对于 305 例未经治疗的 mRCC 患者的疗效，中位随访 20.7 个月。所有患者的意向治疗分析显示，阿特珠单抗＋贝伐珠单抗组和舒尼替尼组的 PFS 并无统计学差异。而 PD-L1 阳性患者的亚组分析显示，阿特珠单抗＋贝伐珠单抗组的中位 PFS 为 14.7 个月；舒尼替尼组为 7.8 个月，阿特珠单抗组仅为 5.5 个月。阿特珠单抗＋贝伐珠单抗组与舒尼替尼组相比，疾病进展或死亡减少 36％，但结果没有统计学显著的差异（P＝0.095）。同时，阿特珠单抗＋贝伐珠单抗组，仅阿特珠单抗组和舒尼替尼组的 3～4 级不良事件率分别为 40％、16％和 57％，导致死亡的不良事件率分别为 3％、2％和 2％。另外一项比较阿特珠单抗＋贝伐珠单抗和舒尼替尼在一线治疗晚期肾细胞癌中效果的临床Ⅲ期试验正在进行（NCT02420821）。

据推测，检查点抑制剂之间的联合可能比单一药物更有效，因为 CTLA-4 和 PD-1 抑制剂靶向淋巴细胞上的不同抑制通路。目前正在研究 mRCC 中检查点抑制剂联合治疗的效果，2017 年欧洲肿瘤学会报告，纳武利尤单抗联合伊匹单抗与舒尼替尼组治疗晚期 RCC 或 mRCC。在 17.5 个月的随访中，中间/低风险患者联合治疗组的客观有效率高于单用舒尼替尼组（41.6% vs 26.5%，$P <$ 0.001）。联合治疗的中位 PFS 也有所改善（HR=0.82，$P=$0.03）。研究的另一个重要发现是，PD-L1 基线表达至少 1% 的患者表现出优异的结果。此外，Ⅰ 期临床试验 CheckMate-016 研究的一部分包括纳武利尤单抗联合伊匹单抗两种不同剂量的联合：一种药物为 3 mg/kg，另一种药物为 1 mg/kg，反之亦然。接受高剂量伊匹单抗治疗的患者比较高剂量纳武利尤单抗组反应率稍高，48% vs 43%。所有患者均有一定程度的治疗副作用，其中 60.9% 为 3 或 4 级，但只有四分之一的需要停止治疗，高剂量纳武利尤单抗的亚组更好地耐受治疗，仅有 9.5% 由于不良反应而停止治疗。尽管从这些初步结果很难得出结论，但获得的数据确实提示联合检查点抑制剂治疗 mRCC 的潜力很高，并且未来需要进行试验以明确其疗效和安全。

临床研究还探讨了将检查点抑制剂与其他类型的药物联合使用，并取得了一些早期成功。在 Ⅰ 期临床试验中将纳武利尤单抗与舒尼替尼或帕唑帕尼联合使用，初步结果提示这些联合用药是安全的，可能改变疾病进程，舒尼替尼和帕唑帕尼组的有效率分别为 52% 和 45%。同样，最初的报道表明，PD-L1 抑制剂与贝伐珠单抗的联合也具有协同作用。一项正在进行的 Ⅲ 期随机研究（KEY-NOTE-426）正在评估帕博利珠单抗联合阿昔替尼与单用舒尼替尼一线治疗 mRCC 中的疗效和安全性。其他几项评估多种联合治疗方案的早期研究发现，乐伐替尼加帕博利珠单抗治疗的 PFS 为 17.7 个月，以及 ORR 高达 66.7%（95% CI 47.2~82.7）；帕博利珠单抗联合卡博替尼的 ORR 为 25%，临床获益率为 87.5%。因此，正在进行 Ⅲ 期的 KEYNOTE-581/CLEAR（乐伐替尼加帕博利珠单抗或乐伐替尼加上依维莫司或舒尼替尼单药作为一线治疗 mRCC）和 CheckMate-9ER（卡博替尼加纳武利尤单抗或舒尼替尼单药治疗）试验，其他包括如 avelumab 加阿昔替尼，贝伐珠单抗加阿特珠单抗的研究。

六、未来的方向

免疫治疗在改变 mRCC 病程中发挥了巨大潜力。然而，重要的是，要认识到治疗的有效性在所有患者中都不相同，并且都可能具有严重的不良反应。因此，目前正在努力发现标志物以选择最可能对免疫治疗有反应的 mRCC 患者，以最小化成本和减轻毒性是非常重要的。虽然检查点抑制剂目前引起人们的注意，但细胞因子治疗（特别是 IL-2）、治疗性疫苗的效果也不容忽视。

第三节　膀胱癌的免疫治疗

一、前言

膀胱癌主要是尿路上皮（移行细胞）癌（urothelial carcinoma，UC），占所有病理类型的 90% 以上。2017 年美国有 79 030 例新膀胱癌病例被确诊，死亡 16 870 例。诊断时有 11% 的患者为 Ⅳ 期疾病，伴有区域淋巴结累及和/或骨骼或内脏转移性疾病。局部和转移性疾病的估计 5 年生存率（基于 2006 年至 2012 年收集的数据）分别为 34.5% 和 5.2%。

在过去的 30 年中，转移性尿路上皮癌的治疗基本保持不变。铂类化疗方案（顺铂/卡铂）是目前一线治疗的标准治疗方案；甲氨蝶呤/长春瑞滨/多柔比星和顺铂（MVAC）的联合与最佳反应和生存结果相关，目前用剂量强度修改的 MVAC 方案，降低经典 MVAC 的 3～4 级毒性发生率。由于对 MVAC 毒性的担忧，吉西他滨与顺铂或卡铂的联合也常用于临床实践。然而，以铂类为基础的化疗方案与毒性有关，25％～50％的转移性尿路上皮癌患者不能耐受顺铂治疗，由于肾脏损害，或者一般状态不佳，以及各种年龄相关性合并疾病。此外，反应往往是短暂的（MVAC 治疗后的中位生存期约为 15 个月），几乎所有患者在一线治疗后都会出现疾病进展。直到最近，多西他赛（美国）和长春氟宁（欧洲）的标准二线治疗仅导致轻度的生存获益，通常仅不到 10％的反应率和生存率增加。最近，FDA 已加速批准酪氨酸激酶抑制剂 erdafitinib 治疗具有 FGFR2 或 FGFR3 基因改变的局部晚期或转移性 UC 患者。

二、免疫治疗的基本原理

膀胱尿路上皮癌是一种免疫原性肿瘤，已发现了几种肿瘤浸润性免疫细胞，以及与疾病有关的许多突变都增强免疫原性。尿路上皮癌与高突变负荷有关，癌症基因组图谱（TCGA）项目分析的 131 个尿路上皮肿瘤样本中，76％的具有调节基因有 1 个及以上失活突变，41％有 2 个及以上此类突变。总体而言，尿路上皮肿瘤的 DNA 异常比肺癌或黑色素瘤略低，但超过其他恶性肿瘤。因此，免疫治疗已用于治疗膀胱癌数十年；第一种 FDA 批准的免疫治疗 BCG，通过刺激针对肿瘤细胞的免疫反应来降低尿路上皮癌复发的风险。在高级别非肌层浸润性膀胱癌手术切除后，BCG 被指定为辅助治疗。几年来 IFN-α-2b 也被用作膀胱内，治疗浅表尿路上皮癌，甚至在转移性疾病中全身给药，但效果有限。此外，在膀胱肿瘤细胞中报道了 PD-L1 的相对高水平表达（20％～30％）。

三、免疫治疗转移性疾病膀胱尿路上皮癌

免疫系统与肿瘤发展之间存在复杂相互作用，包括利用免疫检查点如 PD-1，使肿瘤细胞逃避免疫监控。肿瘤细胞通过表达免疫检查点，抑制 T 细胞活性并确保其生存。许多其他可以产生免疫抑制性肿瘤微环境的分子，包括产生异常黏蛋白、半乳糖凝集素 3、IL-6、精氨酸酶合成和 β-连环蛋白，以及 HLA-DR31-37 的下调。而且髓源抑制细胞（MDSC），也与免疫治疗反应减弱有关。

（一）免疫检查点抑制剂

UC 长期以来一直被认为是一种免疫原性肿瘤，现在，免疫检查点阻断代表最令人兴奋的新兴治疗，用于铂类耐药后转移性 UC，包括纳武利尤单抗、帕博利珠单抗、avelumab、atezolizumab 和 durvalumab，ORR 的范围从 15％～31％。先前已经在许多实体瘤中报道了高水平的 PD-L1 和 PD-L2 表达，但 PD-L1 表达似乎具有最重要的临床意义，并且与肿瘤大小增加和患者预后更差有关。CTLA-4 的抑制也被认为对调节性 T 细胞（Treg）和 MDSC 具有免疫调节作用。伊匹单抗也与局部尿路上皮癌中免疫反应增强和肿瘤消退有关。

检查点抑制剂阿特珠单抗（MPDL3280A）是一种人源化抗 PD-L1 免疫球蛋白 G1（IgG1）单克隆抗体，可与 PD-L1 选择性结合，在转移性膀胱癌的早期研究中显示活性证据和合适的毒性特征。阿特珠单抗于 2016 年 5 月获 FDA 批准用于治疗局部晚期或转移性尿路上皮癌患者，在含铂化疗期间或之后病情恶化，或在接受新辅助或辅助含铂化疗后 12 个月内出现疾病进展。加速批准是基于之前的Ⅱ期全球多中心开放标签单臂 IMVigor210 试验的数据，晚期尿路上皮癌患者中，基于铂类药物治疗进展后，在接受阿特珠单抗作为的二线治疗，其抗肿瘤活性高（15％客观缓解率，ORR）而治疗相关的不良事件低发生率。此研究发现在免疫（但非肿瘤）细胞中具有高水平 PD-L1 表达的患者中，观察到最高反应和最长平均存活时间。肿瘤突变负荷高的患者（以高 IFN-γ 基因表达为标志）和腔管Ⅱ型分子亚型患者似乎具有最佳结果，因此促进了 PD-L1 和 IFN-γ 作为预测生

物标志物的研究。然而，阿特珠单抗与化疗（由研究者选择的长春氟宁、紫杉醇或多西他赛）的验证性Ⅲ期试验（IMvigor211），对于总生存的主要终点没有达到统计学显著差异。根据前述Ⅱ期IMvigor210试验另外的结果，阿特珠单抗于2017年4月获得美FDA批准，用于一线治疗局部晚期或转移性尿路上皮癌的患者，不符合顺铂化疗的资格。在IMvigor210研究中的长期（21个月）随访监测中，一组接受一线阿特珠单抗治疗的未接受顺铂化疗的患者，取得持续获益。

根据Ⅱ期开放标签单臂多中心CheckMate-275研究的结果，纳武利尤单抗于2017年2月获准加速FDA批准，用于治疗局部晚期或转移性尿路上皮癌患者，其在含铂化疗期间或之后疾病进展，或在含铂化疗的新辅助或辅助治疗后12个月内疾病进展。在CheckMate-275中，纳武利尤单抗治疗具有可接受的安全性，在整个研究人群中的反应率为19.6%，在具有PD-L1表达≥5%的肿瘤患者中为28.4%。客观反应的比例最高的是具有基质Ⅰ或腔管Ⅱ分子亚型的患者，并且反应者也是富含25-基因IFN-γ特征的肿瘤。2017年6月，此Ⅱ期研究的结果也导致欧盟批准纳武利尤单抗单药治疗先前含铂治疗失败后的局部晚期不可切除或转移性尿路上皮癌。在CheckMate-032中，先前铂类化疗的复发性晚期尿路上皮癌患者纳武利尤单抗单药治疗，具有明显和持久的临床反应，以及可处理安全性。与IMvigor试验中的观察相似，患者反应似乎不受肿瘤细胞PD-L1表达的影响。

2016年2月，FDA批准德瓦鲁单抗的突破性疗法指定用于治疗PD-L1阳性，不能手术或转移性尿路上皮癌患者，在一种标准铂类方案期间或之后出现进展。2017年5月，FDA批准了德瓦鲁单抗（一种抗PD-L1的IgG1单克隆抗体）治疗局部晚期或转移性尿路上皮癌患者，在含铂化疗期间或之后有疾病进展，或含铂化疗新辅助或辅助治疗后12个月内疾病进展。该批准基于Ⅰ期和Ⅱ期多中心开放标签研究（$n=182$）的最新结果，发现德瓦鲁单抗有明显的临床活性和可接受的安全性，但这些数据仅在阿斯利康包装说明书中发表。虽然在同行评议的文献中没有发表任何数据，但德瓦鲁单抗在Ⅲ期DANUBE试验中作为转移性尿路上皮癌的一线治疗。最近更新了研究进展。结果显示，该研究未能达到主要终点：①在肿瘤细胞和/或肿瘤浸润免疫细胞表达高水平（≥25%）PD-L1的患者中，与标准化疗相比，德瓦鲁单抗单药治疗未能改善OS；②与标准化疗相比，德瓦鲁单抗＋tremelimumab联合疗法也未能改善OS，无论PD-L1表达水平如何。

2017年5月，FDA还批准在患有局部晚期或转移性尿路上皮癌的患者中使用抗PD-L1的IgG1λ单克隆抗体avelumab，在接受含铂化疗期间或之后进展，或接受新辅助或辅助铂类化疗12个月内进展。该批准基于242例患者的Ⅰb期开放标签，单臂，多中心JAVELIN研究的结果，发现avelumab治疗的患者出现早期和持久的反应，并且无论肿瘤PD-L1表达和不良预后因素（包括转移到非淋巴结部位）都观察到抗肿瘤活性。与其他靶向PD-L1或PD-1的治疗相反，体外研究显示avelumab具有抗体依赖性细胞调节的细胞毒作用，导致肿瘤细胞溶解，但这尚未在人类临床试验中直接证明。

帕博利珠单抗是针对PD-1的IgG4κ单克隆抗体，于2017年5月获FDA批准用于局部晚期或转移性尿路上皮癌患者，在含铂化疗期间或之后有疾病进展，或含铂化疗的新辅助或辅助治疗后12个月内进展。FDA的批准基于一项国际开放性Ⅲ期研究KEYNOTE-045，542例铂类难治性晚期尿路上皮癌患者随机分配到帕博利珠单抗治疗或化疗，帕博利珠单抗治疗与化疗相比，ORR显著增高，总生存期延长，治疗相关不良事件减少。帕博利珠单抗的总体生存获益似乎与肿瘤和浸润性免疫细胞上的PD-L1表达无关。该研究的独立数据监测委员会建议，由于达到显著改善总生存期的主要终点，停止继续研究。此时，帕博利珠单抗的中位总生存期为10.3个月，化疗的为7.4个月（$HR=0.73$，$P=0.002$）。此外，在帕博利珠单抗作为尿路上皮癌二线治疗的一项小型Ⅰb期研究（KEYNOTE-012）中，PD-L1阳性肿瘤表达的患者反应率（38%）高于评估整体人群（25%）。目前，帕博利珠单抗是转移性尿路上皮癌中唯一Ⅲ期随机研究显示具有OS获益的药物。

2017 年 5 月，帕博利珠单抗也被批准用于一线治疗不适合含顺铂化疗的局部晚期或转移性尿路上皮癌的患者；批准基于 KEYNOTE-052，一项包括 370 例患者的单臂，开放标签试验，一线帕博利珠单抗治疗导致 29％的 ORR（95％ CI 24％～34％）。根据 PD-L1 状态，最高反应发生在 PD-L1 阳性肿瘤患者中，包括 13％的肿瘤和免疫细胞 PD-L1 表达≥10％的患者（$n=30$）出现完全反应。

（二）免疫治疗药物的联合

免疫治疗对晚期尿路上皮癌的临床疗效目前已在一些Ⅰ－Ⅲ期临床试验中得到证实。一般来说，毒性效应可控，3 或 4 级 irAE 发生率相对较低。基于其他类型肿瘤中临床前数据和临床经验——黑色素瘤中的纳武利尤单抗和伊匹单抗和 NSCLC 中的德瓦鲁单抗和 tremelimumab——促使进一步将免疫检查点抑制剂与其他治疗，或不同治疗靶点的免疫检查点抑制剂联合，以提供更有效的阻断，改善尿路上皮癌患者的预后。目前仅有来自少数早期联合研究数据，还有一些正在进行。

CheckMate-032 的Ⅰ期和Ⅱ期研究中，纳武利尤单抗和伊匹单抗联合治疗提示可能导致转移性尿路上皮癌患者临床获益。纳武利尤单抗 1 mg/kg 联合伊匹单抗 3 mg/kg 静脉注射每 3 周共 4 个疗程，比纳武利尤单抗 3 mg/kg 与伊匹单抗 1 mg/kg 联合，或纳武利尤单抗单药治疗更有效率和总生存期更长。联合治疗组具有相似的安全性，但与纳武利尤单抗单药治疗相比，3 级和 4 级不良事件发生率稍高；而且，联合治疗的不良事件与先前其他肿瘤类型中相同治疗的数据一致，通常可以处理。

已经报道了纳武利尤单抗与靶向药物联合的进一步研究。在Ⅰ期研究，纳武利尤单抗与多靶点酪氨酸激酶抑制剂（TKI）卡博替尼联合用于治疗难治性转移性尿路癌和其他泌尿生殖系统肿瘤，初步数据尚未在同行评议的文献中发表，但发现联合用药具有良好的耐受性并与临床活性相关，可能 TKI 与免疫治疗药物之间存在协同作用。计划对转移性尿路上皮癌患者进行扩大研究，如Ⅲ期 CheckMate-901（NCT03036098）研究也正在进行中，以确定在既往未治疗的不能手术的尿路上皮癌或转移性尿路上皮癌中，纳武利尤单抗联合伊匹单抗是否比标准化疗方案更优。

在晚期泌尿道上皮癌中，Ⅰ期和Ⅱ期研究发现德瓦鲁单抗单药作为二线治疗具有临床活性，目前的随机，开放标签的多中心Ⅲ期研究（DANUBE），德瓦鲁单抗含或不含 tremelimumab 与标准化疗，作为一线治疗不可切除和/或转移性泌尿道上皮癌。主要终点是无进展生存期，患者将通过 PD-L1 状态（PD-L1 阳性定义为≥25％肿瘤膜或肿瘤相关免疫细胞染色），内脏转移和顺铂的耐受性进行分层。不幸的是，DANUBE 未能达到主要研究终点。目前，仍然有Ⅲ期 NILE 试验，正在晚期或转移性膀胱癌患者中开展，评估德瓦鲁单抗联合化疗、德瓦鲁单抗联合化疗和 tremelimumab 的疗效。目前，Ⅲ期 NILE 试验正在不可切除性、局部晚期或转移性膀胱癌患者中开展，评估德瓦鲁单抗联合化疗、德瓦鲁单抗联合化疗和 tremelimumab 的疗效。

现在正在Ⅲ期 atezolizumab 的 IMvigor130（NCT02807636）和帕博利珠单抗的 KEYNOTE-361（NCT02853305）试验，研究单一药物以及联合化疗，一线治疗局部晚期无法切除或转移性疾病，初步结果表明，某些患者中，免疫药物的作用可能不及化疗；与接受基础化疗的患者相比，PD-L1 水平低的患者生存率更低，因此低 PD-L1 患者不再入组 KEYNOTE-361 或 IMvigor 130 试验。帕博利珠单抗＋吉西他滨联合或不联合顺铂治疗肌层浸润性尿路上皮癌的新辅助治疗的 Ib 和Ⅱ期正在研究。试验的第一阶段没有观察到剂量限制性毒性，第二阶段目前正在招募患者。也正在研究帕博利珠单抗与吲哚胺 2,3-双加氧酶抑制剂 epacadostat（INCB024360）联合进行的Ⅰ期和Ⅱ期试验，探索多种肿瘤类型患者的安全性和疗效，包括泌尿道移行细胞癌（NCT02178722）。NKTR-214 是 IL-2 通路激动剂，肿瘤微环境中诱导 CD8$^+$T 和天然杀伤（NK）细胞扩增而不影响 Treg 细胞。PIVOT-02 是一项多队列Ⅰ期试验，比较 NKTR-214 与纳武利尤单抗或伊匹单抗/纳武利尤单抗，治疗铂类难治性转移性 UC 患者（NCT02983045）。在 2019 年美国临床肿瘤学会（ASCO）的初步结果显示，可评估疗效患者的 ORR 为 48%，其中 19% 为 CR。治疗耐受性好，只有 15% 的患者经历过 3 级治疗相关不良事件（TRAE），且无 4/5 级 TRAE 的患者。值得注意的是，PIVOT-02 试验证明了关于 PD-L1 的发人深省的现象，无论 PD-L1 表达如何，均观察到令人印象深刻的 ORR 和 CR。而且，有 70% 治疗前 PD-L1 阴性的患者联合治疗后转换为 PD-L1 阳性表达，其确切机制尚不清楚。但是，此研究代表了缺乏 PD-L1 表达患者，通过诱导 PD-L1 表达，获得最佳治疗的非凡突破。因此，促使II期 PIVOT-10 研究，评估 NKTR-214 联合纳武利尤单抗，治疗 PD-L1 低表达，不适合顺铂的局部晚期或转移性 UC 患者（NCT03785925）。另一项是 I 期 PROPEL 试验（NCT03138889），研究 atezolizumab 联合 NKTR-214 治疗铂类耐药的 mUC 患者。正在探索另一种细胞因子激动剂是 CYT107，一种糖基化的重组 IL-7 药物，与 atezolizumab 联合对比 atezolizumab 单药治疗耐铂类的 mUC 患者（NCT03513952）。

（三）免疫相关的不良事件

免疫检查点抑制与独特的 irAE 谱有关，包括腹泻和/或结肠炎、皮疹、肺炎、肝炎、间质性肾炎和内分泌病。这些不良反应通常是短暂的，并且倾向于在治疗的前 6 个月内发生；然而，有些可能会变严重甚至威胁生命。irAE 发作的中位时间从皮肤相关的 5 周到肾相关的 15 周不等。然而，报告发病的时间是可变的，因此建议持续警惕和密切的病人监护。irAE 的及时诊断和治疗，对于减轻影响的严重程度并确保最佳的安全结果至关重要。皮质类固醇偶尔不足以控制一些 irAE，因此可以进行其他免疫抑制治疗。临床试验经验，大多数 3 级和 4 级 irAE 随着时间的推移而逐渐缓解。内分泌相关不良事件往往是例外，因为这些 irAE 可能是不可逆转的，甲状腺功能低下和肾上腺功能低下的患者可能需要激素替代治疗（具体见相关章节）。

（四）假性进展的处理

许多接受免疫治疗的患者出现了相当快速的反应（开始治疗后 3 个月内），其特征在于肿瘤缩小或稳定，符合传统的 RECIST 标准。然而，纳武利尤单抗治疗的 RCC 患者，一小部分出现肿瘤快速增大，可能是由于暂时免疫细胞浸润或在免疫系统启动之前的肿瘤生长，但随后肿瘤缩小——假性进展。这种反应模式在细胞毒性化学疗法中未被观察到，并且之前通过 WHO 或 RECIST 标准被归类为疾病进展。对免疫治疗药物（如纳武利尤单抗）的放射学反应的异质性，是 RECIST 定义的进展难以判断的，需要进一步研究以更好地预测哪些患者将从进展后的治疗中受益。因此，2009 年制定了特定的免疫相关反应标准（immune-related response criteria，irRC）。现在有几项研究探讨了免疫治疗后 irRC 与患者预后的关系。

然而，目前还不清楚在尿路上皮癌或其他肿瘤类型中观察到的假性进展的模式和频率是否与黑色素瘤中观察到的相似。目前的数据表明，一小部分患者会经历与 RECIST 不符合的免疫相关肿瘤反应；假性进展和非常规免疫相关反应模式对不熟悉使用免疫检查点抑制剂的临床医生提出了挑战。区分真实进展和假性进展的因素包括缺乏快速进展，仅限于淋巴结的疾病和缺乏进行性症状。其他因素包括患者的功能状态（如果功能状态得以维持或改善，但影像学显示增长，应继续治疗），而且反应可能是混合发生的（某些区域的消退和其他区域的进展通常可继续治疗和/或考虑对进展性病变的局部治疗），以及靶病灶的任何生长代表进展的假设。例如，RECIST 标准规定，靶病灶的最长直径之和增加≤20% 应视为稳定疾病，但常见的临床实践是报告任何部位的生长情况为进展。谨慎的临床评估必须结合免疫反应的知识，以便为患者提供最恰当的治疗方法。在实践的一个案例中，经过 5 个月的纳武利尤单抗治疗后最初有效的患者，在治疗 17 个月后符合淋巴结进展的标准。淋巴结活检显示样本中＞50% 的广泛淋巴样细胞浸润。患者继续治疗，现在治疗时间大于 2

年，没有其他进展证据。

一份报告表明，目标病变的超声检查发现肿瘤的血流信号也可能提供有价值的信息，可能有助于发现假性进展。在纳武利尤单抗治疗的转移性黑色素瘤患者中，病变大小的初始增加伴随着血流的减少，而单凭造影剂增强 CT 无法检测到。在检测到血流减少，约 100 d 后观察到肿瘤尺寸减小。因此，有作者认为超声检查是区分假性进展和真实进行性疾病的有力工具。免疫检查点抑制剂对肿瘤生长动力学的影响也揭示存在超进展（hyperprogression）的可能性——免疫治疗前后观察到的肿瘤生长率至少增加两倍——见于 5% 的不同类型肿瘤患者。已经发现一例尿路上皮癌患者，在阿特珠单抗治疗后表现出超进展。尽管基因组谱可能有助于确定超进展风险的患者，但确定超进展的特征，发病率和确切原因需要进一步研究。

四、其他免疫治疗药物

卡介苗是减毒疫苗，由牛结核菌和牛分枝杆菌组成。大约 30 年前，首次报道了卡介苗用于膀胱癌的治疗，临床试验显示降低了 20% 的膀胱癌复发率。目前，卡介苗在膀胱癌中的作用机制还不完全清楚，但有许多证据显示与免疫有关。卡介苗是经尿道膀胱肿瘤切除术后，浅表性膀胱癌患者的标准治疗。西南肿瘤学研究组（SWOG）的研究显示，3 周维持治疗无复发生存期为 77 个月，单独诱导治疗为 36 个月；3 周维持治疗 5 年生存率为 83%，而单独诱导治疗为 78%，3 周维持治疗显示了明显的获益。此外，Ⅲ期 POTOMAC 和 NIAGARA 试验正在早期膀胱癌中进行，分别评估德瓦鲁单抗联合标准卡介苗（BCG）或化疗的辅助治疗效果。目前有研究尝试通过肿瘤疫苗诱导表达肿瘤相关或特异性抗原，以活化 APC 来启动针对肿瘤抗原的 T 细胞应答，活化的 APC 可以驱动特异性 T 细胞的增殖和功能。目前关于膀胱癌的疫苗有两个。一个是 vesigenceracel-L，它是关于热休克蛋白 96（GP-96）的疫苗，临床Ⅰ期试验正在进行（NCT02010203）。另一个是 lapuleucel-T，树突状细胞的疫苗，针对 Her-2 阳性的膀胱癌的临床Ⅱ期试验正在进行（NCT01353222）。靶向肿瘤免疫微环境的治疗也是目前的热点。CSF1R 是主要在巨噬细胞和单核细胞上表达的细胞表面受体，可能促进巨噬细胞的 M2 免疫抑制表型。目前针对 CSF1R 靶点的药物有两种单克隆抗体（FPA008 和 emactuzumab）和一种特异性小分子抑制剂（PLX3397）。

五、总结和展望

尿路上皮癌正在成为免疫治疗的一个令人兴奋的新目标，未来对转移性尿路上皮癌的治疗前景乐观。然而，由于许多患者对这些药物无反应，因此需要进一步研究以最大限度地发挥免疫治疗的益处。初步数据表明，免疫检查点抑制剂与不同免疫治疗或靶向治疗联合，能够改善患者结果而安全性可以接受。目前正在进行一些试验以进一步探索联合免疫治疗作为转移性尿路上皮癌的未来治疗方法。其他因素，如适当和迅速的处理 irAE，对免疫相关反应模式的认识以及准确的预测疗效反应，也将有助于确保患者得到最佳的治疗。

然而，为了选择最有可能反应和受益的患者，需要分子预测标志。迄今为止，肿瘤和/或免疫细胞表达 PD-L1 是研究最广泛的潜在生物标志物，但数据不一致。使用阿特珠单抗和德瓦鲁单抗中，高基线免疫细胞 PD-L1 表达与反应改善之间存在关联，但在纳武利尤单抗治疗转移尿路上皮癌中，肿瘤 PD-L1 表达与结果之间没有显著相关。这些差异可能与几个因素有关，包括肿瘤细胞与免疫细胞 PD-L1 表达，各种 PD-L1 表达截点值，使用不同的测定和不同的抗体用于染色，PD-L1 表达的肿瘤内异质性，PD-L1 在原发肿瘤和转移之间表达差异，以及由于肿瘤微环境的动态性质导致 PD-L1 表达不断变化的可能性。鉴于这些考虑，仅 PD-L1 表达似乎不太可能作为临床反应强有力的预测标记。

除了 PD-L1 状态，高肿瘤突变负荷（TMB）对基于检查点抑制剂的治疗反应具有明显的预测价值。在晚期患者中，肿瘤突变负荷与阿特珠单抗作为一线（$P=0.018\,0$）和二线（$P<0.000\,1$）治疗反应显著相关。此外，对免疫检查点抑制剂的反应可能因泌尿道上皮癌分子亚型（腔管或基底）和特定基因特征而有所不同，例如纳武利尤单抗治疗转移性尿路上皮癌，具有高 25 基因 IFN-γ 特征的患者反应几乎高 2.5 倍（$P<0.001$）。上述重要的发现无疑对继续寻找预测免疫检查点抑制剂反应的生物标志具有价值。

另一种有前途的方法可能提供免疫治疗反应的预测，即使用 PET 作为生物成像标志。一些单克隆抗体可以放射性标记，随后用 PET 显现，可以量化放射性标记药物的肿瘤特异性摄取，从而能够表征其药代动力学行为和潜在的有效性。免疫 PET 的应用目前主要局限于临床前研究，但该技术需要时间才能成熟，未来在患者选择中具有前景。

卢宏达　卢　驰

参 考 文 献

[1]　Gerritsen WR,Sharma P.Current and emerging treatment options for castration-resistant prostate cancer:a focus on immunotherapy[J].J Clin Immunol,2012,32(1):25-35.

[2]　Kantoff PW,Higano CS,Shore ND,et al.Sipuleucel-T immunotherapy for castration-resistant prostate cancer[J]. N Engl J Med,2010,363(5):411-422.

[3]　Kwon ED,Drake CG,Scher HI,et al.Ipilimumab versus placebo after radiotherapy in patients with metastatic castration-resistant prostate cancer that had progressed after docetaxel chemotherapy(CA184-043):a multicentre, randomised,double-blind,phase 3 trial[J].Lancet Oncol,2014,15(7):700-712.

[4]　Beer TM,Kwon ED,Drake CG,et al.Randomized,Double-Blind,Phase III Trial of Ipilimumab Versus Placebo in Asymptomatic or Minimally Symptomatic Patients With Metastatic Chemotherapy-Naive Castration-Resistant Prostate Cancer[J].J Clin Oncol,2017,35(1):40-47.

[5]　Topalian SL,Hodi FS,Brahmer JR,et al.Safety,activity,and immune correlates of anti-PD-1 antibody in cancer [J].N Engl J Med,2012,366(26):2443-2454.

[6]　Siegel RL,Miller KD,Jemal A.Cancer statistics,2016[J].CA Cancer J Clin,2016,66(1):7-30.

[7]　Rini BI,Bellmunt J,Clancy J,et al.Randomized phase III trial of temsirolimus and bevacizumab versus interferon alfa and bevacizumab in metastatic renal cell carcinoma:INTORACT trial[J].J Clin Oncol,2014,32(8):752-759.

[8]　Rini BI,Stenzl A,Zdrojowy R,et al.IMA901,a multipeptide cancer vaccine,plus sunitinib versus sunitinib alone,as first-line therapy for advanced or metastatic renal cell carcinoma(IMPRINT):a multicentre,open-label,randomised,controlled,phase 3 trial[J].Lancet Oncol,2016,17(11):1599-1611.

[9]　Motzer RJ,Rini BI,McDermott DF,et al. Nivolumab for Metastatic Renal Cell Carcinoma:Results of a Randomized Phase II Trial[J].J Clin Oncol,2015,33(13):1430-1437.

[10]　Kamat AM,Sylvester RJ,Bohle A,et al.Definitions,End Points,and Clinical Trial Designs for Non-Muscle-Invasive Bladder Cancer:Recommendations From the International Bladder Cancer Group[J].J Clin Oncol,2016,34 (16):1935-1944.

[11]　Motzer RJ,Escudier B,McDermott DF,et al.Nivolumab versus Everolimus in Advanced Renal-Cell Carcinoma [J].N Engl J Med,2015,373(19):1803-1813.

[12]　Redelman-Sidi G,Glickman MS,Bochner BH.The mechanism of action of BCG therapy for bladder cancer—a current perspective[J].Nat Rev Urol,2014,11(3):153-162.

[13]　Rosenberg JE,Hoffman-Censits J,Powles T,et al.atezolizumab in patients with locally advanced and metastatic

urothelial carcinoma who have progressed following treatment with platinum-based chemotherapy:a single-arm, multicentre,phase 2 trial[J].Lancet,2016,387(10031):1909-1920.

[14] Drake CG,Lipson EJ,Brahmer JR.Breathing new life into immunotherapy:review of melanoma,lung and kidney cancer[J].Nat Rev Clin Oncol,2014,11(1):24-37.

[15] Massari F,Di Nunno V,Cubelli M,et al.Immune checkpoint inhibitors for metastatic bladder cancer[J].Cancer Treat Rev,2018,64:11-20.

[16] Atkins MB,Clark JI,Quinn DI.Immune checkpoint inhibitors in advanced renal cell carcinoma:experience to date and future directions[J].Ann Oncol,2017,28(7):1484-1494.

[17] Bilusic M,Madan RA,Gulley JL.Immunotherapy of Prostate Cancer:Facts and Hopes[J].Clin Cancer Res,2017, 23(22):6764-6770.

[18] Siefker-Radtke A,Curti B.Immunotherapy in metastatic urothelial carcinoma:focus on immune checkpoint inhibition[J].Nat Rev Urol,2018,15(2):112-124.

[19] Zarrabi K,Paroya A,Wu S.Emerging therapeutic agents for genitourinary cancers[J].J Hematol Oncol,2019,12 (1):89.

[20] Suzman DL,Agrawal S,Ning YM,et al.FDA Approval Summary:Atezolizumab or Pembrolizumab for the Treatment of Patients with Advanced Urothelial Carcinoma Ineligible for Cisplatin-Containing Chemotherapy[J].Oncologist,2019,24(4):563-569.

第十四章

黑色素瘤的免疫治疗

黑色素瘤是一种由异常黑色素细胞过度增生引发的恶性肿瘤，恶性程度较高，预后较差。近年来，针对转移性及不可切除的黑色素瘤的治疗模式正在发生根本性的改变。2011年以前，化疗和IL-2是转移性及不可切除的黑色素瘤的主要治疗方式。随着分子生物学的进展，分子靶向药物如BRAF和MEK抑制剂为黑色素瘤的治疗提供了新的思路。免疫治疗是通过激活患者免疫系统、增强免疫应答来对抗癌症，应用前景良好。黑色素瘤是免疫原性最强的癌症之一，近10年该领域研究广泛，已经取得明显进展。

第一节 流行病学

黑色素瘤发生于皮肤、黏膜和内脏等器官。皮肤来源较为多见，其他还有黏膜黑色素瘤、生殖系统（女性）黑色素瘤、眼部葡萄膜黑色素瘤等。

在皮肤癌中黑色素瘤所占的发病比例低于5%，但死亡率占据了皮肤癌的60%～80%。黑色素瘤发病率近年不断上升，死亡风险仅次于成人白血病。欧美国家的黑色素瘤发病率约为4/10万，我国恶性黑色素瘤的发病率较低，根据中国肿瘤登记年报，2011年我国皮肤黑色素瘤全国合计新发病例数为6505例，黑色素瘤发生于中老年人，发病率为0.48/10万，其中男性发病3478例，女性发病3027例；城市发病率为0.58/10万，农村发病率为0.38/10万。2011年全国黑色素瘤死亡病例为2660例，死亡率为0.20/10万；其中男性死亡1410例，女性死亡1250例，城市死亡率为0.23/10万，农村死亡率为0.16/10万。在我国黑色素瘤患者中，Ⅰ期、Ⅱ期、Ⅲ期和Ⅳ期患者5年生存率分别为94%、44%、38%、4.6%，中位生存期分别为5、4.25、2.83和1.42年。

黏膜黑色素瘤的发病率虽然较低，但与皮肤黑色素瘤一样，是所有恶性肿瘤中发病率增长最快者之一，年增长率高达5.8%。大多数白种人黑色素瘤的发生与过度紫外线照射明确相关。然而，亚洲（包括我国）和非洲地区黑色素瘤患者的原发病灶多位于足跟、手掌、手指、足趾和甲下等接触紫外线极少的地方，其病因仍不明确。

第二节 病理分型

黑色素瘤常见的病理类型有浅表扩散型、结节型、恶性雀斑样和肢端雀斑样等，少见类型有上皮样、促纤维增生性、恶性无色素痣、气球样细胞、梭形细胞和巨大色素痣黑色素瘤等。白种人中浅表扩散型最多见，黄色人种和黑色人种以肢端雀斑样黑色素瘤多见。表浅蔓延型最多见，约占

70%，好发于 50 岁左右，无性别差异，恶性程度在雀斑型和结节型之间，主要表现为略隆起的色素性损害，边界不规则，色素不均匀，呈混杂颜色。雀斑型为较大的、平的棕黄色或棕色病灶，占 10%～15%，多见于 60～70 岁，女性多见，好发于头、颈、手背等暴露部位，为恶性程度最低的一种。结节型占 12%左右，男女比例为 2：1，好发于背部，垂直生长为其唯一生长方式，是恶性程度最高的一种，表现为桃红色的结节，当病灶继续生长时其颜色变成蓝黑色，并较早发生溃疡和淋巴结转移。

目前国际上倾向于将黑色素瘤分为 4 种基本类型：①肢端型；②黏膜型；③慢性日光损伤型；④非慢性日光损伤型。另外，癌症阿特拉斯网络提出了一个关于黑色素瘤基于基因分型的分类标准，即：BRAF 型、Ras 型、NF1 型和基因野生型。前 3 种类型主要是基于在 2002 年发现的丝裂原活化蛋白激酶（mitogen-activated protein kinase，MAPK）通路参与黑色素瘤发生和发展的过程。

第三节　治疗原则

对于Ⅰ－Ⅲ期（AJCC 第 8 版皮肤黑色素瘤分期）皮肤黑色素瘤患者，手术仍是治疗的基石，但无论如何改进术式，仅仅采用手术都很难进一步提高生存率，必须借助辅助治疗手段。0－ⅠA 期行手术治疗，无须辅助治疗。ⅠB-ⅡA 期，推荐原发灶手术＋前哨淋巴结活检，无须辅助治疗或者参加临床试验。ⅡB-Ⅲ期高危黑色素瘤患者，推荐大剂量干扰素术后治疗。多项临床研究证实大剂量干扰素能延长患者无复发生存期，但对总生存影响尚不明确。对于淋巴结转移或可切除的移行转移或卫星灶，术后行高剂量干扰素治疗 1 年；也可选择临床试验或长效干扰素 5 年（2B 类证据）或伊匹单抗 1 年。对Ⅲ期无法切除的移行转移或淋巴结转移，推荐全身治疗；也可选择参加临床试验，或者瘤体内药物注射溶瘤病毒、姑息放化疗。对于完全可切除的Ⅳ期恶性黑色素瘤，术后推荐大剂量干扰素治疗或观察，也可选择参加临床试验。对于不可切除Ⅳ期恶性黑色素瘤患者或进展期患者，以全身治疗为主。治疗方式包括化疗、免疫治疗（IL-2、干扰素、疫苗、抗 CTLA-4 抗体、抗 PD-1 抗体）、靶向治疗（BRAF、C-KIT、CDK 和 MEK 抑制剂）等。

第四节　药物治疗

一、化疗

在 2011 年以前，黑色素瘤治疗药物以细胞毒药物为主，主要有：达卡巴嗪（DTIC）、替莫唑胺（temozolomide，TMZ）、铂类、紫杉类、纳米紫杉醇（nab-paclitaxel）、亚硝基类等。此类药物主要通过影响 DNA 的合成和复制来达到抑制肿瘤的目的，但是通常会出现骨髓抑制、胃肠道反应等不良反应，且疗效不佳。

二、靶向治疗

从 2011 年开始，黑色素瘤的治疗模式逐渐发生了根本性的改变。随着 MAPK/ERK 通路与黑色素瘤之间关系研究的不断深入，MAPK/ERK 通路上特定基因突变位点为黑色素瘤的靶向治疗提供了可能。2011 年第一个 BRAF 抑制剂维罗非尼（vemurafenib）被批准用于转移性黑色素瘤的治疗。针对携带 BRAFV600E 突变的黑色素瘤患者，维罗非尼治疗的应答率超过 50%，远高于 DTIC 治疗的 5%。应用维罗非尼治疗的中位生存期为 13.3 个月（达卡巴嗪的为 10 个月）。另一个被 FDA 批准的 BRAF 抑制剂达拉非尼（dabrafenib）也仅对 BRAFV600E 突变敏感，其临床疗效与维罗非尼类似。另外，尚有一个 BRAF 抑制剂康奈非尼（encorafenib）正在进行 III 期临床实验，但该抑制剂也仅对 BRAFV600E 突变敏感。除了 BRAF 抑制剂，MEK 抑制剂也是人们研究的热点。第一个口服的 MEK 抑制剂曲美替尼（trametinib）于 2013 年被 FDA 批准用于转移性黑色素瘤的治疗。曲美替尼对 MEK1 和 MEK2 均有很强的抑制作用，在细胞学实验中，曲美替尼可有效抑制携带 BRAFV600E 突变或 RasG12S/G13N 突变细胞系的活性。在 III 期临床实验中，曲美替尼用于治疗携带 BRAFV600E 突变或 BRAFV600K 突变的转移性及不可切除的黑色素瘤患者。其反应率显著高于 DTIC 组（22% vs 8%）。曲美替尼组的中位生存期也显著高于 DTIC 组（15.6 个月 vs 11.3 个月），其主要不良反应包括皮疹、腹泻、乏力、外周水肿等。基于一个考比替尼（cobimetinib）与维罗非尼联合治疗转移性黑色素瘤的 III 期临床研究，另一个 MEK 抑制剂考比替尼则仅被批准与维罗非尼联合用于转移性黑色素瘤的治疗。其他的 MEK 抑制剂如 binimetinib、pimasertib 等尚处于临床实验中。

第五节　免 疫 治 疗

在针对黑色素瘤靶向治疗被批准的同时，新一代的免疫治疗药物也被批准用于转移性黑色素瘤的治疗。免疫治疗按作用机制可分为两个大的方面：主动免疫治疗和被动免疫治疗。主动免疫治疗包括细胞因子直接强化免疫细胞的功能、抗原依赖的肿瘤疫苗以及非抗原依赖的对 T 细胞功能的调节等。被动免疫治疗包括针对特定靶点的单克隆抗体及免疫细胞过继治疗等。与靶向治疗不同的是，免疫治疗一般不受限于特定基因的突变状态，其应用前景较靶向治疗更为广阔。目前为止，共有 4 种免疫治疗药物被批准用于转移性黑色素瘤的治疗：溶瘤病毒、CTLA-4 抑制剂伊匹单抗、PD-1 抑制剂纳武利尤单抗和帕博利珠单抗，通过调节 T 细胞功能从而达到增强免疫杀伤的目的。

一、黑色素瘤免疫治疗的分子生物学基础

在人类的黑色素瘤中，已经观察到针对黑色素瘤免疫激活的证据，包括在原发及转移黑色素瘤病灶中观察到免疫细胞的聚集，与体外培养增加肿瘤抗原特异 T 细胞的能力一样，即 TIL。长期以来，淋巴细胞向原发性黑色素瘤的强大浸润一直与降低转移风险有关。在原发浸润性黑色素瘤的最大人群分析中，15% 的原发病灶具有活跃浸润（淋巴细胞遍及肿瘤和/或几乎整个基部），64% 为非活跃，而 20% 无淋巴细胞浸润。淋巴细胞密度增加与黑色素瘤生存之间的剂量-反应关系。但是，在具有局部淋巴结转移的患者中，广泛的基因表达谱分析发现，免疫浸润是远处转移的预测因子和总体生存不利的标志物。

T 细胞是通过识别结合到 MHC-I 类或者 II 类分子上的抗原肽而发挥作用的。可被 TIL 识别的黑色素瘤抗原主要分为三大类：①肿瘤分化抗原（如酪氨酸酶、gp100 等）；②肿瘤细胞中再次表达的肿瘤/生殖系基因产物（如 MAGE 家族基因）；③基因修饰产物（如点突变、转录修饰和转录后修饰）。最后一类可被看作是新抗原，从而更容易获得免疫原性，因为靶向此类抗原的 T 细胞在

胸腺阴性选择中更不容易从 T 细胞池中清除。最初，人们认为只有极少数的黑色素瘤相关 TIL 可识别突变的抗原，随后的研究发现 TIL 识别大量携带突变的肿瘤抗原。然而，随着全基因组测序技术以及 HLA 结合预测算法的进步，研究发现绝大部分有效的肿瘤靶标来自于非同义突变产生的抗原。同时有研究发现在转移性黑色素瘤患者中，T 细胞对非同义突变产生的抗原的应答情况与 TIL 来源的 T 细胞治疗及抗 CTLA-4 治疗的临床疗效有一定的相关性。有一些研究发现黑色素瘤 TIL 细胞群主要由无功能的或者衰竭的 T 细胞组成，TIL 的无功能状态与 PD-1 抑制性受体的表达相关。PD-1$^+$ TIL 中的一部分在通过体外高浓度的 IL-2 刺激扩增后，可以恢复包括产生 IFN-γ 和具有细胞毒作用的功能。在 PD-1 阳性的 TIL 中还有一部分 T 细胞表面可同时表达抑制性受体 TIM-3 和 LAG-3，以及共刺激受体 4-1BB（CD137）。因此，对 PD-1 表达状态的选择最能够区分出对肿瘤有反应的 T 细胞。

人体的免疫监视识别基因不稳定的肿瘤细胞产生的新抗原，从而清除肿瘤细胞及肿瘤前体细胞。而免疫监视功能的异常以及肿瘤细胞的免疫逃逸（MHC-Ⅰ类分子表达的改变、免疫抑制相关因子的表达、诱导免疫细胞凋亡、免疫抑制的肿瘤微环境的形成等）导致对肿瘤细胞或肿瘤前体细胞清除的失败。

二、免疫治疗

（一）疫苗

黑色素瘤疫苗包括自体来源的疫苗、异体来源的疫苗、神经节苷脂疫苗及肽类疫苗。FDA 批准用于治疗晚期不可切除黑色素瘤患者的药物是 talimogene laherparepvec（T-VEC），一种基因工程改造的注射型疱疹病毒，可以在肿瘤细胞中选择性复制，导致肿瘤细胞凋亡；同时并产生粒细胞-巨噬细胞集落刺激因子（GM-CSF），增强组织驻留巨噬细胞的抗原提呈，促进广泛的 T 细胞免疫反应。

T-VEC 必须直接给予肿瘤，因此最初在皮肤黑色素瘤和皮下黑色素瘤患者中进行研究，证实注射可消退肿瘤。与其他注射剂不同，在相邻的未注射病灶中，偶尔在远处转移病灶可以观察到对 T-VEC 的反应。

Ⅲ期的 OPTiM 试验中，T-VEC 与皮下注射 GM-CSF 相比，T-VEC 治疗的患者中有 16.3％ 具有方案定义的持久反应，而 GM-CSF98 为 2.1％。使用 T-VEC，ⅢB-C 期患者（33％ vs 0％）或Ⅳ期-M1a 疾病患者（16％ vs 2％）比Ⅳ期-M1b（3％ vs 4％）或ⅣM1c 疾病（7％ vs 3％）的持续反应率差异更显著。整个治疗组群的比较没有显示两组患者总生存率存在统计学显著性差异，但对于ⅢB-C 和ⅣM1a 患者，报道总生存率 HR 为 0.57。值得注意的是，大部分疾病范围有限的患者。在疾病进展后可获得额外的治疗方案；因此，这种总体存活率的差异至少可以部分解释为对后续治疗的反应性，而不是单纯 T-VEC 的固有获益。与任何全身给药治疗相比，T-VEC 相关的毒性都是轻度的。大多数患者在注射部位会出现一定程度的炎症，有时会引起疼痛。发烧和寒战并不常见，通常是短暂的。已经报道了类似于免疫检查点抑制剂所见的自身免疫毒性。鉴于新出现的证据表明，抗 PD-1 抗体的疗效与具有稳定的 CD8$^+$ T 细胞浸润的肿瘤患者相关，而 T-VEC 可以增加肿瘤的免疫原性；因此在基线时很少或没有浸润 T 细胞的患者中，T-VEC 合适在免疫检查点之前或伴随免疫检查点抑制剂时使用。值得注意的是，初步报道描述了使用 T-VEC 和伊匹单抗（50％）或者帕博利珠单抗（46％）联合治疗的晚期黑色素瘤患者的高反应率；正在进行 T-VEC 与帕博利珠单抗联合治疗的Ⅲ期试验（NCT02263508）。

我们研究的 OH2 肿瘤治疗注射液，主要成分是基因修饰与改造的Ⅱ型单纯疱疹病毒毒株

HG52，可以选择性地在肿瘤细胞中复制并发挥溶瘤作用而无致病性，同时表达 GM-CSF 基因。进行了大量的临床前药效学研究和安全性试验，已明确 OH2 肿瘤注射液体内外抗肿瘤有效，抑瘤效果优于Ⅰ型病毒（T-VEC 类似病毒），与化疗联合具有协同作用，且观察到对远处非治疗病灶的抗肿瘤作用，同时安全性好，正在进行Ⅰ－Ⅱ期临床试验。

近年来，单链抗体（scFv）技术已用于 BiTE 和 CAR。BiTE 由两个 scFv 通过柔性甘氨酸-丝氨酸连接而成。一个 scFv 臂结合 T 细胞受体上的 CD3（TCR），而另一个选择性结合靶抗原。癌细胞上的靶抗原结合多个 BiTE 分子，触发 CD3 聚集，直接参与 T 细胞活化，独立于 MHC-肽-TCR 复合物。随后，两类细胞之间形成假的免疫突触，活化的 T 细胞释放含有的细胞毒性的穿孔素和颗粒酶的颗粒进入突触，诱导靶细胞凋亡溶解。一种靶向 CD19 的 BiTE，blinatumomab，2014 年获得 FDA 批准用于治疗 ALL。至今，3 种 BiTE 已经进入临床评估，如 solitomab（AMG 110，MT110），靶向上皮细胞黏附分子（EpCAM）、癌胚抗原（CEA）的 AMG 211（MT111），靶向前列腺膜抗原的 AMG 212，以及其他 BiTE 正在进行临床前评估。

但是，BiTE 治疗实体瘤方面尚未成功，关键挑战是选择合适的靶抗原。大多数实体瘤靶抗原在正常组织中也存在低水平表达，即使含有 1 000～10 000 个目标分子/细胞足以触发 BiTE 调节的细胞毒作用，尤其是静脉内给药后。BiTE 成功治疗实体瘤的其他困难是：①肿瘤内不存在足够数目的 T 细胞。②在经常充满敌意的 TME 中，存在许多破坏 T 细胞归巢和浸润的机制，限制 T 细胞迁移到肿瘤深处。

OV 选择性肿瘤细胞复制，提供了克服免疫细胞浸润的结构障碍的方法，是直接促进 T 细胞浸入肿瘤的首选策略。通过表达 BiTE 的 OV 肿瘤特异投递平台，将 T 细胞的重定向到细胞表面靶抗原结合，不依赖于 T 细胞 TCR 的特异性，没有 MHC 提呈，同时降低系统性给药的毒性。从另一个角度看，BiTE 可通过充当免疫"诱饵"，重定向抗病毒的肿瘤浸润淋巴细胞，转变为攻击肿瘤细胞，减少免疫诱导的病毒清除，以改善 OV 的疗效。

但是，由于缺乏肿瘤特异性新抗原，导致靶向癌细胞的治疗存在安全和疗效的明显挑战。越来越多的证据支持，针对 TIME 中非转化细胞具有潜在好处。癌症相关的成纤维细胞（CAF），同巨噬细胞、髓样抑制细胞、T 调节细胞和中性粒细胞，抑制免疫和增强肿瘤生长转移。但是，与肿瘤细胞不同，非恶性细胞群在遗传上是稳定的，因此不太可能获得耐药性。在小鼠胰腺癌模型中，免疫检查点抑制难以治愈，遗传耗竭 CAP 与抗 CTLA-4 和 PD-L1 抗体协同作用减少肿瘤生长，提高生存率。成纤维细胞激活蛋白质（fibroblast activation protein，FAP），CAF 的表面标记，是一种针对 TME 的癌症免疫治疗的理想靶点。但是，FAP 也在许多正常组织中表达，而且 CAR-T 细胞或遗传耗竭 FAP$^+$ 细胞，会引发致命的骨毒性，贫血和恶病质。工程 OV 在肿瘤内局部表达靶向 BiTE，提供了针对 TIME 的独特机会，局部释放可绕过对正常组织不可避免的损害，达到 BiTE 协同 OV 的免疫刺激作用，同时改善病毒传播。因此，我们设计构建了一种表达人 BiTE 双特异性抗体（靶向 FAP5 分子）的Ⅱ型单纯疱疹溶瘤病毒 OHSV2-BiTE-FAP5，正在进行体外研究。

（二）细胞因子治疗

IFN 具有抗病毒、抗增殖及免疫调节作用。早在 20 世纪 70 年代及 80 年代早期，就有许多针对恶性肿瘤的临床试验，而部分 IFN 治疗黑色素瘤的临床试验则取得了阳性结果。对于ⅡB-Ⅲ期的高危黑色素瘤术后患者辅助治疗及晚期可切除的患者推荐大剂量干扰素治疗。多项临床研究证实大剂量干扰素能延长患者无复发生存期，但是对总生存的影响尚不明确。对于转移性及复发性黑色素瘤其效果尚不明确。最近，通过比较福莫司汀＋达卡巴嗪化疗、两药化疗联合低剂量 IFN、单药达卡巴嗪化疗及单药化疗联合低剂量 IFN 的Ⅲ期临床研究发现，低剂量 IFN 并不能带来生存获益。

虽然针对 IFN 治疗转移性黑色素瘤的临床研究未取得令人满意的疗效，但是 IFN 作为最早尝试用于治疗黑色素瘤的免疫相关细胞因子，也为后来的黑色素瘤免疫治疗进展提供了参考。

IL-2 最初被发现存在于经植物凝集素刺激的正常人淋巴细胞的上清液中，且有能刺激和保持 T 细胞长期持续生长的能力。IL-2 主要由 CD4$^+$ T 细胞分泌，在特定的情况下 CD8$^+$ T 细胞、NK 细胞和树突状细胞也能分泌 IL-2。IL-2 既能结合包含 α（CD25）、β（CD22）、γ（CD132）链的高亲和力受体，也能结合仅包含 α、β 链的低亲和力受体。IL-2 能诱导 CD4$^+$ T 细胞及 CD8$^+$ T 细胞分化为效应细胞或记忆细胞。IL-2 在免疫应答中扮演的角色使其在肿瘤免疫中得到广泛的研究。IL-2 用于抗肿瘤的研究开始于 20 世纪 80 年代。在 25 例转移性恶性肿瘤患者中，有 11 例对 IL-2 治疗发生反应，其中 1 例转移性黑色素瘤患者出现了完全且持久的反应。在后续包含 182 例转移性黑色素瘤患者的研究中，IL-2 的反应率为 15％，完全反应率为 7％。另一个多中心的 IL-2 治疗黑色素瘤的研究发现，IL-2 的客观反应率为 16％，完全反应率为 6％，且在有 28％ 的患者出现持久反应。基于众多的 IL-2 治疗黑色素瘤临床研究的结果，FDA 于 1998 年批准 IL-2 用于治疗转移性黑色素瘤。IL-2 治疗的常见副作用为严重的流感样症状、毛细血管渗漏综合征、肝功能衰竭、肾功能衰竭等，不过大多数副作用是一过性的，可以通过对症处理恢复。未来如何筛选对 IL-2 有反应的患者，如何避免或减轻 IL-2 带来的副作用，以及 IL-2 联合目前主流的免疫治疗药物是否有协同作用，需要进一步研究。

三、过继免疫细胞治疗

过继免疫细胞治疗即把天然或者激活的免疫细胞回输至肿瘤患者体内的治疗方法。已有不少研究发现过继性 T 细胞治疗能使某些特定恶性肿瘤患者，如 B 细胞恶性肿瘤患者临床获益。在 20 世纪 80 年代末，发现经过 IL-2 刺激的来自转移性黑色素瘤患者的 TIL，能够高效的杀死自体新鲜的黑色素瘤细胞，同时不影响正常细胞，但不能杀死异体的黑色素瘤细胞。而另一项联合过继性 TIL 治疗和 IL-2 治疗转移性黑色素瘤患者的研究中，15 例既往未接受过 IL-2 治疗的患者中有 9 例（60％）出现客观反应，5 例既往接受 IL-2 治疗失败的患者中有 2 例（40％）出现客观反应，另外，在肺、肝、骨、皮肤及其他转移灶中观察到肿瘤缓解（2 个月到超过 13 个月），治疗的副反应主要来自 IL-2。进一步的临床研究发现经自体过继 TIL 回输联合 IL-2 的总体反应率为 34％。而 Dudley 等通过大剂量环磷酰胺＋氟达拉滨对转移性黑色素瘤患者进行非清髓性淋巴细胞清除后，再予自体过继 TIL 回输，将客观缓解率从 34％ 提高到了 49％。Rosenberg 等对既往接受单药 IL-2 治疗、抗 CTLA-4 单抗治疗和/或化疗失败的转移性黑色素瘤患者，在 Duldley 等的方法的基础上再加全身放疗（2 或 12 Gy），将客观缓解率进一步提高到 72％。而一些其他中心的研究则证实了非清髓性淋巴细胞清除预处理后应用自体过继 TIL 治疗（加上 IL-2 或低剂量全身放疗）的手段，对于转移性黑色素瘤具有临床疗效。自体过继 TIL 疗法临床反应与细胞表型是否年轻、倍增时间的长短、细胞毒能力的强弱、GM-CSF 的分泌能力相关，而与性别、年龄、病灶位置、既往是否接受过放化疗或免疫治疗无关。在副作用方面，接受自体过继 TIL 疗法的患者很少发生自身免疫反应。然而，到目前为止，绝大多数通过基因修饰的过继 TIL 疗法目前还尚未取得令人满意的临床疗效。通过对 TIL 进行基因修饰来增强抗肿瘤作用也是一种可选策略。对自体过继 TIL 回输来说，一个比较突出的问题是难以获得足够的肿瘤组织以供提取足够的 TIL，也是自体过继 TIL 治疗没办法推广的原因之一。

四、免疫检查点抑制剂

历史上，干扰素和白细胞介素细胞因子的免疫治疗虽然已被用于晚期黑色素瘤的治疗，但临床获益不大。现代免疫治疗方法已经集中在单克隆抗体进行免疫检查点阻断，如抗 CTLA-4 抗体伊匹单抗和 PD-1 抑制剂纳武利尤单抗、帕博利珠单抗和国产的特瑞普利单抗，以及 tremelimumab，以增强细胞介导的免疫力。

（一）辅助免疫治疗

针对 Ⅰ 期和 Ⅱ 期黑色素瘤患者，由于预后较好，目前尚无术后辅助治疗相关的免疫治疗方面的研究报道。针对 Ⅲ 期可切除黑色素瘤患者，目前伊匹单抗被 FDA 批准为术后的一线辅助治疗药物。治疗剂量为 10 mg/kg 每 3 周 1 次，共 4 个疗程，而后每 3 个月一次直到满 3 年。该方案的批准主要是基于一个随机安慰剂对照的 Ⅲ 期临床试验研究结果（EORTC 18071）。在该临床试验里，伊匹单抗的 5 年生存率显著高于对照组（65.4% vs 54.4%，$P = 0.001$），5 年无复发生存率也显著高于对照组（40.8% vs 30.3%，$P < 0.001$）。虽然 3~4 级免疫治疗相关不良反应发生率高达 42%，但是生存质量分析仍支持伊匹单抗治疗的获益。

最近，一个比较伊匹单抗（10 mg/kg）和纳武利尤单抗（3 mg/kg）的 Ⅲ 临床研究（CheckMate-238）的结果将改变目前黑色素瘤辅助免疫治疗的现状。该研究将 906 例 Ⅲ B/Ⅲ C-Ⅳ 期完全切除的黑色素瘤术后患者按 1∶1 随机分配到纳武利尤单抗组（3 mg/kg 每 2 周 1 次，治疗 4 周期，之后每 3 个月一次，治疗 4 个周期）和伊匹单抗组（10 mg/kg 每 3 周 1 次，治疗 4 周期，之后每 3 个月一次，治疗 4 个周期），在随访 18 个月后，纳武利尤单抗组的无复发生存率显著高于伊匹单抗组（70.5% vs 60.8%，$P < 0.001$）。另外，对于 Ⅲ B/Ⅲ C 期且 PD-L1 表达超过 5% 的患者来说，纳武利尤单抗辅助治疗似乎更能让患者获益。因此，2017 年 12 月，FDA 批准纳武利尤单抗作为 Ⅲ 期以上可切除患者术后的辅助治疗的药物。

EORTC1325/KEYNOTE054（NCT02362594）是一项随机，双盲，安慰剂对照的试验，在 1 019 例完全切除的 Ⅲ A 期（>1 mm 淋巴结转移），Ⅲ B 期或 Ⅲ C 期黑色素瘤（AJCC 第 7 版）患者中进行。黏膜或眼部黑色素瘤患者不符合条件。患者被随机分配（1∶1），每三周接受帕博利珠单抗 200 mg 或安慰剂治疗 1 年，直至疾病复发或出现不可接受的毒性。RFS 定义为从随机分组日期到第一次复发（局部，区域或远处转移）或因任何原因死亡（以先发生者为准）之间的时间。接受帕博利珠单抗的患者复发/死亡的次数较少，为 26%（$n = 135$），而安慰剂组为 43%（$n = 216$）（$P < 0.001$）。无论肿瘤 PD-L1 表达如何，观察到与安慰剂相比，帕博利珠单抗存在 RFS 获益。安慰剂组的 RFS 中位值为 20.4 个月，帕博利珠单抗患者未达到中位 RFS。76% 的患者接受派姆单抗治疗 6 个月或更长时间。最常见的不良反应（少有 10% 的帕博利珠单抗治疗患者）为腹泻，瘙痒，恶心，关节痛，甲状腺功能减退，咳嗽，皮疹，乏力，虚弱，流感样疾病，体重减轻和甲状腺功能亢进。2019 年 2 月，FDA 批准 pembrolizumab 用于完全切除后，淋巴结受累的黑色素瘤患者的辅助治疗。

纳武利尤单抗联合伊匹单抗用于 Ⅲ B/Ⅲ C/Ⅲ D 或 Ⅳ 期可完全切除黑色素瘤术后辅助化疗对比纳武利尤单抗单药术后辅助治疗的 Ⅲ 期临床试验正在进行中（CheckMate-915），相关结果值得期待。目前，尚未见到大规模的免疫检查点抑制剂联合靶向或化疗药物用于 Ⅲ 期及以上可切除黑色素瘤的临床试验，FDA 也尚未批准免疫检查点抑制剂联合靶向或化疗药物用于 Ⅲ 期及以上可切除黑色素瘤辅助治疗。

（二）晚期疾病的免疫治疗

伊匹单抗、纳武利尤单抗和帕博利珠单抗单药目前均已分别被 FDA 批准用于晚期转移性黑色素瘤的一线治疗。国产的 PD-1 抑制剂特瑞普利单抗也已获得我国 NMPA 有条件批准，用于既往接受全身系统治疗失败的不可切除或转移性黑色素瘤的治疗。

一项伊匹单抗的Ⅲ期临床试验（NCT00094653）纳入了既往接受过达卡巴嗪、替莫唑胺、福莫司丁、顺铂或IL-2治疗失败的不可切除的Ⅲ期或Ⅳ期黑色素瘤患者，治疗组包括伊匹单抗或伊匹单抗联合gp-100（一个源自黑色素瘤相关蛋白的肿瘤疫苗，既往研究提示可能提高大剂量IL-2治疗的疗效）。对照组仅接受gp-100疫苗。伊匹单抗的治疗剂量为3 mg/kg。每组3周接受一次治疗，共治疗4个周期。伊匹单抗＋gp-100组患者的中位生存时间为10个月，伊匹单抗单药组患者的中位生存时间为10.1个月，对照组患者的中位生存时间为6.4个月。应用伊匹单抗治疗的患者中，有10%～15%发生了3级或4级免疫相关不良反应，而在对照组中，免疫相关不良反应发生率为3%。总共有14例患者（2.1%）发生研究药物相关的死亡，其中有7例与免疫相关不良反应有关。在另外3例针对转移性黑色素瘤患者的Ⅱ期临床研究的随访中，0.3、3及10 mg/kg伊匹单抗治疗的4年生存率分别为13.8%、18.2%、19.7%～28.4%。而在既往未接受治疗的患者中，应用伊匹单抗10 mg/kg治疗剂量的4年生存率为37.7%～49.5%。

伊匹单抗作为第一个被批准用于转移性黑色素瘤的免疫检查点抑制剂，具有划时代的意义。然而，应用伊匹单抗治疗转移性黑色素瘤仍然存在一些需要解决的问题，如最佳剂量的确定、疗程间隔以及疗程长短对疗效的影响、与其他治疗黑色素瘤药物的最佳联合方案等。

在纳武利尤单抗的一个Ⅲ期临床研究（CheckMate-066，NCT01721772）中，既往未接受任何治疗且不携带BRAF突变的转移性黑色素瘤患者，被随机入组纳武利尤单抗治疗（3 mg/kg，每2周1次）或达卡巴嗪对照组中。纳武利尤单抗组1年生存率为72.9%，显著高于达卡巴嗪组的42.1%，同时客观缓解率也显著高于达卡巴嗪组（40.0% vs 13.9%）。3～4级不良反应方面，纳武利尤单抗组为11.7%，低于达卡巴嗪组的17.6%。由于其在转移性黑色素瘤中的临床疗效，纳武利尤单抗于2014年被FDA批准用于转移性黑色素瘤的治疗。

在帕博利珠单抗的KEYNOTE-001临床研究的初始队列中，共有135名转移性黑色素瘤患者以非随机的方式入组，患者接受的治疗剂量范围从每三周2 mg/kg到每两周10 mg/kg，按照RECIST标准的客观缓解率为31%～51%。患者一年生存率为81%。在这个初始队列中，共有48例患者既往接受过伊匹单抗治疗，这一类患者的治疗结果令人鼓舞，但是没有统计学意义。KEYNOTE-001的扩展队列KEYNOTE-002评估了既往接受过伊匹单抗和BRAF抑制剂或MEK抑制剂治疗失败的转移性黑色素瘤患者的临床获益。入组患者要求既往至少接受了两次伊匹单抗治疗，并且免疫相关不良反应不能超过Ⅰ级。患者被随机分组至2 mg/kg组及10 mg/kg组，每3周治疗1次。在第8个月的时候，173例患者中仍有73例患者（42%）在继续接受治疗。两组的ORR均为26%。在低剂量治疗组中，81例患者中有59例（73%）出现目标病灶体积缩小，在高剂量治疗组中，则有52例（68%）出现目标病灶体积缩小。常见的不良反应为乏力、瘙痒和皮疹。基于这些研究结果，FDA于2014年批准帕博利珠单抗用于转移性黑色素瘤的治疗。

HMO-JS001-Ⅱ-CRP-01研究是一项在既往接受全身系统治疗失败后，不可手术或转移性黑色素瘤患者中开展的开放性、单臂、多中心、Ⅱ期临床研究，用以评估特瑞普利单抗的安全性和有效性。入组128例中国患者，接受特瑞普利单抗3 mg/kg，静脉输注每2周1次，客观缓解率ORR为17.3%（95% CI为11.2，25.0）。基于此，2018年12月17日，特瑞普利单抗获批用于经治的晚期恶性黑色素瘤。

五、检查点抑制剂的联合治疗

在一项伊匹单抗的Ⅲ期临床（NCT00324155）中，纳入的是既往未接受过治疗的不可切除的Ⅲ期或Ⅳ期黑色素瘤患者，入组的502例患者被随机分入伊匹单抗＋达卡巴嗪组和安慰剂＋达卡巴嗪组。两组均在第1、4、7、10周应用双药联合，之后每3周1次达卡巴嗪单药直至第22周。病情稳定或客观缓解后的患者，每 12 周用一次伊匹单抗或安慰剂作为维持治疗。该研究伊匹单抗的治疗剂量为 10 mg/kg。伊匹单抗＋达卡巴嗪组的中位生存时间为 11.2 个月，明显高于对照组的 9.1 个月，伊匹单抗＋达卡巴嗪组的免疫相关不良反应的发生率为 34%，远高于对照组的 4%。遗憾的是，目前尚未有检查点抑制剂联合化疗对比检查点抑制剂单药的临床研究。

有人评估了伊匹单抗联合维罗非尼（第一个被批准用于转移性黑色素瘤的 BRAF 抑制剂）治疗转移性黑色素瘤的疗效。1 个 I 期临床研究入组了既往未接受过 BRAF 抑制剂、MEK 抑制剂、CTLA-4 抑制剂或 PD-1 抑制剂治疗且携带 BRAFV600E 突变的转移性黑色素瘤患者，所有患者均接受了伊匹单抗（3 mg/kg）＋维罗非尼（标准剂量或减量）治疗。该研究由于肝毒性发生率高而被终止。

一项伊匹单抗联合纳武利尤单抗对比伊匹单抗单药及纳武利尤单抗单药治疗转移性黑色素瘤的 III 期临床研究（Checkmate-067，NCT01844505）显示联合治疗优于纳武利尤单抗单药及伊匹单抗单药。这个研究将 945 例既往未接受治疗的不可切除的 III 期或 IV 期黑色素瘤患者以 1:1:1 的比例随机分入纳武利尤单抗（1 mg/kg 每 3 周 1 次，共 4 周期，之后 3 mg/kg 每 2 周 1 次，共 3 周期）＋伊匹单抗（3 mg/kg 每 3 周 1 次，共 4 周期）联合组、纳武利尤单抗单药组（3 mg/kg 每 2 周 1 次）及伊匹单抗单药组（3 mg/kg 每 3 周 1 次，共 4 周期）。联合组的中位无进展生存率显著高于伊匹单抗单药组和纳武利尤单抗单药组（11.5 个月 vs 2.9 个月 vs 6.9 个月，$P < 0.000\,01$）。而在 PD-L1 阳性（至少 5%）的患者中，联合组的中位无进展生存率与纳武利尤单抗组相当（14 个月）。但在 PD-L1 阴性的患者中，联合组的中位无进展生存率显著高于纳武利尤单抗组（11.2 个月 vs 5.3 个月）。纳武利尤单抗组、联合组和伊匹单抗组的 3～4 级药物相关不良反应发生率分别为 16.3%、55.0% 和 27.3%。在 2019 年，通过至少 60 个月的随访后，纳武利尤单抗＋伊匹单抗组的中位总生存期超过 60.0 个月（中位数未达到），而纳武利尤单抗组和伊匹单抗组分布为 36.9 个月和 19.9 个月（死亡危险比分别为 0.52 和 0.63）。伊匹单抗联合纳武利尤单抗组 5 年总生存率为 52%，纳武利尤单抗组为 44%，而伊匹单抗组为 26%。没有发现新的晚期毒性作用。提示在晚期黑色素瘤患者中，纳武利尤单抗加伊匹单抗或单独纳武利尤单抗的 5 年长期总体生存率更高，并且患者的生活质量没有明显下降。

在另一项纳武利尤单抗联合伊匹单抗对比伊匹单抗单药治疗的 II 期临床研究中（CheckMate-069，NCT01927419），142 例既往未接受治疗的晚期黑色素瘤患者按 2:1 的比例随机分入联合组（伊匹单抗 3 mg/kg＋纳武利尤单抗 1 mg/kg，每 3 周 1 次，共 4 周期，随后纳武利尤单抗 3 mg/kg 每 2 周 1 次直至病情进展或不能耐受毒性反应）和伊匹单抗单药组（3 mg/kg 每 3 周 1 次，共 4 周期）。在 109 例 BRAFV600E 野生型黑色素瘤患者中，中位年龄为 66 岁，ECOG 评分为 0（84%）或 1（15%）。联合组（$n=72$）的 ORR 为 60%，伊匹单抗组（$n=37$）的 ORR 为 11%。ORR 改善了 49%（95% CI 31～61；$P < 0.001$）。联合组 43 例客观缓解患者中，有 9 例（21%）的缓解持续时间为 3～7 个月，其中 20 例患者，持续时间至少为 9 个月。在纳武利尤单抗联合伊匹单抗和伊匹单抗组中的 PFS 中位数分别为 8.9 个月和 4.7 个月。在接受至少一次纳武利尤单抗或伊匹单抗黑色素瘤患者中，严重不良反应分别为（62% vs 39%），不良反应导致永久停药（43% vs 11%）或剂量延迟（47% vs 22%）。与单药治疗相比（$n=46$），联合治疗（$n=94$）3 或 4 级不良反应（69% vs 43%）的发生率更高。其他临床上重要的免疫调节的不良反应包括肺炎，肝炎，内分泌病变，肾炎/肾功能不全和皮疹。2015 年 9 月，FDA 加速批准纳武利尤单抗联合伊匹单抗联合治疗 BRAFV600E 野生型，不可切除或转移性黑色素瘤患者。

在特瑞普利单抗联合阿昔替尼一线治疗晚期黏膜黑色素瘤的 Ib 期临床研究中，共入组 33 例晚期黏膜黑色素瘤患者。结果显示出可控的安全性和持久的抗肿瘤活性，ORR 达 48.3%。此外，

CM082 和特瑞普利联合用于黏膜黑色素瘤的药品临床试验正在进行，CM082 是针对 VEGFR 和 PDGFR 靶点的多靶点受体酪氨酸激酶抑制剂，是新一代小分子靶向药物。

<h2>第六节　总结与展望</h2>

随着对肿瘤免疫应答过程认识的逐渐深入，针对黑色素瘤的免疫治疗药物也越来越多样化。从肿瘤疫苗、免疫因子，到过继免疫细胞治疗及免疫检查点抑制剂，免疫治疗已经慢慢地显示出其治疗恶性肿瘤的潜在巨大前景。

除了单药免疫治疗方案，免疫治疗药物联合免疫治疗药物、靶向药、化疗药、放疗等也是目前研究的热点。已有研究显示伊匹单抗联合纳武利尤单抗能够给患者带来更佳的生存获益。但是，哪些免疫治疗药物联合，以及联合治疗时用药剂量的选择，才能给患者带来最佳的生存获益，目前还不明确，也是接下来的研究热点之一。免疫治疗药物除了用于治疗不可切除的转移性黑色素瘤，最近，有研究显示Ⅲ期黑色素瘤患者术后接受伊匹单抗可延缓肿瘤复发的时间。

除了现在已经被批准用于转移性黑色素瘤治疗的免疫检查点抑制剂，其他一些免疫治疗药物也取得了一定的进展。IDO1，淋巴细胞激活基因-3（LAG-3），目前针对这两个靶点的免疫治疗药物的早期临床研究尚在进行，结果令人期待。另外，CAR-T 疗法在 B 细胞恶性肿瘤中取得的临床疗效，也为黑色素瘤的免疫治疗提供了一种新的潜在途径。

从开始认识到免疫系统，到利用对免疫系统的调节来治疗肿瘤，人们对肿瘤和免疫系统的认识也越来越深入。如何在治疗中将免疫系统的各个环节衔接起来达到最佳免疫应答效果，以及如何将免疫治疗和其他治疗方式的联合使患者生存获益最大化，同时尽可能减少药物相关不良反应，也将是下一阶段最需要解决的临床问题之一。

赵 勇

参 考 文 献

［1］ Cancer Genome Atlas N.Genomic Classification of Cutaneous Melanoma[J].Cell,2015,161(7):1681-1696.

［2］ Robbins PF,Lu YC,El-Gamil M,et al.Mining exomic sequencing data to identify mutated antigens recognized by adoptively transferred tumor-reactive T cells[J].Nat Med,2013,19(6):747-752.

［3］ Lu YC,Yao X,Crystal JS,et al.Efficient identification of mutated cancer antigens recognized by T cells associated with durable tumor regressions[J].Clin Cancer Res,2014,20(13):3401-3410.

［4］ Snyder A,Makarov V,Merghoub T,et al.Genetic basis for clinical response to CTLA-4 blockade in melanoma[J]. N Engl J Med,2014,371(23):2189-2199.

［5］ Besser MJ,Shapira-Frommer R,Itzhaki O,et al.Adoptive transfer of tumor-infiltrating lymphocytes in patients with metastatic melanoma:intent-to-treat analysis and efficacy after failure to prior immunotherapies[J].Clin Cancer Res,2013,19(17):4792-4800.

［6］ Eggermont AM,Chiarion-Sileni V,Grob JJ,et al.Prolonged Survival in Stage III Melanoma with Ipilimumab Adjuvant Therapy[J].N Engl J Med,2016,375(19):1845-1855.

［7］ Chen DS,Mellman I.Oncology meets immunology:the cancer-immunity cycle[J].Immunity,2013,39(1):1-10.

［8］ Coens C,Suciu S,Chiarion-Sileni V,et al.Health-related quality of life with adjuvant ipilimumab versus placebo after complete resection of high-risk stage III melanoma(EORTC 18071):secondary outcomes of a multinational, randomised,double-blind,phase 3 trial[J].Lancet Oncol,2017,18(3):393-403.

[9] Weber J,Mandala M,Del Vecchio M,et al.Adjuvant Nivolumab versus Ipilimumab in Resected Stage III or IV Melanoma[J].N Engl J Med,2017,377(19):1824-1835.

[10] Wolchok JD,Weber JS,Maio M, et al. Four-year survival rates for patients with metastatic melanoma who received ipilimumab in phase II clinical trials[J].Ann Oncol,2013,24(8):2174-2180.

[11] Robert C,Long GV,Brady B,et al.Nivolumab in previously untreated melanoma without BRAF mutation[J].N Engl J Med,2015,372(4):320-330.

[12] Larkin J,Hodi FS,Wolchok JD,et al.Combined Nivolumab and Ipilimumab or Monotherapy in Untreated Melanoma[J].N Engl J Med,2015,373(13):1270-1271.

[13] Postow MA,Chesney J,Pavlick AC,et al.Nivolumab and ipilimumab versus ipilimumab in untreated melanoma [J].N Engl J Med,2015,372(21):2006-2017.

[14] Camisaschi C,De Filippo A,Beretta V,et al.Alternative activation of human plasmacytoid DCs in vitro and in melanoma lesions:involvement of LAG-3[J].J Invest Dermatol,2014,134(7):1893-1902.

[15] Luke JJ,Flaherty KT,Ribas A,et al.Targeted agents and immunotherapies:optimizing outcomes in melanoma [J].Nat Rev Clin Oncol,2017,14(8):463-482.

[16] Larkin J,Chiarion-Sileni V,Gonzalez R,et al.Five-Year Survival with Combined Nivolumab and Ipilimumab in Advanced Melanoma[J].N Engl J Med,2019,381(16):1535-1546.

[17] Paschen A,Schadendorf D.The Era of Checkpoint Inhibition:Lessons Learned from Melanoma[J].Recent Results Cancer Res,2020,214:169-187.

[18] Di Giacomo AM,Covre A,Finotello F,et al.Guadecitabine plus ipilimumab in unresectable melanoma:the NIBIT-M4 clinical trial[J].Clin Cancer Res,2019, Sep 17.:1335-1339.

[19] Wang Y,Jin J,Wu Z,et al.Stability and anti-tumor effect of oncolytic herpes simplex virus type 2[J].Oncotarget, 2018 May 15;9(37):24672-24683.

第十五章

头颈部癌症的免疫治疗

第一节　前　言

头颈部鳞状细胞癌（head and neck squamous cell carcinoma，HNSCC）占所有癌症的 3%～5%，美国 2016 年新发病例估计为 61 760 例，死亡 13 190 例。全世界每年有超过 60 万例 HNSCC 被确诊。HNSCC 的主要危险因素包括烟草、酒精和人乳头瘤病毒（HPV）感染。尽管在化疗、放疗和靶向治疗方面取得了长足的进步，但治疗晚期或复发性头颈部癌症（head and neck cancer，HNC）的效果依然很差。局部晚期 HNC 患者的 5 年生存率仍然为 50%。对铂类化疗无反应的复发性/转移性 HNC 进展非常迅速，预后极差，没有更多治疗选择，是一个值得关注的问题。

临床亟须探索 HNC 新的治疗策略。免疫治疗似乎提供了一种新的、可能有效的策略，可以改变 HNC 的治疗现状。通过防止肿瘤免疫逃逸并刺激抗肿瘤免疫反应，以控制残留的肿瘤细胞，免疫治疗对延长患者的生存是有效的。此外，对化疗或放疗有耐药性的肿瘤，常常对免疫调节的药物保持一定的敏感性。

HNSCC 发展和演变过程中，免疫系统调节异常可能导致免疫逃逸，肿瘤进展与否取决于癌细胞获得逃避免疫监视和有效免疫反应的平衡。HNSCC 是一种免疫抑制性疾病，其绝对淋巴细胞计数明显低于健康人群，自然杀伤细胞活性受损，抗原提呈功能不佳。肿瘤浸润 T 淋巴细胞的损伤也发生在 HNSCC，对临床疗效有很强的影响。此外，Treg 分泌抑制性细胞因子如 TGF-β 和 IL-10，免疫细胞表达免疫检查点分子，如 CTLA-4 和 PD-1，与肿瘤进展相关。因此，对晚期或复发性疾病的 HNC 患者使用免疫治疗，可以使无效的抗肿瘤免疫反应通过免疫检查点阻断得到恢复。2016 年，FDA 批准纳武利尤单抗，一种抗 PD-1 单克隆抗体，治疗铂类耐药的难治性复发性和/或转移性 HNSCC；随后，帕博利珠单抗也被美国 FDA 批准用于治疗铂类难治性复发和/或转移的 HNC。其次，可以首先通过肿瘤消融，促进肿瘤抗原释放，使免疫治疗药物更好地发挥作用。最后，解除 HNC 患者的免疫抑制信号的治疗，如基于肿瘤肽抗原或病毒和 DNA 载体以及肿瘤特异性抗原的癌症疫苗，也有前景。目前在 HNC 中开展了许多免疫治疗的临床试验（表 15-1）。

表 15-1　头颈部鳞癌中免疫治疗的临床试验

研究名称	阶段	患者	靶点	治疗	例数	主要终点
NCT02002182	II	T1-3 N0-2b 口咽癌 HPV+ （PCR 或 ISH）	疫苗	ADXS11-001→TORS	30	HPV E6/E7 特异的 CD8+ CTL

研究名称	阶段	患者	靶点	治疗	例数	主要终点
NCT01860430	I	Ⅲ/ⅣA/B 期 HNSCC	抗 CTLA-4	西妥昔单抗＋IMRT 70 Gy＋伊匹单抗	18	安全性
RTOG3504	I/II	晚期口咽癌	抗 PD-L1	I 期：IMRT＋西妥昔单抗（HPV$^+$）或顺铂（HPV$^-$）＋纳武利尤单抗	185	PFS
KEYNOTE-012/NCT01848834	I	实体瘤含 HNSCC	抗 PD-L1	帕博利珠单抗 10 mg/kg 每 2 周	224	ORR，AE
NCT02110082	I	HNSCC 或 CRC	CD137 激动剂	urelumab＋西妥昔单抗	104	ORR，AE
NCT02253992	I	多瘤种，包括 HNSCC	抗 PD-L1 + CD137 激动剂	纳武利尤单抗＋urelumab	200	ORR，AE
KEYNOTE-055 NCT02255097	II	顺铂-西妥昔单抗-耐药的 HNSCC	抗 PD-L1	帕博利珠单抗	150	ORR，AE
NCT02289209	II	局部复发或继发	抗 PD-L1	再放疗＋帕博利珠单抗	48	36—月的 PFS
CHECKMATE-141/NCT02105636	III	铂类耐药 HNSCC	抗 PD-L1	纳武利尤单抗，西妥昔单抗，MTX 或多西他赛	360	OS（PFS）
KEYNOTE-040/NCT02252042	III	铂类耐药 HNSCC	抗 PD-L1	帕博利珠单抗比西妥昔单抗，MTX，或多西紫杉醇	466	PFS，OS
NCT01836029	II	HNSCC 一线	TLR8 激动剂	铂，FU 和西妥昔单抗＋VTX-2337	175	PFS
NCT01462838	I/II	HPV$^-$ 相关癌症	疫苗	P16_37-63 疫苗＋Montanide ISA-51	26	P16_37—63 免疫反应
NCT02291055	I/II	宫颈/HPV≤HNSCC，3 线	疫苗，抗 PD-L1	ADXS11-001 比 MEDI4736 比 ADXS11-001＋MEDI4736	66	2 年 PFS，AE
NCT01585428	II	顺铂耐药的 HPV 相关癌症	过继 T 细胞	氟达拉滨＋环磷酰胺→TIL →IL-2	73	ORR
NCT02280811	I/II	HPV16 相关癌症，HLAA2.1$^+$	TCR 基因治疗	氟达拉滨＋环磷酰胺→E6 TCR→IL-2	61	ORR，反应持续时间
HAWK/NCT02207530	I/II	铂类耐药的 HNSCC	抗 PD-L1	MEDI4736（PD-L1$^+$）	112	ORR，AE
CONDOR/NCT02319044	II	铂类耐药的 R/M HNSCC	MEDI4736＋tremelimumab		240	ORR，AE

续表

研究名称	阶段	患者	靶点	治疗	例数	主要终点
EAGLE/ NCT02369874	Ⅲ	铂类耐药的 R/MHNSCC	抗 PD-L1	MEDI4736 ＋ tremelimumab 比标准治疗 PD-L1⁻ 或 PD-L1⁺	720	PFS 和 OS
KEYNOTE- 048/NCT02358031	Ⅲ	R/M HNSCC	抗 PD-1	帕博利珠单抗＋铂/FU 比西妥昔单抗＋铂/FU	750	PFS

第二节　HNC 的肿瘤微环境

像所有其他癌症一样，HNC 是由于基因组不稳定、染色体畸变和基因突变的逐步积累导致的。在癌组织内，产生突变的细胞争夺资源和空间，避免免疫监视，并与细胞外基质（ECM）成分合作，建立自己独特的微生态环境。大多数 HNC 具有鳞状细胞来源；但由于它们出现在喉、鼻、鼻窦、口腔或口咽等各种组织部位，因此这些癌症非常不均一，每个肿瘤的 TME 是独特的。此外，HNC 可以是 HPV⁺ 或 HPV⁻，而病毒来源进一步导致了这些肿瘤对治疗的不同敏感性和患者生存的差异。HPV⁺ 癌症的预后好于 HPV⁻ HNC，提示由病毒调节的免疫系统具有更好的活性。HPV⁺ 患者中高水平的 Treg 和 PD-1⁺ T 细胞显示与有利的预后相关，提示宿主免疫系统对病毒的强烈免疫反应被再激活。有趣的是，HPV 感染的获益仅见于 HPV⁺ 口咽癌，而不见于其他感染部位，提示对病毒的局部免疫反应和 TME 均影响癌症治疗的结果。TME 从来就不是一成不变的，总是随主动防御或治疗干预而改变。与 HPV-1 感染相似，已经发现治疗可改变 TME 的成分。因此，在任何治疗之前检查的原发性 HNC，与化疗、放疗或靶向治疗后检查的相同类型肿瘤，具有不同的表型和功能特征。因此，常规治疗诱导的 TME 中细胞和分子含量的变化，可能用作生物标志物，为选择抗肿瘤免疫治疗提供信息。

HNC 是最具免疫抑制性的人类肿瘤之一。HNC 患者的肿瘤部位或外周循环中 Treg 或髓源的抑制细胞（MDSC）或产生腺苷的调节 B 细胞（Breg）的累积也与不良预后相关联。有趣的是，在 HNC 患者的 TME 中，CD25⁺ FoxP3⁺ Treg 的细胞表面过表达 CTLA-4、PD-1、TIM-3 和 TGF-β 相关的 LAP（latency associated peptide），并上调抑制功能。

第三节　HNC 的其他免疫抑制机制

肿瘤微环境中免疫检查点的激活是导致肿瘤免疫逃逸的一种方式。由于 HNC 的 TME 中，免疫功能障碍还可以由其他肿瘤驱动的机制诱导，所以免疫检查点抑制剂的治疗效果可能受到限制。HNC 标本的 IHC 显示，肿瘤产生了大量的免疫抑制因子，包括 IL-10、TGF-β、arglase、PGE2 等。其中 TGF-β 已经显示出减弱 CD8⁺ T 细胞的活性，并导致 CD4⁺ 辅助性 T 细胞（Th1）向 Treg 和 Th17 细胞的分化倾斜，促进肿瘤生长并限制中枢记忆 T 细胞的发展。约 50％HNC 患者通过失活性突变或杂合性丢失（LOH）导致 SMAD4 活性丢失，促进小鼠 TGF-β 水平升高和 HNC 形成。

因此，在 HNC 的 TME 中，TGF-β 明显促进免疫功能障碍，是重要的治疗靶点。

HNSCC 中，ADO 和前列腺素 E2（PGE2）对免疫细胞功能的破坏作用已有详细研究，被认为是免疫治疗的重要障碍。阻断 ADO 的几种策略，包括外核苷酸酶、CD39 和 CD73 抑制剂，目前正在临床试验中。MEDI9447（一种阻断 CD73 和 ADO 合成的单克隆抗体）在最近的一项试验数据显示，肿瘤生长抑制与 ADO 调节的 T 细胞抑制的逆转有关。在 HNC 的 TME 中，ADO 可以与 HNC 中过表达的 COX-2/PGE2 通路协同作用，并与 HNC 进展和预后不良有关。PGE2 是 COX-2 的活性产物，与反应细胞上的四种 G 蛋白偶联受体结合，其信号传导导致 cAMP 依赖性免疫细胞功能的抑制。最近，据报道长期使用非甾体类抗炎药（NSAID），与肿瘤过度表达 COX-2 的 III 期结直肠癌患者的无病生存期（DFS）和 OS 改善有关。有人提出，慢性摄入阿司匹林可能在 HNC 中具有相似的有益作用。

CD40、OX40 或 CD137 是正性共刺激通路中的激活免疫系统的免疫检查点分子，为此，出现了另一种增强正性共刺激的策略，并为免疫细胞的活化和扩增提供了细胞因子，如 IL-2、IL-7、IL-12 或 IL-15。由于共抑制免疫检查点（CTLA-4，PD-1）抑制剂解除对 T 细胞的抑制，这些获救细胞的存活和抗肿瘤功能需要维持和加强，正好通过正性共刺激分子的激活达到。临床试验正在对 CD40（CP-870，893）、OX40（MED16469）和 CD137（BMS 663519 和 PF05082566）的激动剂进行研究。在 HNC 患者的临床试验中，基于激动性抗 CD137 单克隆抗体增强 T 细胞抗肿瘤功能，上述激动剂经常与西妥昔单抗或纳武利尤单抗联合使用，以及刺激 NK 细胞活性的证据。值得注意的是，TME 中免疫细胞共表达刺激性 CD137 和抑制性受体如 PD-1，可以更容易地通过免疫治疗再激活。Toll 样受体（TLR）激动剂，如 TLR-8，诱导 DC 成熟和交叉激活，并与西妥昔单抗联合，上调肿瘤细胞的 NK 细胞依赖性溶解。

最近发现，在 HNC 的 TME 中，存在 Notch 配体 JAG-1，并且正在研究其对免疫细胞的抑制影响。另外，HNC 患者血浆中的胞外囊泡（30～150nm），最小的肿瘤来源的外泌体，携带大多数上述抑制性配体并抑制免疫细胞功能。从肿瘤分泌的外泌体，是针对免疫细胞的抑制性分子输送器，可能可以作为对治疗反应或结果的预测因子，在癌症免疫治疗的背景下具有特别的意义。由于在 HNC 中，免疫功能障碍的机制复杂和多样性，努力逆转肿瘤诱导的抑制和实现免疫重建，迄今为止，仅获得部分程度的成功。

第四节 HNC 的免疫检查点阻断治疗

最近，抗 PD-1 或 PD-L1 抗体已经显示临床疗效，单独或与伊匹单抗联合 PD-L1 用于治疗 HNSCC。

一、PD-1/PD-L1 通路阻断二线治疗 HNSCC

初步分析表明，PD-L1 表达于 50%～60% 的 HNSCC 中，并且 HPV 阳性 HNSCC 中，肿瘤浸润的 PD-1 阳性 Treg 可能比 HPV 阴性更常见。在 64 例 HNSCC 中有 33 例（55%）观察到高水平的 PD-L1 表达，但 PD-L1 表达与肿瘤 HPV 状态之间没有关联。27 例 HNSCC 患者，外周血 Treg 细胞的免疫检查点受体（CTLA-4 和 PD-1）高表达。这些数据强烈支持 PD-1 抑制剂在 HNSCC 治疗中的作用。

在复发性/转移性 HNSCC 中，PD-1 单克隆抗体帕博利珠单抗（MK-3475）的一项开放标签，多中心的Ib期临床试验（KEYNOTE-012、NCT01848834）中，入组具有任何PD-L1表达水平（即至少1%的肿瘤细胞或通过免疫组织化学为PD-L1阳性的基质）的104例患者中，81例（78%）为PD-L1阳性。其中，60例头颈部PD-L1阳性鳞状细胞癌患者入组并治疗：23例（38%）为HPV阳性，37例（62%）为HPV阴性。患者每2周静脉注射10 mg/kg帕博利珠单抗。耐受性良好，60例患者中有10例（17%）发生3～4级药物相关不良事件，其中最常见的是丙氨酸转氨酶和谷草转氨酶升高，以及低钠血症，各2例；1例患者发生3级药物相关的皮疹。60例患者中有27例（45%）出现严重不良事件，没有与药品有关的死亡事件。在所有患者中，总体反应患者的比例为18%（8/45，95% CI 8～32），HPV阳性和HPV阴性的HNSCC患者中相似，HPV阳性为25%（4/16），阴性为14%（4/29）。提示帕博利珠单抗耐受性良好，支持了进一步研究帕博利珠单抗作为晚期头颈部癌症的治疗。随后来自扩展队列的结果报告，132例入选患者中，中心影像的ORR为18%（95% CI 12～26），研究者评估为20%（95% CI 13～28）。6个月的无进展生存率和总生存率分别为23%和59%。通过分析肿瘤和免疫细胞的PD-L1，发现阳性与阴性患者的ORR统计学显著差异（22% vs 4%，$P = 0.021$）。任何等级和≥3级事件的治疗相关不良事件分别发生在62%和9%的患者中。提示每3周给予一次固定剂量的帕博利珠单抗200 mg，耐受性良好，并产生了具有临床意义的ORR，并具有持久反应的证据。因此，2016年8月5日，FDA加速批准帕博利珠单抗用于治疗复发或转移性HNSCC，在含铂化疗中或之后的疾病进展。在单臂Ⅱ期KEYNOTE-055研究中，铂类和西妥昔单抗耐药的患者中，每3周接受200 mg帕博利珠单抗。基于PD-L1表达和HPV状态，评估所有患者和亚组中的疗效。171例接受治疗的患者中，82%为PD-L1阳性，22%为HPV阳性。109例患者（64%）出现治疗相关的不良事件，26例患者（15%）发生≥3级事件。7例患者（4%）停止治疗，1例死于治疗相关不良事件。总反应率为16%（95% CI 11%～23%），所有HPV和PD-L1亚组的反应率相似。中位无进展生存期为2.1个月，中位总生存期为8个月。提示帕博利珠单抗在铂类和西妥昔单抗治疗的复发/转移性头颈部鳞状细胞癌中，具有临床上有意义的抗肿瘤活性和可接受的安全性。

随后，KEYNOTE-040是开放标签的Ⅲ期随机研究，治疗铂类化疗耐药（停药超过3个月）的R/M HNSCC的患者，帕博利珠单抗与研究者选择的全身治疗（甲氨蝶呤每周，西妥昔单抗每周或多西他赛每3周）比较。无论PD-L1状况如何，帕博利珠单抗的中位OS为8.4个月，而对照组则为6.9个月（HR=0.80，$P = 0.016\,1$）。在CPS至少为1的患者中，帕博利珠单抗的中位OS为8.7，对照组为7.1个月（HR=0.74，$P = 0.007\,0$）。对于CPS分数小于1，帕博利珠单抗的中位OS为6.3个月，对照为7.0个月（HR=1.28，$P = 0.847\,6$）。此外，肿瘤细胞PD-L1表达TPS≥50%的患者中，中位OS为11.6，对照为6.6个月，采用检查点抑制治疗（HR=0.53，$P = 0.001\,7$）。相反，在TPS<50%的患者，检查点抑制治疗的中位OS为6.5个月，对照组为7.1个月（HR=0.93，$P = 0.267\,5$）。此外，帕博利珠单抗队列中3～5级与治疗相关的不良事件（TRAE）的发生率明显较低（13.0% vs 36.0%）。提示PD-L1的CPS≥1和TPS≥50%的HNSCC中，与标准化疗相比，帕博利珠单抗二线治疗的获益更大。

对于顺铂难治性复发/转移性HNSCC，纳武利尤单抗的随机Ⅲ期试验（CheckMate-141）中，361例复发性头颈部鳞状细胞癌患者，铂类化疗后6个月内病情进展，接受纳武利尤单抗（3 mg/kg）或每2周标准的单药全身治疗（甲氨蝶呤，多西他赛或西妥昔单抗）。纳武利尤单抗组的中位总生存期为7.5个月（95% CI 5.5～9.1），而标准治疗组为5.1个月（95% CI4.0～6.0）。纳武利尤单抗组1年生存率估计值比标准治疗高（36.0% vs 16.6%）。纳武利尤单抗组13.1%的患者出现3或4级治疗相关不良事件，而标准治疗组患者为35.1%。基于上述研究的结果，2016年11月10日，FDA批准纳武利尤单抗用于治疗复发或转移性HNSCC，铂类为基础的治疗后有疾病进展的患者。

二、PD-1/PD-L1 通路阻断一线治疗 HNSCC

抗 PD-1 治疗最近已在一线治疗 R/MHNSCC。Ⅲ期的 KEYNOTE-048 试验（NCT02358031）初步结果在 2018 年 ESMO 大会报告，882 例不适合局部根治，尚未接受全身治疗的 R/MHNSCC 患者，随机接受三个治疗之一：帕博利珠单抗单药治疗，帕博利珠单抗加化疗（顺铂或卡铂和 5-FU）或 EXTREME 方案（西妥昔单抗加顺铂或卡铂和 5-FU）。化疗持续了 6 个周期，而帕博利珠单抗治疗持续 24 个月，西妥昔单抗无限期。帕博利珠单抗单药治疗，比 EXTREME 方案明显延长 CPS≥20 患者的 OS（分别为 14.9 个月和 10.7 个月，HR=0.61），患者 CPS≥1（分别为 12.3 个月和 10.3 个月，HR=0.78），并且在所有患者中，不论 CPS，帕博利珠单抗不劣于西妥昔单抗联合化疗，非劣性边界为 1.2。虽然帕博利珠单抗单药治疗的 ORR 较化疗低（CPS≥20 时为 23% vs 36%，CPS≥1 时为 19% vs 35%），但反应持续时间（DOR）更长，CPS≥20 和≥1 分别为 20.9 vs 4.2 个月，20.9 个月 vs 4.5 个月。总体来说，帕博利珠单抗单药治疗显示良好的安全性，任何等级不良事件发生率更低。此外，帕博利珠单抗联合含铂化疗与 EXTREME 相比，总 OS 显著延长（分别为 13.0 个月和 10.7 个月，HR=0.77），而且在 CPS≥20 亚组（HR=0.69）和 CPS≥1 亚组（HR=0.71）的结果相似。两组之间的 PFS 没有差异。因此，2019 年 6 月 10 日，FDA 批准帕博利珠单抗用于 R/MHNSCC 患者的一线治疗，与铂和氟尿嘧啶（FU）联合，适用于所有患者，而且表达 PD-L1 CPS≥1（IHC 22C3 pharmDx 试剂盒）的患者可以作为单药使用。

KEYNOTE-048 研究现已更改了 R/M HNSCC 的一线治疗，尽管帕博利珠单抗单药治疗的反应率较低。在 2019 年 ASCO 会议上更新了 KEYNOTE-048 最终分析，帕博利珠单抗联合化疗与 EXTREME 相比，CPS≥20 的患者显著改善了中位 OS（14.7 个月 vs 11.0 个月，HR=0.60，$P=0.0004$），CPS≥1 的 OS 也存在差异（13.6 个月与 10.4 个月，HR=0.65，$P<0.0001$）。此外，CPS≥20 和 CPS≥1 患者 PFS 的 HR 分别为 0.76 和 0.84；帕博利珠单抗加上化疗比较 EXTREME 治疗的 ORR，CPS≥20 时为 38.2% vs 42.9%，CPS≥1 时为 36.4% vs 35.7%，中位数 DOR 为 7.1 个月 vs 4.2 个月和 6.7 个月 vs 4.3 个月。帕博利珠单抗单药治疗与 EXTREME 未明显改善 OS（11.5 个月 vs 10.7 个月，HR=0.83，$P=0.019$），ORR 分别为 16.9% 和 36.0%。总体而言，KEYNOTE-048 显示使用帕博利珠单抗联合化疗治疗在总体人群，帕博利珠单抗单独使用在 CPS≥20 和≥1 人群中，具有优越的 OS 获益。此外，回顾性数据表明，ICI 的使用可能会增加肿瘤对随后化疗的敏感性。

癌症免疫治疗学会（SITC）建立了癌症免疫治疗指南头颈癌小组委员会提供的基于证据的建议，如何最好地将免疫疗法纳入实践用于 HNSCC 患者的治疗。KEYNOTE-048 为 PD-L1 提供了 1 类证据，CPS≥20 和≥1 时改善帕博利珠单抗单药治疗的总体 OS，得到小组委员会的 94% 的确定。但是，重要的是要注意，使用的检测抗体不同，以及是否染色包括单独的肿瘤（TPS）或肿瘤加基质（CPS），表达水平的结果不同。小组委员会的大多数（81%）还同意最好使用 CPS 的生物标志物。但其他小组委员会成员没有建议任何具体 R/M HNSCC 患者的生物标志物检测形式，目前等待确认的结果。

全球约有 25% 的 HNSCC 是被认为与 HPV 感染有关，尤其是口咽癌症，在临床和生物学上与其非病毒相关的癌症是不同的。HPV+ HNSCC 具有相对有利的预后。在 KEYNOTE-012 中，无论 PD-L1 状态如何，在 HPV+ 和 HPV− 患者的 ORR 分别为 32%（9/28）和 14%（15/104）。此外，HAWK Ⅱ期试验是 durvalumab 单药与化疗，治疗具有高肿瘤 PD-L1 表达的 R/MHNSCC 患者。HPV 阳性口咽鳞状细胞癌患者的 ORR 为 30%，而 HPV 阴性为 10.8%。CheckMate-141 研究的患者有 63 例（26%）患者是 HPV+，50 例（21%）是 HPV，未测试 127 例（53%）。分析显示纳武利尤单抗与化疗相比，HPV$^+$和HPV$^-$患者具有一致的获益。因此共识建议是，HPV状态不应影响R/M HNSCC患者免疫治疗的选择。具体来说，55.5％小组委员会认为HPV检测（基于p16过表达）应该包括在治疗计划中，但不会影响治疗决定。由于小组委员会注意到缺乏可靠的数据表明p16$^+$患者会特别获益。

此外，最近通过免疫组织学分析评估CD4、CD8和FoxP3淋巴细胞的半定量水平，在464例患者中，TIL水平是HNSCC患者免疫治疗的独立预后因素。

FDA批准了检查点抑制剂cemiplimab（西米普利单抗）治疗晚期皮肤SCC患者。小组委员会多数成员同意建议，对于头颈部区域的皮肤肿瘤患者，提供此免疫检查点抑制治疗。同时，小组委员会认识到还需要更多的临床数据。

三、免疫检查点阻断的联合

几项不同免疫检查点抑制剂试验的总体临床经验表明，仅有一部分难治性/转移性HNC患者（15％）获得持续缓解和生存延长，但是抗PD-1治疗正在成为铂类难治性/转移性HNC的治疗标准。重要的是要注意到，一些HNC患者肿瘤PD-L1表达水平最低或没有的情况下，也观察到临床反应。因此，目前还不清楚为什么只有一些患者对PD-1/PD-L1免疫治疗有反应。因此，有一个迫切的，未得到满足的需求，以发现TME中的哪种分子标志决定免疫治疗耐药的产生。其次，需要联合治疗提高免疫检查点抑制剂的反应，如前述的KEYNOTE-048 Ⅲ期临床试验，帕博利珠单抗＋化疗（铂类＋5-氟尿嘧啶），最近获准用于所有非CPS选择的R/M HNSCC患者。目前大量的HNSCC联合治疗的临床试验正在开展（表15-2）。

表 15-2　HNSCC 中的联合治疗方法

联合免疫治疗	作用机制	临床阶段	研究设计	患者
纳武利尤单抗＋伊匹单抗	抗PD-1＋抗CTLA-4	Ⅲ期（NCT02741570，CheckMate-651）	纳武利尤单抗＋伊匹单抗 vs EXTREME方案	一线 R/M HNSCC
德瓦鲁单抗＋tremelimumab	抗PD-L1＋抗CTLA-4	Ⅲ期（NCT02551159，KESTREL）	德瓦鲁单抗 vs 德瓦鲁单抗＋tremelimumab vs EXTREME方案	一线 R/M HNSCC
德瓦鲁单抗＋tremelimumab	抗PD-L1＋抗CTLA-4	Ⅲ期（NCT02369874，EAGLE）	德瓦鲁单抗 vs 德瓦鲁单抗＋tremelimumab vs EXTREME方案	铂类耐药 R/M HNSCC
德瓦鲁单抗＋tremelimumab	抗PD-L1＋抗CTLA-4	Ⅱ期（NCT02319044，CONDOR）	德瓦鲁单抗 vs tremelimumab vs 德瓦鲁单抗＋tremelimumab	PD-L1阴性，铂类耐药 R/M HNSCC
纳武利尤单抗＋BMS-986016	抗PD-1＋抗LAG-3	Ⅰ期（NCT01968109）	纳武利尤单抗＋BMS-986016 vs BMS-986016	晚期实体瘤，包括HNSCC
纳武利尤单抗＋lirilumab	抗PD-1＋抗KIR	Ⅰ期（NCT01714739）	纳武利尤单抗＋lirilumab	晚期实体瘤，包括HNSCC
Anti-PD-1＋TSR-022	抗PD-1＋抗TM-3	Ⅰ期（NCT02817633）	扩展队列 Anti-PD-1＋TSR-022 vs TSR-022	晚期实体瘤，包括HNSCC
PDR001＋GWN323	抗PD-1＋抗GITR	Ⅰ期（NCT02740270）	扩展队列 PDR001＋GWN323 vs GWN323	晚期实体瘤，包括HNSCC

续表

联合免疫治疗	作用机制	临床阶段	研究设计	患者
阿特珠单抗＋MOXR0916	抗 PD-L1＋抗 OX40	Ⅰ期（NCT02410512）	阿特珠单抗＋MOXR0916 比阿特珠单抗＋MOXR0916＋贝伐珠单抗	晚期实体瘤，包括 HNSCC
德瓦鲁单抗＋MEDI6383	抗 PD-L1＋抗 OX40	Ⅰ期（NCT02221960）	德瓦鲁单抗＋MEDI6383 vs MEDI6383	晚期实体瘤，包括 HNSCC
Urelumab＋西妥昔单抗	抗 4-1BB＋抗 EGFR	Ⅰ期（NCT02110082）	Urelumab＋西妥昔单抗	晚期 HNSCC 和结直肠癌
纳武利尤单抗＋urelumab	抗 PD-1＋抗 4-1BB	Ⅰ期（NCT02253992）	纳武利尤单抗＋urelumab	晚期实体瘤，包括 HNSCC
PF-05082566＋PF-04518600	抗 4-1BB＋抗 OX40	Ⅰ期（NCT02315066）	PF-05082566＋PF-04518600 vs PF-04518600	晚期实体瘤，包括 HNSCC
帕博利珠单抗＋T-VEC	抗 PD-1＋IDO 抑制剂	Ⅰ/Ⅱ期（NCT02178722）	帕博利珠单抗＋epacadostat	晚期实体瘤，包括 HNSCC
帕博利珠单抗＋T-VEC	抗 PD-1＋溶瘤病毒	Ⅰb/Ⅲ 期（NCT02626000，MASTERKEY232/KEYNOTE-034）	帕博利珠单抗＋T-VEC	R/M HNSCC
帕博利珠单抗＋p53MVA vaccine	抗 PD-1＋疫苗	Ⅰ期（NCT02432963）	帕博利珠单抗＋p53MVA 疫苗	晚期实体瘤，包括 HNSCC
德瓦鲁单抗＋ADXS11-001	抗 PD-1＋疫苗	Ⅰ期（NCT02291055）	德瓦鲁单抗＋ADXS11-001 vs ADXS11-001 vs 德瓦鲁单抗	既往治疗失败，晚期 HPV＋HNSCC 和宫颈癌

注：EXTREME 方案＝顺铂＋5-氟尿嘧啶＋西妥昔单抗

（一）CTLA-4 与 PD-1/PD-L1 联合阻断

几项研究已经开始探索抗 PD-1/PD-L1 和抗 CTLA-4 联合在包括 HNSCC 在内的其他疾病。在 HNSCC，一些试验正在评估德瓦鲁单抗，一种选择性高亲和力工程化人 IgG1，阻断 PD-L1 与 PD-1 和 CD80 结合的药物，与抗 CTLA-4 抗体 tremelimumab 联合的疗效。德瓦鲁单抗在Ⅰ期临床试验中取得了令人鼓舞的结果（RECIST 标准），有效率为 14%，PD-L1 阳性患者的有效率为 24%。目前Ⅱ期研究正在评估德瓦鲁单抗单药治疗 PD-L1 阳性 R/M HNSCC（NCT02207530）的疗效。在晚期实体瘤中，德瓦鲁单抗联合 tremelimumab 的Ⅰ期开放标签，剂量递增和扩展研究显示，PD-L1 阴性患者的有效率为 27%（95% CI 13～46），治疗后≥16 周时疾病控制率为 48%（95% CI 31～66）。值得注意的是，抗 PD-1/PD-L1 单药在 PD-L1 阴性患者中产生 5%～10% 的反应率；因此，加入低剂量抗 CTLA-4 治疗有可能提高了疗效。Ⅲ期选择的剂量水平为每 4 周 20 mg/kg 的德瓦鲁单抗，每 4 周 1 mg/kg 的 tremelimumab，发现在该剂量水平，由于毒性导致治疗中断率＜10%，而 tremelimumab 剂量不影响临床疗效。已经选择了每 4 周 1 次给予德瓦鲁单抗 20 mg/kg 加

tremelimumab 1 mg/kg 的方案以用于进一步研究。

Ⅲ 期 KESTREL（NCT02551159）是一项对 R/M（口腔、口咽、咽喉或喉）患者进行全面开放，多中心的全球性研究，比较单用德瓦鲁单抗和德瓦鲁单抗加 tremelimumab 与 EXTREME 方案作为一线标准治疗 R/M HNSCC。既往没有接受全身化疗的患者，根据 PD-L1 表达状态，烟草史，肿瘤部位，HPV 状态（口咽癌），随机分组（2:1:1）进行每 4 周（最多 4 次）75 mg 剂量的 tremelimumab 联合每 4 周 1 500 mg 的德瓦鲁单抗，德瓦鲁单抗每 4 周 1 500 mg 或 EXTREME 方案（卡铂或顺铂＋5-氟尿嘧啶＋西妥昔单抗），直到疾病进展。PFS 和 OS 来评估联合治疗与标准治疗的差异，以及安全性和耐受性，药代动力学，免疫原性，良好的生活质量和潜在的进展/反应生物标志。

EAGLE 是一项 Ⅲ 期临床试验，评估单独德瓦鲁单抗或与 tremelimumab 联合，与标准治疗（西妥昔单抗，紫杉烷，甲氨蝶呤或氟嘧啶）铂类难治性 HNSCC（EAGLE-NCT02369874）。Ⅱ 期 CONDOR 临床试验（NCT02319044）正在研究 durvalumab 联合 tremelimumab 与 durvalumab 或 tremelimumab 单药治疗低 PD-L1 状态的 R/M HNSCC。联合治疗患者的 ORR 为 7.8%，durvalumab 或 tremelimumab 分别为 9.2% 或 1.6%。联合队列的 OS 中位数为 7.6 个月，单药治疗队列 durvalumab 患者为 6.0 个月，tremelimumab 为 5.5 个月。治疗相关副作用联合队列总体为 57.9%，3/4 级为 15.8%，1 例患者死亡。durvalumab 单药治疗中为 63.1%，3/4 级为 12.3%，tremelimumab 队列的发生率为 55.4%，3/4 级为 16.9%。值得注意的是，由于安全性问题（出血性并发症），FDA 对临床试验中使用德瓦鲁单抗单药治疗或德瓦鲁单抗和 tremelimumab 联合治疗的新患者进行临床控制，仅现有的患者继续进行试验。最近开始的 CheckMate-651（NCT02741570）是纳武利尤单抗联合伊匹单抗的 Ⅲ 期研究，与标准治疗方案相比，作为 R/M HNSCC 患者的一线治疗。

（二）淋巴细胞激活组-3 或杀伤细胞免疫球蛋白样受体与 PD-1/PD-L1 或 CTLA-4 联合阻断

另一类对免疫细胞具有调节作用的其他检查点受体，如淋巴细胞活化组-3（LAG-3）或杀伤细胞免疫球蛋白样受体（KIR），通过与主要组织相容性复合物 Ⅰ 分子相互作用来调节免疫反应。大部分受体主要通过在肿瘤细胞上表达人类白细胞抗原（HLA）来关闭 NK 细胞功能。因此抗 KIR 抗体可以去除 NK 细胞上的主要抑制信号。与 PD-1 阻断相结合，小鼠中的数据提示有明显的协同增效潜力。正在进行的试验是测试抗-KIR 联合伊匹单抗（NCT01750580）或纳武利尤单抗（NCT01714739）。Ⅰ 期试验评估纳武利尤单抗联合抗 LAG-3 抗体 BMS-986016 在晚期实体瘤（包括 HNSCC）中的疗效（NCT01968109）。

（三）T 细胞免疫球蛋白和黏蛋白结构域 3 与 PD-1/PD-L1 联合阻断

T 细胞免疫球蛋白和黏蛋白结构域 3（TIM-3）是共抑制受体，由分泌 IFN-γ 的 CD4⁺ 辅助性 T 细胞和 CD8⁺ 细胞毒性 T 细胞表达。高 TIM-3 是 T 细胞耗竭的标志，表现为 T 细胞增殖下降，IFN-γ 减少，TNF-α 和 IL-2 分泌减少，IL-10 分泌升高。在临床前模型中，TIM-3 的阻断可以增强产生细胞因子的肿瘤特异性 T 细胞，并且与 PD-L1 阻断结合增强抗肿瘤活性。TSR-022，一种抗 TIM-3 单克隆抗体，Ⅰ 期的研究正在晚期实体瘤患者中进行（NCT02817633）。

（四）糖皮质激素诱导的 TNF 受体与 PD-1/PD-L1 联合阻断

糖皮质激素诱导的 TNF 受体（GITR）/GITR 配体轴是通过抑制 T 调节细胞（Treg）功能，同时激活 CD8⁺ T 效应细胞发挥作用。小鼠模型显示，GITR 刺激（用激动性抗体或同源配体）促进效应 T 细胞增殖，中和 Treg 的抑制功能，抑制细胞因子的分泌。在体内模型中，GITR 激动性抗体的给药与肿瘤内 Treg 低积累和抗肿瘤 CD8⁺ 效应 T 细胞功能（抗肿瘤活性）的增强相关。当与 PD-1 阻滞联合给药时，也观察到活性增加。临床开发中的抗 GITR 抗体（TRX518，MK4166）

正作为单一药物（NCT01239134）和联合 PD-1 阻断（NCT02740270），在实体瘤中进行检测。

（五）OX40 与 CTLA-4 或 PD-1/PD-L1 联合阻断

OX40（CD134）及其结合伴随分子 OX40L（CD252），是 TNF 受体/TNF 超家族的成员。OX40 是共刺激免疫检查点分子，在激活的 $CD4^+$ 和 $CD8^+$ T 细胞上表达。来自 OX40 的共刺激信号导致 T 细胞的分裂和存活，增强效应子和记忆种群的克隆进化。在临床前小鼠模型中，OX40 也是 Treg 调节分子，靶向 OX40 的激动剂可以增强 T 效应细胞的免疫反应。有很多的临床前证据提示，抗 OX40 与免疫检查点抑制剂和其他免疫治疗具有协同作用。在临床前模型中，抗 OX40 和抗 PD-L1 抗体具有协同效应。在 HNSCC 患者样品中，已经显示 OX40 和 CTLA-4 分子在肿瘤浸润淋巴细胞中表达。在治疗难治性实体瘤患者的 I 期研究中，激动性抗 OX40 抗体 9B12 在 18/30 的患者中表现出轻微的毒性和良好的肿瘤控制作用。目前，局部晚期 HNSCC 患者手术切除前使用抗 OX40 抗体 MEDI6469 的 I 期研究，正在招募患者（NCT02274155）。目前正在抗转移性实体瘤（NCT02410512，NCT02221960）中，联合使用抗 PD-1/抗 PD-L1 与抗 OX40 抗体（MOXR0916，MEDI6383）。

（六）4-1BB（CD137）与 CTLA-4 或 PD-1/PD-L1 联合阻断

4-1BB 是属于 TNF 受体家族的共刺激受体，在激活后的 $CD8^+$ T 细胞上调，也在 $CD4^+$ T 细胞，NK 细胞和 Treg 上表达。4-1BB 信号传导增强 T 细胞活化，激活 T 细胞增殖并上调抗细胞凋亡分子的表达，从而促进免疫记忆的形成。在临床前模型中，4-1BB 激动型抗体与免疫检查点抑制剂联合使用显示了高效性。在 83 例黑色素瘤、肾细胞癌、卵巢癌和前列腺癌的 I 期临床试验中，黑色素瘤患者表现出良好的临床反应（3 例具有部分反应，4 例疾病稳定），尽管具有明显的肝脏毒性。已经发现 4-1BB 在 HNSCC 患者的 $CD4^+$ T 细胞中较低水平表达。包括 HNSCC 的晚期实体瘤中，urelumab 联合西妥昔单抗（NCT02110082）和纳武利尤单抗（NCT02253992）的临床实验正在进行。包括 HNSCC（NCT02315066）的晚期实体瘤中，抗 4-1BB 抗体 PF-05082566 正与抗 OX40 抗体 PF-04518600 联合进行临床试验。

（七）吲哚胺 2，3-双加氧酶与 CTLA-4 或 PD-1/PD-L1 联合阻断

吲哚胺 2，3-双加氧酶（indoleamine 2，3-dioxygenase，IDO）是一种含有色氨酸分解代谢酶的氨基酸，催化氨基酸 1-色氨酸降解为犬尿氨酸，在肿瘤细胞和浸润性髓细胞中均有表达。在临床前模型中，IDO 已被证明通过耗尽 L-色氨酸来抑制免疫反应（淋巴细胞中的合成代谢功能），或者通过影响细胞溶质受体的特异性配体合成（能够改变淋巴细胞功能）。在 IDO 基因敲除的黑色素瘤小鼠中，抗 CTLA-4 导致抑制肿瘤生长，其效应 T 细胞浸润增加。

在多种人类恶性肿瘤（包括 HNSCC），IDO 抑制剂 epacadostat（INCB024360）和帕博利珠单抗联合治疗的 I/II 期研究（NCT02178722）最近报道了初步结果。两种免疫治疗联合的总反应率为 53％，控制率为 74％；黑色素瘤患者的疗效更好。极少数患者出现 3/4 级不良事件，毒性是可以耐受的。在 1 例可评估的 HNSCC 患者中，出现部分反应。

（八）抗肿瘤溶瘤病毒与细胞检查点阻断相结合

溶瘤病毒是优先在肿瘤细胞中感染和复制并导致免疫原性肿瘤细胞死亡的天然或遗传改变的病毒。除了直接杀死肿瘤外，溶瘤病毒通过释放危险信号和肿瘤抗原，促进抗肿瘤 T 细胞的诱导。T-VEC 是一种在临床开发中最成功的溶瘤免疫治疗，来源于 1 型单纯疱疹病毒，经过工程改造后可在肿瘤内选择性复制，产生粒细胞-巨噬细胞集落刺激因子（GM-CSF），增强全身抗肿瘤免疫反应。

在 HNSCC 患者中，对 T-VEC 进行 I / II 期研究，评估局部晚期患者联合标准顺铂化疗和放疗。所有患者均有治疗后颈部清扫术。中位随访时间为 29 个月，100％患者无局部病变，疾病特异性生存率为 82.4％，总生存率为 70.5％。颈部清扫中的病理学完全反应为 100％。目前正在进行 Ib/III 期（研究分 Ib 和 III 期 2 部分进行）MASTERKEY232/KEYNOTE-034 研究（NCT02626000），R/M（复发/转移）HNSCC 患者进行帕博利珠单抗联合 TVEC。其他溶瘤病毒，如溶瘤呼肠孤病毒和溶瘤腺病毒 H101 和 Onyx 015 已经在晚期 HNSCC 中作为单一药物或与化疗联合进行了评估。重组痘苗病毒 Pexa-Vec 和重组禽鸟痘病毒 TRICOM 目前正在 HNSCC 进行 I 期试验的评估（NCT00625456 和 NCT00021424）。

第五节 其他免疫治疗方法

一、细胞因子

细胞因子是第一个在 HNC 中检测的免疫治疗方法。1994 年，报道了口腔 HNC，外周淋巴结给予 IL-2 治疗具有作用。此外，在口腔癌患者手术后，给予 IL-2 的随机 III 期临床试验中，5 年总生存率（OS）改善＞25％。相反，在另一项试验中，IL-2 的全身给药是无效的。在 II 期研究中测试了先前未治疗的，可切除的 II 期－IV 期 HNSCC 患者，外周淋巴结给药 IRX-2，一种低剂量 IL-2、IL-1b、IL-6、IL-8、IFN-γ、TNF-α、G-CSF 和 GM-CSF 的混合物，毒性是可以耐受的。在 IRX-2 前 21 d 给予环磷酰胺和吲哚美辛作为免疫佐剂是有效的，16％的患者出现反应，出现反应的肿瘤中，淋巴细胞浸润增加。在随机 II 期临床试验中，IRX-2 在新辅助治疗中的安全性和有效性得到证实，免疫获益与 5 年生存率的改善相关。其他细胞因子和干扰素对 HNC 患者的全身给药表现出有限的疗效，并具有显著的毒性。值得注意的是，改变肿瘤引流淋巴结环境的细胞因子外周淋巴结给药，似乎比系统给予细胞因子更成功和更好地耐受。在 HNC 中使用的细胞因子中，IL-6 可作为调节抗肿瘤免疫反应的关键参与者，并且可能在 HNC 中作为有用的预后生物标志物。

二、癌症疫苗

癌症疫苗是通过激活抗原提呈细胞（APC）提呈抗原至 T 细胞。没有突变的肿瘤特异性抗原可用于 HNC，所以使用了全肿瘤细胞疫苗或针对肿瘤相关抗原的疫苗，但疗效都一般。含有细菌载体（如基于牛痘的 E6/E7 疫苗）的 HPV 疫苗显示，HNC 患者能够产生病毒特异性细胞毒性 T 淋巴细胞（CTL），但是这不能转化成强效的抗肿瘤反应。有趣的是，最近有关 HPV$^-$ HNC 中，RNA 测序（RNA-Seq）和全基因组测序（WGS）的报道显示，3/4 的癌症中下调了 E6 的表达，而是表达 E2，提示 E1、E2 可能比 E6、E7 具有更好的治疗靶点，并且可以解释当前治疗性疫苗对于 HPV$^+$ 癌症的效果有限。来自 II 期试验研究联合纳武利尤单抗与 ISA101，一种合成的针对 HPV16 的长肽，用于治疗口咽癌患者。主要终点 ORR 达到了 33％，22 例与 HPV16 相关的口咽癌患者中，ORR 达到 36％，而单独使用纳武利尤单抗治疗的 ORR 为 16％。中位 PFS 为 2.7 个月，中位 OS 为 17.5 个月，反应与肿瘤细胞 PD-L1 阳性（≥1％）相关。

与治疗性疫苗相反，旨在诱导病毒中和抗体以预防初始感染的 HPV 预防性疫苗，显示出有希望的结果。对含有体外合成肽或载有肿瘤来源蛋白或肿瘤细胞的体外生成的自体 DC，全身性或瘤内给药的疫苗，在 HNC 患者中测试毒性和疗效。这种疫苗虽然是无毒的，但难以在实验室准备，而且对于晚期 HNC 患者，多次重复给药，基本上是无效的。总之，治疗性 HNC 疫苗的经验表明，用于疫苗接种的免疫原和/或用于提高疫苗免疫原性的佐剂，在 HNC 的耐受性 TME 中基本是无效的。

三、单克隆抗体

靶向肿瘤及其组分，产物或肿瘤诱导的调节性细胞的单克隆抗体，是目前在 HNC 中使用最广泛的免疫疗法。西妥昔单抗（一种靶向 EGFR 的小鼠-人嵌合免疫球蛋白 G1 抗体）在 2006 年被 FDA 批准用于治疗 HNC。西妥昔单抗诱导抗体依赖性细胞毒性（ADCC），并且除了激活 NK 细胞的细胞毒性之外，还促进 NK 细胞-DC 串扰，并上调 DC 中的抗原加工，激活抗原特异性 CD8$^+$ T 细胞。抗 CTLA-4 和西妥昔单抗的双重阻断在 I 期临床试验中进行了研究；然而，产生了与皮肤相关的毒性作用，以及复发性转移性 HNSCC 抗 CTLA-4 临床试验（NCT02369874）的阴性结果，导致人们对标准治疗添加抗 CTLA-4 抑制剂产生犹豫。Monalizumab 是阻断 NK 和 T 细胞上 NKG2A 受体的单克隆抗体。莫纳利珠单抗联合西妥昔单抗的 II 期临床研究，在铂类化疗后进展的 R/M HNSCC 患者中，显示 ORR 为 27.5%，未接受过免疫治疗的患者（35%），先前接受过 PD-1 免疫治疗的患者（18%）。PFS 和 OS 的中位数分别为 5.0 个月和 10.3 个月。联合治疗的安全性可以接受。TGF-β1，阻止 T 效应细胞增殖和活化，诱导 Treg 的发展，使巨噬细胞极化为促进肿瘤的 M2 表型，以及增强骨髓细胞向 MDSC 的分化，因此抑制 TGFβ1 代表理想的策略。靶向 TGFβ1 和 PD-L1 的双功能蛋白（M7824）已在 I 期试验中发现具有好的安全性，M7824 与放疗联合治疗 HSNCC 的试验正在开发中。CD4$^+$ T 细胞上的 STAT3 磷酸化，以剂量依赖的方式导致 Treg 数目增加，可以通过抑制 STAT3 逆转上述作用。临床前 HNSCC 模型中，STAT3 抑制与放疗联合导致肿瘤生长明显延迟，通过下调免疫抑制细胞因子，降低 Treg，MDSC 和 M2 巨噬细胞，增强的效应 T 细胞和 M1 巨噬细胞。临床上抗 STAT3 反义寡核苷酸 AZD9150 的试验，在不同肿瘤，包括 HNSCC（NCT03421353，NCT02983578 和 NCT01839604）中进行。

破坏趋化因子信号，可以减少肿瘤内免疫抑制细胞的浸润，代表一个极具吸引力的策略。在小鼠 HNSCC 中，Treg 和髓源趋化因子 CCL20（C-C 基序趋化因子 20）和 CCL2 及其同源受体 CCR4 或 CCR6，以及 CCR2 或 CXCR-2 高表达。还有许多其他趋化因子在 HNSCC 肿瘤微环境中上调。值得注意的是，HNSCC 高度表达 CCR4-CCL2 和 CCR2-CCL2 轴，阻断其作用导致 Treg 和肿瘤相关巨噬细胞减少，抑制肿瘤生长。CCR4 抗体 mogamulizumab，已经被批准用于治疗成人难治性 T 细胞白血病和淋巴瘤，在实体瘤包括 HNSCC 患者的 I 期剂量递增试验中，联合抗 PD-L1 与抗 CTLA-4 治疗进行了测试。CCR2 抗体 PF-04136309 联合 FOLFIRINOX 在局部晚期胰腺癌患者的 IIb 期临床试验中，出现强烈的治疗反应，因此期待 HNSCC 中与放射治疗联合或单独进行研究。在 HNSCC 临床前模型中，肿瘤相关巨噬细胞的招募和生存受 CSF-1-R 的调节。CSF-1-R 单克隆抗体 AMG 82 在实体瘤进行 I 期安全性试验，或小分子 PLX3397 在 I 期和 II 期试验中进行了测试，也可能具有放射免疫治疗潜力。

正在研究其他的新颖方法，包括针对血管和纤维化基质的策略。其次，研究更安全、更有效的 Treg 靶向药物，如 Fc 优化的抗 CD25、EphB4-ephrin-B2 抑制剂，靶向 NRP1（neuropilin-1）-SEMA4A（semaphorin-4A）、TIM3、腺苷的小分子抑制剂，以及新一代抗 FoxP3 或抗 CTLA-4 抑制剂。

四、HNC 的过继细胞治疗

用于治疗癌症的过继细胞治疗（adoptive cell-based therapies，ACT），使用体外扩增的肿瘤反应性 T 细胞向患者的回输。在回输之前，培养的 T 细胞可以被修饰或工程化，以改善其体内抗肿瘤活性。细胞免疫治疗在 HNC 患者中很少使用，因为与抗原特异性 T 细胞扩增有关的限制，难以有效用于 T 细胞工程化以增加其抗肿瘤细胞毒作用。在 HNC 复发/转移 HNC 患者的早期 I 期临床试验中，35％接受 T 细胞治疗的患者可以控制肿瘤生长。在最近可切除 HNC 患者的一项试验中，进行化疗后过继性 T 细胞回输，患者 OS 有所改善。

第六节　HNC 免疫治疗与放疗的联合

迄今为止的证据表明，免疫检查点抑制剂对大多数 HNSCC 患者无明显疗效。放疗是 HNSCC 的一种主要治疗方式，根治或辅助治疗的头颈肿瘤。除了通过直接放射疗法的引起 DNA 损伤和自由基的间接损伤形成，放疗也可诱发抗肿瘤免疫反应，有助于间接杀死肿瘤细胞。

一、放射线的剂量效应

放射剂量和分割对免疫细胞存在影响，但增强免疫反应的最佳剂量和分割仍然未知。在临床上，HNSCC 的根治或辅助放疗中，多数剂量为 1.8～2.0 Gy/d。虽然不确定该分割方案是否刺激免疫反应，来自临床文献的数据表明，该分割可导致严重的淋巴细胞减少，由于 T 细胞具有放射敏感性，而反复暴露，对免疫治疗效果是否定的。但是，这些数据是基于对周围 T 细胞的分析，不能反映 T 细胞的功能或多样性。在放疗的肿瘤内，已证明普通放疗可增加局部 T 细胞克隆的扩增和 T 细胞受体表位库的数量多样化，所以需要进一步研究，以充分认识不同分割方式的免疫原性。

超分割放疗，1～5 倍的大剂量，两次放疗之间提供足够时间允许 T 细胞增殖恢复，因此对 PD-L1 阻断有利。在 HNSCC 模型中的研究显示，超分割或单次大剂量放疗，与常规分割相比可诱导癌症 T 细胞浸润。Morisada 等发现，8 Gy 的 2 次分割放疗，保持外围和肿瘤浸润 CD8$^+$ T 细胞的数量和活性，以及外周 MDSC 积累减少，而两者原发肿瘤生长的控制相似。此外，在引流肿瘤淋巴结，2 Gy 的 10 次常规分割放疗（不是 8 Gy×2），抑制肿瘤特异性 T 细胞反应。此发现可能解释了为什么只有超分割放疗方案（8 Gy×2）与 PD-1 阻断存在协同作用。Oweida 等发现，单剂量 10 Gy 放疗，可产生 CD8 和 CD4 效应 T 细胞的统计学显著增加，但不见于 2 Gy 的 5 分割放疗。

是否进行超分割多次放疗在刺激免疫反应方面优于单个高剂量放疗，仍存在争议。在乳腺和结肠肿瘤的侧面异种移植模型中，单次高剂量的 20 Gy 放射治疗，与 24 Gy 分 3 次放疗相比，不能诱导 cGAS 依赖和 hSTING 依赖的 I 型干扰素反应。然而，这些数据尚未在 HNSCC 中进行验证。HPV 阴性原位 HNSCC 的模型中，单次大剂量放疗 10 Gy 与超分割 8 Gy×3，与抗 PD-L1 联合，可产生相似的免疫和治疗反应。最后，触发有效反应所需的单剂量放疗的最优阈值，HNSCC 的临床前模型中，分析志贺拉毒素和放疗之间的协同作用，似乎是 7.5 Gy。但这些结果对 HNSCC 的其他临床前模型或人类癌症有待进一步研究。

在肿瘤微环境内，巨噬细胞的反应明显依赖于放疗剂量、时间和分割。肿瘤相关巨噬细胞与复发 HNSCC 的预后不良相关。在临床前动物模型中，单剂量 12 Gy 放射治疗显示出对巨噬细胞向 M2 型的极化作用，而 2 Gy 分割的常规放疗剂量促进 M1 表型。与上述数据一致，一项 II 期试验显示低剂量分割放疗，50cGy（每天 2 次，第 1、2、8 和 15 天）增强了化疗的诱导作用。此外，应用高剂量放疗（单次 5 Gy 分割）增加肿瘤相关的巨噬细胞的反应，可以增强纳米颗粒的输送。

二、放疗和免疫治疗联合的时间和顺序

理解 HNSCC 中放射治疗影响先天性和适应性免疫细胞动力学发展的时间框架，对于放疗和免疫治疗的最佳顺序至关重要。尽管 HNSCC 没有特定的临床数据可指导临床实践或设计，可以从 HNSCC 临床前模型中学到很多放疗诱导免疫反应的生物学内容。放疗引发细胞死亡，树突状细胞捕获微环境中释放的肿瘤碎片/抗原，并将其运输到淋巴结提呈给原始 T 细胞。此过程不是瞬时，可能需要数小时或数天才能达到最高水平。此事件还伴随着抗原提呈增加，细胞毒 T 细胞浸润增加，以及肿瘤表达 PD-L1 的强劲增加。此机制为同时 PD-L1 或 PD-1 抗体与放疗联合引发抗肿瘤免疫和免疫记忆反应提供了理由。Dovedi 等发现，该事件仅在放疗同时或立即给予发生，但在放疗完成后延迟 7 d 抗 PD-L1 治疗，不会产生任何治疗获益。

免疫治疗药物及其靶点的选择对建立免疫治疗与放疗的顺序很重要。与 T 效应细胞不同，HNSCC 肿瘤模型中，放疗后 Treg 细胞存在时间非常短暂的数量轻度减少。随后可迅速克服 Treg 减少，MDSC 和 M2/M1 的比率增加，并且伴随细胞毒效应 T 细胞数目和功能下降。在临床前放疗 HNSCC 模型中，仅当使用靶向 Treg 治疗预处理微环境，才有可能根除肿瘤。同样发现富含 Treg 的结肠癌模型中，放疗开始前 Treg 耗竭与放射治疗的反应增加相关。其他 HNSCC 肿瘤，例如 MOC2 肿瘤，即使同时使用 Treg 耗竭策略，由于放疗驱动 MDSC 进入肿瘤微环境，仍然对放射免疫治疗抵抗。

对于临床转化，实现最佳治疗效果，可能取决于逆转放射免疫治疗前的肿瘤微环境的免疫抑制作用。同样重要的是选择靶向免疫抑制的药物和更好的工具来精确预测对新免疫治疗和放疗的时间序列。免疫检查点抑制剂的维持治疗，每月或脉冲给药仍是争论的主题。

三、远位效应

尽管有关放疗诱发的远位作用首先在头颈癌患者中报道，但远位效应（abscopal effect）的发生率（即放射野以外的肿瘤缩小）很低，据文献报告，总共仅有 46 例。

为了诱导全身反应，必须有持续性 T 细胞启动，在照射和隐匿的转移部位两处均激活细胞毒 T 细胞。免疫治疗是持续产生新的效应 T 细胞的关键。不同癌症的临床前模型及多项人体试验表明，免疫治疗联合高生物效应的放疗。例如，SBRT 更可能诱导远位效应。即使在 HNSCC 中，来自动物模型的数据也可以支持 SBRT 型 8 Gy 的 2 分割（但不是常规剂量的 10 分割，2 Gy）诱导远位效应。然而，来自 2018 年的临床试验结果显示，转移性 HNSCC 患者，SBRT 超分割与纳武利尤单抗联合使用时，未诱导远位效应。明显与其他癌症中 SBRT 和免疫治疗可以产生远位作用的结果不同。

从分子机制上讲，放疗获得最佳远位效应总是见于激活 RAS 突变（如黑色素瘤）驱动的功能获得性的癌症模型中，而且 RAS 状态与 PD-L1 表达之间似乎存在联系；同时 p53 依赖的信号似乎对放疗依赖的远位肿瘤消退也至关重要。

在 HNSCC 中，肿瘤微环境可能是影响远位效应的重大挑战。原则上，放疗可诱导肿瘤细胞破坏和释放抗原及损伤信号，也可以提供适当的协同刺激和诱导 T 细胞克隆扩增所需的细胞因子信号和效应物的分化。但由于肿瘤微环境的免疫抑制原因（Treg 细胞的激活和基质细胞，甚至是肿瘤细胞本身抑制作用），很快出现了对 T 细胞效应子功能的负反馈控制。因此，在免疫原性低的 HNSCC 中，诱导明显远位效应，可能会需要放疗与免疫治疗合理结合（放疗和抗 PD-1），产生持续的肿瘤特异性的 T 细胞启动，以及允许细胞毒淋巴细胞发挥功能的肿瘤微环境（如靶向 Treg 治疗克服免疫抑制信号）。

即使在免疫检查点抑制剂治疗和允许的肿瘤微环境的情况下，单部位照射引起远位效应的可能性仍然受到挑战。Brooks 等认为，在弥漫性转移的背景下，单部位照射不太可能产生足够的肿瘤特异性抗原，T 细胞启动或肿瘤内浸润。因此，他们建议，只要安全，多肿瘤部位照射比单一部位照射更容易发生远位效应。虽然此假设可以解释在转移性疾病的背景下，SBRT 和纳武利尤单抗联合临床试验远位效应的阴性结果，但还是需要以后的试验进行验证。

四、区域淋巴结照射的作用

HNSCC，选择性淋巴结照射可以改善放射免疫治疗的反应率，通过局部控制或远位效果。HNSCC 患者发生区域淋巴结转移的风险很高，通常接受针对其原肿瘤部位放疗以及选择性淋巴结照射，即使癌症不累及淋巴结。细胞毒性放疗促使树突状细胞和其他抗原提呈细胞成熟，并使 T 细胞活化，导致克隆扩增和引流淋巴结中的抗肿瘤 T 细胞激活。引流淋巴结对于产生肿瘤特异性效应 T 细胞是关键的，由于是树突状细胞激活抗原特异性 CD8$^+$ T 细胞的部位。

HNSCC 中淋巴结照射对免疫的影响仍未得到充分研究，唯一的研究是结直肠癌和黑色素瘤的临床前细胞系模型，同时选择性淋巴结照射减少了免疫检查点阻断的抗原特异性免疫浸润，有利于增加 Treg 与 CD8$^+$ T 细胞的比率，改变了趋化因子环境与细胞毒 T 淋巴细胞趋化减少，总体生存期缩短。在另一个临床前乳腺癌模型中，药理学阻止引流淋巴结 T 细胞的排出，导致大量诱捕新启动的 CD8$^+$ T 细胞，阻碍其浸润肿瘤的能力，并消除对放射免疫治疗的反应。尽管上述数据具有启发性，但还仅是假设性的，因此将此结论提供给 HNSCC（淋巴结微转移）时必须谨慎，由于数据具有很高的倾向性，尤其是临床实践中，黑色素瘤不包括选择性淋巴结照射。HNSCC 特异的临床前或临床数据还没有，因此进一步的研究是未来发展的方向。

五、放疗联合免疫治疗的影像学评估

评估放疗与免疫治疗联合的反应仍然是一个挑战，因为放射成像对免疫检查点抑制剂的反应模式疗法可能会有很大不同，尤其是与细胞毒性化疗相比。新指南已经用于评估免疫治疗患者的肿瘤反应，但几乎没有 HNSCC 文献数据，可以预测哪些患者将从免疫检查点抑制剂治疗和放疗联合中获益。同样，虽然放射治疗最优的影像学评估标准仍有待建立，但目前的数据显示，对于霍奇金淋巴瘤，与仅使用 RECIST 标准（62%）相比，PET 扫描的敏感性更高（78%）。

上述数据表明，使用常规影像学参数，HNSCC 患者放化疗联合免疫治疗时存在挑战。多个小组正在研究影像学的生物标记物，放射影像学特征与基础基因表达（放射免疫治疗诱导的）关系可以更密切。一种方法是免疫 PET/CT 成像，使用 Zr-89 标记的小鼠 PD-L1 单克隆抗体，HNSCC 或黑色素瘤的临床前小鼠模型中，可以区别抗 PD-1 或放射治疗的反应。有趣的是，通过免疫 PET 和血液流式细胞方法，与 HPV 阳性 HNSCC 肿瘤相比，发现常规低剂量分次放疗（2 Gy，4 分割）后，黑色素瘤更容易上调 PD-L1 表达。如果转化为临床情况下，这种成像方式可以作为可量化的非侵入的生物标志物，预测放疗后 PD-L1 增加，因此显示可能会获益于放化疗联合免疫治疗。针对肿瘤微环境中的 Treg 或 MDSC 的新成像模式，可以预测对治疗的抵抗，并提供临床实践的指导。

第七节　总结和展望

HNC 免疫治疗经过数年的初步发展，预测有可能在未来几年内，将完全整合到传统 HNC 治疗范围中。免疫治疗可用作单一或与常规治疗或阻断肿瘤逃逸的药物联合使用。但是，将免疫治疗作为 HNC 治疗的标准有许多挑战。首先是癌症中普遍存在免疫抑制，免疫治疗仅可能导致部分患者受益，因此免疫治疗前必须仔细选择每个肿瘤合适的抑制药物，以及考虑每个患者先前或同时的治疗药物。而且目前没有生物标志物可用于选择治疗或结果。提供联合治疗将特别能满足上述要求。

首先，癌症干细胞（CSC）治疗失败，与复发和转移有关。CSC 是高致瘤性，自我更新的抗肿瘤细胞群，具有 CD44+ 和高水平的活性醛脱氢酶（ALDH^{high}），并且在体外和体内对 CSC 激活的 CD8+ T 细胞的免疫治疗敏感。在小鼠中针对干细胞的体内研究结果表明，免疫治疗可能有效地消除该化疗抵抗的致瘤细胞亚群集，将来也是免疫治疗的靶点。

其次，需要在 HNC 的 TME 内寻找新的可行的免疫检查点，并开发新的治疗，更有效地恢复免疫能力。HNC 基因组深度测序的最新发现表明，癌症中存在大量的遗传改变，大部分似乎都属于几个主要的生物学通路，通过基因改变异常激活能促进肿瘤生长。有证据表明，HNC 中最常见的致癌基因 PIK3CA 的分子信号，参与调节 TME 中，最强免疫抑制分子轴 COX-PGE2 通路的活性。在不久的将来，我们能够绘制每个 HNC 的免疫基因异常的图谱，识别基因异常导致的免疫缺陷的能力，以及识别可以从免疫治疗获益的患者，纠正现有免疫治疗的缺陷。此外，使用 WGS 来鉴定可被 T 细胞识别的点突变或其他遗传畸变，为发现高效率靶向新抗原，开发具有强免疫原性的新疫苗提供动力。另外的优势是将来发现预测治疗结果或反应的新生物标志物。利用基因芯片，流式细胞分析，RNA-Seq 和基于抗体的蛋白质阵列技术，已经用于建立肿瘤的免疫细胞特异性标记，对于搜索和验证预测治疗反应或结果的生物标志物是至关重要的。进行简单的血液检测以评估突变负荷或微卫星不稳定性（MSI）的进展，将大大促进基因改变与免疫功能障碍之间联系的分析。总体而言，HNC 将来可以应用免疫基因组学方法，如沉默驱动性基因异常（激活免疫抑制分子通路），进行个体化免疫治疗。

最后，HNSCC 的放射免疫治疗潜力巨大，我们期待正在进行的临床试验的结果。但是建议免疫药物单独治疗转移性 HNSCC 的结果，要谨慎外推到联合放疗时，因为放疗可以显著改变肿瘤的微环境，增强免疫治疗的效果。临床前 HNSCC 研究表明放疗有好处和缺点，同时具有免疫刺激性和抑制作用，因此合理使用免疫治疗的策略来平衡两种作用。最后要说的是，鉴于头颈部癌症是黏膜来源，明显不同于其他肿瘤微环境，因此对免疫治疗的不同反应取决于肿瘤植入的部位，免疫治疗联合放疗的效果，必须在原位模型中模拟人类疾病的环境，进行临床前测试。

胡　胜

参 考 文 献

[1] Ferris RL.Immunology and Immunotherapy of Head and Neck Cancer[J].J ClinOncol,2015,33(29):3293-3304.

[2] Bauml J,Seiwert TY,Pfister DG,et al.Pembrolizumab for Platinum-and Cetuximab-Refractory Head and Neck Cancer:Results From a Single-Arm,Phase Ⅱ Study[J].J Clin Oncol,2017,35(14):1542-1549.

[3] Chow LQM,Haddad R,Gupta S,et al.Antitumor Activity ofPembrolizumab in Biomarker-Unselected Patients With Recurrent and/or Metastatic Head and Neck Squamous Cell Carcinoma:Results From the Phase Ib KEY-NOTE-012 Expansion Cohort[J].J Clin Oncol,2016,34(32):3838-3845.

[4] Ferris RL,Blumenschein G Jr,Fayette J,et al.Nivolumab for Recurrent Squamous-Cell Carcinoma of the Head and Neck[J].N Engl J Med,2016,375(19):1856-1867.

[5] Cohen EEW,Bell RB,Bifulco CB,et al.The Society for Immunotherapy of Cancer consensus statement on immu-

notherapy for the treatment of squamous cell carcinoma of the head and neck(HNSCC)[J].J Immunother Cancer, 2019,15;7(1):184.doi:10.1186/s40425-019-0662-5.

[6] Spector ME,Bellile E,Amlani L,et al.Prognostic Value of Tumor-Infiltrating Lymphocytes in Head and Neck Squamous Cell Carcinoma[J].JAMA Otolaryngol Head Neck Surg，2019,145(11):1012-1019.

[7] Lauber K,Dunn L.Immunotherapy Mythbusters in Head and Neck Cancer:The Abscopal Effect and Pseudoprogression[J].Am Soc Clin Oncol Educ Book,2019,39:352-363.

[8] Karam SD,Raben D.Radioimmunotherapy for the treatment of head and neck cancer[J].Lancet Oncol,2019,20(8):e404-e416.

[9] Oweida AJ,Darragh L,Phan A,et al.STAT3 Modulation of Regulatory T Cells in Response to Radiation Therapy in Head and Neck Cancer[J].J Natl Cancer Inst,2019,111(12):1339-1349.

第十六章

结直肠癌的免疫治疗

第一节 前　言

结直肠癌（colorectal cancer，CRC）是人类三大常见肿瘤之一。随着生活习惯改变，高脂低纤维饮食成分增加，结直肠癌发病率呈逐渐升高的趋势，年轻化趋势明显，＜50 岁结直肠癌患者逐年增加。结直肠癌目前成为第四大常见肿瘤死亡原因。60％～70％的患者均需要术后的辅助治疗或已无手术机会，传统的手术治疗、放射治疗、化学治疗联合虽然能治愈部分患者，但大多数晚期患者预后仍然很差，特别是进展期癌基因突变影响治疗的有效性，亟待研究新的治疗方法。

随着免疫治疗，尤其是检查点抑制剂在各种实体瘤治疗中显示出良好治疗效果，毒性更低，免疫治疗在结直肠癌中正逐渐开展，成为第四大治疗策略。然而，未选择的 CRC 患者，接受这些药物治疗的反应率较低。最近，微卫星不稳定性高（MSI-H）的结直肠癌与检查点抑制剂之间的关系是一个转折点，不仅导致检查点抑制剂临床应用于结直肠癌患者，也导致开展几项临床试验，促进在微卫星稳定（MSS）的结直肠癌患者中探讨提高反应的策略，以及筛选其他预测性生物标志物。

第二节 抗肿瘤免疫在结直肠癌中的作用

一、免疫监视和免疫编辑

结直肠癌微环境的重要特点是免疫抑制，抗原加工、处理或提呈障碍是重要因素，如结肠癌相关抗原表达缺陷。其次，结肠癌中抗原提呈加工相关蛋白的表达缺失，导致抗原提呈受限。另一个原因是肿瘤细胞的表面抗原被"覆盖"或"封闭"，因此干扰肿瘤抗原的识别，从而导致免疫逃逸。如黏蛋白 MUC1（mucins）是一种 Ⅰ 型跨膜蛋白，进展期和转移性结肠癌患者中，MUC1 表达异常增高，而且细胞表面分布的改变（整个细胞表面均表达），极性分布丧失——主要由于糖基化不全，因此干扰宿主淋巴细胞识别，抑制免疫细胞对肿瘤的杀伤作用；同时可以使钙黏蛋白表达下调，后者在细胞间起黏附作用，导致肿瘤侵袭转移增加，因此高水平的 MUC1 表达与肿瘤患者的预后呈负相关。其他原因包括细胞毒淋巴细胞（cytotoxic T-lymphocytes，CTL）识别抗原肽和 MHC-Ⅰ类分子复合体出现障碍，导致肿瘤逃逸机体的免疫攻击。

二、先天性免疫

先天性免疫是抗肿瘤免疫系统的第一道防线，没有明显的特异性。巨噬细胞可以识别癌细胞的特异性抗原，通过细胞表面的 Fc 受体诱导 ADCC。肿瘤浸润性巨噬细胞（TIM）可分为 2 个亚型（M1 和 M2），在结直肠癌中的作用存在争议。M1 型 TIM 分泌高浓度的一氧化氮合酶和炎性分子（IL-6、IL-12、IL-13 和 TNF-α），并通过增加 MHC 分子表达和共刺激分子促进适应性免疫。相反，M2 型 TIM 产生精氨酸酶和免疫细胞因子 IL-10 和转化生长因子-β（TGF-β）和前列腺素 E2，并通过产生血管内皮生长因子（VEGF）促进血管生成，从而促进肿瘤的进展。通常认为，肿瘤相关巨噬细胞（M2 极化）浸润到肿瘤微环境中是多种肿瘤的不良预后指标。

NK 细胞是参与免疫监视的一种主要细胞类型，在靶细胞上缺少某些 MHC 的情况下，能够杀灭肿瘤细胞。此外，NK 细胞可能通过其他机制对癌细胞发挥细胞毒作用，如抗体依赖的细胞介导的细胞毒性（ADCC），以及分泌细胞因子如 IFN-γ，导致其他炎症细胞被激活，包括巨噬细胞和 DC（见下文）。在 CRC 中 NK 细胞的广泛肿瘤浸润与更好的预后有关。

NKT 细胞同时拥有 T 细胞和 NK 细胞的特性，被激活时分泌大量的促炎性细胞因子（如 IL-2、IFN-γ、肿瘤坏死因子-α、IL-4）和参与细胞死亡的效应分子（如穿孔素、Fas 配体和 TRAIL）。与 NK 细胞类似，NK-T 细胞的浸润增加可能与较好的结直肠癌预后有关。

三、适应性免疫

适应性免疫与长期的特异性抗肿瘤免疫反应有关。T 细胞通过其受体 α 二聚体识别由 MHC-Ⅰ类和Ⅱ类分子和抗原组成的信号复合体。CD4$^+$T 细胞识别 APC 表面的 MHC-Ⅱ类分子，而 CD8$^+$T 细胞识别几种类型细胞上的 MHC-Ⅰ类分子。T 细胞活化需要 3 个信号：肿瘤细胞对抗原的识别、共刺激分子（CD80/CD28 和 CD40/CD40L）和细胞因子（IL-1、IL-2、IL-6、IL-12、IFN-α）的激活。活化的 CD4$^+$T 细胞能调节抗肿瘤免疫反应。根据产生的不同细胞因子，CD4$^+$T 细胞可细分为不同的 T 辅助细胞 Th 亚群，分泌特定细胞因子。肿瘤浸润的 T 细胞可以释放干扰素直接作用于肿瘤细胞表面受体，促进肿瘤凋亡，同时也增加肿瘤抗原合成和提呈、募集 T 细胞产生趋化因子。但在肿瘤微环境中，IFN-γ 诱导反应性 T 淋巴细胞的细胞表面表达 PD-1，以及上调 APC 和肿瘤细胞上的 PD-L1，抑制 T 细胞增殖和细胞毒分子的分泌，导致 T 细胞耗竭。JAK1 和 JAK2 在Ⅰ型和Ⅱ型干扰素细胞内信号转导中发挥着重要作用，而结肠癌中两种激酶通常出现功能丢失。同时肿瘤细胞分泌 IL-7、IL-10、IL-22 等抑制性细胞因子同样参与免疫抑制微环境的形成。

除此之外，表观遗传学改变如 DNA 甲基化、组蛋白去乙酰化、RNA 干扰导致基因沉默等均可影响肿瘤的免疫微环境。PRC2 是参与人类发育的一种关键调控因子，其表达过高或过低均会导致基因发生相应的沉默或激活。在结肠癌组织中，PRC2 复合体和 H3K27 me3 去甲基化酶可以抑制 T 细胞趋化因子 CXCL9 和 CXCL10 的表达和产生，导致效应 T 细胞的激活和迁徙受限。PRC2 含有 4 个核心亚单位：EZH2，SUZ12，RBBP4 和 EED，其高表达与结肠癌组织中 CD4、CD8、TH1 类型的趋化因子呈负相关，导致肿瘤组织中缺乏 T 细胞浸润，免疫反应受抑制，患者生存时间缩短。

Th1 细胞分泌细胞因子如 IL-2 和 IFN-γ，可以促进细胞毒性 T 细胞的抗肿瘤免疫反应。Th2 细胞分泌 IL-4、IL-5 和 IL-13，促进 Ig E 合成，被认为有利于肿瘤的生长。最近发现的 Th 细胞亚群 Th17 细胞，除了产生 IL-17A，还可以产生 IL-17F、IL-21、IL-22、IFN-γ 和粒细胞巨噬细胞集落刺激因子（GM-CSF）。Th17 细胞在肿瘤免疫中发挥一个复杂而有争议的角色，与促进或抑制肿瘤的生长有关。Treg 细胞中最典型的亚群表达 CD4/CD25 和 Foxp3，维持自身免疫耐受，并抑制针对自身抗原的免疫反应。因此，以 Treg 为靶点，可能是重要的癌症免疫治疗策略，改善癌症患者的临床结局。CD8$^+$T 细胞激活可以通过颗粒胞吐和形成 Fas 配体杀伤肿瘤细胞。在结直肠癌中发现了明显的淋巴细胞浸润，在 MSI 的肿瘤中更多见，与较好的临床预后有关。

免疫治疗是利用机体的天然防卫机制，激发和增强机体免疫功能，以控制和杀伤肿瘤细胞。根据免疫治疗的机制不同，主要分为主动性免疫治疗（肿瘤疫苗、免疫基因）、非特异性免疫治疗，过继性免疫治疗（细胞、抗体）、免疫检查点治疗。以下将从这 4 个方面阐述免疫治疗在大肠癌治疗中的应用及治疗前景。

第三节 主动性免疫治疗（肿瘤疫苗治疗）

肿瘤疫苗治疗是利用肿瘤细胞裂解产物、肿瘤特异性抗原、肿瘤相关抗原、肿瘤多肽、抗独特型抗体等，通过增强肿瘤相关抗原的免疫原性，以及提高免疫系统对肿瘤抗原的识别，导致机体产生主动性免疫应答，具有较长时间的免疫记忆，抗肿瘤作用缓慢而持久的特点。包括 DC 细胞疫苗、多肽疫苗、肿瘤细胞疫苗、病毒疫苗（表 16-1）。

表 16-1 结直肠癌中免疫疫苗临床试验的结果

疫苗类型及特点	试验分期	病人数及特点	试验结果
自体肿瘤溶解物致敏自体 DC 细胞	Ⅱ期	22 例结直肠癌肝转移患者	11 例接受疫苗治疗的患者有免疫反应，且无瘤生存时间更长
自体肿瘤溶解物致敏自体 DC 细胞联合 CIK 细胞	Ⅱ期	54 例胃癌和结直肠癌患者	5 年 PFS 率、OS 率在疫苗组 66%、75%，而对照组则是 5%、15%
多种抗原分次致敏的自体 DC 细胞	Ⅰ/Ⅱ期	21 例转移性结直肠癌患者 13 例接受细胞疫苗治疗	无治疗相关毒性产生，无明显临床客观反应
RNF43-721 肽疫苗	Ⅰ期	9 例患者接受疫苗治疗同时联合 S-1 化疗	患者能耐受疫苗，无大的不良反应
HSPPC-gp-96 肽疫苗	Ⅰ/Ⅱ期	29 例结直肠癌术后肝转移患者（MSKCC 评分不同）	2 年 OS 和 DFS 明显提高
MUC-1 肽疫苗	—	39 例既往有癌前病变病史的患者（无肿瘤）	17 例患者（43.6%）机体产生高水平的抗 MUC1 IgG 抗体及长时间免疫记忆
CEA 肽疫苗	—	1 例进展期中分化结肠癌女性患者	PR 持续 4 个月，SD 持续 4 个月
胸腺嘧啶多表位肽疫苗（TSPP）	Ⅰb期	29 例患者	疫苗安全，且在 300ug 的剂量时生存期更长
自体肿瘤细胞疫苗	Ⅲ期	297 例Ⅱ期，115 例Ⅲ期结肠癌患者，联合卡介苗治疗	患者硬结直径越大者预后越好
自体肿瘤细胞-卡介苗疫苗	随机对照	254 例Ⅱ期和Ⅲ期结肠癌患者	Ⅱ期患者对肿瘤细胞免疫治疗效果好，明显延长无复发生存时间复发风险下降 61%。

疫苗类型及特点	试验分期	病人数及特点	试验结果
异基因肿瘤细胞疫苗	—	60例Ⅳ期结肠癌患者	疫苗治疗组、对照组平均生存时间分别为20个月、7个月；3年生存率分别是16.7%、0%
携带有CEA抗原的DNA病毒腺疫苗	Ⅰ/Ⅱ期	32例转移性结直肠癌患者	毒性小，61.3%患者有T细胞免疫反应
TroVax（安卡拉痘苗病毒）携带癌胚抗原5T4基因	Ⅱ期	20例结肠癌肝转移患者	肝转移灶周围TIL增加（15名手术切除患者）或对5T4抗原反应的患者生存时间明显延长

　　DC细胞疫苗是分离肿瘤患者自体单核细胞，通过多种细胞因子诱导成熟，体外经肿瘤抗原提前致敏后输入患者体内。将患者的DC细胞通过IFN-γ和控制抗原KLH培养成熟后，进一步给予多种肿瘤抗原肽（CEA、HER-2、MAGE）致敏，然后回输给患者，但接受DC细胞疫苗治疗的13例患者同对照组相比，所有患者疾病均未观察到明显临床反应。而将患者肿瘤组织溶解物致敏自体DC细胞，在患者小剂量化疗的第3天起回输细胞疫苗，2周1次循环重复3～5次。结肠癌疫苗组的5年PFS率、OS率分别为66%、75%，而且该疫苗在结肠癌中疗效较胃癌效果佳，提示在晚期结直肠癌患者，DC细胞疫苗联合治疗时可能有效，但需要进一步临床试验证实。

　　多肽疫苗则是将肿瘤多肽作为致敏原直接刺激机体免疫细胞，导致机体抗肿瘤免疫增强。从患者自身结直肠或者肝脏组织提取纯化的热休克蛋白-gp96，制备疫苗注入患者体内，结果提示HSPPC-GP-96疫苗无明显的毒性，52%（15/29例）的患者在试验初期可以观察到HLA-Ⅰ类限制的T细胞免疫反应，在试验中有临床免疫反应患者2年OS率、DFS率分别是100%、51%，而无免疫反应患者是50%、8%。许多疫苗的免疫反应差甚至没有免疫反应，除了与疫苗免疫原性差有关，可能还与患者自身存在免疫抑制细胞有关，如机体产生了高水平循环髓源免疫抑制细胞（myeloid-derived suppressor cells，MDSC）。多肽疫苗刺激机体产生的免疫反应可产生抗体或特异性记忆T细胞，当机体在再次接受相同抗原刺激时，记忆T细胞可迅速增殖杀死肿瘤细胞，可用于肿瘤的预防。

　　肿瘤细胞疫苗将自身或异体同种肿瘤细胞，经过物理（照射、高温）、化学（酶解）等因素处理后，获得的细胞疫苗，称之为肿瘤细胞疫苗。该疫苗改变或消除致瘤性，但保留了免疫原性，对肿瘤治疗有一定疗效。研究者将CT26.WT结肠癌细胞经丝裂霉素处理与细胞因子GM-CSF和IL-2混合，注入在Balb/C小鼠结肠癌模型皮下或足垫内，可以观察到联合治疗组肿瘤生长明显受到抑制，原因是通过提高$CD8^+$T细胞水平，增加抗肿瘤细胞毒作用。在临床试验中，目前已有将异基因肿瘤疫苗作用于肿瘤患者的先例，从鼠黑色素肿瘤B16和结肠癌肿瘤组织中获取的肿瘤细胞经电离射线处理，在肿瘤细胞免疫原性稳定后用于60例结直肠癌患者，总的3年生存率在疫苗治疗组达16%（10例），而对照组则为0%。肿瘤细胞在体外进行物理方法（如射线照射）处理后无增殖能力及致瘤能力，这种疫苗也称作GVAX瘤苗。GVAX瘤苗进入体内后，激发大量的DC增殖，DC又刺激机体产生CTL，从而杀伤肿瘤细胞。Ⅰ期临床试验中，将辐照过的肿瘤细胞与分泌GM-CSF的K562细胞系融合后输入9例转移性结肠癌患者体内，中位OS是51.2个月（1.2～64个月），4例患者PFS=36.2～53.5个月。

　　病毒疫苗是将病毒作为载体，携带细胞因子基因、肿瘤抗原基因等构成的重组病毒疫苗（如重组痘苗病毒）正在研制，Ⅰ期临床试验中，将携带有编码CEA抗原DNA的腺病毒Ad5用于转移性结直肠癌患者，安全性好，有48%的患者生存期超过12个月，61.3%患者对CEA抗原产生免疫反应。

肿瘤细胞的总 RNA 或 mRNA 存储了肿瘤细胞的全部信息，从手术切除的肿瘤组织中提取总肿瘤抗原 RNA，如不能手术，可用与患者组织来源相同的肿瘤细胞 RNA，或体外通过分子生物学方法合成肿瘤抗原的 mRNA。将这些总 RNA 或 mRNA 通过电转染方法转染免疫效应细胞如树突状细胞（DC），体外扩增后将细胞回输给肿瘤患者，杀伤肿瘤能力强，具有记忆功能。或者把细胞因子或免疫相关基因直接转染肿瘤细胞，制备成疫苗，把可以分泌粒-巨细胞集落刺激因子的肿瘤细胞作为一种瘤苗，其诱导机体产生抗肿瘤免疫反应。但该类技术在大肠癌中的研究尚处于临床前研究阶段。C-Myb 过表达存在于超过 80% 的结肠癌中，与疾病的进展和预后密切相关。将野生型 C-Myb cDNA 与破伤风毒素融合，通过静脉将其接种植于结肠腺癌鼠体内，可以抑制肿瘤生长。

虽然肿瘤细胞疫苗有着良好的应用前景，但因其免疫原性弱，在疫苗制备、抗原表位的暴露等方面还需进一步改善和提高。

第四节 非特异性免疫治疗

非特异性免疫治疗主要是指免疫佐剂包括经处理或改造的细菌及其代谢产物（卡介苗、白喉类毒素、OK432）、细胞因子（IL-2、干扰素、GM-CSF、热休克蛋白）、化学合成药物左旋咪唑，以及改变表观遗传的药物如去乙酰化酶抑制剂和 DNA 甲基转移酶抑制剂，通过非特异性途径激活机体效应细胞杀灭癌细胞。

卡介苗在膀胱癌的临床应用中发挥着重要作用，但是其在结直肠癌中的价值却存有争议。早期的临床试验如 Michael 的研究中，BCG 组与对空白照组相比，无明确证据表明治疗组结直肠癌患者可以获得更好的免疫功能；但实验组中，局部皮肤毒性反应重、炎性反应明显的患者较其他患者生存期更长，可能患者本身的免疫状态在疾病预后中发挥重要作用。无独有偶，临床研究中，BCG 联合 5-FU 与单用 5-FU 相比治疗进展期结直肠癌，联合组患者也不能获得更长的生存期。而在结肠癌 Ⅱ 期临床试验中，手术联合 BCG 与单手术组相比，联合组可以明显获益，同时 MSS 的患者在免疫辅助治疗中获益更多，但 Ⅲ 期结肠癌患者并不能获益。白喉类毒素、OK432 等同样具有免疫活性作用，可以激发机体的细胞免疫反应。

细胞因子在细胞及体液免疫反应中发挥重要作用，IL-2 作为 CD4 细胞活化效应分子促进细胞活化、增殖。在 652 例肿瘤患者中，使用高剂量 IL-2 治疗多种晚期转移性肿瘤，虽然在肾癌、黑色素瘤治疗中临床效果很好，但转移性结肠癌患者并不能从中获益。3 例结直肠癌肝转移患者中，向肝动脉内灌注低剂量 IL-2、5-FU、丝裂霉素，1 例患者治疗后 14 个月才发生盆腔复发，另外 2 例持续缓解分别为 25 个月、22 个月。Recchia F 等进行了 Ⅱ 期临床试验中，40 例转移性结直肠癌患者接受皮下注射低剂量 IL-2（1.8×10^6 IU）同时口服维甲酸，与同期进行化疗的 80 例患者对比，试验组中位 PFS 和 OS 为 27.8 个月和 52.9 个月，明显优于对照组的 12.5 个月和 20.2 个月。GM-CSF 在结直肠癌中应用也较多，将 GM-CSF 与鼠单克隆抗体 MAb17-1 联合用于 20 例转移性结肠直癌患者，联合组获得更长的生存期。其他多种细胞因子治疗在结肠癌中的治疗尚处于临床前研究中，IL-15、IL-17、TNF-α 等可联合其他细胞因子或单抗用于结直肠癌的治疗，或可上调 PD-1 表达，增加其他单抗药物抗肿瘤能力。

第五节　过继性免疫治疗

过继性免疫治疗主要包括以肿瘤抗原为靶点的单克隆抗体治疗和细胞过继免疫治疗。过继免疫治疗直接作用于机体，不需要机体产生初始免疫应答，对于已经产生免疫耐受、免疫力低、产生免疫反应能力差的晚期结直肠癌患者有着更重要的临床意义。单克隆抗体多以 VEGF 或 EGFR 为靶点，阻止 VEGF、EGFR 与其配体的结合。目前贝伐单抗、西妥昔单抗、帕尼单抗已经在 NCCN 指南中被推荐用于晚期结直肠癌的一线靶向治疗，但是西妥昔单抗、帕尼单抗也仅限于 KRAS/NRAS 野生型的左半结直肠癌患者，瑞戈非尼是小分子多激酶抑制剂，可用于那些既往接受过铂类等化疗、抗 VEGF、EGFR 等治疗后进展的转移性结直肠癌患者。未来多靶点的小分子靶向药物可为晚期结直肠癌患者带来更大的生存期望。

细胞过继免疫治疗主要包括传统的淋巴因子激活的杀伤细胞（LAK）、细胞因子激活的杀伤细胞（CIK）、肿瘤浸润的淋巴细胞（如浸润的前哨淋巴结细胞）以及 CAR-T 细胞。CIK 细胞多用于肝癌、肾癌等肿瘤中，目前在结肠癌中研究证据尚不足。肿瘤浸润淋巴细胞则是从肿瘤组织中直接分离出的具有特异性肿瘤杀伤活性的细胞，在前哨淋巴结（SLN）获得 T 淋巴细胞，治疗 16 例Ⅳ期结直肠患者发现，无明显不良反应，4 例患者（在试验组 9 例）获得完全缓解，中位生存期 2.6 年，而对照组只有 0.8 年。在随后的Ⅰ/Ⅱ期临床试验中，有 46 例Ⅲ期和 9 例Ⅳ患者参与，治疗组 24 个月的生存率 55.6%，而对照组 17.5%，中位 OS 前者达 28 个月，而对照组只有 14 个月，且未观察到治疗相关的毒副反应。CAR-T 细胞目前在血液系统疾病 B 细胞恶性肿瘤中应用较多。通过向胃肠道肿瘤肝转移患者肝动脉内灌注 CEA-CAR-T，3 例接受抗 CEA-CAR-T 无 IL-2，另外 3 例接受 CAR-T 和 IL-2，未观察到治疗相关的Ⅲ-Ⅳ级不良反应。在无 IL-2 治疗组中 2 例患者血中 CEA 水平出现一过性下降，有 IL-2 组中 3 名患者 CEA 均出现明显下降。CAR-T 靶向肿瘤相关糖蛋白（TAG72）、鸟苷酸环化酶 2C 等在结肠癌应用的Ⅰ期试验正在进行。

第六节　免疫检查点阻断治疗

一、PD-1/PD-L1

在中国和伊朗人群中，PD-1 基因单核苷酸多态性与结肠癌的发生相关；CRC 肿瘤微环境中，PD-1 在 CD8$^+$ T 细胞上明显上调，导致细胞因子、穿孔素的产生障碍。此外，肿瘤微环境中 CRC 细胞上的 PD-L1 表达与 T 细胞密度成反比。T 细胞减少之后出现 Treg 扩增，表现为 Foxp3$^+$ 细胞的高数量，与预后差有很强的相关性。此外，结直肠癌患者术后的外周血中，可发现 CD4$^+$ 和 CD8$^+$ T 细胞存在 PD-1 表达，也与 T 细胞功能受损有关；因此，阻断 PD-1/PD-L1 通路是结直肠癌的治疗策略。

2008 年首次在结直肠癌组织中发现 PD-1 阳性表达的 T 细胞，以及 PD-L1 和 PD-L2 在癌细胞上的表达，为抗 PD-1/PD-L1 单抗可以应用于结直肠癌患者提供了理论依据。随后，823 例结直肠癌患者肿瘤组织的免疫组化结果显示，PD-L1 表达水平积分为 0、1、2、3、4 的比例分别为 92（11%）、234（28%）、216（26%）、238（29%）和 43（5%）。结直肠癌的 PD-L1 表达水平同肿瘤组织中 FOXP3$^+$ 淋巴细胞和高水平的 MSI 密切相关。帕博利珠单抗在进展期结直肠癌患者的临床研究中，入组的 23 例患者为 PD-L1 表达阳性的进展期结直肠癌患者，RR 和疾病控制率分别是 4.3% 和 21.7%，22 例疾病进展，1 例获得缓解，而且发现 PD-1 单抗可能在 dMMR 患者中获益更高有关。2015 年的 Ⅱ 期结直肠癌中的临床试验（NCT01876511）进一步证实了 dMMR 的结直肠癌患者能够从 PD-1 单抗中获益，帕博利珠单抗用于 41 名转移性结直肠癌患者，其中，DNA 错配修复基因缺陷型（dMMR）的结直肠癌患者能够获得 40% 的免疫相关的客观缓解率，而疾病稳定率为 98%，DNA 错配修复正常型的肿瘤患者相应百分比分别为 0% 和 11%。进一步的抗 PD-1 单抗 Ⅲ 期临床试验（KEYNOTE-177）证实 dMMR 结直肠癌中可以从抗 PD-1 单抗中明显获益。因此，2017 年 5 月，美国 FDA 批准了帕博利珠单抗，用于不可切除或转移的微卫星不稳定性高（MSI-H）或错配修复缺陷（dMMR）的成人和儿童实体肿瘤患者，在先前治疗后进展并且没有令人满意的替代治疗选择，或者在用氟尿嘧啶、奥沙利铂和伊立替康治疗后进展的 MSI-H 或 dMMR 结直肠癌。这是 FDA 第一个不考虑肿瘤组织/部位，而是依照生物标志物批准的抗肿瘤药物，具有里程碑式的意义。但是，FDA 是基于非对照的、多队列、多中心、单臂的 5 个不同临床试验（表 16-2），共纳入 149 例患者，涵盖 15 种瘤种，结直肠癌仅占 60%，因此需要大样本随机对照研究进一步验证。

此外，在纳武利尤单抗治疗晚期难治性实体瘤患者中，14 例结直肠癌的患者中有 1 例达到完全缓解（CR），并且 3 年内没有复发。同样，对此患者的肿瘤样本进一步研究发现，存在微卫星不稳定。多个招募更多 MSI 状态的患者抗 PD-1（AMP-224、PDR001、纳武利尤单抗、帕博利珠单抗、REGN2810、BGB-A317、MEDI0680）和抗 PD-L1 治疗（MEDI4736、MDX-1105、avelumab 和 mpd-l3280a）临床试验发现，MMR 状态对治疗反应的重要性越来越明显。Ⅱ 期 CheckMate-142 试验中，纳武利尤单抗在以前治疗的 DNA 错配修复缺陷（dMMR）/微卫星不稳定性高（MSI-H）转移性结直肠癌（mCRC）患者中可以提供临床获益。74 例患者中，通过 12 个月的随访，有 23 例（31.1%，95% CI 20.8～42.9）出现客观反应，51 例（69%，95% CI 57～79）患者有 12 周或更长时间的疾病控制。8 例患者的反应持续 12 个月或更长（Kaplan-Meier 评估 12 个月的反应为 86%，95% CI 62～95）。最常见的 3 或 4 级药物相关不良事件是脂肪酶［6（8%）］和淀粉酶［2（3%）］的水平增加。23 例（31%）患者在研究期间死亡，没有一个被研究者认为是治疗相关的。因此，2017 年结直肠癌 NCCN 指南将纳武利尤单抗和帕博利珠单抗纳入 dMMR 结直肠癌患者的治疗方案。此外，观察到免疫治疗效果与 PD-L1 表达、PD-1$^-$ CD8$^+$ 淋巴细胞浸润、IFN-γ 基因表达之间有显著相关性。

表 16-2　帕博利珠单抗用于 MSI-H 或 dMMR 实体瘤的依据

研究	患者人群	例数（$n=149$）	MSI-H/dMMR 检测	剂量	以前的治疗
KEYNOTE-016 NCT01876511	前瞻性6中心，含CRC	28 例 CRC 30 例非 CRC	分中心 PCR 或 IHC	10 mg/kg 每 2 周	CRC：≥2 种方案 非-CRC：≥1 种方案
KEYNOTE-164 NCT02460198	前瞻性国际多中心，CRC	61	分中心 PCR 或 IHC	200 mg 每 3 周	以前 5-FU＋奥沙利铂和伊立替康 ± 抗 VEGF/EGFR
KEYNOTE-012 NCT01848834	回顾性，PD-L1＋胃，膀胱和三阴乳腺癌	6	中心 PCR	10 mg/kg 每 2 周	≥1 种方案
KEYNOTE-028 NCT02054806	回顾性，PD-L1＋食管，胆道，乳腺，内膜癌或 CRC	5	中心 PCR	10 mg/kg 每 2 周	≥1 种方案

续表

研究	患者人群	例数 (n=149)	MSI-H/dMMR 检测	剂量	以前的治疗
KEYNOTE-158 NCT02628067	前瞻性国际多中心，MSI-H/dMMR 非-CRC 回顾性，罕见非-CRC	19	分中心 PCR 或 IHC（罕见非-CRC 中心 PCR）	200 mg 每 3 周	≥1 种方案

除了阻断 PD-1/PD-L1-2 的单克隆抗体单药治疗，联合其他免疫检查点抑制剂（伊匹单抗和 MEDI4736）、免疫激活分子（得尼考新、Denenicokin、RO6895882、Lirilumab 和 PF-05082566）、靶向治疗（考比替尼与贝伐珠单抗）或常规治疗（立体定向放疗，低分割放射治疗和环磷酰胺）的策略也正在临床试验。CheckMate-142（纳武利尤单抗或纳武利尤单抗联合治疗复发和转移性微卫星高（MSI-H）和非 MSI-H 结肠癌的 2 期临床试验）是纳武利尤单抗联合伊匹单抗联合治疗的最大单项研究报告。患者每 3 周 1 次（4 次）接受纳武利尤单抗 3 mg/kg 加上伊匹单抗 1 mg/kg（4 次），然后每 2 周接受 1 次纳武利尤单抗 3 mg/kg，119 例患者中，有 76% 曾接受过 2 次以上的全身治疗。在中位随访时间为 13.4 个月时，研究者评估的 ORR 为 55%（95% CI 45.2~63.8），≥12 周的疾病控制率为 80%。9 个月和 12 个月无进展生存率分别为 76% 和 71%；OS 率分别为 87% 和 85%。3~4 级与治疗相关的不良事件发生在 32% 的患者中，并且可以控制。因研究药物相关的不良事件而中止治疗的患者（13%）的 ORR（63%）与总体人群一致。提示纳武利尤单抗联合伊匹单抗具有高反应率，改善 12 个月无进展生存率和 OS，为 dMMR/MSI-H mCRC 患者提供了有希望的新治疗选择。

二、CTLA-4/B7

多个研究团队表示 CTLA-4 在 CRC 中有作用，显示 CTLA-4 基因单核苷酸多态性与发生结直肠癌风险有关。相比 MSS，CTLA-4 在 MSI 肿瘤中的表达水平高得多，不仅表达于肿瘤上皮组分中的 TIL，也表达于肿瘤周围的基质。对于 Treg 细胞亚群表达的 CTLA-4 具有如下特点。第一，结肠癌患者外周血及癌组织中，激活的 Treg（CD45RA Foxp3$^+$ T 细胞）表达高水平的 CTLA-4。第二，结肠腺癌中发现有 CCR4$^+$CTLA-4$^+$ 调节性 T 细胞积聚，并且 CTLA-4$^+$ 常规 T 细胞也增加，提示免疫系统攻击肿瘤相关黏膜。最后，CRC 患者中，存在明显的抑制性 CD4$^+$Foxp3 T 细胞，共表达免疫检查点分子，如 LAG-3、PD-1 和 CTLA-4，能够产生免疫抑制细胞因子如 IL-10 和 TGF-β。更重要的是，此独特细胞群的抑制效果是 Foxp3$^+$ 调节性 T 细胞的 50 倍。不同的 Treg 亚群表达 CTLA-4，提示免疫检查点成为一个有意义的治疗策略。在鼠的结肠癌模型中去除 CD4$^+$CD25$^+$ 的 T 细胞后联合抗 CTLA-4 单抗，能诱导 DC 细胞疫苗产生更强的抗肿瘤免疫治疗能力。伊匹单抗联合纳武利尤单抗的结果表明，可提供持久的反应，高 DCR，促进存活率，可管理的安全性。考虑到纳武利尤单抗加伊匹单抗相对于（间接比较）抗 PD-1 单药治疗的高反应率和改善的长期临床益处，联合治疗是一种有希望的新治疗。正在进行伊匹单抗联合纳武利尤单抗作为 dMMR/MSI-H mCRC 患者一线治疗（Ⅱ期）的评估。

tremelimumab 是与伊匹单抗相似的一种单抗，已在一项单臂多中心的 Ⅱ 期研究中治疗标准化疗失败的结直肠转移癌患者。但是，只有 1 例患者接受第二次治疗，其余 46 例患者在计划中的 3 个月后的第二次治疗之前疾病出现进展或疾病相关的死亡，因此不支持 tremelimumab 单药用于晚期难治性结直肠癌的研究。正在进行 Ⅰ 期试验研究 tremelimumab 联合 MEDI4736（一种抗 PD-L1 抗体）治疗实体瘤患者。此外，Ⅰ 和 Ⅰ/Ⅱ 期研究中，伊匹单抗和立体定向放射或来那度胺联合，正在积极招募转移性实体肿瘤患者。

三、TIM-3

T 细胞免疫球蛋白和黏液蛋白-3（TIM-3）表达于产生 IFN-γ 的 CD4$^+$ Th1 和 CD8$^+$ 细胞毒性 T 细胞。TIM-3 通过其配体 galectin-9，在抑制 Th1 和诱导细胞死亡中发挥关键作用。此外，动物模型中显示，TIM-3 和 PD-1 表达于耗竭的 T 细胞中，抑制 CD8$^+$ T 细胞增殖或功能异常。在临床前模型中，阻断 TIM-3 能够重启抗肿瘤活性，联合阻断 PD-1 具有更强大的作用。

结直肠癌患者外周血样本中的循环 TIM-3$^+$、PD-1$^+$、CD8$^+$ 细胞明显更多。同样，相比邻近的肿瘤组织，结直肠癌组织中 TIM-3$^+$、PD-1$^+$、CD8$^+$ T 细胞增加，PD-1 表达的 T 细胞亚群 IFN-γ 水平明显更低。大样本 CRC 患者中阻断 PD-1 缺乏客观反应，提示阻断 TIM-3 可能更有优势。

四、LAG-3

免疫检查点阻断的另一个靶点是淋巴细胞激活基因 3（LAG-3，也称为 CD223），是一种细胞表面分子，属于免疫球蛋白超家族。分析 108 例 CRC 结直肠黏膜，与癌旁组织相比，CRC 组织的 LAG-3$^+$/CD49B$^+$ 细胞的比例显著增加，与预后不良相关，提示该细胞亚群在 CRC 的进展中至关重要。T 细胞、NK 细胞、B 细胞和浆细胞类 DC 的表达 LAG-3 与 MHC-Ⅱ类分子的相互作用，抑制 T 细胞的增殖。此外，LAG-3 似乎减弱 Treg 功能，产生 IL-10 和 TGF-β1。最近发现，耗竭的 CD8$^+$ T 细胞可表达 LAG-3，而且联合抑制性受体 PD-1 的表达增加 T 细胞的耗竭。因此，同时抑制 PD-1 和 LAG-3 比单独应用可以提高 T 效应细胞活性。目前，有一项 Ⅰ 期临床研究联合 LAG-3（LAG-525 和 BMS-986016）与 PD-1 抑制剂（纳武利尤单抗和 PDR001）治疗晚期恶性实体肿瘤。

五、CD70/CD27

虽然 CD70（肿瘤坏死因子家族成员）通常仅表达于激活的 T 细胞和 B 细胞以及成熟的 DC，但肿瘤细胞也表达 CD70。通过其配体 CD27，肿瘤细胞上调 CD70 表达逃避免疫系统监控。非小细胞肺癌（NSCLC）中也发现 CD70 诱导免疫逃逸，但与结直肠癌关系尚不清楚。结肠癌活检的免疫组化显示，9%（17/194）的样本表达 CD70。到目前为止，3 种抗 CD70 免疫球蛋白已进入临床试验，ARGX-110 是唯一一个入组晚期 CD70$^+$ 实体和血液恶性肿瘤的研究。

然而，CD27 也可促进 T 细胞的存活，T 细胞的活化和 NK 的细胞毒活性。因此与 CD-70 阻断策略不同，CD27 激动性单克隆抗体如 varlilumab 也在评估，提示 CD27 作为免疫治疗靶点的复杂性。然而，一个完全的人类单克隆抗体荧光标记的受体激动剂，CDX-1127，在恶性实体肿瘤中进行评价，联合纳武利尤单抗，似乎能够将抑制和共刺激机制分离；此外，在剂量递增研究中，发现有结直肠癌患者的肿瘤缩小。

六、OX40（CD134）

OX40 又名 CD134，是 TNFRSF 的另一个共刺激免疫检查点分子，能够刺激免疫反应。在 T 细胞受体由特异抗原启动后，OX40 在 CD4$^+$ 和 CD8$^+$ T 细胞中瞬时上调。OX40 结合其配体后，还可激活 NK 细胞。约 50% 原发 CRC 样本中表现出很高水平的 OX40 淋巴细胞，与更好的生存期显著相关；在 39 例结直肠癌患者中，OX40 的表达水平在肿瘤内最高，在接近肿瘤边界和健康组织的表达显著降低，提示 OX40 可成为结直肠癌免疫治疗的一个靶点。

OX40 激动性单克隆抗体的临床前研究表明，通过减少 Treg 细胞的抑制作用，促进抗肿瘤 CD8$^+$ T 细胞保持长期的抗肿瘤免疫反应。30 例患者中，12 例在仅 1 个治疗周期后出现至少有 1 个转移病灶消退。尽管如此，但单独应用抗 OX40 不大可能足以诱导完全的反应，因为抗肿瘤免疫是由动态的多个信号介导。因此，OX40 激动剂的治疗获益最大化（MEDI6469、MEDI6383 和 MOXR0916）可能将取决于与其他靶向抗体联合，如 PD-L1（MEDI4736 和 MPL3280A）和 CTLA-4（tremelimumab）。

七、GITR

糖皮质激素诱导的肿瘤坏死因子受体相关蛋白（GITR，也称为 CD357）是一个表面的受体分子，参与抑制 Treg 细胞和延长效应 T 细胞的存活。在激活的 CD4$^+$ 和 CD8$^+$ T 细胞瞬时表达，而且调节性 T 细胞、DC、单核细胞和 NK 细胞上也有表达。临床前研究表明，GITR 激动性药物（如 DTA-1）能诱导肿瘤消退，部分是由于 Treg 在肿瘤微环境的抑制作用降低。此外，纤维肉瘤或 CRC 小鼠模型中，T 细胞过继回输、抗 CTLA-4 单克隆抗体和抗 GITR 联合显示协同效应，导致更明显的晚期肿瘤消退。

结直肠癌肝转移患者，大量激活的 Treg 细胞表达高水平的 GITR，消除肿瘤特异性 T 细胞反应。此外，用可溶性 GITRL 治疗可以抑制 Treg 诱导的抑制，提高效应 T 细胞的反应。虽然到目前为止，支持激活性 GITR 单抗用于 CRC 的免疫治疗的临床前数据稀缺，两种 GITR 激活性抗体（TRX518 和 MK-4166）联合 PD-1 抑制剂（帕博利珠单抗）正在进行 I 期试验。

八、4-1BB

4-1BB 也称为 CD137，是 TNFRSF 的成员，是 T 细胞识别抗原后诱导的 T 细胞活化的共刺激受体。虽然 CD4$^+$ 和 CD8$^+$ T 细胞表达相似水平的 4-1BB，但 4-1BB 的信号更偏向于 CD8$^+$ T 细胞。4-1BB 在不同造血细胞中以较低水平表达，包括 B 细胞、调节性 T 细胞、NK 细胞、NKT 细胞、DC、肥大细胞和早期髓系祖细胞。同时，大量的研究表明，多种肿瘤细胞表达 4-1BB，因此这种受体成为抗癌的一把双刃剑，因为 4-1BB 激动剂可能引起各种细胞类型强烈的抗肿瘤反应，但有时出现脱靶的免疫病理学的副作用。

分析 72 例原发性 CRC 外周血中 4-1BB 的表达，发现 4-1BB 阳性与 CRC 分期以及浸润深度直接相关。此外，结直肠癌手术切除后，外周血中发现 4-1BB（以及 CD134）增加。另一方面，与配对的正常组织相比，结肠癌组织配体 4-1BBL 的表达较低，导致 T 细胞与肿瘤细胞和巨噬细胞相互作用的减弱，参与结肠肿瘤的免疫逃逸。此外，在动物模型中，4-1BB 激动剂治疗结直肠癌肝转移有效。

目前，两种 4-1BB 激动性抗体（urelumab 和 pf-05082566）已经进入临床试验，4-1BB 抗体和西妥昔单抗联合有明显的协同作用，表现为肿瘤完全消退和生存期延长。因此，已经开展 urelumab 与西妥昔单抗治疗结直肠癌和头颈癌患者，以及 pf-05082566 与 mogamulizumab（另一种靶向 CCR4 的 ADCC 调节的抗体）的临床试验。

九、CD40

CD40 是 TNFRSF 的最后一个成员，首先被发现表达于 B 细胞、DC、单核细胞、血小板、巨噬细胞，以及非造血细胞，如成纤维细胞、成纤维细胞、上皮细胞、内皮细胞。CD40 配体，称为 CD40L 或 CD154，主要由活化的 T 细胞以及活化的 B 细胞和血小板表达。CD40/CD40L 与激活的 Th 细胞相互作用，增强抗原提呈和共刺激分子的表达，使 DC 成熟并获得所有必要的功能，并促进有效的 T 细胞活化和分化。

在结肠癌细胞中，CD40 表达强阳性（2/17）、中度阳性（4/17）、弱阳性（11/17），以及 CD40L 的表达，提示 CD40/CD40L 轴在 CRC 的肿瘤免疫中扮演重要角色。已经证明 CD40 可以作为预测工具，但需要进一步的研究。而且，结直肠癌组织中 CD40$^+$ TAM 和血浆 CD40，是预后良好的标志，提示 CD40 是一个有前途的 CRC 治疗靶点。

淋巴瘤与某些实体瘤临床前研究中，CD40 激动剂克服免疫耐受，激活效应 T 细胞。然而，临床总体反应率保持在 20% 以下，最有效的治疗方式是 CD40 激动剂与其他方法如化疗、放疗、疫苗或负性检查点分子阻滞剂（抗 CTLA-4 或抗 PD-L1 单克隆抗体）联合。I 期研究评估 CP-870、893

（完全的人 CD40 激动性单克隆抗体加上卡铂和紫杉醇）的安全性。在 30 例患者中，6 例表现出部分反应，为Ⅱ期研究提供依据。到目前为止，Ⅰ期临床研究正在探索其他四种 CD40 抗体（ADC-1013、RO7009789、SEA-CD40 和 ChiLob7/4）联合或不联合 PD-L1 阻断抗体（MPD-L3280A）的安全性与疗效。晚期实体瘤（含结肠癌）中开展的上述免疫治疗药物和相关临床研究见表 16-3。

表 16-3　实体瘤（CRC）免疫治疗药物和相关临床研究

作用靶点	药物	含 CRC 的临床试验
CTLA-4	伊匹单抗	NCT02060188（＋纳武利尤单抗），NCT01769222（＋放疗）
	tremelimumab（ticilimumab，CP-675，206）	NCT02754856（＋MEDI4736） NCT02888743（＋MEDI4736＋XRT） NCT02870920（＋MEDI4736） NCT01975831（＋MEDI4736）
PD-1	纳武利尤单抗	NCT02860546（＋TAS-102） NCT02327078（＋IDO 抑制剂） NCT02423954（＋化疗） NCT02636036（＋enadenotucirev）
	帕博利珠单抗	NCT01876511 NCT02460198（MSI-H/dMMR，CRC） NCT02563002（MSI-H/dMMR，CRC 一线） NCT02713373（＋西妥昔单抗） NCT02837263（＋SBRT，肝转移 CRC） NCT02437071（XRT 或消融） NCT02375672（＋mFOLFOX6） NCT02512172（＋罗米地辛或阿扎胞苷） NCT02260440（＋阿扎胞苷） NCT02851004（＋干细胞抑制剂） NCT02713529（＋anti-CSF1R） NCT02298959（＋VEGF 抑制剂） NCT02268825（＋mFOLFOX6） NCT02318901（＋西妥昔单抗） NCT02646748（＋JAK1 或 PIK3-δ 抑制剂，MSI CRC） NCT02178722（＋IDO 抑制剂，MSI CRC） NCT02856425（＋VEGF 抑制剂） NCT02834052（＋TLR3 激动剂）
	PDR001（诺华）	NCT02678260 NCT02890069（＋LCL161，依维莫司或帕比司他） NCT02900664（＋免疫调节制剂） NCT02829723（＋CSF1R 抑制剂）
PD-L1	德鲁瓦单抗/MEDI4736	NCT02777710（＋CSF1R 抑制剂） NCT02227667（MSI-H 或 H-TIL CRC） NCT02484404（＋VEGF 抑制剂，MSS CRC） NCT02811497（＋阿扎胞苷，MSS CRC） NCT02586987（＋MEK 抑制剂）

作用靶点	药物	含 CRC 的临床试验
	阿特珠单抗/MPDL3280A	NCT02873195（＋卡培他滨/贝伐珠单抗）
		NCT02788279（±MEK 抑制剂）
		NCT02876224（＋考比替尼＋贝伐珠单抗，MSS CRC）
		NCT02655822（＋A2AR 抑制剂）
		NCT01633970（＋贝伐珠单抗）
		NCT01375842（CRC）
		NCT02912559（＋FOLFOXⅢ期 MSI/dMMR CRC）
	avelumab	NCT01772004
		NCT02554812（＋4-1BB 或 OX40 拮抗剂）
LAG-3	BMS-986016	NCT01968109（单用或±纳武利尤单抗）
	LAG525	NCT02460224（±PDR001）
TIM3	TSR-022	NCT02817633（±纳武利尤单抗）
	MBG453	NCT02608268（±PDR001）
CEACAM1	CM-24（cCAM 生物治疗药物）	NCT02346955（±帕博利珠单抗）
KIR	BMS-986015	NCT01750580（＋伊匹单抗）
		NCT01714739（＋纳武利尤单抗）
4-1BB	utomilumab/PF-05082566	NCT02554812（＋avelumab）
		NCT02444793（＋mogamulizumab）
		NCT02179918（＋帕博利珠单抗）
	urelumab/BMS-663513	NCT02253992（＋纳武利尤单抗）
OX40	MEDI6469	NCT02559024（在切除 mCRC 前给药）
	MEDI0562	NCT02705482（＋tremelimumab 或德瓦鲁单抗）
		NCT02318394
	MOXR0916	NCT02219724
		NCT02410512（＋阿特珠单抗±贝伐珠单抗）
ICOS	GSK3359609	NCT02723955
CD27	varlilumab/CDX-1127	NCT01460134
		NCT02335918（＋纳武利尤单抗）
GITR	TRX518	NCT02628574
		NCT01239134
	INCAGN01876	NCT02697591
	BMS-986156	NCT02598960（±纳武利尤单抗）
	AMG 228	NCT02437916
	MK-1248	NCT02553499（±帕博利珠单抗）
	MK-4166	NCT02132754（±帕博利珠单抗）
	GWN323	NCT02740270（±PDR001）
	MEDI1873	NCT02583165

第七节 结直肠癌治疗的生物标志

虽然有几个有前途的候选标志物用于结直肠癌的靶向治疗，包括 MSI、KRAS 和 BRAF 突变，但是，依据肿瘤遗传分析进行个体化结直肠癌治疗仍然具有挑战性。目前还不清楚决定患者免疫表型的分子，很少有系统研究的分析驱动免疫浸润的体细胞和生殖细胞基因突变。因此，识别影响肿瘤微环境的遗传因素是关键的，以提高免疫治疗的有效性。

一、MSI

在癌症中，MSI 高（H）代表 DNA 错配修复系统的缺陷，导致高突变负荷，MSI-H CRC 见于遗传性 Lynch 综合征和约 15% 的散发性 CRC 病例。使用 IHC、激光捕获显微切割/qRT-PCR、流式细胞术以及肿瘤浸润淋巴细胞的功能分析，发现 CRC 的 MSI 微环境中，代偿性激活 Th1/CTL，上调免疫检查点，包括 PD-1、PD-L1、CTLA-4、IDO 和 LAG-3，保护肿瘤细胞免于凋亡。肿瘤浸润 T 细胞与 PD-L1 阳性骨髓细胞相互作用，可能抑制 T 细胞的反应。

由于在其他癌症的免疫检查点治疗中观察到了这些特征，因此进行了 dMMRmCRC 中的帕博利珠单抗临床试验，结果显示 dMMR 肿瘤的反应率为 40%，而在正常 MMR（pMMR）肿瘤中没有反应。最近提出了该试验的最新数据，在 dMMR CRC 中反应率为 57%，疾病控制率为 89%，而在 pMRMR CRC 中分别为 0% 和 16%。中位随访时间 9.3 个月，dMMR 队列中尚未达到中位无病生存期和总生存期，表明该组患者持续应答，是帕博利珠单抗被 FDA 用于 MSI-H mCRC 的依据。

在 CheckMate-142 试验中，也正在研究纳武利尤单抗治疗 MSI-H mCRC 的活性（无论是否使用伊匹单抗），9 个月和 12 个月无进展生存率分别为 76% 和 71%；OS 率分别为 87% 和 85%。免疫检查点抑制剂已经成为 MSI-H mCRC 的治疗标准；然而，超过 95% 的 mCRC 是 MSS，因此发现其他潜在易感人群，并通过联合治疗方法扩大 MSS、CRC 中免疫治疗的应用非常必要。

二、KRAS

与 MSI 相反，RAS 突变与相对少的免疫细胞浸润和相对低的抑制分子表达相关。KRAS 和 NRAS 突变的 CRC 中，$CD4^+$ T 细胞水平显著降低。因此，RAS 突变肿瘤的任何免疫治疗应考虑这种免疫相对静止的肿瘤微环境状态，对检查点阻断可能不太有效，需要新的策略。此外，KRAS 密码子 13 突变，TIL 低和 $CD1a^+$/$CD-LAMP^+$ 肿瘤浸润比率高，预示癌症死亡风险高。由于在结直肠癌患者中，肿瘤内免疫反应的定量分析具有很强的预测作用，遗传和免疫细胞特征可以为识别高危患者提供依据。

三、BRAF

虽然抗 PD-1 单抗在 dMMR 结直肠癌患者中疗效显著，但 dMMR 突变患者在结直肠中所占比例也仅有 5% 左右。同一种肿瘤存在不同类型的基因突变，在一项有 3397 例结直肠癌患者参与的 Ⅲ 期临床试验，35% 的患者存在 KRAS 突变，14% 有 BRAFV600E 突变，而且 KRAS 突变患者多无家族史和吸烟史，该类患者很少有 dMMR，而 BRAFV600E 突变的肿瘤多发生在老年患者右侧结肠，有 dMMR 和多发淋巴结转移。肿瘤基因突变的多样性、复杂性要求我们继续寻求新的治疗靶点或检查点药物。目前，没有关于 BRAF 基因突变在 CRC 的肿瘤免疫的影响的数据。然而，最近的证据表明，BRAF 突变的黑色素瘤的免疫反应发生改变，提示可以使用额外的治疗途径。BRAF 靶向治疗为黑色素瘤治疗带来重大进展，不仅获得显著但短暂的临床反应，还导致部分患者发生免疫刺激旁观者的事件（上调 CD8$^+$T 和细胞因子产生），因此 BRAF 抑制剂联合新的检查点阻断抗体，可进一步增强免疫激活或抵消免疫抑制信号。

四、PD-1 和 PD-L1

相比目前结肠癌使用的分期，原发肿瘤的 T 细胞浸润是更好的预后参数，但还没有常规应用于临床实践。

已经广泛研究 PD-L1 表达作为肿瘤预测生物标记物的重要性，虽然多数患者的肿瘤表达 PD-L1，但并不是理想的预测标记物，由于 PD-L1 阴性的肿瘤患者也显示了强劲的反应，由此不能将 PD-L1 作为一个排他性的预测性生物标志物。PD-L1 IHC 作为预测标记物的应用被多个悬而未决的问题阻挠，包括变量检测抗体、不同的 IHC 临界值、组织准备、处理变异、原发性和转移性疾病的活检、组成性和诱导性 PD-L1 的表达、肿瘤与免疫细胞的染色。很显然，不仅需要收集更多 PD-1/PD-L1 轴的信息，也需要充分了解 TIL 和其他抑制/刺激途径，以全面理解免疫治疗的反应与原发性或获得性耐药。总之，许多问题仍然没有答案并需要得到解决，以将 PD-1/抗 PD-L1 表达的预测指标融入结直肠癌免疫治疗的临床诊断程序。

第八节 总结与展望

FDA 批准抗 CTLA-4 和 PD-1/PD-L1 用于治疗转移性黑色素瘤、非小细胞肺癌、肾细胞癌、卵巢癌、霍奇金淋巴瘤，并已取得显著疗效。虽然以前认为 CRC 是一种免疫性很差的癌症，但越来越被认为是具有不同生物学特性和对免疫治疗有不同反应潜力的实体肿瘤。目前，MSI 是反映 CRC 的唯一生物标志物，阻断 PD-1 通路的治疗需要选择 MSI-H CRC 的患者。

由于 CRC 的基质和肿瘤细胞之间的关系复杂且密切，两者或更多的药物组合可能比仅仅针对单一因素治疗更有效。在这方面，消除肿瘤微环境中的抑制因子仅仅是该肿瘤免疫循环的一个环节，还需要用活化的 T 细胞消除癌细胞。因此，另一个合理的方法是不仅克服免疫抑制，同时联合自身抗体如 GITR、CD27、CD40、4-1BB 或 OX40 以实现最大化抗肿瘤反应。另一方面，免疫治疗与靶向治疗相结合，如 4-1BB 激动性抗体和西妥昔单抗的协同作用很有前途。然而，免疫单抗联合化疗治疗 CRC 方案的临床前数据有限，仍然需要确定这些药物适当的剂量和治疗计划。最后，全外显子测序可能在确定哪些患者可能对免疫治疗产生反应并确定可能成为个体化治疗基础的潜在新抗原方面具有作用。

对大多数患者而言，肿瘤治疗并非是单一治疗药物或治疗方法就可以获得良好的临床疗效，需要多种治疗方式乃至多种药物的联合运用，克服癌症中活跃的多种免疫耐受机制。如将抗 PD-L1 单抗 MPDL3280A 与贝伐珠单抗结合，同时联合 FOLFOX 化疗方案治疗转移性结直肠癌，ORR 在联合组达到 36%，对照组 8%。免疫治疗联合放化疗、多分子靶点的靶向药物的开发应用或多种免疫治疗药物的联合使用将为晚期结直肠癌患者带来希望。新的免疫治疗方法的应用及新靶向药物的开发将是未来研究重点。

曹风军

参 考 文 献

[1] Miller KD,Siegel RL,Lin CC,et al.Cancer treatment and survivorship statistics,2016[J].CA Cancer J Clin,2016, 66(4):271-289.

[2] Shionoya Y,Kanaseki T,Miyamoto S,et al.Loss of tapasin in human lung and colon cancer cells and escape from tumor-associated antigen-specific CTL recognition[J].Oncoimmunology,2017,6(2):e1274476.

[3] Shin DS,Zaretsky JM,Escuin-Ordinas H,et al.Primary Resistance to PD-1 Blockade Mediated by JAK1/2 Mutations[J].Cancer Discov,2017,7(2):188-201.

[4] Turksma AW,Coupe VM,Shamier MC,et al.Extent and location of tumor infiltrating lymphocytes in microsatellite stable colon cancer predict outcome to adjuvant active specific immunotherapy[J].Clin Cancer Res,2016,22 (2):346-356.

[5] Benson AB,Venook AP,Cederquist L,et al.Colon Cancer,Version 1.2017,NCCN Clinical Practice Guidelines in Oncology[J].J Nati Compr Canc Netw,2017,15(3):370-398.

[6] Katz S.C,Burga R.A,Mccormack E,et al.Phase I Hepatic Immunotherapy for Metastases study of intra-arterial chimeric antigen receptor modified T cell therapy for CEA＋liver metastases[J].Clin Cancer Res,2015,21(14): 3149-3159.

[7] Hege KM,Bergsland EK,Fisher GA,et al.Safety,tumor trafficking and immunogenicity of chimeric antigen receptor(CAR)-T cells specific for TAG-72 in colorectal cancer[J].J Immunother Cancer,2017,5:22.

[8] Overman MJ,Mcdermott R,Leach J.L,et al.Nivolumab in patients with metastatic DNA mismatch repair-deficient or microsatellite instability-high colorectal cancer(CheckMate 142):an open-label,multicentre,phase 2 study[J].Lancet Oncol,2017,18(9):1182-1191.

[9] Masugi Y,Nishihara R,Yang J,et al.Tumour CD274(PD-L1) expression and T cells in colorectal cancer[J].Gut, 2017,66(8):1463-1473.

[10] Le DT,Uram JN,Wang H,et al.PD-1 Blockade in Tumors with Mismatch-Repair Deficiency[J].N Engl J Med, 2015,372(26):2509-2520.

[11] Diaz LA,Le DT,Yoshino T,et al.First-line pembrolizumab versus investigator-choice chemotherapy for mismatch repair deficient or microsatellite instability-high metastatic colorectal carcinoma:randomized,phase 3 KEYNOTE-177 study[J].Ann Oncol,2016,27(Suppl 2):ii80.

[12] Sehdev A,Cramer HM,Ibrahim AA,et al.Pathological complete response with anti-PD-1 therapy in a patient with microsatellite instable high,BRAF mutant metastatic colon cancer:a case report and review of literature[J]. Discov Med,2016,21(117):341-347.

[13] Overman MJ,Lonardi S,Wong KYM,et al.Durable Clinical Benefit With Nivolumab Plus Ipilimumab in DNA Mismatch Repair-Deficient/Microsatellite Instability-High Metastatic Colorectal Cancer[J].J Clin Oncol,2018,36 (8):773-779.

[14] Overman MJ,McDermott R,Leach JL,et al.Nivolumab in patients with metastatic DNA mismatch repair-deficient or microsatellite instability-high colorectal cancer(CheckMate 142):an open-label,multicentre,phase 2 study[J].Lancet Oncol,2017,18(9):1182-1191.

[15] Punt CJ,Koopman M,Vermeulen L.From tumour heterogeneity to advances in precision treatment of colorectal cancer[J].Nat Rev Clin Oncol,2017,14(4):235-246.

[16] Basile D,Garattini SK,Bonotto M,et al.Immunotherapy for colorectal cancer:where are we heading[J].Expert Opin Biol Ther,2017,17(6):709-721.

[17] Bever KM,Le DT.An Expanding Role for Immunotherapy in Colorectal Cancer[J].J Natl Compr Canc Netw, 2017,15(3):401-410.

第十七章

肝癌的免疫治疗

第一节 前 言

肝癌是一个重大的健康问题，每年全球有超过 85 万新发病例，目前是全球癌症相关死亡的第二大主要原因，而且还在上升。在所有原发性肝癌中，肝细胞癌（hepatocellular carcinoma，HCC）是最常见的肿瘤，约占病例的 90%。HCC 发生的各种危险因素是比较明确的，如肝硬化（由炎症导致的慢性肝损伤和纤维化）、乙型肝炎病毒（HBV）感染、丙型肝炎病毒（HCV）感染，酒精滥用和代谢综合征。已经发现其他参与因素，如烟草吸入和摄入黄曲霉毒素 B_1（食品中存在的真菌致癌物质，与肿瘤抑制基因 TP53 突变相关）明确与 HCC 相关。近来发现感染腺相关病毒 2（AAV2）是该病新的原因，尤其是有肝硬化的个体。HBV 疫苗对 HCC 的一级预防有用。类似地，在慢性感染患者中，有效的抗病毒治疗可以产生 HBV 和 HCV 持续的病毒学反应，与 HCC 发病率的降低有关。

HCC 治疗决定通常应考虑肿瘤负荷和潜在肝脏疾病的严重程度。在肝癌的早期阶段［巴塞罗那肝癌标准（BCLC）0 和 A 期］，可应用手术和经皮治疗，如肝脏移植，切除或射频消融（radio-frequency ablation，RFA）。多结节的中间阶段肝癌（BCLC B 期），可通过肝动脉化疗栓塞（transarterial chemoembolization，TACE）或放射栓塞术（radioembolization）治疗，但总生存期通常<20 个月。晚期肿瘤（BCLC C 期）如果不及时治疗，有一个令人沮丧的预后，中位总生存为 7 个月。激酶抑制剂索拉非尼（sorafenib），批准用于 HCC 的全身治疗，仅延长生存时间不到 3 个月。

2017 年报告瑞戈非尼在 HCC 二线治疗中获得阳性结果，随后在 2018 年，一项研究证明一线 lenvatinib 不劣于索拉非尼，而且二线的安慰剂对照试验中，cabozantinib 和 ramucirumab 也有阳性结果；但总体上 HCC 延长的生存时间令人失望，因此，随着 FDA 批准用于免疫检查点抑制剂治疗不同癌症类型，巨大的期望已经寄托于免疫肿瘤学药物，如帕博利珠单抗和纳武利尤单抗上，但应该谨慎面对希望，直到获得可靠的Ⅲ期数据。阻断 T 细胞反应的负调节分子免疫检查点，特别是 CTLA-4，PD-1 及其配体 PD-L1。此类分子抑制 T 细胞活化，促进 T 细胞功能障碍（称为耗竭，exhaustion）。免疫检查点抑制剂，如抗 CTLA-4，抗 PD-1 和抗 PD-1，已改变了癌症治疗的前景。使用免疫检查点抑制剂（tremelimumab 抗 CTLA-4 和纳武利尤单抗-抗 PD-1）的 3 个临床试验的最初结果，以及其他正在进行的试验结果的初步结果表明，免疫治疗在 HCC 治疗中具有作用（表 17-1）。免疫检查点抑制剂（纳武利尤单抗）已经在美国被批准作为 HCC 的二线治疗，不过在Ⅲ期临床试验中，一线与索拉非尼进行比较（NCT02576509）研究是阴性结果。可喜的是，基于大规模的

Ⅱ期临床研究结果，2020年3月，PD-1抑制剂卡瑞利珠单抗正式获得NMPA批准用于接受过索拉非尼治疗和/或含奥沙利铂系统化疗的晚期肝细胞癌患者。在肝癌，免疫治疗还可以消除手术或经皮消融后的微转移残留病灶，降低复发的风险，也是一个有吸引力的选择。

表 17-1　肝癌免疫检查点抑制剂的有效资料

药物、剂量	例数	BCLC分期	索拉非尼暴露	ORR/DCR	TTP/OS
tremelimumab 30 mg，每3个月一次	21	3/6/12	索拉非尼未治疗或不能耐受或进展	PR＝3/17（17.6%）DCR＝13/17（76.4%）	6.48个月/8.2个月
tremelimumab 10 mg，每28 d一次＋消融	32	—/7/21	索拉非尼后进展	PR＝5/19（26.3%）	7.4个月/12.3个月
纳武利尤单抗 3 mg/kg，每15 d一次	80		索拉非尼未治疗	CR＝1/80（1.2%）PR＝17/80（21.2%）DCR＝50/80（62.5%）	—/28.6个月
纳武利尤单抗 3 mg/kg 每15 d一次	182		索拉非尼不能耐受或进展	CR＝7/182（3.8%）PR＝27/182（14.8%）DCR＝114/182（62.6%）	—/15.6个月
卡瑞利珠单抗	220		索拉非尼和或含奥沙利铂方案化疗治疗后进展	ORR＝14.7%	—/13.8个月

第二节　HCC的抗原性和免疫逃逸

　　肝癌被认为由肝硬化（肿瘤发生前的状态）不断发展的一个多步骤过程导致。多年来连续发生的驱动突变，首先导致非转化细胞低度不典型增生结节，随后为高度不典型增生结节，成为早期肝癌，最后发展为晚期HCC。有些突变可能导致生长的优势，被称为驱动突变，而其他遗传变异有未知的致癌作用，被称作乘客突变。肝癌存在肿瘤相关抗原（TAA），能够引发防御性免疫反应，包括癌胚抗原，甲胎蛋白和磷脂酰肌醇聚糖-3（GPC3）。癌症/睾丸抗原包括癌症/睾丸抗原1（NY-ESO-1），黑色素瘤相关抗原1（MAGEA），滑膜肉瘤X断点2（SSX2）和干性分子端粒酶逆转录酶（hTERT）。全基因组测序显示，肝癌的非同义体细胞突变，可以赋予所编码蛋白的抗原性，与TAA不同，是新的抗原在肿瘤发生中从未被免疫系统识别。新抗原是真正的肿瘤特异性抗原，可以被利用以诱导治疗性抗肿瘤免疫反应。

　　HCC细胞表达由于驱动或乘客基因突变导致的TAA和新抗原，由DC处理并将肿瘤抗原提呈给T细胞。在HCC微环境中，Treg细胞通过各种机制阻断DC的免疫刺激功能（图17-1）：CTLA-4，在Treg细胞上组成性表达，并由活化的效应T细胞诱导表达，阻止CD28与CD80/CD86结合，从而抑制$CD4^+$和$CD8^+$淋巴细胞的启动和扩增。CTLA-4还在DC中诱导反向CD80/CD86信号传导，诱导免疫抑制剂分子IL-10和IDO表达。肿瘤内DC表达PD-1和PD-L1，PD-1-PD-L1点结合诱导DC产生IL-10和IDO。缺氧增强促血管生成分子的产生，包括腺苷（由低氧诱

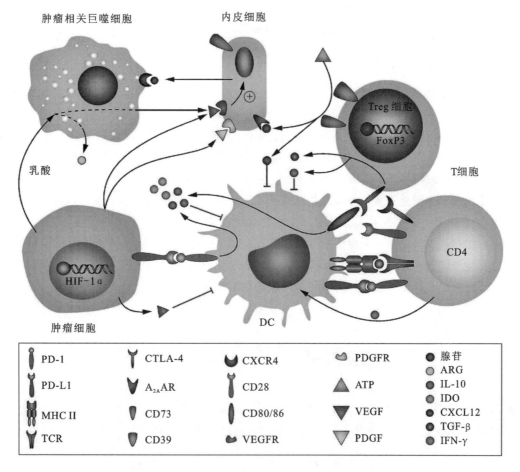

肿瘤相关巨噬细胞　　　　内皮细胞

乳酸

HIF-1α

肿瘤细胞　　　　　　　DC

Treg 细胞
FoxP3

T 细胞

CD4

PD-1	CTLA-4	CXCR4	PDGFR	腺苷
PD-L1	$A_{2A}AR$	CD28	ATP	ARG
MHC II	CD73	CD80/86	VEGF	IL-10
TCR	CD39	VEGFR	PDGF	IDO
				CXCL12
				TGF-β
				IFN-γ

图 17-1　HCC 微环境对 DC 免疫原性功能的抑制

导的外切核酸酶 CD39 和 CD73 从 ATP 产生）、PDGF、VEGF 和乳酸。后者刺激 TAM 释放精氨酸酶和 VEGF。腺苷和 VEGF 抑制 APC 共刺激功能并促进血管生成。

肝癌的免疫原性是受肿瘤浸润淋巴细胞影响，早期肝癌的浸润程度和频率高于晚期阶段，与患者生存延长相关。有趣的是，外周血 TAA 特异性 CD8$^+$ 淋巴细胞在刺激后产生 IFN-γ，但肿瘤浸润淋巴细胞不能，指示肿瘤内的 CD8$^+$ T 出现耗竭，提示晚期 HCC 的肿瘤内，是一种高度免疫抑制的微环境，而且效应 T 细胞的募集也存在缺陷。

一、免疫排斥反应

当前的理解是，免疫反应的最初步骤包括由 DC 摄取抗原并向区域淋巴结迁移，在那里 DC 提呈经处理的抗原到 CD4$^+$ T 细胞的主要组织相容性复合体（MHC）Ⅱ类分子。存在衍生型Ⅰ型干扰素和 IL-12 时，通过淋巴细胞膜 CD28 分子上与 DC 表面的 CD80 和 CD86 结合，刺激 CD4$^+$ T 细胞增殖和产生 IFN-γ（一种称为 Th1 细胞［1 型 T 辅助细胞］极化的过程）。一旦被激活，CD4$^+$ T 细胞表达 CD40L，其与 CD40 抗原提呈细胞（APC）相互作用，其进一步促进 IL-12 产生与 Th1 极化。Th1 细胞许可 DC 交叉提呈抗原肽至 CD8$^+$ T 细胞，促进 CD8$^+$ 细胞毒性 T 淋巴细胞（CTL）的发展。抗原特异性 CD8$^+$ 淋巴细胞通过产生 IFN-γ 发挥效应功能，以及通过释放颗粒酶 B 和穿孔素，以及与肿瘤细胞上的 FAS（也称为肿瘤坏死因子受体超家族成员 6）和 TRAIL（也称为肿瘤坏死因子配体超家族成员 10）受体相互作用，发挥细胞毒活性。在肝癌内，临床发现肿瘤组织中 Th1

型细胞因子（IL-1α、IL-1β、IL-2 和 IFN-γ）的表达与预后良好相关，而晚期 HCC 中 Th2 细胞因子（IL-4，IL-5 和 IL-10）上调与血管浸润和转移相关。

二、促进生长和免疫抑制

在肝癌的早期，组织炎性损伤期间，首先吸引中性粒细胞和巨噬细胞，消除病原体和清除坏死和凋亡的细胞及其碎片。随着伤口愈合，代替为活化的巨噬细胞（所谓 M2）占主导地位，并产生抗炎和免疫抑制细胞因子（如 IL-10 和转化生长因子 TGF-β），以及生长因子刺激细胞增殖和组织再生［表皮生长因子（EGF）和胰岛素样生长因子（IGF）］，血管生成［VEGF 和血小板源性生长因子（PDGF）］和细胞外基质的形成（TGF-β）。调节性 T 细胞（Treg），通过产生 EGF，在伤口修复中刺激细胞增殖和细胞外基质的形成。在肝癌形成后，所有这些细胞和因子也可以在癌症微环境中找到——效应 T 细胞夹杂着各种基质细胞，后者具有免疫抑制、细胞保护、基质形成（stromagenic）和促血管生成的特征。因此，尽管免疫系统似乎存在，但免疫抑制和持续暴露于肿瘤抗原可引起 T 细胞耗竭，以及免疫抑制检查点分子和免疫抑制因子的表达，导致系统不能发挥功能，肿瘤继续逐步生长和侵袭。因此，已经提出了改善肿瘤微环境可成功地的恢复抗肿瘤免疫力的理论。

第三节 免疫抑制的成分

肿瘤和基质细胞协同增强免疫抑制的肿瘤微环境，抑制 T 细胞的启动和免疫效应功能（图 17-2）。多个细胞、膜联免疫抑制蛋白和可溶性因子调节这些影响。

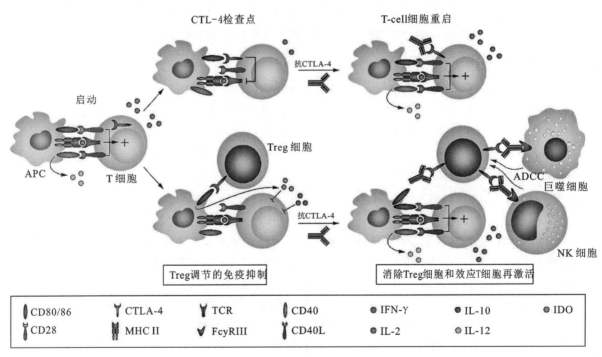

图 17-2　肿瘤微环境抑制 T 细胞激活

一、肿瘤和基质细胞

(一)肿瘤细胞

癌细胞通过细胞自主和非细胞自主性的机制来逃避免疫应答。自主机制是免疫系统对恶性细胞施加选择压力，导致免疫原性更低，或产生免疫抑制因子（称为免疫编辑），发挥生存优势。肿瘤生物学的三个方面对肿瘤从免疫系统逃逸是重要的：肿瘤新抗原的沉默；参与抗原加工和提呈的基因表达发生改变；和 IFN-γ 受体信号通路的消失。原因可能是乘客的突变导致抗原性分子表达的消除，如影响抗原（如 NY-ESO-1）发育，而不是驱动突变，因为后者是维持转化必需的。其次，非细胞自主性的机制是，尽管持续抗原分子的表达，但由于抗原加工和提呈的缺陷，癌细胞仍可能逃避免疫系统监控。此通路包括蛋白酶体消化功能、抗原肽转运分子 1 和 2 缺陷，以及微球蛋白 β2 突变或缺失导致。

HLA-Ⅰ类分子的表达缺失或减弱导致影响肿瘤细胞被 CTL 识别，也阻碍了 NK 细胞的抗肿瘤裂解作用。NK 细胞的 NKG2D 活化受体与应激诱导配体相互作用，如 MHC-Ⅰ类多肽相关序列 A 和 B（MIC-A/MIC-B）和独特的长 16 结合蛋白家族（ULBP），利于肿瘤被先天免疫消除。然而，在肿瘤进展中，NK 细胞表达的 NKG2D 和肝癌细胞的配体之间的相互作用被两种方式干扰。首先，在患者晚期 HCC 血清检测到可溶性 MIC-A，与其受体相互作用导致 NKG2D 下调，损伤 NK 细胞活性。其次，ULBP1 的低表达已发现于低分化肝癌，阻止 NK 细胞调节的肝癌细胞杀伤，与肿瘤切除后复发相关。HCC 细胞也通过产生大量的免疫抑制分子，包括 TGF-β、IL-10、IL-8、吲哚胺 2，3-双加氧酶（IDO）、精氨酸酶、腺苷、乳酸、VEGF、PDGF、EGF、Treg 细胞趋化因子和免疫抑制性检查点分子，逃避先天免疫和过继性免疫。表观遗传变化、缺氧、核因子κB（NFκB）的激活也都参与了这些免疫抑制分子的产生。

(二)髓源抑制细胞和 M2 巨噬细胞

髓源抑制细胞（MDSC）是未成熟的和免疫抑制性骨髓细胞的异质群体，可通过 VEGF 促进肿瘤血管生成和抑制先天性和过继抗肿瘤免疫，发挥各种促肿瘤作用。MDSC 通过增加精氨酸酶的活性导致精氨酸耗竭，削弱 CD4⁺ 和 CD8⁺ T 细胞的反应，以及通过产生活性氧和氮物质扰乱 TCR 信号。MDSC 通过膜结合的 TGF-β 抑制肝 NK 细胞活性，并通过 IL-10 和 TGF-β 的产生促进 Treg 细胞扩增和诱导激活。从患者肝癌组织和外周血中发现存在大量的 CD14⁺ HLA-DR⁻/low MDSC，而且高细胞计数与肿瘤进展相关。

巨噬细胞形成包括经典激活（所谓 M1）的巨噬细胞，产生高 IL-12 和低 IL-10 水平，以及激活的 M2 巨噬细胞，特征低 IL-12 和高 IL-10 水平。肝癌的微环境刺激 M2 极化，即所谓的肿瘤相关巨噬细胞的特征表型；除了免疫抑制功能，还通过促进血管生成支持肿瘤细胞的浸润和转移。

在肿瘤微环境中，MDSC 和巨噬细胞之间发生明显相互作用。前者释放的 IL-10，下调巨噬细胞的 IL-12。高 IL-10 和低 IL-12 水平促进 CD4⁺ T 细胞分化到 Th2 表现型，生产 IL-4，反过来诱导 M2 巨噬细胞的发展。炎症频繁地出现在肝癌进展过程中，强化 MDSC-TAM 的相互作用。高 IL-10 水平通过巨噬细胞下调 HLA 类Ⅱ表达（从而影响抗原提呈），刺激 Treg 扩增和阻断 NK 细胞的激活。TGF-β 诱导 TAM 上的 T 细胞免疫球蛋白和黏蛋白结构域的蛋白 3（TIM-3）的表达，从而促进 M2 极化，IL-6 的产生和促进肿瘤生长。CXCL12（也称为基质细胞衍生因子 1 或 SDF-1α），由内皮细胞和肝星状细胞分泌，有助于骨髓源性细胞以 CXCR4（趋化因子受体型 4）依赖的方式向肿瘤趋化。

（三）其他基质细胞

癌相关成纤维细胞（CAF）是肝癌微环境的必需成分。CAF 具有促血管生成活性，通过 CXCL12 募集内皮祖细胞和骨髓源性细胞，以及通过产生细胞外基质和分泌金属基质蛋白酶，参与组织重塑。CAF 生产环氧合酶-2、IL-8、酸性分泌蛋白和富含半胱氨酸（SPARC）刺激巨噬细胞以释放 TNF 和 PDG，从而进一步促进 CAF 激活。通过释放免疫抑制分子前列腺素 E2（PGE2）和 IDO，肝癌相关的 CAF 抑制 NK 细胞功能。HSC（hepatic stellate cell）和肌纤维母细胞，肝脏细胞外基质的主要生产者，通过肝细胞生长因子的释放，诱导 MDSC 和 Treg 产生，在肝细胞癌的发展中具有关键作用。已发现肝癌细胞通过双调蛋白的分泌（一个致癌性表皮生长因子受体的配体）激活 HSC，也参与 Treg 细胞的诱导

内皮细胞表达多种血管生成因子的受体，包括 VEGFR1、VEGFR2、Tie2（血管生成素-1 受体）和 PDGF 受体；与相应配体的相互作用诱导内皮细胞增殖和迁移。内皮细胞的活化，通过 TGF-β 依赖性的 Treg 细胞诱导促进免疫障碍。肿瘤相关内皮细胞表达 FasL（TNF 配体超家族成员 6），通过启动细胞凋亡和消除周围实质组织，参与肿瘤的侵袭，以及消除 CD8$^+$ T 细胞浸润有助于免疫逃避。

由于多种因素参与，肿瘤微环境中存在严重失调，包括 Treg 细胞、低氧、乳酸、VEGF、免疫抑制细胞因子和腺苷累积（图 17-1）。已经发现肝癌患者存在 CD14$^+$ DC 亚群，表达高水平的 CTLA-4，而且通过 CTLA-4 依赖方式产生 IL-10 和 IDO，调节明显免疫耐受性作用。

Treg 细胞是 CD4$^+$ T 细胞，表达膜分子 CD25、CTLA-4 和 CD62L，通常也表达转录因子 FoxP3。Treg 细胞激活后通过各种机制抑制免疫反应，包括通过 CD25（也称为白细胞介素-2 受体亚基 α）耗竭细胞外空间的 IL-2；通过膜结合 CTLA-4 与共刺激 CD28 竞争；通过 CTLA-4 调节的转胞吞作用（transendocytosis）下调 CD80 和 CD86；通过膜结合的 TGF-β 抑制效应 T 细胞；分泌 TGF-β 和 IL-10 到微环境；以及通过膜表达的 CD39 和 CD73 胞外酶产生腺苷。有证据表明，HCC 患者外周血 FoxP3$^+$ Treg 细胞增加，也明显渗透到肿瘤。肿瘤浸润 Treg 细胞的丰度与肿瘤内巨噬细胞的数量正相关，并且是总生存时间短的独立预后因素。在肿瘤中 Treg 细胞积累可以是从外周血细胞募集的结果，局部 Treg 细胞群的增殖，或 CD4$^+$FoxP3$^-$ 淋巴细胞向 CD4$^+$FoxP3$^+$ 细胞的转换。已经发现通过 CCR6－CCL20 轴，募集 Treg 细胞至肿瘤。

二、免疫抑制分子

（一）免疫检查点分子

HCC 肿瘤内效应 CD8$^+$ 细胞强烈表达 PD-1，而且 PD-1$^+$CD8$^+$ 细胞的数量被认为与疾病进展和术后复发相关。PD-1 和 PD-L1 共表达于肿瘤浸润的部分 DC 亚群，其特征是对有效的免疫抑制作用反应差（图 17-3）。

TIM-3 是跨膜蛋白，表达于先天和过继免疫系统的细胞膜，如活化 Treg 细胞，与几个配体相互作用，包括凋亡细胞上磷脂酰丝氨酸，alarmin HMGB1（高迁移率族蛋白 B1）和半乳凝素-9（galectin-9）。使用 TIM-3 阻断性抗体或融合蛋白 TIM-3-Fc 可增加的 Th1 驱动的免疫反应。在肝癌，肿瘤浸润的 CD4 和 CD8 淋巴细胞高表达 TIM-3，而且这些细胞出现复制下调。

LAG-3 是 T 细胞耗竭的一个标志，与 PD-1 协同来促进癌症逃避免疫作用。因此，LAG-3 阻断可增强抗肿瘤 T 细胞反应，而且 PD-1 和 LAG-3 双重抑制会导致 T 细胞功能恢复。

BTLA 是另一个共抑制分子，淋巴细胞激活时上调，而且癌症患者的肿瘤特异性 CD8$^+$ T 细胞过表达。多种肿瘤包括 HCC 表达其配体 HVEM（疱疹病毒进入调节分子，herpesvirus entry medi-

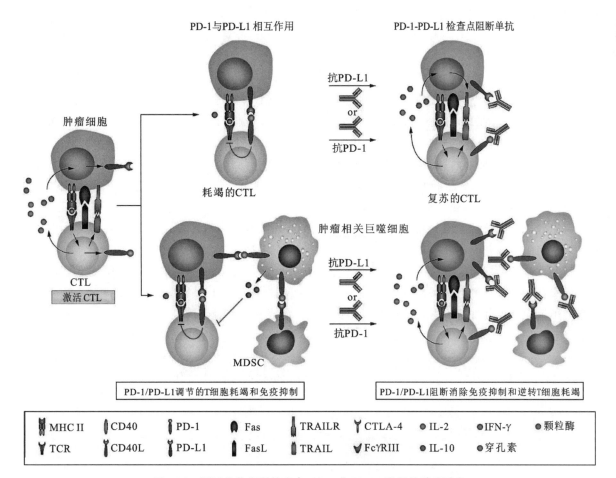

图 17-3　通过抗体阻断检查点 PD-1 或 PD-L1 激活抗肿瘤反应

ator），抑制 BTLA⁺ 的 T 细胞。HVEM 高表达的肝癌（约 40％患者），显示低淋巴细胞浸润，更晚期的疾病，较差的总生存时间，以及切除后高复发。

（二）其他免疫抑制因子

IDO 耗尽色氨酸，并产生不同的犬尿氨酸代谢产物。IDO 抑制 T 细胞活化和增殖，促进调节性 T 细胞的功能，并诱导幼稚 $CD4^+$ T 细胞成为 $FOXP3^+$ 诱导型 Treg 细胞。IDO 由巨噬细胞、DC、内皮细胞、CAF 和癌细胞（包括 HCC）表达，通过 IFN-γ 和其他炎性细胞因子上调。在 HCC 中，通过产生 IFN-γ，活化的 T 细胞上调巨噬细胞的 IDO，抑制 T 细胞增殖和功能，但加入 IDO 抑制剂 1-甲基 tryptophan 则阻断上述作用。

精氨酸酶 1（ARG1）将 L-精氨酸代谢为 L-鸟氨酸与尿素。在骨髓细胞，ARG1 调节的炎症导致的免疫抑制，主要是通过耗尽胞外介质中的 L-精氨酸导致的。在实体瘤（包括肝癌）的缺氧环境中，TAM 和 MDSC 表达高水平的 ARG1。

乳酸是肿瘤细胞需氧和无氧糖酵解中产生的副产物。在肿瘤微环境中此分子是强效免疫抑制剂，通过 HIF-1α 来增加 TAM 的 ARG1 和 VEGF 表达。

腺苷由几乎所有类型的细胞释放到细胞外，并且还通过两个胞外酶分解 ATP 产生，如三磷酸腺苷双磷酸酶 CD39（其水解 ATP 或 ADP 到形成 AMP）和 5′-核苷酸 CD73（AMP 转换到腺苷）。细胞外腺苷通过再摄取机制和腺苷脱氨酶降解为肌苷保持在平衡状态。腺苷结合其受体 $A_{2A}AR$（腺苷 A2A 受体）可促进伤口愈合，并诱导血管生成和调节炎症。$A_{2A}AR$ 信号抑制巨噬细胞激活，并通过抑制 CD4$^+$ 和 CD8$^+$ T 细胞反应和诱导 Treg 细胞，以调节过继免疫。Treg 细胞表达高水平的 CD39 和 CD73，因此，在肿瘤微环境也有助于腺苷的产生。针对 A$_{2A}$ AR 已成为有价值的癌症免疫辅助治疗策略。

半乳凝素包括 15 个凝集素的家族，其结合细胞膜上糖复合物的 β-D-半乳糖苷基部分。半乳凝素 1、3 和 9 有助于肿瘤免疫逃逸，在几种癌症（包括 HCC），为预后不良的标志。细胞外二聚半乳凝素 1 是 Th2 极化的驱动分子，也诱导 IL-10$^+$ FoxP3$^+$ Treg 细胞。分泌的单体，同型二聚体或四聚半乳糖凝集素 3 结合活化 T 细胞上的 CD29 和 CD7，导致 T 细胞无能（无反应）和细胞凋亡。Galectin-3 能消除过继回输的肿瘤特异性 CD8$^+$ T 细胞的抗肿瘤活性，并抑制 NK 细胞的抗肿瘤细胞作用。galectin-3 和 LAG-3 之间的相互作用也参与肿瘤免疫抑制。因此，破坏半乳凝素及其配体的相互作用是一个潜在的策略，以增强抗肿瘤免疫。

大量的免疫调节细胞因子和生长因子，包括 TGF-β、CSF-1（巨噬细胞集落刺激因子 1）、血管内皮生长因子、双调蛋白和 Th2 型细胞因子 IL-4、IL-8 和 IL-10，由肿瘤和间质细胞产生，形成强大的肝癌免疫抑制微环境。TGF-β 和 IL-10 是诱导 FoxP3$^+$ Treg 细胞，抑制 DC 免疫原性，抑制 Th1 反应和 NK 细胞激活的关键成分。IL-4 和 CSF-1 则诱导 TAM 的 M2 极化。IL-8 是一种强力致肿瘤因子，通过炎性细胞因子和缺氧上调，刺激血管生成和募集骨髓源性细胞进入肿瘤。VEGF 通过促进 MDSC 的聚集，抑制 DC 的成熟，诱导 Treg 细胞和增强免疫检查点分子（PD-1、TIM-3 和 CTLA-4）的表达，发挥免疫抑制功能。双调蛋白是一种表皮生长因子受体配体，在 HCC 高度上调，与 Treg 表面的 EGFR 结合，发挥直接致癌效应和免疫抑制活性。

第四节　肝癌免疫治疗

传统的肝癌免疫治疗包括使用疫苗和过继细胞治疗（adoptive cell therapy，ACT），如细胞因子诱导的杀伤细胞（CIK 细胞），但在过去 10 年中，3 个主要的进步已经改变了肿瘤免疫治疗的前景。首先，肿瘤生物学已经取得了明显的进展，免疫检查点分子被确认为肿瘤免疫逃逸的最决定因素。第二，测序技术的进步，现在能够快速、经济实惠地分析每个肿瘤标本中，全基因组和特异性突变。第三，先进的基因治疗的临床应用，包括体外基因修饰的细胞回输或携带基因载体的体内转导，重新激活肿瘤免疫反应。上述发展已经极大地改变了我们对肿瘤免疫治疗的看法，也极大地丰富了肝癌免疫治疗的分类（图 17-4）。

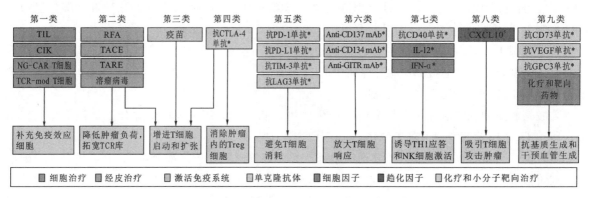

图 17-4　肝癌各种免疫治疗的分类

化疗药物的抗肿瘤效果的反应评价标准通常以形态学评估，如通过测量实体肿瘤体积的变化。免疫治疗作用间接和免疫反应可能需要较长时间，但抗肿瘤效果往往比化疗更持久，导致肿瘤生长迟缓和更长的总生存期。遗憾的是，部分免疫试验被提前中断，由于缺乏对疾病进展时间准确判断，但如果治疗继续下去，也可能会证实生存获益。而且，对于一些患者，由于免疫炎症和细胞浸润，免疫激活可能会增加肿瘤大小（假性进展）。这些发现导致了新的免疫治疗反应的标准产生，目前等待前瞻性研究进行确认。

一、细胞因子

重组人 IFN-α 是第一个免疫治疗因子，具有刺激免疫和抗血管生成的性质，在慢性病毒性肝炎的治疗中获得了广泛经验。体外研究显示 IFN-α 对 HCC 细胞有促凋亡作用，因此也进行了大量的临床开发用于 HCC 治疗。晚期 HCC 患者小的随机试验发现，IFN-α 组总生存时间延长，但无统计学差异。随后，大型临床试验研究 IFN-α 作为手术切除后的辅助治疗，但在无复发生存期未能显示差异（中位数：治疗组 42.2 个月，对照组 48.6 个月）。一项比较 TACE 加 IFN-α 与 TACE 治疗无法切除的 HCC 的 II 期随机试验显示，TACE-IFN-α 和 TACE 组的中位 DFS 分别为 23.6 个月和 20.3 个月（$P=0.002$），OS 为 29 个月和 26 个月的（$P=0.003$）。一项 II 期临床试验评估了联合应用 5-氟尿嘧啶（5-FU）和聚乙二醇化干扰素 α-2b 治疗晚期 HCC 门静脉侵犯患者的疗效，结果显示 OS 为 29.9 个月。对 10 项试验（8 项随机和 2 项非随机对照研究）进行 Meta 分析显示，与安慰剂相比，辅助 IFN 治疗组患者的复发率明显降低（$P=0.02$）。死亡率显著下降（$P<0.00001$）。亚组分析显示与手术治疗的患者相比，TACE 治疗组优势明显（$P<0.00001$）。一项正在进行的 II 期随机试验比较肝切除术后肝癌患者，比较肝动脉灌注 IFN-α 加 5-FU 与顺铂联合 5-FU（NCT01834963），索拉非尼联合 IFN 可协同抑制肿瘤生长，诱导细胞凋亡。

二、疫苗

（一）基于核糖核酸，多肽或蛋白质的疫苗

开发利用 RNA，编码多个新表位的疫苗已经做出很大的努力。该疫苗通过皮内或淋巴结内注射给药，以促进局部 DC 动员，或静脉注射脂质体制剂以全身接种 RNA 疫苗。多肽基础的疫苗通常通过皮内注射，与不完全弗氏佐剂联合，加或不加免疫调节剂。为了获得最佳疗效，这种类型的疫苗应含有表位可提呈给 CD8$^+$ T 和 CD4$^+$ Th 两类细胞。蛋白疫苗都比较昂贵，但可提供表位给 Th 细胞和细胞毒 T 细胞。全肿瘤细胞疫苗包含所有相关的肿瘤抗原，但以稀释的方式使用，难以触发有效的抗肿瘤免疫。两种多肽疫苗已在 HCC 中研究，如表 17-1 中归纳。2 个 GPC3 混合肽针对 HLA-A*24：02 和 HLA-A*02：01，在大多数患者中是安全的，能够诱导 CD8$^+$ 细胞向肿瘤浸润。治疗的 33 例患者中，只有 1 例出现客观的肿瘤反应，虽然多肽特异性 CTL 反应频率更高的患者总体生存时间更长。另一方面，接种 1 个由 16 个氨基酸组成的 hTERT 的衍生肽，与多种 HLA II 类分子结合，也没有导致临床反应的迹象和明显的肽特异性 CTL 反应。

（二）基于 DC 的疫苗

DC 的疫苗平台已广泛用于实体肿瘤，包括前列腺癌、黑色素瘤、肾癌和 HCC。虽然成熟 DC 可启动 T 细胞，非常有效地提高记忆 T 细胞，但未成熟的 DC 抗原提呈促进免疫耐受，因为共刺激信号不足。因此，大多数基于 DC 的疫苗接种试验，包括 Toll 样受体配体和/或细胞因子诱导的成熟 DC。DC 包括不同的细胞亚群，即单核细胞来源的 DC、浆细胞样的 DC（产生高滴度 I 型干扰素）和传统的 DC（其可进一步分为淋巴驻留和迁移的 DC）。在临床试验中，将 DC 在体外与 IL-4

和 GM-CSF 培养，分化得到具有类似于单核细胞来源的 DC 细胞群。用作疫苗的 DC 应当高度有效地表达 MHC-Ⅰ类分子，提呈捕获的抗原给 CD8$^+$ T 细胞——称为交叉提呈，是诱导保护性抗癌细胞毒反应的关键。在 2010 年，发现表达 CD141 和 C 型凝集素 CLEC9A 的一个新 DC 亚群，已证明可以交叉提呈抗原给 CD8$^+$ T 细胞，因此代表一个有前途的工具，用于 DC 的抗肿瘤疫苗接种。当使用聚 IC（聚肌胞苷酸，polyinosinic-polycytidylic acid）刺激，CD141$^+$ DC 表达 Toll 样受体 3 和产生高水平的Ⅰ型干扰素，导致一个强大的 Th1 反应和保护性抗肿瘤免疫。Rintatolimod 和聚 ICLC（聚 L-赖氨酸和羧甲基纤维素稳定的聚 IC）是聚 IC 的衍生物，越来越多地被用作基于 DC 的疫苗的佐剂。

在 HCC 患者中，基于 DC 的疫苗接种已在几个小型前瞻性研究进行测试，使用多种成熟的混合成分，不同的抗原来源，治疗方案和给药途径。通常为晚期肿瘤患者，DC 疫苗接种单独或与其他可能诱导免疫原性肿瘤细胞死亡的治疗，如放射线、动脉栓塞或与 ACT 联合。一般来说，使用 DC 疫苗接种已被证明是安全的，并且能够产生针对肿瘤特异性抗原的免疫反应。在多数研究中，只有少数肝癌患者显示直接的抗肿瘤活性，试验中 DC 静脉内注射的反应率为 4%～33%；但大部分研究＜20 例患者没有观察到客观肿瘤缓解。

三、过继细胞治疗

（一）细胞类型

三种细胞类型已经普遍用于癌症患者的 ACT：CIK 细胞、肿瘤浸润淋巴细胞和基因修饰的 T 细胞。

CIK 细胞通过采集末梢血单核细胞，与细胞因子（IFN-γ、IL-1、IL-2）和抗 CD3 抗体共培养，由活化的 NKG2D^{high} T 细胞和活化 NK 细胞/NK-T 细胞组成。CIK 细胞容易增殖，并且可以从患者大批获得；对多种癌细胞显示独立于 TCR-MHC-Ⅰ类相互作用的细胞溶解活性。抗肿瘤反应的强度似乎与免疫细胞表面上的活化受体 NKG2D 的表达水平、肿瘤细胞膜上的配体 MIC-A/MIC-B 存在相关。这些分子可通过应激，如放疗或化疗来上调。

肿瘤浸润性淋巴细胞是从肿瘤的手术标本获得，与抗 CD3 抗体培养扩增产生 10 亿个细胞后可回输给患者。细胞输注同步使用 IL-2，以促进 T 细胞的生长。肿瘤浸润淋巴细胞输注前使用，环磷酰胺和氟达拉滨联合的淋巴细胞耗竭，以提高生产内生稳态淋巴因子，IL-7 和 IL-15，这是体内回输细胞扩增和消除 MDSC 的重要因素。

基因修饰的 T 细胞治疗癌症可以用两种方法制备：装备有一个克隆 TCR 的 T 细胞和工程化以表达嵌合抗原受体（CAR）的 T 细胞。采用以上任何一种形式改造 T 细胞的技术阻碍了肿瘤浸润淋巴细胞的扩增。T 细胞具有一个异二聚体 αβ 受体，识别结合于 MHC 分子的抗原肽。为了制备高亲和力识别 TAA 的 TCR，从患者获得的高反应性的 T 细胞克隆被用于确定 TCR 的 α 和 β 链序列，然后插入到逆转录病毒或慢病毒载体，以转导到自体 T 细胞的。改进载体的设计和引入半胱氨酸以形成链间二硫键不仅能增加转基因受体的表面表达，还防止内源的 α 和 β 链的错配。输注对 MART-1 TCR 修饰的 T 细胞（由 T 细胞识别黑色素瘤抗原 1），同时使用 IL-2，以及治疗前淋巴细胞耗竭，治疗黑色素瘤患者，导致有相当比例的患者出现反应。

由于 TCR 被限制于识别呈现在特定 MHC 分子上的多肽，所以表达转基因 TCR 的 T 细胞只能用于具有相应的 HLA 分子的患者。CAR 是由胞外域、跨膜区和胞质尾链形成的融合分子，可以避免此限制。虽然 CD20$^+$ 患者的临床试验中，使用 CD20 特异性 CAR-T 淋巴细胞，表现出抗肿瘤活性和良好的耐受性，但实体瘤患者，TAA 特异性 CAR-T 细胞治疗出现了严重的毒性反应，可能是由于在正常组织存在目标 TAA 的低水平表达。

（二）ACT 在原发性肝癌

在亚太地区，存在大量的肝癌患者，ACT 与 CIK 细胞已被广泛研究。在两个小型、单臂、前瞻性研究中，CIK 治疗导致循环淋巴细胞的数目改善（CD8$^+$ 和 CD56$^+$ 细胞，以及 I 型和 II 型 DC 的比例增加）。在辅助治疗中，两个随机对照试验均入组＞200 例患者，肝癌切除术后的 ACT 改善无复发生存，但总生存率无明显差异。相反，一项回顾性分析＞200 例肝癌切除加 ACT 治疗者，与未治疗的对照组相比，发现在 CIK 治疗的患者（5 年生存率分别为 65.9％与 50.2％）总生存率增加。随机对照研究发现，CIK 治疗比最佳支持治疗联合 TACE 和 RFA 术后发现 CIK 治疗组减少 1 年复发率（30％ vs 9％）。同样，一项回顾性研究 TACE 加 RFA±辅助 CIK 细胞治疗显示，接受 TACE、RFA 和 CIK 增加患者的总生存期（56 个月 vs 31 个月）和无进展生存期（17 个月 vs 10 个月）。另外在一随机研究中，招募具有不同分期的肝癌患者（早期到晚期），并用不同的标准治疗方法（手术切除或 TACE），发现 CIK 治疗的患者中位总生存期大幅增加（24.9 个月 vs 11.3 个月），但手术后的复发率无明显差异。在 1 例转移性胆管癌患者，通过全基因组测序方法，发现了三个肿瘤浸润 CD4$^+$ Th1 细胞克隆，与突变的 ERBB2 蛋白（ERBB2IP，也被称为蛋白 LAP2）存在相互作用。值得注意的是，患者体外扩增后回输，突变特异性 Th1 细胞治疗，产生了缓慢和持续的肿瘤减小。这项研究反映了新一代测序技术为发展个体化高效的 ACT 做出了重要贡献。因此，进行肿瘤相关 HLA 结合蛋白的突变和蛋白质组分析，随后通过计算机预测 HLA 结合特征和免疫原性，将有助于提高个体化 ACT 的有效性。

（三）CAR-T 在原发性肝癌

受 T 细胞治疗引人注目的近期临床结果的推动，CAR 得到了有力发展。CAR 最初是将抗体的抗原结合部分与 CD3z 的跨膜和胞质区域融合而开发的。第二代和第三代 CAR 分别通过添加一个或两个共刺激结构域（例如 CD28、4-1BB、OX40）到第一代 CAR 的细胞内区域。应用于 HCC 的基于 T 细胞的治疗策略，临床前和临床研究也非常多。

研究最多的是磷脂酰肌醇蛋白聚糖-3（GPC3，也称为 GTR2-2、肠蛋白 OCI-5 和 MXR7），是 70 kDa 的硫酸乙酰肝素蛋白多糖。在弗林蛋白酶切割后，将 GPC3 分成 N-末端 40 kDa 和 C-末端 30 kDa 片段。后者含有两条硫酸肝素链，通过糖基磷脂酰肌醇锚连接到细胞膜上。已经有研究显示，GPC3 在大多数 HCC 中表达，但在正常肝组织上不表达或低表达。此外，GPC3 在 HCC 中的过表达与不良预后指标（包括差的肿瘤分化，较高的 TNM 评分和肿瘤侵入血管）有关。

第一代 GPC3 CAR 通过将抗 GPC3 抗体的 scFv 与 CD8a 铰链和跨膜区融合，然后与 CD3z 的细胞内信号传导结构域融合而产生，没有共刺激域。随后开发由抗 GPC3scFv、CD8a 铰链、CD28 跨膜和细胞内信号区域，4-1BB 和 CD3z 组成的第三代 CAR，产生更高水平的 IL-2 和 IFN-γ，其与靶细胞上 GPC3 表达水平正相关。已有报道第三代 CAR-T 细胞可以抑制免疫缺陷小鼠中建立的原位异种移植物的生长。含有 CD28 和 4-1BB 的 CAR-T 细胞的体外细胞毒性高于一个信号传导的 CAR-T。尽管 CD28 优先诱导了 Th2 细胞因子（IL-4 和 IL-10）的产生，但 4-1BB 诱导了 Th1 细胞因子（IFN-γ 和 GM-CSF）的产生以及体外和体内的 T 细胞增殖。最近，在慢病毒骨架中产生了第四代 GPC3 特异性 CAR，其包含三个共刺激区域（CD27，CD28 和 4-1BB）和可诱导的半胱天冬酶-9 自杀基因。尽管该 CAR 在体外诱导了 GPC3$^+$ 细胞系的有效裂解，而且与激酶抑制剂索拉非尼的预温育提高了 CAR-T 细胞的细胞毒性。然而，索拉非尼对 CAR-T 细胞的协同作用尚未见报道。

病毒抗原众所周知，如乙型肝炎病毒（HBV）和丙型肝炎病毒（HCV），是 HCC 的主要危险因素，约占 HCC 病例的 80％。病毒抗原 CAR 特异性针对 HBV 包膜蛋白（所有三种 S、M 和 L 蛋白，组合为 HBsAg）的 S 结构域。在一项研究中，特异于 HBV S 和 L 抗原的第二代 CAR（含有 CD28 协同作用）使得 T 细胞能够消除 HBV 感染的人类肝细胞和肝癌细胞。

上皮细胞黏附分子（EpCAM，CD326）是由大的细胞外结构域、跨膜锚和短的细胞质尾组成的 39~42 kDa 糖蛋白。细胞外序列含有甲状腺球蛋白 1 型和表皮生长因子样结构域。EpCAM 在各种上皮细胞表面表达，在细胞增殖、分化和迁移中起重要作用。EpCAM 被报道为 HCC 中的一种癌症干细胞（CSC）标志物，与低分化 HCC 和不良预后相关。

虽然没有在 HCC 中进行检测，但抗 EpCAM CAR 已在其他实体瘤中进行了评估。Solitomab（AMG110，MT110）是一种人源化抗 EpCAM$^+$CD3 的 BiTE，联合 γδT 细胞导致了 HCC 和肝母细胞瘤系在体外几乎完全溶解。

四、免疫检查点抑制剂

（一）抗 CTLA-4 单克隆抗体

迄今，2 个 CTLA-4 单克隆抗体正在临床开发阶段，通过阻断了效应 T 细胞和 Treg 细胞的 CTLA-4 发挥抗肿瘤活性。同时，单克隆抗体结合巨噬细胞和 NK 膜的 FcγRⅢ 启动抗体依赖的细胞调节的细胞毒（ADCC）机制，导致肿瘤微环境中的 Treg 细胞被耗尽。

tremelimumab（一种完全人类 IgG2 单克隆抗体）是 HCC 中临床评估的第一个药物。一项Ⅱ期，非对照，多中心试验，入组慢性 HCV 感染的 HCC 患者，不符合手术或局部治疗。该单一试验的研究具有双重意图，检测 tremelimumab 的抗肿瘤和抗病毒活性。基于 Simon 最佳的 2 阶段设计，需要 17 例可评价患者中，3 个肿瘤反应来拒绝无效假设。21 例晚期疾病患者（57% 为 BCLC C 期）入组，其中大多数（57%）在以前接受过治疗后疾病出现进展。重要的是，有相当比例的患者（42.9%）为 Child-Pugh B 期。患者接受现在所知的最大剂量为 15 mg/kg tremelimumab，每 90 d 1 次，最多 4 次剂量，除非肿瘤发展或出现不可接受的毒性。尽管给药效果不理想，但在 17 例可评价患者中观察到 3 例部分反应，根据初步假设，试验结果为阳性。另外 10 例患者中出现疾病稳定，疾病控制率达 76.4%。重要的是，近一半（45%）稳定持续了 6 个月以上。在基线时甲胎蛋白水平高于 100ng/mL 的 11 例患者中，36% 的患者治疗后下降>50%，提供了进一步的抗肿瘤活性证据。中位疾病进展时间为 6.48 个月（95% CI 3.95~9.14 个月）。尽管肿瘤评估时间间隔较长，但疗效可能与一些靶向药物（历史对照）相当，但总生存率为 8.2 个月（95% CI 4.64~21.34 个月），与第二线接受安慰剂的患者相似，原因是患者的 Child B 高比例，可能对结果产生显著的负面影响。

tremelimumab 治疗具有良好的安全性，少数患者出现 3 级不良事件，即使在 Child-Pugh B 级患者出现肝功能不全的情况下。没有患者接受全身类固醇，没有治疗相关的死亡。瘙痒性皮疹是最常见的不良反应事件（65%），用局部和口服抗组胺药可成功治疗。30% 的患者出现腹泻，但只有 1 例达到 3 级。在超过一半的患者中，在第一次剂量之后观察到血清转氨酶显著升高，45% 的患者达到 3 级或更高级别，但是没有其他肝脏功能障碍的迹象。对转氨酶的影响是暂时的，在以后的周期中不再发生，并且与抗肿瘤或抗病毒反应或循环细胞因子的变化无关。

由于上述研究取得明显疗效，第二个试验测试了一个非常吸引人的假设，即经皮射频（RFA）或经动脉化疗栓塞（TACE）不完全肿瘤消融引起的抗原刺激，是否可以安全地增强 tremelimumab 的作用。因为这种联合是基于这样一个事实，即 RFA 或 TACE 可以诱导免疫原性肿瘤细胞死亡，可以刺激外周全身性免疫反应，可能反过来增加免疫检查点阻断的作用。在Ⅰ/Ⅱ期试验中，高剂量的 tremelimumab 治疗后进行非全体积的肿瘤消融，然后评估那些没有 RFA、冷冻或 TACE 方法治疗的病灶的肿瘤反应。9 例患者的反应可评估，其中 5 例（26%）PR，中位疾病进展时间为 7.4

个月（95％ CI 4.7～9.4 个月），联合试验的总体生存期更好达 12.3 个月（95％ CI 9.3～15.4 个月）。关于安全性，在不同剂量组中不良事件没有明显的不同（具体见联合治疗章节）。

tremelimumab 在晚期 HCC 中具有令人鼓舞的抗肿瘤活性，并且在病毒性肝病患者具有良好的安全性，为研究其他检查点抑制剂提供了强有力的依据。

（二）抗 PD-1 单克隆抗体

PD-L1/PD-1 通路提供了另一种肿瘤诱导免疫耐受的机制。HCC 患者与肝硬化患者或健康对照者相比，CD8$^+$ T 效应细胞上的 PD-1 表达增加。事实上，肿瘤浸润和循环 PD-1$^+$ CD8$^+$ T 细胞数量更多的患者，HCC 肝切除后病情进展更为频繁和更早发生。PD-L1 在肿瘤周围基质细胞（Kupffer 细胞、LSEC 和单核细胞）以及癌细胞上也高表达，因此，支持使用针对 PD-1 和 PD-L1 阻断抗体。

临床试验评估了具有不同病因（HCV 感染、HBV 感染、非病毒性肝硬化）的晚期 HCC 患者，纳武利尤单抗作为一线或二线治疗的安全性和临床获益。CheckMate-040 试验包括中晚期 HCC 保留肝功能的患者（Child-Pugh A），索拉非尼已经进展或者不能耐受或已经拒绝了这种药物。首先，48 例患者的剂量递增队列，每两周接受 0.3～10 mg/kg 的剂量，主要终点是纳武利尤单抗在 HCC 患者中的安全性和耐受性。之后，选择 3 mg/kg 剂量水平作为 214 例扩增队列的治疗，主要终点为有效性，使用 RECIST 1.1 标准评估客观缓解率。该扩展队列中的患者被分成四个特定组：索拉非尼治疗后进展的未感染患者，未接受过或不能耐受索拉非尼治疗的未感染患者，HCV 感染患者和 HBV 感染患者。在这两个队列中，感染 HBV 的患者必须接受有效的抗病毒治疗（循环病毒 DNA ＜100UI/mL）。与 tremelimumab 试验相反，这项研究招募了来自欧洲、亚洲和美国的患者。大多数在 BCLC 的晚期 C 期（88％），有肝外转移（68％），主要接受过索拉非尼的全身治疗（76％）。总的来说治疗耐受性好，不同剂量水平的不良事件比率相似，未达到最大耐受剂量。用 3 mg/kg 治疗的大型扩展队列中，最常见的不良事件通常是轻度的，包括皮疹（23％）、瘙痒（21％）和腹泻（13％）。不到 2％ 的患者发生 3 级或更高的治疗相关的症状不良事件。高转氨酶血症是最常见的实验室改变（20％），只有 5％ 的患者达到 3 级或更高。关于病因，在未感染和感染 HCV 或 HBV 的队列中，症状治疗相关 AE 的发生率是类似的。总体而言，3/4 级治疗相关 AE 和治疗相关严重 AE 分别为 20％ 和 7％，并未发生与治疗相关的死亡。免疫相关的肝炎很少需要类固醇治疗。只有 3％ 的患者由于治疗相关的不良事件而停用了纳武利尤单抗，并且没有报告与治疗有关的死亡。

在升级和扩展队列中，报告了令人信服的有效的结果：分别在 15％ 和 20％ 的患者出现客观肿瘤反应，反应持续了 17 个月。另有 45％ 的患者疾病稳定，在大多数情况下持续 6 个月以上。大部分的客观反应发生在开始的 3 个月后。必须强调的是，不同病因学的反应率相似；而且不论索拉非尼是否暴露的反应率也相似，索拉非尼未治患者中，中位总生存期 28.6 个月（95％ CI 16.6-NE），索拉非尼治疗的为 15.6 个月（95％ CI：13.2～18.9）。中位生存期，与靶向药物的任何其他 II 期或 III 期临床试验相比较，包括瑞戈非尼，是第一种显示延长索拉非尼耐药患者生存时间的药物。因此，2017 年 FDA 批准纳武利尤单抗作为索拉非尼治疗失败后可行的二线治疗（图 17-2）。随后 2020 年 3 月，FDA 再次加速批准纳武利尤单抗联合伊匹单抗二线治疗晚期肝癌，依据 CHECK-MATE-040（NCT01658878）的第 4 组中联合用药的疗效评估，总共 49 例患者 nivolumab 联合 ipilimumab。ORR 为 33％（$n=16$，95％ CI 20～48），有 4 例 CR 和 12 例 PR。反应持续时间 4.6～30.5 个月，其中 31％ 的反应持续至少 24 个月。尽管上述有利的数据，但纳武利尤单抗与索拉非尼比较，一线治疗晚期肝癌的 III 期试验的初步结果（NCT02576509，CheckMate-459）显示，该研究未达到其总体生存的主要终点（HR=0.85，95％ CI：0.72～1.02，$P=0.075\,2$）。

帕博利珠单抗与纳武利尤单抗目前正在作为一线治疗开发治疗，帕博利珠单抗主要作为第二线开发治疗。在Ⅱ期试验（KEYNOTE-224，NCT02702414）中，索拉非尼耐药或索拉非尼不耐受的患者，每隔3周给予帕博利珠单抗（200 mg），2018年在美国临床肿瘤学会（ASCO）会议上报告了临时结果，二线治疗取得了可喜的成果（反应率为18%，中位生存期为12.9个月）。此外，在单中心（迈阿密大学）的Ⅱ期试验中，获得与上述相同的反应率为33%，中位生存期为14个月。因此，FDA在2018年11月加速批准了帕博利珠单抗作为索拉非尼治疗失败后进展为HCC的二线治疗药物。

目前有两项晚期HCC患者的二线帕博利珠单抗Ⅲ期临床试验（KEYNOTE-240和KEYNOTE-394）。KEYNOTE-240试验比较帕博利珠单抗（每3周200 mg固定剂量，最多35个周期）与安慰剂加最佳支持治疗，最近发布了233例患者的最终分析，虽然帕博利珠单抗治疗的患者与安慰剂相比，总生存（HR=0.78，$P=0.023$）和PFS改善。然而，这些不符合预先设定的具有统计显著性的截止值，因此主要终点都未达到优效性检验的目标。不良事件与Ⅱ期研究中观察到的一致。目前KEYNOTE-394研究正在招募亚洲患者，评估了KEYNOTE-240中相同的治疗方案。Ⅰ期的实体瘤患者联合阿特珠单抗联合贝伐单抗和/或其他治疗的安全性和有效性研究正在进行（NCT02715531），其中阿特珠单抗联合贝伐单抗一线治疗晚期肝癌的初步结果令人鼓舞。

Tislelizumab（BGB-A317）是由BeiGene开发的抗PD-1抗体。涉及61例实体癌患者的Ⅰ期临床试验确认安全后，2017年12月开始实施全球Ⅲ期试验，包括HCC在内；患者被分配到两组，tislelizumab或索拉非尼作为一线治疗，将生存率作为主要终点，旨在验证tislelizumab与索拉非尼相比的非劣效性。

卡瑞利珠单抗（Camrelizumab，SHR-1210）是由Incyte和江苏恒瑞共同开发的一种抗PD-1抗体。在58例实体癌症患者（包括HCC）中进行了Ⅰ期试验，3例HCC患者1例出现反应。目前，中国正在进行Ⅱ/Ⅲ期试验，先前的全身治疗失败或不耐受的患者，根据2018年欧洲医学肿瘤学会（ESMO）会议上的中期报告，Ⅱ期部分的反应率为13.8%（30/217），总体6个月生存率为74.7%。虽然2例患者（0.9%）出现5级治疗相关不良事件，camrelizumab对晚期HCC似乎具有可接受的毒性。最近公布了多中心Ⅱ期临床研究的结果，共入组220例患者，其中HBV感染比例达83%，所有患者的ORR为14.7%；中位OS期为13.8个月、6个月和12个月，OS率分别为74.4%和55.9%。基于此，2020年3月，卡瑞利珠单抗正式获得NMPA批准，用于接受过索拉非尼治疗和/或含奥沙利铂系统化疗的晚期肝细胞癌患者的治疗。

Durvalumab是唯一的抗PD-L1抗体，正在进行（截至2018年9月）Ⅲ期试验单药用于HCC。Ⅰ/Ⅱ期试验durvalumab单药治疗实体癌已经完成，包括40例HCC患者队列的反应率为10%，中位生存时间为13.2个月。Ddvalumab联合tremelimumab（抗CTLA-4抗体）联合治疗，正在进行Ⅲ期试验（在下一节中介绍）。

五、其他单克隆抗体

（一）抗GPC3单克隆抗体

GPC3在大多数肝癌细胞过表达，并可能部分通过刺激的Wnt，胰岛素样生长因子和成纤维细胞生长因子信号通路参与肿瘤进展。GC33（codrituzumab）是一个针对GPC3的人源化抗体，已在20例晚期肝癌的Ⅰ期临床试验中，没有发现剂量限制性毒性，高表达GPC3组的四例患者表现出疾病稳定。GC33的抗肿瘤效果是通过抗体依赖的直接毒性和增加肿瘤浸润的CTL。Ⅱ期临床试验

GC33 作为二线治疗晚期肝细胞癌，185 例患者中 125 例接受了 codrituzumab 和 60 例接受安慰剂，两组之间具有相同的不良事件特征。codrituzumab 与安慰剂组的中位无进展生存期和总生存期分别为 2.6 个月与 1.5 个月（HR=0.97，P=0.87）和 8.7 个月与 10 个月（HR=0.96，P=0.82）。提示在先前治疗的 HCC 群体中，codrituzumab 没有显示临床获益，是否存在更高剂量的药物暴露改善结果仍然是未解决的问题。

（二）免疫刺激性单克隆抗体

在癌症免疫治疗中，单抗要么用来阻止免疫细胞上的免疫检查点，要么激动性结合共刺激受体。到目前为止，大多数免疫刺激性单克隆抗体以 TNF 受体超家族的共刺激分子为靶点进行测试，即 CD40、CD137、OX40 和 GITR（TNF 受体超家族成员 18）。这些单抗正在临床上开发用于实体肿瘤，但对肝癌尚没有数据可提供。urelumab（BMS-663513）是完全人抗 CD137 激动剂抗体，由于肝毒性停止了临床开发，但后来重新使用较低的剂量进行试验。

六、基因治疗

基因治疗是转移遗传物质（基因）到细胞中，以修改宿主细胞的基因表达图谱的治疗模式。转导的基因可以是天然的或人造的基因，编码天然或嵌合蛋白，或亚基因组序列，直接修改内源性基因的表达。应用的临床基因治疗载体大多数是病毒来源。最广泛使用的病毒载体是腺病毒，腺相关病毒（AAV）和逆转录病毒或慢病毒。AAV 和腺病毒具有 DNA 基因组，大多数以在游离形式存在，并且可在体内用于不同组织的转导，包括肝细胞和肿瘤细胞。AAV 载体具有 4.7kb 的线性单链 DNA 基因组，尽管其克隆容量小（4.7kb），但具有优异的耐受性和持续长时间的转基因表达，因此 AAV 已被广泛用于临床。腺病毒有一个线性双链 DNA 基因组，可以部分或全部删除，第一代腺病毒（低克隆能力和短期转基因的表达），已被后面的腺病毒超过，提供较大的克隆能力（36kb 的），可长时间表达转基因的能力，并且在体内具有低促炎效应。

另一种不同类型的载体是溶瘤病毒，可特异在癌细胞中选择性复制，由此导致肿瘤细胞溶解。溶瘤病毒可携带具有编码细胞因子的基因，如 GM-CSF。病毒诱导的濒死细胞释放的肿瘤抗原，由 APC 摄取和处理，激活抗肿瘤免疫力。不同类型编码 GM-CSF 的溶瘤病毒在临床试验中测试，包括腺病毒、单纯疱疹病毒和牛痘病毒。

临床经验表明，溶瘤病毒的抗肿瘤效果更多地取决于转基因的细胞因子和病毒诱导的免疫原性细胞死亡，导致免疫刺激作用，而不是载体的溶瘤性质。溶瘤病毒的更好设想是作为一个内部的疫苗，以启动过继性免疫反应，维持和扩大其他免疫治疗的抗肿瘤反应。

迄今为止，HCC 的免疫基因治疗已经使用了两种不同的病毒制剂。重复肿瘤内注射无复制性腺病毒，携带编码人 IL-12 的基因，显示是安全的。4 例患者两例出现 CD4$^+$ 和 CD8$^+$ T 细胞肿瘤浸润上升，10 例患者中 1 例出现肿瘤客观缓解。在另一项研究中，携带编码人 GM-CSF 基因的溶瘤痘病毒治疗 3 例 HCC 患者，1 例出现肿瘤缓解。然而，类似于腺病毒，加强的痘病毒在未注射的肿块不能产生肿瘤缓解。在 2013 年，比较两种剂量病毒药物的 II 期随机试验表明，治疗耐受性普遍良好，并在治疗 8 周后，疾病控制率达到了 46%，亚组间无差异。遗憾的是，晚期 HCC 患者随机 II b 期临床试验，该药物与最佳支持治疗比较，未能达到提高总生存期的主要终点。

七、联合治疗

尽管评估抗 CTLA-4 和抗 PD-1/PD-L1 的安全性和有效性的临床试验正在进行中，但不同的研究者已经开始评估免疫检查点抑制剂与其他药物，或抗 CTLA-4 与抗 PD-1 或 PD-L1 联合的效果。由于肿瘤使用多种机制逃避免疫反应，联合不同的免疫治疗药物治疗肝癌是一个有吸引力的方法。目前正在进行的联合研究总结于表 17-2。

表 17-2　肝细胞癌中基于 PD-1/PD-L1 阻断的联合治疗的研究

PD-1/PD-L1 阻断药物		联合的药物	作用机制	患者数目	病理	NCT 编号
联合其他免疫治疗	纳武利尤单抗	伊匹单抗	抗 CTLA-4	620	HCC	01658878
	德瓦鲁单抗	tremelimumab	抗 CTLA-4	144	HCC	02519348
	纳武利尤单抗	pexavec	含 GM-CSF 的溶瘤病毒	30	HCC	03071094
联合抗血管治疗	德瓦鲁单抗	雷莫芦单抗	抗 VEGFR2 抗体	144	HCC 和其他组织学	02572687
	帕博利珠单抗	乐伐替尼	TKI	30	HCC	03006926
	帕博利珠单抗	尼达尼布	TKI	18	HCC 和其他组织学	02856425
	卡瑞利珠单抗	阿帕替尼	TKI	30	HCC 和其他组织学	02942329
	PDR001	索拉非尼	TKI	50	HCC	02988440
联合其他靶向药物	纳武利尤单抗	galunisertib	TGF-β 抑制剂	75	HCC	02423343
	纳武利尤单抗	CC-122	多效途径调节	50	HCC	02859324
	帕博利珠单抗	XL888	Hsp90 抑制剂	50	HCC	03095781
	PDR001	INC280	c-met 抑制剂	108	HCC	02474537
	PDR001	FGF401	FGFR4 抑制剂	238	HCC	02325739
联合局部治疗	纳武利尤单抗	TACE	Ischaemia	14	HCC	03143270
	纳武利尤单抗	Y90	放射治疗	40	HCC	03033446
	纳武利尤单抗	Y90	放射治疗	35	HCC	02837029
	帕博利珠单抗	Y90	放射治疗	30	HCC	03099564

首先是与其他免疫检查点抑制剂结合使用。PD-L1 抗体 durvalumab 和 CTLA-4 抗体 tremelimumab 的联合治疗正在 HCC 进行 I/II 期试验评估。I 期研究入组 40 例患者，反应率为 25%，提示联合治疗可能比 durvalumab 单药治疗更有效，而且联合治疗具有可控的毒性特征：最常见的 3 级以上的治疗相关不良事件是无症状转氨酶增加（10%）。目前，正在进行全球 III 期试验，比较不同方案作为第一线治疗的疗效：durvalumab 单药治疗，两种类型的 durvalumab＋tremelimumab 联合治疗（方案 1 和 2）和索拉非尼单药治疗（NCT03298451）

在 CheckMate-040 试验中，评估纳武利尤单抗联合伊匹单抗（NCT01658878），初步结果已经报道，基于 49 例患者的疗效和安全性资料，FDA 再次加速批准纳武利尤单抗联合伊匹单抗二线治疗晚期肝癌。目前，在美国进行的随机 II 期临床试验，比较纳武利尤单抗加伊匹单抗联合治疗与纳武利尤单抗单药（NCT03222076）。另一个是在台湾进行的 II 期试验，以评估该联合单独治疗（NCT03510871）。

其次是与分子靶向药物联合。因为已经证明有几种抗血管生成抑制剂用于治疗 HCC，因此现在非常期待联合免疫检查点抑制剂，并且已经报道很有希望结果。目前正在进行 atezolizumab（PD-L1 抑制剂）加贝伐单抗联合治疗 HCC 患者，根据 2018 年 ESMO 会议报告的中期结果，反应率为 32%（23/73）。反应患者中，52% 患者持续 6 个月，26% 持续 12 个月或更长时间。大多数情况下，3～4 级治疗相关不良事件发生率为 27%（28/103），通常是高血压（10/103），虽然 2 例患者（2%）出现了 5 级治疗相关不良事件，但一般是可以耐受的，具有可管理的安全性。因此开始了全球Ⅲ期试验，比较这种联合治疗和索拉非尼单药作为一线治疗之间的生存结果（NCT03434379）。这种组合方法于 2020 年 5 月 29 日获得 FDA 批准，lenvatinib 是一种多种激酶受体信号的抑制剂，如血管内皮细胞生长因子受体（VEGFR1、2 和 3）以及成纤维细胞生长因子受体（FGFR 1、2、3 和 4），血小板衍生生长因子受体（PDGFR）α，c-Kit 和 RET 原癌基因。HCC 患者的Ⅲ期试验证明了这种药物对索拉非尼是非劣效的，因此允许作为一线治疗的新标准。在临床前研究中，已证明 Lenvatinib 可以增强抗 PD-1 抗体的活性，已经开始 lenvatinib 加帕博利珠单抗联合治疗各种类型癌症的临床研究。根据 2018 年的 ASCO 会议上的初步报告，26 例患者中反应率为 42%，中位无进展生存期为 9.69 个月。治疗一般耐受良好，虽然有些患者出现 3 级或更高的治疗相关不良事件，最常见的是转氨酶和血压升高（各占 17%）。SHR-1210 是抗 PD-1 抗体，联合阿帕替尼（酪氨酸激酶抑制剂，选择性作用于 VEGFR2）治疗的Ⅰ期试验，在 2018 年的 ASCO 会议上报告了 18 例 HCC 患者，反应率为 38.9%，中位无进展生存期为 7.2 个月。不良事件是可控的，只有 1 例患者因治疗相关的 3 级高胆红素血症而停止治疗。目前，卡瑞利珠单抗联合阿帕替尼对比索拉非尼一线治疗晚期肝细胞癌的Ⅲ期临床试验，以及卡瑞利珠单抗联合 FOLFOX4 系统化疗作为一线方案治疗晚期肝细胞癌的随机、开放标签、多中心 Ⅲ期研究均已开展。同时，许多早期临床研究，正在进行各种 PD-1 通路抑制剂和抗血管生成抑制剂联合治疗 HCC，包括纳武利尤单抗加 lenvatinib（NCT03418922）、纳武利尤单抗加 cabozantinib（NCT03299946）、纳武利尤单抗加贝伐单抗（NCT03382886）、帕博利珠单抗加 regorafenib（NCT03347292）、帕博利珠单抗加索拉非尼（NCT03211416）、PDR001（斯巴达珠单抗）加索拉非尼（NCT02988440）、avelumab 加 axitinib（NCT03289533）、durvalumab 加 ramucirumab（NCT02572687）等。

联合影响肿瘤微环境的癌症局部治疗，预计会增强免疫检查点抑制剂的效果。此外，有望通过刺激肿瘤相关抗原和新抗原从癌细胞释放进入血液，来增强治疗效果。而且，联合放疗和化疗药物预计会通过干扰 DNA 活动，诱导免疫原性细胞死亡，减少免疫抑制细胞如 Treg 细胞和细胞骨髓来源的抑制细胞，导致免疫检查点抑制剂的疗效更高。在 HCC 患者中，局部治疗如射频消融（RFA）和经导管动脉化疗栓塞（TACE）经常被用作标准治疗，许多临床研究开始局部治疗联合免疫检查点抑制剂，希望获得协同效应。在小鼠模型中，通过联合放疗和双重检查点阻断，获得了令人印象深刻的数据。放射线拓宽肿瘤内 T 细胞的受体库，抗 CTLA-4 消除肿瘤内 Treg 细胞，并促进 T 细胞的扩增和抗 PD1-PD-L1 的相互作用逆转 T 细胞的耗竭。在晚期肝癌，放射栓塞与检查点抑制剂联合，似乎是一个有前途的方法。初步研究探讨 18 例晚期肝癌使用索拉非尼，tremelimumab 与局部治疗联合是安全的，10 例可评价患者中，TACE 或 RFA 治疗的病灶外，4 例证实获得部分客观反应，在所有评估的患者中，肿瘤活检显示免疫细胞浸润。

在美国，正在进行纳武利尤单抗＋TACE 的Ⅰ期试验，纳武利尤单抗每 2 周静脉内给药 240 mg（NCT03143270）。在德国，已经开始进行Ⅱ期试验，TACE 以 8 周重复，联合纳武利尤单抗治疗，反应率作为主要疗效终点（NCT03572582）。已在英国启动一项Ⅰ/Ⅱ期试验，评估帕博利珠单抗与使用多柔比星的 TACE 联合，TACE 后 30 或 45 d 开始帕博利珠单抗（200 mg）治疗，随后以 3 周重复，旨在评估安全性和有效性（NCT03397654）。tremelimumab＋RFA 或 TACE 联合的初步研究，tremelimumab 以 4 周的间隔给药，并且在第 36 天应用局部治疗。32 例 HCC 患者，没有发现剂量限制的毒性，在 19 例可评估的患者中，有 5 例患者（26.3%）消融或 TACE 治疗的区域获得部分反应用。发现 1 例患者在治疗开始后 8 周出现肿瘤生长，但此后肿瘤迅速缩小。中位无进展生存期为 7.4 个月，中位生存期为 12.3 个月。肿瘤活组织检查显示 tremelimumab 治疗后细胞毒 T 细胞数目显著增加。

除上述研究外，还有以下临床研究正在进行中：一项Ⅱ期试验纳武利尤单抗联合放射性栓塞使用钇-90（NCT03033446），Ⅱ期试验 durvalumab＋tremelimumab＋放疗联合（NCT03482102），Ⅰ/Ⅱ期试验帕博利珠单抗联合局部溶瘤病毒 talimogene laherparepvec 免疫治疗（NCT02509507）等。

最后，比较抗 PD-1 治疗前后肿瘤内免疫细胞浸润的研究显示，治疗反应不佳的患者中，肿瘤相关效应记忆 T 细胞显著较少，扩增并避免耗竭此 T 细胞亚群，将有利于改善联合治疗。

第五节 生物标志物

发现预后标志物，将有助于确定患者是否受益于免疫检查点抑制剂的治疗是重要的。已经进行了不同的试验研究，以更好地了解哪些 HCC 患者对检查点抑制剂的治疗做出反应，以及如何发生。必须考虑到与其他癌症患者不同，因为大多数 HCC 患者也患有慢性病毒性肝炎。

tremelimumab 具有显著的抗病毒作用，在单独使用 tremelimumab 的试验中，HCV 病毒载量中位值从第 0 天的 3.78×10^5 IU/mL 降至第 120 天的 3.02×10^4 IU/mL（$n=11$，$P=0.011$）和第 210 天的 1.69×10^3 IU/mL（$n=6$，$P=0.017$）。大多数患者随访至少 3 个月，观察到病毒载量下降的过程，3 例患者在随访期间出现短暂的完全病毒反应。在 tremelimumab 联合消融的试验中，也证实了抗病毒活性，14 例可定量的 HCV 患者中，3 个月后 12 例患者病毒载量降低，HCV 病毒载量中位值从 1275×10^3 IU/mL 降至 351×10^3 IU/mL。产生针对抗病毒反应见于 75％免疫反应的患者（定义为在任何时间，血清总 IFN-α 增加＞5 倍），相对于没有免疫反应的患者仅 20％。IL-6 早期下降的患者，发生病毒反应的概率（100％）高于 IL-6 值升高的患者（43％）。抗肿瘤作用与上述抗病毒作用或患者特征（包括全身炎症信号如 C 反应蛋白）无关。

第二个 tremelimumab 试验中，在消融之前从一些患者获得肿瘤活组织检查（两次 tremelimumab 后），然后通过多色流式细胞仪检测各周期后的外周血 CD3、CD4、CD8、CD38 和 HLA-DR 阳性细胞数，并与入组前获得的存档样品进行比较。有趣的是，tremelimumab 治疗后，外周血活化的 $CD4^+$ 和 $CD8^+$ T 细胞数量增加，而且 $CD8^+$ T 细胞的增加特别强烈和持久。在 6 例配对肿瘤样本的患者中，观察到 $CD3^+$ 和 $CD8^+$ 细胞均有所增加，但差异无统计学意义，可能是因为病例数量较少。tremelimumab 客观缓解的患者比无反应者，在未消融的病灶中具有更高的 $CD3^+$ 和 $CD8^+$ 浸润。卡瑞利珠单抗也成为国内首个获批用于肝癌的 PD-1 的抑制剂。不幸的是，消融治疗对于 T 细胞浸润的效果无法评估，而且患者的预后不存在显著差异；因此，TACE/RFA 导致的免疫细胞浸润与 CTLA-4 阻断之间的协同作用，仍然只是一个吸引人的假设，需要进一步研究确认。

尚未有关于 CheckMate-040 试验的综合生物标志物分析报告。在新鲜或存档肿瘤标本中，对纳武利尤单抗治疗前的 PD-L1 表达进行研究，发现阳性率是非常低的。即使肿瘤细胞任何强度的 1％的膜 PD-L1 染色作为截点值，在 174 例可评估的患者中，也只有 20％具有 PD-L1 阳性肿瘤。在 PD-L1 阳性患者中有 26％发生了客观缓解，而在 PD-L1 阴性患者中为 19％，因此提示 PD-L1 表达作为标志物不适合患者选择。目前还没有肿瘤基质细胞 PD-L1 表达与纳武利尤单抗反应相关性更高的报道。

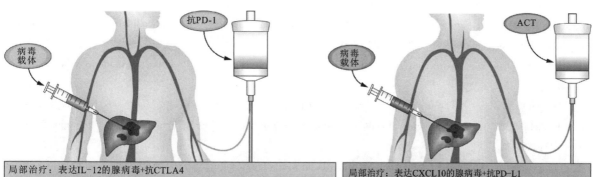

第六节 总结与展望

总之，联合免疫治疗是肝癌一个有前途的治疗选择（图17-5），虽然全身使用各检查点抑制剂和免疫刺激抗体，可能存在一定的毒性。目前，对 atezolizumab 和 bevacizumab 联合一线治疗，已获得 FDA 批准用于 HCl 一线治疗，以及加速批准索拉非尼耐药 HCC 中纳武利尤单抗和帕博利珠单抗治疗，基于吸引人的反应率和反应持续时间。卡瑞利珠单抗也成为国内首个获批用于肝癌的 PD-1 的抑制剂。不幸的是，在Ⅲ期试验中，二线帕博利珠单抗与安慰剂的比较（NCT02702401）未达到设计标准，且一线纳武利尤单抗与索拉非尼的试验已宣布为阴性。上述结果应该缓和关于 HCC 免疫治疗的盲目乐观情绪。而且免疫肿瘤学药物存在超进展的情况，以及非常规获益患者（由于持久反应会促进肿瘤进展），仍然需要进一步确认。在治疗顺序中如何加入免疫肿瘤药物是具有挑战性的，部分是由于二线帕博利珠单抗和在一线纳武利尤单抗的负面结果。与已有疗效的药物或与具有不同机制的免疫肿瘤学药物的联合使用，也仍将需要进行研究。多药物的联合治疗有可能会逐渐进入到前线治疗，但需要等待强劲的生存数据。

局部治疗：表达IL-12的腺病毒+抗CTLA4
全身治疗：抗PD-1单克隆抗体

使用免疫刺激细胞因子和单抗的全身治疗的局限性
　IL-12是一个潜在但是有毒的免疫刺激细胞因子，它可以激活T细胞和NK细胞，但又增加Treg细胞和PD-L1的表达
　联合单抗是协同的但是会增加毒性
治疗策略
　常用抗PD-1和局部抗CTLA-4来避免全身毒性；另外，抗CTLA-4可以抵消IL-12诱导的Treg细胞扩张，而抗PD-1则抵消IL-12引起的PD-L1上调

局部治疗：表达CXCL10的腺病毒+抗PD-L1
全身治疗：过继细胞回输治疗（ACT）

过继细胞回输治疗的局限性
　效应细胞难以渗透入肿瘤块中
　高度免疫抑制的肿瘤微环境中注射细胞产生效应功能的能力下降
治疗策略
　全身性ACT和局部注射同时表达T细胞诱导剂（如CXCL10）和一个PD-1、PD-L1抑制剂的载体来阻止T细胞耗竭

图 17-5　未来肝癌临床治疗的策略

同样，基因治疗可用于增强 ACT，通过操纵肿瘤表达趋化因子和检查点阻断，吸引效应 T 细胞到达肿瘤组织，并解除其抑制（图17-3）。使用针对磷脂酰肌醇蛋白聚糖 3 的 CAR-T 细胞的临床前数据已经发表，使用靶向 CAR-T 细胞途径的磷脂酰肌醇蛋白聚糖 3 的两个临床试验已经开始或即将启动（NCT02723942、NCT02932956）。我们研究人员正在测试以 AFP/GPC3 为靶点的 CAR-T 治疗。然而，AFP 也可以在健康组织中表达，所以目前还不清楚这种策略的抗肿瘤特异性如何。CAR-T 在 CD19[+] 白血病中取得了巨大的成功，但实体瘤不明显。原因可能是肿瘤靶抗原的特异性、治疗性细胞穿透不强，以及恶性肿瘤免疫抑制性微环境（缺氧，酸中毒，营养物消耗，肿瘤衍生的免疫抑制分子，各种免疫抑制细胞包括肿瘤相关巨噬细胞，调节性 T 细胞和骨髓来源的抑制细胞）。

最后，HCC 的全身治疗领域，在过去 10 年中经历了重大变革。不同药物阳性和阴性的试验结果，以及用于评估其疗效的终点，带来大量新的信息，导致医学和研究方面的进展已经必然发生，

但怎样给患者带来积极的预后，还是需要不断地研究。只有开放的观点，才能进一步促进该领域的发展，而限于以前教条和惯例，或引入未经验证的终点或试验设计，将阻碍创新进步，并最终提供糟糕的医疗服务给患者。

冯　刚

参 考 文 献

[1]　Kudo M.Immune Checkpoint Inhibition in Hepatocellular Carcinoma：Basics and Ongoing Clinical Trials[J].Oncology,2017,92 Suppl 1：50-62.

[2]　Kurebayashi Y,Ojima H,Tsujikawa H,et al.Landscape of immune microenvironment in hepatocellular carcinoma and its additional impact on histological and molecular classification[J].Hepatology,2018,68(3)：1025-1041.

[3]　Llovet JM,Zucman-Rossi J,Pikarsky E,et al.Hepatocellular carcinoma[J].Nat Rev Dis Primers,2016,2：16-18.

[4]　Obeid JM,Kunk PR,Zaydfudim VM,et al.Immunotherapy for hepatocellular carcinoma patients：is it ready for prime time？[J].Cancer Immunol Immunother,2018,67(2)：161-174.

[5]　Prieto J,Melero I,Sangro B.Immunological landscape and immunotherapy of hepatocellular carcinoma[J].Nat Rev Gastroenterol Hepatol,2015,12(12)：681-700.

[6]　Dika IE,Khalil DN,Abou-Alfa GK.Immune checkpoint inhibitors for hepatocellular carcinoma[J].Cancer,2019,125(19)：3312-3319.

[7]　Greten TF,Sangro B.Targets for immunotherapy of liver cancer[J].J Hepatol,2017,68(1)：S0168827817322870.

[8]　Ringelhan M,Pfister D,O'Connor T,et al.The immunology of hepatocellular carcinoma[J].Nat Immunol,2018,19(3)：222-232.

[9]　Iñarrairaegui M,Melero I,Sangro B.Immunotherapy of Hepatocellular Carcinoma：Facts and Hopes[J].Clin Cancer Res,2018,24(7)：1518-1524.

[10]　Nakagawa H,Mizukoshi E,Kobayashi E,et al.Association Between High-Avidity T-Cell Receptors,Induced by α-Fetoprotein-Derived Peptides,and Anti-Tumor Effects in Patients With Hepatocellular Carcinoma[J].Gastroenterology.2017,152(6)：1395-1406.

[11]　Duffy AG,Ulahannan SV,Makorova-Rusher O,et al.Tremelimumab in combination with ablation in patients with advanced hepatocellular carcinoma[J].J Hepatol.2017,66(3)：545-551.

[12]　Bruix J,da Fonseca LG,Reig M.Insights into the success and failure of systemic therapy for hepatocellular carcinoma[J].Nat Rev Gastroenterol Hepatol.2019,16(10)：617-630.

[13]　Giannini EG,Aglitti A,Borzio M,et al.Overview of Immune Checkpoint Inhibitors Therapy for Hepatocellular Carcinoma,and The ITA.LI.CA Cohort Derived Estimate of Amenability Rate to Immune Checkpoint Inhibitors in Clinical Practice[J].Cancers(Basel).2019,30；11(11),pii：E1689.

第十八章

其他癌症的免疫治疗进展

第一节 卵 巢 癌

卵巢癌中最常见的是上皮性卵巢癌（epithelial ovarian cancer，EOC），目前主要治疗手段仍是肿瘤细胞减灭术和基于铂类的化疗（30 年前提出）。尽管有外科手术和辅助化疗的前沿治疗，Ⅲ 期或Ⅳ 期卵巢癌患者的 5 年生存率仍低于 25％。由于 80％以上对初始药物化疗有反应的患者，大多数终会出现耐药和复发。虽然近年来将贝伐珠单抗靶向治疗联合化疗，几种 PARP 抑制剂（olaparib，niraparib 和 rucaparib）现在可用作 BRCA1/BRCA2 突变的高级别浆液性卵巢癌（high grade serous ovarian cancer，HGSOC）治疗或维持治疗，但总生存并没有被显著改善。因此，对这些患者来说，急需新的治疗策略。对免疫功能的分子基础和癌细胞的免疫调节机制更进一步的理解，为肿瘤免疫治疗带来了令人瞩目的进展。

基于多种原因，卵巢癌是一种适用于免疫治疗的理想肿瘤类型。首先，卵巢癌本身并没有骨髓或其他部位来源的免疫抑制细胞。而且卵巢癌的标准细胞毒性治疗可以在短期内导致免疫抑制细胞数量的下降，虽然影响是有限的。其次，即使是晚期卵巢癌仍有相当患者保持着不错的 PS 评分和令人满意的营养状况（除了与癌症相关的肠道功能障碍者）。此外，大多数卵巢癌的患者（即使是Ⅳ 期患者）最初也会对细胞毒性药物有反应，往往可以存活几十个月甚至数年；因此，无论是通过免疫接种策略还是其他形式的免疫调节治疗，患者往往具有足够的时间建立有效的免疫防御机制。

相当多的临床前实验，支持多种免疫疗法在卵巢癌治疗中的潜力，包括肿瘤疫苗治疗和免疫细胞的输注治疗。肿瘤患者的免疫抑制状态是一个多步骤的、多环节相互作用的过程，在几个免疫调节网络关键的点上进行干预，可以重新诱导机体对肿瘤的免疫排斥反应。临床研究也证实，CD3$^+$、CD8$^+$的肿瘤浸润 T 细胞与卵巢癌患者的 OS 显著改善正相关。

近年来免疫检查点抑制剂已经陆续被美国 FDA 批准用于多种恶性肿瘤，如黑色素瘤、肺癌、肾细胞癌、膀胱癌、经典的霍奇金淋巴瘤、乳腺癌和食管癌。2017 年 5 月，FDA 加速审批帕博利珠单抗用于 MSI-H 或 dMMR 的肿瘤患者，总体有效率可达 46％，MSI-H 或 dMMR 患者也包括卵巢癌。但目前仍缺乏对卵巢癌有针对性的免疫治疗模式与药物。

一、免疫检查点抑制剂

尽管 PD-L1 在卵巢癌中高表达，针对 PD-1/PD-L1 或 CTLA-4 的免疫检查点抑制剂，作为单一药物显示出轻度的反应率，10％～15％。2012 年的研究中首次观察到 PD-1 抑制剂纳武利尤单抗在卵巢癌中具有潜在治疗价值，17 例接受治疗的卵巢癌患者中，1 例（6％）PR，3 例（18％）在持续 24 周的时间内 SD。随后，20 例接受纳武利尤单抗治疗的卵巢癌患者，总体反应率是 15％，而疾病控制率达到 45%。2015 年 ASCO 年会上报道了另外 2 个免疫检查点抑制剂——PD-L1 抗体 avelumab 和 PD-1 抗体帕博利珠单抗在卵巢癌中的疗效。75 例既往接受过多程治疗的卵巢癌患者，avelumab 治疗后 8 例 PR，33 例 SD，没有 CR，疾病控制率为 54.7%。在帕博利珠单抗的 Ib 期 KEYNOTE-028 研究中，26 例肿瘤细胞表达 PD-L1＞1% 的接受过多程治疗的卵巢癌患者中，1 例 CR，2 例 PR，6 例 SD，疾病控制率为 34.6%。有关 CTLA-4 抑制剂伊匹单抗用于铂类敏感的卵巢癌治疗的 Ⅱ 期研究目前只有 1 项，并且已中止。

总体上讲，免疫检查点抑制剂在卵巢癌的反应率不高，可能原因是，与其他癌症相比，卵巢癌具有较低的内在肿瘤免疫原性和较少的肿瘤突变负荷；卵巢癌中浸润性 T 细胞上表达多种抑制性受体；或者其他多个免疫检查点表达补偿性上调。因此，免疫检查点抑制剂的联合治疗可能为较为理想的临床策略，如抗 CTLA-4 和抗 PD-1 的联合，检查点抑制剂与化疗的组合，如脂质体多柔比星（JAVELIN Ovarian 200，NCT02580058），或 DNA 去甲基化药物（METADUR，NCT02811497），抗血管生成药物（贝伐珠单抗、atezolizumab 和 niraparib 治疗复发性卵巢癌）和 PARP 抑制剂（TOPACIO、NCT02657889144 和 MEDIOLA）。

二、肿瘤疫苗治疗

最近，治疗性癌症疫苗领域的新发展已经表明 DC 疫苗可能在治疗卵巢癌中有效。MUC-1 是一种重度糖基化的 1 型跨膜蛋白，在包括结直肠癌、胰腺癌和卵巢癌在内的大量癌症中过度表达。目前多种 MUC-1 疫苗正在开发中，CVac（Prima BioMed）是对卵巢癌具有潜在治疗效果的 MUC-1 疫苗。在 CAN-003 的 Ⅱ 期研究中，63 例在二线治疗后完全缓解的上皮性卵巢癌患者接受 CVac 治疗，PFS 和 OS 均获得延长。MSLN-Hsp70 蛋白质是将单链抗体（single-chain variable fragment，scFv）与间皮素 MSLN（MSLN 是在胰腺和卵巢肿瘤中过表达的抗原）和来自结核分枝杆菌的热休克蛋白（Hsp70）相结合产生的蛋白质。在该疫苗系统中，结核 Hsp70 激活 DC，并且因为融合蛋白将 DC 激活定位于表达 MSLN 的细胞，从而立即识别肿瘤抗原。在卵巢癌小鼠模型中，显著减缓了肿瘤生长，延长了生存时间，原因可能是增强了肿瘤特异性 CD8+ T 细胞应答。同时使用多种肿瘤抗原可提高 DC 疫苗的效力，基于肿瘤细胞的裂解物全肿瘤细胞的 DC 疫苗是理想的策略，在临床前研究中发现对抗卵巢癌有效。在临床中，在接受 DC 疫苗的 5 例患者中，2 例具有 24 个月或更长的 PFS（NCT01132014）。

理想的肿瘤相关抗原（TAA）应该是在正常组织中无表达或少表达，但在肿瘤中高表达；但目前基本没有完全符合所有要求的 TAA，但肿瘤-睾丸抗原（cancer-testis antigen，CTA）家族最接近。有来自 1 000 多例卵巢癌患者的研究数据说明，高达 40% 的患者表达 NY-ESO-1。使用 NY-ESO-1 的重叠长肽（OLP）与两种不同佐剂制剂 montanide 和 Poly-ICLC 组合的肽疫苗，91% 的患者显示了 NY-ESO-1 特异性 CD8+ T 细胞和 NY-ESO-1 特异性抗体应答。已经有许多基于 NY-ESO-1 的临床试验在卵巢癌患者中进行，最近的一项回顾性分析结果显示，接受疫苗接种的患者，NY-ESO-1 阳性较 NY-ESO-1 阴性的肿瘤患者具有 2 年 OS 生存优势。虽然需要大规模的随机临床试验加以证实，但以 NY-ESO-1 为靶点的免疫疫苗治疗将成为卵巢癌有希望的治疗方法。卵巢癌中肽疫苗的另外的潜在靶点包括 p53、Her-2 和 CA125。

三、过继细胞免疫治疗

在卵巢癌中，有两个正在进行的试验评估 TIL 的功效（NCT02482090，NCT01883297）。靶向 MUC16 的工程化 T 细胞（NCT02498912）、间皮素（NCT01583686）和 NY-ESO-1（NCT01567891，NCT02457650）的 Ⅰ 期研究也正在进行中。尽管有引人注目的反应被观察到，但大多数临床反应是短暂的，最终肿瘤仍会复发。原因是工程设计 T 细胞有限的生存时间和功能被抑制。最近的报道表明，体外扩增并维持记忆性干细胞样 T 细胞（T stem cell memory，Tscm），能够有更持久维持治疗反应。通过输入不太成熟的，类似干细胞样的 T 细胞将有助于延长和补充这些工程设计 T 细胞在体内的活性。

第二节 乳 腺 癌

全球在 2018 年有 200 万乳腺癌（breast cancer，BC）新病例和 60 万人死亡。由于超过 5％～11％的是转移性疾病，并且早期 BC 患者部分最终会出现远处复发，因此仍然被认为是一种无法治愈的疾病。然而，除了晚期 BC 患者应用 BRCA 突变的 PARP 抑制剂之外，细胞毒药物仍然是未选择的三阴 BC（TNBC）患者的金标准。虽然免疫治疗改善了各种癌症的预后（例如，黑色素瘤、肺癌、肾透明细胞癌和子宫内膜癌），但 BC 经典被认为是免疫敏感性较低的疾病，原因可能与 BC 中体细胞突变发生率低有关（约 1/Mb，而黑色素瘤或肺癌约 10/Mb）。然而，部分乳腺癌也是"炎症"肿瘤，并且在各亚型之间存在显著差异，有理由支持基于免疫的方法，而且最近靶向 PD-1/PD-L1 的数个临床研究，初步结果有希望（表 18-1）。

一、免疫检查点抑制剂

（一）晚期乳腺癌的研究

目前 FDA 和/或 EMA 已经批准帕博利珠单抗用于多种恶性肿瘤。在 KEYNOTE-012 Ib 期中，32 例 PD-L1 阳性（定义为≥1％）转移性 TNBC 患者给予帕博利珠单抗。ORR 为 18.5％，2 年生存率为 22％。值得注意的是，基线 LDH 水平与肿瘤的快速进展相关。在 KEYNOTE-086 Ⅱ期研究中，转移性 TNBC 患者给予帕博利珠单抗 200 mg 每 3 周，直至疾病进展，无法忍受的毒性，或研究者决定治疗 2 年。在 170 例既往治疗的患者队列 A 中，ORR 为 5.3％（2 例完全反应和 7 例部分反应），PD-L1 阳性患者为 5.7％，PD-L1 阴性患者为 4.7％。中位 PFS 和 OS 分别为 2 个月和 9 个月，但在 PD-L1 阳性和 PD-L1 阴性人群之间没有差异。在 84 例未治疗和 PD-L1 阳性肿瘤的队列 B 中，ORR 为 21.4％（4 例 CR 和 14 例 PR），PFS 和 OS 分别为 2.1 个月和 18 个月。总之，上述结果表明，在早期治疗和 PD-L1 阳性患者中，帕博利珠单抗作为单一药物治疗转移性 TNBC 具有较高的有效率。

由于临床前证据支持化疗与抗 PD-1/PD-L1 药物之间的协同作用，因此，已经在各种环境中评估了细胞毒化疗和抗 PD-1/PD-L1 抑制剂在乳腺癌患者中的联合，包括晚期和早期阶段。在多中心、单臂、开放标签的 Ib/Ⅱ期研究（ENHANCE-1/研究 218/KEYNOTE-150）中，在先前治疗的 107 例转移性 TNBC，帕博利珠单抗与 eribulin 联合。ORR 为 26.2％（3 例 CR 患者和 25 例 PR 患者），值得注意的是，ORR 对于 PD-L1 状态（PD-L1 阳性为 30％，PD-L1 阴性为 22％）或之前的化疗暴露（29％ vs 22％）没有显著差异。中位 PFS 和 OS 分别为 4.2 个月和 17.7 个月，提示 eribulin 与帕博利珠单抗的组合在转移性 TNBC 患者具有抗肿瘤活性。在多中心 GP28328 的 Ib 期研究中，33 例 TNBC 队列，阿特珠单抗与纳米紫杉醇化疗联合。ORR 为 39.4％，中位 PFS 和 OS 分别为 5.5 个月和 14.7 个月。根据治疗前状态比较，ORR 没有显著差异，但一线治疗与二线或更晚治疗有差异（53.8％ vs 30％）；PD-L1 阳性与 PD-L1 阴性（41.4％ vs 33.3％）相比，前者获益更高。因此，联合纳米紫杉醇与阿特珠单抗是可行的，具有抗肿瘤作用。Ⅲ期随机 KEYNOTE-119 研究在治疗后的转移性 TNBC 中，将帕博利珠单抗与医生选择的化疗（卡培他滨，eribulin，吉西他滨或长春瑞滨）进行比较，并根据 PD-L1 表达进行分层（但不是选择），目前的报告是 OS 未达到研究设计。

临床肿瘤免疫治疗学

表 18-1 乳腺癌免疫治疗研究试验的阶段性概况

阶段	PD(L)-1 抗体	单药(S)或联合	名称	疾病	治疗一线	ORR	PFS(月)	OS(月)
I	atezolizumab	S	PCD 4 989 g	M+TNBC	>1 L	1 L=24% 2 L=6%	1.4	17.6
Ib	pembrolizumab	S	KEYNOTE-012	M+TNBC	>1 L	18.5%	6个月 PFS 24%	12 个月 OS=43%
Ib	pembrolizumab	S	KEYNOTE-028	HR⁺HER2⁻ PD-L1⁺, LA 或 M+BC	>1 L	12.0%	NA	NA
Ib	pembrolizumab	化疗	KEYNOTE-173	LA TNBC	新辅助	pCR=60%	NA	NA
Ib	pembrolizumab	Abemaciclib	JPCE	HR⁺, HER2⁻, M+BC	2 L/3 L	14.3%	NA	NA
Ib	avelumab	S	JAVELIN	M+BC	>1 L	TNBC:5.2%	NA	NA
Ib	atezolizumab	纳米紫杉醇	GP28328	M+TNBC	1~3 L	39.4%	5.5	14.7
Ib/II	pembrolizumab	赫赛汀	KEYNOTE-01 (PANACEA)	赫赛汀耐药		PD-L1⁺=15%, PD-L1⁻=0	PD-L1⁺:2.7, PD-L1⁻:2.5	PD-L1⁺:未达到 PD-L1⁻:7.0
II	durvalumab	Olaparib	MEDIOLA	HER2⁻ gBRCAm M+BC	>1 L	63%	8.2	NA
II	pembrolizumab	S	KEYNOTE-086	M+TNBC	>2 L	5.3%	2.0	9.0
II	pembrolizumab	卡培他滨	NCT03044730	LA 或 M+激素耐药或 TNBC	>2 L	14%	4.1	15.4

续表

阶段	PD(L)-1抗体	单药(S)或联合	名称	疾病	治疗一线	ORR	PFS(月)	OS(月)
II	pembrolizumab	紫杉醇或卡培	NCT0273420290	LA或M+TNBC	1L或2L	Cape=43%, Taxol=25%	NA	NA
II	pembrolizumab	niraparib	TOPACIO	LA或M+TNBC	1~5L	21%	2.5	NA
II	pembrolizumab	S	TAPUR	M+BC, TMB^high (>9/Mb)	>3L	21%	2.6	7.9
II	atezolizumab	纳米紫杉醇+cobimetinib	COLET	LA或M+TNBC	1L	34%	6个月 PFS=40.5%	6个月 OS=84.1%
II-R	pembrolizumab	标准化疗	I-SPY2trial	LATNBC	新辅助	P=62% 对照=22%	NA	NA
II-R	pembrolizumab	eribulin	KEYNOTE-150 (ENHANCE 1)	M+TNBC	1~3L	26.1%	$P+E$=4.1, E=4.2	17.7
II-R	nivolumab	doxo或cyclo或放疗	TONIC	M+TNBC	1L->3L	Doxo=35% Cyclo=8% 放疗=8%	NA	NA
II-R	durvalumab	纳米紫杉醇+标准EC	GeparNuevo	LATNBC (cT2-cT4a-d)	新辅助	pCRDurva=53.4% pCR安慰剂=44%	NA	NA
III	pembrolizumab	S	KEYNOTE-119	M+TNBC	2~3L	4.8%	NA	不优于CT
III	atezolizumab	纳米紫杉醇	IMPASSION-130	LA或M+TNBC	1L	Atezo:56% 对照:46%	Atezo:7.2 对照:5.5	Atezo:21.0 对照:18.7

在大型 Ⅰ 期 KEYNOTE-028 中，帕博利珠单抗用于 25 例反复治疗后的 ER$^+$/HER-2 患者。中位随访时间为 9.3 个月，ORR 为 12%（3 例）。中位反应持续时间为 12 个月。安全性分析与先前帕博利珠单抗的其他研究报告一致。因此，帕博利珠单抗后线治疗 PD-L1 阳性的受体阳性乳腺癌具有可检测的抗肿瘤活性。

在一项纳入 28 例转移性 TNBC 患者的 Ib 期研究中，帕博利珠单抗（每 21 天静脉注射 200 mg）与紫杉醇（每周 80 mg/m^2）或卡培他滨（2000 mg BID）联合一线治疗。在卡培他滨和紫杉醇治疗的患者中，ORR 分别为 43%（5 例 PR，1 例 CR，2 例 SD）和 25%（1 例 CR，1 例 PR，3 例 SD）。在单臂 Ⅱ 期研究中，HER-2 阴性（TNBC 或内分泌-难治性激素受体阳性）转移性乳腺癌患者，帕博利珠单抗与卡培他滨联合。29 例可评估的患者，中位 PFS 为 4.1 个月，中位 OS 为 15.4 个月，而 ORR 为 14%（$n=4$），SD 为 41%（$n=12$）。TNBC 和激素受体阳性的转移性乳腺癌患者的结果相似。

在随机 Ⅱ 期研究中，在 88 例激素受体阳性/HER-2 阴性转移性乳腺癌患者中评估了 eribulin 有或没有帕博利珠单抗的有效性。患者 1∶1 随机分配，每 21 天接受 1 mg/kg 的 eribulin±帕博利珠单抗 200 mg。在疾病进展的情况下，对照组患者允许交叉至单药帕博利珠单抗。中位 PFS 相似（帕博利珠单抗为 4.2，对照为 4.1 个月，$P=0.33$），ORR 和 OS 也无差异。PD-L1 阳性，与帕博利珠单抗的有效性没有联系。

早期研究了阿特珠单抗在各种晚期恶性肿瘤中的活性，包括 TNBC。116 例转移性 TNBC 的患者（115 例可评估的疾病），有或没有事先治疗，有或没有 PD-L1 表达。每 3 周给予阿特珠单抗（15 或 20 mg/kg 静脉注射或固定剂量 1 200 mg）。在整体人群中，ORR 和 DCR 分别为 10% 和 13%，但结果高度依赖于治疗前状态（一线治疗患者 ORR 和 DCR 分别为 24% 和 29%；而第一线以上治疗的患者分别为 6% 和 10%）和 PD-L1 表达状态（PD-L1 阳性，ORR 和 DCR 分别为 12% 和 15%，阴性为 0% vs 5%）。第一线治疗或 PD-L1 阳性患者中 OS 分别为 17.9 个月和 10.1 个月，在已经治疗或 PD-L1 阴性患者中为 7.3 个月和 6 个月。值得注意的是肝转移、高 LDH 水平、肿瘤负荷和一般状态不佳，与更差的结果相关。因此，与帕博利珠单抗相似，证明阿特珠单抗在 TNB 患者中具有一定的治疗效果，特别是在第一次和 PD-L1 阳性肿瘤中进行治疗。

在随机 Ⅲ 期 IMpassion-130 研究中，转移性 TNBC 患者，一线随机接受纳米紫杉醇（100 mg/m^2，D1、D8、D15）加阿特珠单抗（800 mg，D1、D15）或安慰剂治疗，共纳入 902 例患者（每组 451 名患者），其中 369 例患者（40%）PD-L1 阳性。中位随访时间为 12.9 个月，阿特珠单抗显著增加 PFS（中位数为 7.2 个月 vs 5.5 个月，$P=0.002$）。并且，在 PD-L1 阳性患者亚组中，PFS 的增加更为明显（7.5 个月 vs 5 个月，$P<0.001$）。OS 在两个人群没有显著差异（中位数为 23 个月 vs 17.6 个月，$P=0.08$）。然而，PD-L1 阳性亚组中，观察到 OS 具有临床意义的改善（中位数为 25 个月 vs 15.5 个月）。值得注意的是，在最近报道的更新中，中位 OS 在各组之间仍然没有显著差异（21 个月与 18.7 个月，$P=0.07$），PD-L1 阳性 OS 具有差异（中位数 25 个月 vs 18 个月，没有 P 值报告）。其他变量也有利于阿特珠单抗：ORR 显著增加（总体和 PD-L1 阳性患者分别为 45.9%～56% 和 42.8%～56.9%），完全反应增加（总体和 PD-L1 阳性患者分别为 1.6%～7.1% 和 1.1%～10.3%，）并且反应持续时间增加（总体和 PD-L1 阳性患者从 5.6～7.4 个月到 5.5～8.5 个月）。恶心、咳嗽、中性粒细胞减少，发热和甲状腺功能减退最常见于阿特珠单抗组，3～4 级事件常见的是中性粒细胞减少、周围神经病变、疲劳和贫血症。接受阿特珠单抗治疗的患者中有 15.9% 的患者由于 AE 而停止治疗（阿特珠单抗或纳米紫杉醇），安慰剂组为 8.2%。基于上述结果，FDA 最近批准了阿特珠单抗治疗成人不可切除的局部晚期或转移性 TNBC 患者，具有 PD-L1 阳性（通过 FDA 批准的 VENTANA IHC 确定）。值得注意的是，适应证在加速批准下获得的，需要验证试

验确认临床获益。因此，正在进行或最近完成的试验中，阿特珠单抗与其他化疗方案相结合的一线治疗，包括 IMpassion 131 研究，与 IMpassion 130 相似，正在分析中。IMpassion 132 研究阿特珠单抗联合卡铂-吉西他滨或卡培他滨，用于在蒽环类抗生素/紫杉烷辅助/新辅助治疗后早期复发（<12 个月）患者。

最近完成的 KEYNOTE-355 研究中，比较化疗加帕博利珠单抗与化疗加安慰剂，一线治疗转移性或局部复发不能手术的 TNBC 患者。在正在进行的 SAFIR 02 研究中，HER-2 阴性，TNBC 或 ER＋/内分泌抗性转移性乳腺癌患者，接受一线或二线细胞毒治疗，具有稳定疾病或客观反应的患者，继续维持化疗或 durvalumab 免疫治疗。

avelumab 是一种抗 PD-L1 IgG1 单克隆抗体，可抑制 PD-1 与 PD-L1 之间的相互作用，但不能抑制 PD-1/PD-L2 之间的相互作用。在 JAVELIN Ib 期研究中，一组包括 58 例 TNBC 在内的转移性 BC 患者接受了 10 mg/kg，每周 2 次治疗。总体的 ORR 为 3%，TNBC 略高（ORR＝5.2%）。反应低可能的解释是，反复治疗的患者百分比高（超过 50% 的患者三线以上治疗）。

（二）早期癌症的研究

在 Ⅱ 期 I-SPY 2 临床试验，入组 69 例 HER-2 阴性患者，帕博利珠单抗每周 200 mg 联合紫杉醇，在 29 例 TNBC 患者中，帕博利珠单抗将估计的 pCR 率从 20% 增加至 60%。值得注意的是，在 40 例高风险 ER^+/$HER2^-$ 患者中，pCR 也从 13% 提高到 34%。在 KEYNOTE-173 Ib 期研究中，60 例患有局部晚期 TNBC 的患者接受了帕博利珠单抗的新辅助治疗，联合不同的化疗方案，总体 pCR 率为 60%。3 级或更多不良事件是常见的，包括中性粒细胞减少症（73%）、发热性中性粒细胞减少症（22%）、贫血症（20%）和血小板减少症（8%）。

在 GeparNuevo 随机 Ⅱ 期试验中，174 例 TNBC 随机接受 1.5g 的 durvalumab 或安慰剂，与每周 1 次的纳米紫杉醇联合。在 durvalumab 治疗的患者中，pCR 在数值上更高（53.4% 对安慰剂为 44.2%），但差异无统计学意义。两个治疗组中基质 TIL 与 pCR 相关，而基线时肿瘤内 TIL 无法预测 pCR 或任何治疗效果。在两个治疗组中，PD-L1 阳性肿瘤患者的 pCR 率更高。目前正在进行一项 durvalumab 单药的 Ⅲ 期随机研究。

（三）抗 PD-1/PD-L1 的联合治疗

大约 5% 的乳腺癌患者携带种系 BRCA1 或 BRCA2 突变，BRCA1 突变多见于 TNBC，而 BRCA2 与所有亚型相关。在随机 Ⅲ 期试验中，HER-2 阴性的转移性乳腺癌患者，PARP 抑制剂奥拉帕尼和他拉唑帕尼均能显著提高患者的 PFS。乳腺癌细胞系和动物体内的临床前研究发现，PARP 抑制剂可能会上调癌细胞中 PD-L1 的表达，抑制 T 细胞的细胞毒性。在开放标签的 Ⅱ 期 MEDIOLA 研究中，34 例 BRCA1/2 突变的转移患者在持续 4 周奥拉帕尼的诱导治疗后，接受了奥拉帕尼和德鲁瓦单抗联合治疗。在 30 例可评估疗效的患者中，3 个月的疾病控制率（该研究的主要终点）为 80%（24/30），中位反应持续时间为 9.2 个月，中位 PFS 为 8.2 个月（95% CI 4.6～11.8）。在基线水平或奥拉帕尼单药治疗后 PD-L1 的表达，T 细胞/$CD8^+$ T 细胞与反应之间存在关联。在 TOPACIO/KEYNOTE-162 试验中，未经选择的转移性 TNBC 患者，辅助/新辅助化疗后疾病进展，接受尼拉帕尼和帕博利珠单抗治疗，入组 54 例患者，其中包括 15 例 BRCA 突变。总体来说，ORR 和 DCR 分别为 28%、50%。在 BRCA 突变携带者中，ORR 和 DCR 更高一些（分别为 60% 和 80%）。

在 Ib/Ⅱ 期的 PANACEA 试验中，HER-2 阳性，先前曲妥单抗治疗疾病进展的乳腺癌患者，接受了帕博利珠单抗和曲妥珠单抗的联合治疗。在 Ⅱ 期 PD-L1 阳性人群中（$n=40$），6 例出现客观反应（15%），疾病控制率 25%，12 个月的 OS 为 65%。相比之下，在 PD-L1 阴性人群中没有观察到客观反应或疾病控制，12 个月的总生存期为 12%。最常见的与治疗相关的不良事件为疲劳

（21%）、腹泻（14%）和关节痛（14%）。近30%的患者出现3级或更高的治疗相关的不良事件，包括肺炎、药物性肝损伤、呼吸困难、自身免疫性疾病和腹泻等严重事件。因此，有初步的临床证据表明，曲妥珠单抗耐药的晚期 HER2$^+$ 和 PD-L1 阳性乳腺癌患者中，抗 PD-1 具有实际的抗肿瘤活性的作用。

细胞周期蛋白依赖性激酶 4/6（CDK4/6）抑制剂已成为 ER$^+$/HER2$^-$ 晚期乳腺癌全身治疗的主要组成部分，一些临床前数据表明，用 CDK4/6 抑制剂抑制细胞周期可能会诱导细胞凋亡、衰老和炎症，并募集包括 T 细胞浸润在内的免疫效应因子，相关的随机比较研究正在进行中。临床前数据表明，有丝分裂原激活的蛋白激酶（MAPK）途径可能与免疫抵抗有关。因此，靶向有丝分裂原激活的蛋白激酶、细胞外信号调节激酶（MEK）可能是通过募集免疫细胞转化为免疫抵抗癌症的有效策略。在晚期 TNBC 患者中，COLET 研究最初显示接受 cobimetinib（一种 MEK 抑制剂）和紫杉醇联合治疗的患者 ORR 有所改善。随后研究在同一患者群体随机接受阿特珠单抗＋cobimetinib＋紫杉醇或纳米紫杉醇作为一线治疗，63 例可评估疗效的患者中，接受紫杉醇的患者中有 34%（11/32）和纳米紫杉醇的患者中 29%（9/31）达到了客观缓解。虽然这些结果与之前报道的未使用阿特珠单抗的 cobimetinib 加紫杉醇的结果相似，但是 PD-L1 阳性的肿瘤浸润免疫细胞亚组的反应率有较高的数值趋势。

由 Dana Farber 赞助的 II 期 NIMBUS 试验（NCT03789110），研究伊匹单抗/纳武利尤单抗（ipi/nivo）联合，治疗超突变的乳腺癌（至少 10 个突变/mb，通过检测超过 300 个癌症基因）。Trelimumab/durvalumab 联合也在 HR$^+$ HER2 阴性的 II － III 期乳腺癌（NCT03132467）新辅助或转移患者中进行研究（NCT02536794 和 MOVIE 试验，NCT103518606）。新的 ICI 联合也正在开发中，如联合抗 sLAG3（IMP321 和 BMS-986016）、抗 TIM3（LY33211367）或抗 TIGIT（BMS-986207）。类似地，激活针对共刺激分子的抗体，如 OX40（PF-04518600，NCT03971409）或 4-1BB（urelumab，NCT03364348）、avelumab（NCT03414658）的 AVIATOR 也在乳腺癌中研究。ICI 也与肿瘤内免疫治疗相结合（使用 TLR9 激动剂、PAMP 或 OX40 抗体）或使用溶瘤病毒增加肿瘤新抗原，正在研究中。

（四）预测 PD-1/PD-L1 抑制剂疗效的生物标志

在乳腺癌肿瘤细胞中，PD-L1 的表达低（大约 10%）。因此，与其他肿瘤类型相反，PD-L1 表达在肿瘤细胞上检测时，并不能有效预测 ICI 在乳腺癌中的疗效。例如，在 KEYNOTE-086 试验中，研究帕博利珠单抗对先前接受 mTNBC 治疗的患者的 ORR 为 5.3%，PD-L1 阳性患者的 ORR 为 5.7%。

在免疫细胞（IC）中，PD-L1 在 CD11b$^+$ 髓样细胞（主要是树突状细胞和巨噬细胞，也包括 T 细胞和 NK 细胞）中表达。在阿特珠单抗联合纳米紫杉醇的 IMpassion 130 中，PD-L1 IC 表达为分层参数（阈值为 1%，使用 SP142）。与一般人群相比，PD-L1＞1% 的亚组患者（185/451）特别受益于阿特珠单抗（OS 的 HR＝0.62，95% CI 0.45～0.86）。此外，在 JAVELIN 试验的 mBC 亚组（Ib 期，avelumab）中，PD-L1 IC 阳性患者的 ORR 与 PD-L1 阴性患者相比有升高的趋势，为 16.7% vs 1.6%。但是，几位病理学家对 PD-L1 检测在免疫细胞中的重现性提出了质疑。此外，在 Blueprint 项目中，与其他三种抗 PD-L1 抗体相比，ventana SP142 对肺癌样品的 PD-L1 染色表现不佳，然而，FDA 最近加速批准阿特珠单抗联合纳米紫杉醇治疗三阴乳腺癌，其肿瘤表达 PD-L1（PD-L1 IC＞1%），使用的是 SP142 抗体。

最近的研究支持 TMB 作为 ICI 疗效的预测生物标记物，但并未证明 TMB 可作为 ICI 乳腺癌疗效的预测指标，尤其是在 IMpassion 130 研究中，很少有关于 TMB 和对乳腺癌免疫疗法反应的数据。最近，篮子试验 TAPUR 对接受帕博利珠单抗治疗的高 TMB 转移性乳腺癌患者进行了评估，高 TMB 定义为每 Mb 至少 9 个突变。ORR 为 21％（6/28）。疾病控制率（PR 或 SD 至少 16 周）为 37％，提示高负荷亚群患者具有一定程度的帕博利珠单抗活性。此外，循环肿瘤 DNA 水平的早期变化可能与对 ICI 的反应有关，乳腺癌尚未有类似的结果。

值得注意的是，在转移性 TNBC 一线治疗中，高基质 TIL 细胞数与 PD-1 抑制剂（帕博利珠单抗，KEYNOTE-086）的更好反应显著相关（高细胞数 ORR＝39.1％，低细胞数＝8.7％），与 KEYNOTE-173 研究一致，即治疗前和治疗中的 TIL 水平与较高的 pCR 率相关。最后，除了 2 个最先进的替代生物标志（PD-L1 和基质 TIL），还可以使用临床预测指标，如先前治疗的数量和转移部位的数量，与对 ICI 的耐药性有关。

二、肿瘤疫苗治疗

对治疗性肿瘤疫苗在乳腺癌中的作用进行了大量的研究工作。临床研究中选用的 TAA 包括 HER-2、sialyl-Tn-KLH、MUC1、端粒酶、存活素、乳腺珠蛋白、突变型 p53 等，以及各种肽、蛋白质和重组或基因工程构建体的疫苗。使用来源于端粒酶的 MHC 结合肽的疫苗，进行的针对转移性乳腺癌研究中，发现接种疫苗后功能性效应 $CD8^+$ T 细胞的显著增加，但是最好的反应也仅是疾病稳定。在前期试验中显示出有希望的两种疫苗（HER-2 肽或 sialyl-Tn-KLH），未能在后续的随机研究中达到主要研究目的。导致以上不尽人意的研究的解释可能为：尽管通过相应的 TAA，乳腺癌肿瘤疫苗可以短暂的打破免疫耐受，但是所产生的效应细胞或者不很有效，或者被肿瘤微环境中的 $CD25^+FoxP3^+CD4^+$ Treg 抑制。因此疫苗接种与消耗 Treg 的策略相结合，例如向 GVAX 中加入低剂量环磷酰胺和其他免疫调节剂，或将 CD25 阻断单抗达利珠单抗（daclizumab）加入到端粒酶和生存素肽的肿瘤疫苗治疗中。直到最近才有人将乳腺癌疫苗接种与 PD-1 或 PD-L1 抗体联合，这是一个潜在有效的治疗策略，需要进一步的探讨。

除了治疗性肿瘤疫苗，预防性疫苗的研究意义也十分重大。癌症登月计划蓝丝带小组（Cancer Moonshot Blue Ribbon Panel）在 2016 年的报告中强调了开发疫苗和免疫疗法以预防癌症的计划。目前，一项疫苗制剂正在积极进行临床研究，用于具有高复发风险的多种实体瘤（包括乳腺癌）的术后辅助治疗（NCT02960594）。

三、细胞免疫治疗

CAR-T 细胞用于乳腺癌的治疗目前进展有限。尽管有研究证明在疫苗接种后，从外周血单核细胞产生的自体 HER-2 特异性多细胞系 T 细胞的过继治疗是安全的，并且在少数晚期 HER-2$^+$ 癌症患者中观察到肿瘤退缩。然而，在一例转移性结肠癌患者进行 HER-2 特异性 CAR-T 细胞治疗后，出现急性呼吸窘迫和致死性细胞因子风暴，强调了在开发新的 CAR 靶点时，目标器官的"肿瘤外，靶内"毒性的重要性。例如：基于三阴乳腺癌中 c-Met 的广泛表达，开发了用于乳腺癌的 c-Met CAR-T 细胞，初始临床试验仅使用 mRNA（用于瞬时 CAR 表达），而不是整合慢病毒来完成基因转移；另一个潜在的安全方面的策略是，瘤内而不是静脉内给药（NCT01837602）。

总的说来，经过一个蹒跚的开始，努力发展对乳腺癌患者的免疫治疗正初见成效（表 18-1），正在成为乳腺癌的一种新治疗方式，2019 年 3 月，FDA 加速批准阿特珠单抗联合 nab-紫杉醇治疗表达 PD-L1 的成人晚期 TNBC 患者。而且联合策略似乎增强了反应，尤其是在疾病早期时使用。识别能够预测 PD-1/PD-L1 抑制剂临床疗效的生物标志，对于选择合适的治疗至关重要。目前正在开发几种评估肿瘤和/或其微环境的预测因子，但迄今为止，使用 IHC 检测 PD-L1 表达是 FDA 唯一批准的方法，正在进行的临床试验将有助于解决这一关键问题。

第三节 胃 癌

一、基因组学和免疫分析

亚洲癌症研究组（Asian Cancer Research Group，ACRG）和癌症基因组图谱（cancer genome atlas，TCGA）对胃癌的基因组进行了大规模分子分析，根据其特征进行了分子亚分组，TCGA 分析提示了胃癌的 4 种类型：EBV（Epstein-Barr，EBV）阳性，微卫星不稳定型（MSI），染色体不稳定型（CIN）和基因组稳定型（GS）。EBV 阳性亚型与 9p24.1 的扩增有关，其包含有 PD-L1 和 PD-L2 基因，超过一半的 EBV 阳性胃肿瘤中观察到肿瘤浸润淋巴细胞内的 PD-1 表达；同样，MSI-high 组与高 DNA 突变负荷以及 DNA 超甲基化、高 PD-L1 染色相关。EBV 阳性和微卫星不稳定型分别占总数的 9% 和 22%。肿瘤浸润淋巴细胞浓度增加和 PD-L1 的表达也说明了微卫星不稳定与肿瘤的高免疫原性——"热"肿瘤相关，而低免疫原性肿瘤被描述为"冷"肿瘤。"热"肿瘤除了表现出细胞毒性 T 细胞的存在，也强烈激活免疫抑制途径，如 PD-L1、IDO 和调节性 T 细胞。相反，缺乏细胞毒性 T 细胞浸润的"冷"肿瘤几乎不表达免疫抑制分子，以及不表达可将 T 细胞募集到肿瘤微环境中的重要趋化因子（如 CXCL9 和 CXCL10），因此排斥细胞毒性 T 细胞达到免疫逃逸。正在进行的将"冷"的肿瘤转化为"热"的联合治疗方法可以扩大免疫治疗的范畴，改善胃癌患者的预后。此外，新出现的证据表明，存在种族和地理差异的肿瘤免疫特征，可能预测免疫治疗的疗效。非亚裔的胃癌与富集肿瘤浸润淋巴细胞和高 T 细胞基因表达特征相关，例如：与 CTLA-4 信号传导有关。随着下一代基因测序在临床的应用，发现肿瘤突变负荷（TMB）推测肿瘤的免疫原性，可能帮助医生更好的识别免疫治疗获益的潜在人群。

来自 NSCLC 和其他肿瘤类型的数据表明，活检标本中肿瘤细胞（tumor cell，TC）和/或免疫细胞（immune cell，IC）的 PD-L1 IHC 阳性与检查点抑制剂治疗的获益相关。虽然使用的方法学和抗体克隆有所不同，但 PD-L1 在高达 65% 的胃肿瘤中表达，而在健康受试者的正常胃黏膜组织中不能检测到 PD-L1。有关 PD-L1 表达和预后的报道有矛盾，一些研究报道，与 PD-L1 阴性癌症患者相比，PD-L1 阳性癌症患者的生存期明显缩短。

二、免疫检查点抑制剂

免疫检查点抑制剂在胃癌领域中的研究进展迅速而火热，近年来也取得一些有利的研究数据。纳武利尤单抗单药治疗晚期和转移性胃食管癌患者的 Ⅰ/Ⅱ 期 CheckMate-032 研究初步结果表明，不考虑 PD-L1 表达的情况下，在既往接受过多疗程治疗患者中，总体效率 12%：1 例 CR 和 6 例 PR，21% 疾病稳定。来自双盲随机，Ⅲ 期临床试验的初步数据显示，493 例进展期胃癌或胃食管连接癌患者，纳武利尤单抗作为三线或三线以上治疗与安慰剂（NCT02267343）对比。不论 PD-1/L1 点表达情况，纳武利尤单抗的中位 OS 为 5.32 个月，安慰剂为 4.14 个月（$P<0.0001$）。6 个月的 OS 率分别为 46.4% 和 34.7%，12 个月为 26.2% 和 10.9%。≥3 级药物相关不良事件，纳武利尤单抗发生率为 11.5% 和安慰剂为 5.5%，提示纳武利尤单抗可以作为晚期胃癌的治疗选择。生物标志物分析和非亚裔人群的研究正在进行中。在 2017 年 9 月份，日本已经批准了纳武利尤单抗和帕博利珠单抗用于进展期胃癌的三线治疗。

Ⅰ 期 KEYNOTE-012 试验研究了帕博利珠单抗在既往接受过多疗程治疗的胃癌或胃食管连接癌患者中的疗效。只有 PD-L1 阳性肿瘤患者入组（使用 22C3 抗体 IHC 分析，在肿瘤和/或相邻的免疫细胞中＞1％为阳性）。帕博利珠单抗在 21％的患者（8/39）中引发持续的抗肿瘤反应，中位 PFS 为 1.9 个月，6 个月 PFS 率为 26％，中位 OS 为 11.4 个月。亚裔或非亚裔患者之间的抗肿瘤活性或安全性无显著差异。初步数据显示 PD-L1 水平与 ORR、PFS 和 OS 之间存在相关性的趋势。

Ⅱ期 KEYNOTE-059 是大规模的一项复发性或转移性胃癌免疫治疗的试验（NCT02335411）。患者分为 3 个队列：队列 1 中，259 例此前接受过 2 线以上化疗的患者接受帕博利珠单抗单药治疗，在 259 例患者中，有 55％（n＝143）的患者表达 PD-L1，并且微卫星稳定（MSS）或微卫星不稳定性（MSI）或错配修复（MMR）状态不确定。PD-L1 表达由 PD-L1 IHC 22C3 pharmDx 试剂盒（dako）评估，PD-L1 阳性基于联合阳性评分（CPS）≥1。CPS 由 PD-L1 染色细胞数（肿瘤细胞，淋巴细胞，巨噬细胞）除以评估的肿瘤细胞总数，再乘以 100 确定。队列 2 中，25 例新确诊的转移性胃癌患者接受帕博利珠单抗与化疗联合治疗。队列 3 中，31 例新确诊的转移性胃癌患者接受帕博利珠单抗单药治疗。队列 1、2、3 的中位随访期分别为 6 个月、14 个月及 18 个月。队列 1 的总 ORR 为 12％，表达 PD-L1 的患者比未表达的患者更易出现病情缓解，两者的总 ORR 分别为 16％ 和 6％，而缓解持续时间分别为 16.3 个月和 6.9 个月。队列 2 的总 ORR 为 60％，其中在 PD-L1 阳性肿瘤患者中为 73％，阴性患者为 38％。队列 3 的 ORR 为 26％。队列 1、2、3 的中位 PFS 分别为 2 个月、7 个月和 3 个月，中位总生存期（OS）分别为 6 个月、14 个月和未达到。队列 1、2、3 中的 3～5 级与治疗相关的不良事件发生率分别为 18％、76％和 23％。队列 1 中分别有 7 例（3％）和 2 例（1％）患者因治疗相关不良事件停药和死亡；队列 2 有 3 例（12％）患者因与治疗相关不良事件停药；队列 3 中有 1 例（3％）患者因治疗相关不良事件死亡。FDA 基于 KEYNOTE-059 的队列 1 研究，发现 143 例表达 PD-L1 且 MSS 或 MSI 或 dMMR 状态未知的肿瘤患者，客观缓解率为 13.3％（95％ CI 8.2，20.0）；1.4％的具有完全反应，11.9％的具有部分反应，反应时间为 2.8～19.4 个月，其中 11 例患者（58％）的反应时间为 6 个月或更长，5 例患者（26％）的反应时间为 12 个月或更长。FDA 加速批准帕博利珠单抗三线治疗复发的局部晚期或转移性胃或胃食管连接部腺癌，其肿瘤表达为 FDA 批准的检测确定的 PD-L1 阳性，在两种或多种先前的全身治疗（包括含氟尿嘧啶和铂类化疗，以及适当的 HER-2 靶向治疗）中或之后已出现疾病进展。

但不幸的是，2017 年 12 月，PD-1 抑制剂帕博利珠单抗作为二线药物，治疗 PD-L1 阳性的胃癌/胃食管结合部肿瘤的Ⅲ期临床试验（KEYNOTE-061）发现，二线使用帕博利珠单抗治疗相比化疗不能延长生存期，也不能延长无进展生存期。对于胃癌患者的末线治疗来说，只有少部分患者可以从免疫治疗中获益，如何精准选择获益人群是未来的发展方向之一。另一个随机Ⅲ期 MK-3475-059/KEYNOTE-062 试验（NCT02494583），比较帕博利珠单抗作为单药治疗，帕博利珠单抗加化疗或安慰剂加化疗，一线治疗 PD-L1 阳性的胃癌患者。联合组对比单纯化疗（CPS≥1 或 CPS≥10），中位 OS 分别为 10.6 vs 11.1 个月（HR＝0.91，95％ CI 0.69～1.18，P＝0.162），研究达到既定的非劣效性条件（HR＝1.2）。但在单药治疗组，对于肿瘤表达 PD-L1 阳性（CPS≥1）的所有患者（ITT 人群），帕博利珠单抗达到主要终点，证实了其相对于作为当前标准治疗化疗的非劣效性，安全性数据与既往报道相似。该阴性结果提示，PD-1 单抗联合化疗用于一线治疗，在 CPS≥1 或 CPS≥10 的人群中未看到生存获益，究竟是联合方案的效果差强人意，还是未找到最佳获益人群仍值得进一步探索。KEYNOTE-585 是一项帕博利珠单抗联合化疗新辅助/辅助治疗胃癌或胃食管连接癌的 3 期临床试验。另一项入组时不限制 PD-L1 生物标志物的状态的Ⅲ期临床试验（NCT02267343），比较纳武利尤单抗与安慰剂治疗先前接受过治疗的晚期或复发的日本癌症患者。

对于 PD-L1 抗体的研究还未取得实质性的突破。avelumab（MSB0010718C）Ib期 JAVELIN 试验，研究晚期胃癌或 GEJ 癌患者至少接受过 1 次治疗（2 线组）或接受 avelumab 作为转换维持治疗（SwM 组）（NCT01772004）。美国临床肿瘤学会 2016 年会议上报告了 151 例患者（62 例 2 线患者，SwM 组 89 例患者）的数据。最常见的不良反应是输液相关反应（19 例）和疲劳（16 例）。15 例患者（9.9％）经历≥3 级毒性，包括疲劳，虚弱，血小板减少，贫血和 γ-谷氨酰转肽酶升高。1 例死于自身免疫性肝炎。在 2 线组中，ORR、DCR 和中位 PFS 分别为 9.7％、29.0％和 6.0 周。在 SwM 组中，ORR，DCR 和中位 PFS 分别为 9％，57.3％和 12.0 周。德瓦鲁单抗（MEDI4736）在一项Ⅰ期研究中，初步的有效性数据显示胃癌患者的 ORR 为 25％（4/16）。

目前针对胃癌，抗 CTLA-4 抗体的两个药物伊匹单抗和 tremelimumab，正在进行临床研究。一个使用 tremelimumab 二线治疗未经选择的晚期胃癌和食管癌的Ⅱ期临床实验显示，在 18 例患者中，有效率为 5％（1 例），中位总生存期为 4.8 个月。唯一有效的患者接受治疗的时间长达 32.7 个月。同时此项研究还显示 CEA 上升的患者，中位生存期超过 CEA 未上升的患者（17.1 个月 vs 4.7 个月）。另外一项Ⅱ期临床试验（NCT01585987）评估了不能切除或晚期胃癌和胃食管结合部癌患者，一线化疗方案后使用伊匹单抗进行维持治疗，与最佳支持治疗对比，遗憾的是，两组治疗在中位生存期上没有差异（12.1 个月 vs 12.7 个月）。

联合治疗是另外一个探索方向，是正在进行的Ⅰ/Ⅱ期 CheckMate-032 研究了纳武利尤单抗作为单一药物或与伊匹单抗联合用于晚期或转移性实体瘤，包括胃癌患者（NCT01928394）的安全性和有效性。CheckMate-032 共入组 160 例患者，无论患者的 PD-L1 表达水平如何，均观察到客观缓解；ORR 与 PD-L1 表达没有相关性，但是 PD-L1 表达患者高达 44％出现反应，而对照组为 27％。由于联合治疗显示出令人鼓舞的活性，导致启动了 CheckMate-649 Ⅲ期试验（NCT02872116），计划招募 870 例未经治疗的晚期或转移性胃癌/胃食管交界癌症患者，接受纳武利尤单抗（4 个周期，接着是纳武利尤单抗单药）联合或不联合研究者选择的卡培他滨/奥沙利铂（XELOX）或氟尿嘧啶/亚叶酸/奥沙利铂（FOLFOX）。主要终点是 PD-L1 阳性患者的 OS。次要终点包括所有患者的 OS 和无进展生存期（PFS）以及所有患者和 PD-L1 阳性患者至肿瘤进展时间。

目前，大多联合治疗的临床研究的试验也未选择精准人群。因为胃癌的复杂性和强异质性，如果我们不能发现一组或多维度的、有效的生物标志物，可能胃癌免疫治疗之路还会遇到多重障碍。因此，每个试验均会收集临床标本，为进一步筛选合适人群的转化研究提供支持。

三、肿瘤疫苗治疗

总的来说，肿瘤疫苗在胃癌中的应用仍在探索阶段。与其他一些实体瘤的研究相似，疫苗能够引起明显的免疫反应表现，但疗效并不显著。一些胃癌患者的研究已经证实，DC 数量与临床病理状态和预后之间存在相关性，DC 浸润越多的患者淋巴结（LN）受累越少，OS 越好。来自晚期消化道肿瘤患者的 DC，体外与黑色素瘤相关抗原（MAGE）A3 肽培养扩增后回输治疗的研究显示 4 例患者症状改善，另外 3 例患者有轻微的肿瘤缩小，但结果与免疫反应之间没有直接相关性。在Ⅰ期临床试验中，9 例晚期或复发性过度表达 HER-2 的胃癌患者接受用针对 HER-2（p369）肽 DC 疫苗治疗。疫苗耐受性良好，可诱导肿瘤特异性 T 细胞反应，一例患者 CEA 下降，另一例患者 3 个月内病情稳定。在根治性手术切除的Ⅲ/Ⅳ期胃癌中，与单独化疗（30％）或单独手术（15.2％）相比，辅助性卡介苗（BCG）与化疗相联合导致 10 年 OS 率更高（47.1％）。在一项晚期胃癌和胃食管交界（GEJ）腺癌患者的Ⅱ期临床试验中，靶向胃泌素肽的 G17DT 疫苗导致更长的至肿瘤进展时间（time-to-progression，TTP）和更好的 OS。在 14 例化疗耐药的晚期胃癌患者中，Ⅰ期临床试验证实了 HLA-A * 2402 限制的 URLC10-A24-177 和血管表皮生长因子受体（VEGFR1-A12-91084）表位肽肿瘤疫苗具有安全性，并在 62.5％和 50％的患者中分别检测出 URLC10 和 VEGFR1 的特异性 CTL，提示可能存在激活抗肿瘤免疫的可能。

第四节 子宫颈癌

一、前言

子宫颈癌是女性第四大常见癌症，在所有癌症中排第七，2012 年全球宫颈癌的发病人数和死亡人数分别约为 528 000 和 266 000。目前，对早期子宫颈癌（包括上皮内癌）的一线治疗是手术。放疗和化疗用于治疗中晚期宫颈癌患者，但效果有限。在 GOG204 研究中，铂类化疗联合贝伐单抗治疗，复发和不可切除的子宫颈癌的 OS 从 13 个月延长至 17 个月。但是，由于尚未建立二线及以上的标准治疗方案，因此需要开发新方法。

癌症免疫治疗历史悠久，免疫检查点抑制剂的临床试验也在许多领域进行，而且 PD-1/PD-L1 抑制剂在包括宫颈癌在内的实体瘤中均具有很高的疗效，并已获得 FDA 批准。

二、针对 HPV 相关基因的宫颈癌疫苗治疗

E6 和 E7 病毒蛋白在驱动 HPV 癌变过程中起着关键作用，对人类免疫系统而言是外来的，是癌症疫苗治疗的理想靶点。已经进行疫苗单一治疗的许多临床试验；但是尚未证明对晚期宫颈癌有效。近年来，已经进行了针对晚期宫颈癌疫苗联合治疗的临床试验。ADXS11-001 是一种活的，基因重组的减毒李斯特菌，由于分泌重组李斯特菌素-O（listeriolysin O，Lm-LLO），与 HPV 的肿瘤蛋白 E7 相结合，并激发机体的免疫反应，从而攻击 HPV 阳性的肿瘤的细胞。Ⅱ 期研究评估了化疗和/或放疗后复发/难治性宫颈癌患者，ADXS11-001 联合或不联合顺铂的安全性和有效性。研究显示 12 个月的 OS 率约为 35%（38/109 例），单药治疗组和联合用药组的中位 OS 分别为 8.28 个月和 8.78 个月。基于上述结果，目前正计划对晚期宫颈癌进行 Ⅲ 期研究（NCT02853604）。ISA101 是针对 E6 和 E7 的最有希望的疫苗之一，由 9 个重叠的长 E6 肽和 4 个重叠的 35-mer E7 肽（合成长肽 HPV-16 疫苗）组成，涵盖了完整序列的 HPV-16 E6 和 E7 癌蛋白。纳武利尤单抗与 ISA101 联合治疗无法治愈的 HPV16 相关癌症的 Ⅱ 期研究（NCT02426892）中，24 例患者（1 例子宫颈癌）总缓解率（ORR）为 33%，PFS 为 2.7 个月，OS 为 17.5 个月。但是，2 例患者发生了 3～4 级不良事件，需要进行随机临床试验以进一步证实。

三、免疫检查点抑制剂

HPV 持续感染与子宫颈癌的发生密切相关。几个研究小组发现，HPV 阳性与 PD-L1 表达增加呈正相关。子宫颈癌肿瘤基质中 PD-1 表达的发生率为 47%～61%，而在 80% 的宫颈鳞癌中可见 PD-L1 的表达，提示 PD-1/PD-L1 抑制剂是可能的治疗方法。CTLA-4 在 Treg 上持续表达，高 Treg 频率的宫颈癌患者的 OS 显著低于低 Treg 频率患者，也提示 CTLA-4 抗体可能是治疗目标。

KEYNOTE-028（Ⅰb 期）和 KEYNOTE-158（Ⅱ 期），研究复发性和不可切除的子宫颈癌。在 KEYNOTE-028 中，每 2 周给予一次帕博利珠单抗 10 mg/kg，共有 24 例患者，ORR 为 17%，6 个月 PFS 为 13%，6 个月 OS 为 66.7%。此外，未观察到 4 级不良事件。基于此结果，进行了帕博利珠单抗（每 3 周接受 200 mg）治疗复发或转移性宫颈癌患者的多中心非随机的多队列 KEYNOTE-158 研究。在 98 例患者中，77 例（79%）PD-L1 表达 CPS≥1 的肿瘤并且接受过至少

一种化疗的转移性患者。中位随访时间为 11.7 个月，77 例患者的 ORR 为 14.3%，包括 2.6% 的 CR 和 11.7% 的 PR。11 例反应患者估计的中位缓解持续时间范围为 4.1~18.6 个月；91% 的反应持续时间≥6 个月。肿瘤没有表达 PD-L1（CPS<1）的患者未观察到反应。在 KEYNOTE-158 中，至少 10% 的宫颈癌患者中最常见的不良反应是疲劳、疼痛、发热、周围水肿、肌肉骨骼疼痛、腹泻/结肠炎、腹痛、恶心、呕吐、便秘、食欲下降、出血、尿路感染、皮疹、甲状腺功能减退、头痛和呼吸困难。8% 的患者由于发生不良反应停用了帕博利珠单抗。39% 的患者发生了严重的不良反应，最常见的严重不良反应包括贫血（7%）、瘘管（4.1%）、出血（4.1%）和感染（除尿路感染外，4.1%）。2018 年 6 月，FDA 批准帕博利珠单抗用于 PD-L1 CPS≥1 的复发或转移性子宫颈癌患者，且在化疗过程中或化疗后疾病进展。此外，也进行了纳武利尤单抗的 CheckMate-358（Ⅰ-Ⅱ期研究），纳武利尤单抗 240 mg/kg 每 2 周 1 次治疗与病毒有关的肿瘤，包括宫颈癌。ORR 为 26.3%，疾病控制率为 70.8%。根据上述研究的结果，在复发和不可切除的晚期宫颈癌中，帕博利珠单抗和纳武利尤单抗似乎是有用的，尽管将来需要更长的观察期。

目前正在进行的临床试验包括联合治疗，旨在实现更高的缓解率。具体而言，与现有方法（放疗或化疗）或与其他分子靶向药物的联合。正在进行一些全身化疗（紫杉醇/卡铂或顺铂联合贝伐单抗）中添加免疫检查点抑制剂的临床试验，用于探索治疗无法切除或复发的晚期宫颈癌的可能性。

四、总结和展望

目前，美国国家癌症研究所正在宫颈癌患者中，进行Ⅰ/Ⅱ期基因修饰 T 细胞回输治疗的试验（NCT01583686）；2018 年 12 月注册，正在等待结果。在宫颈癌中，目前正在开发使用单纯疱疹病毒的治疗；尽管临床效果尚不明确，但有望在将来将其应用于宫颈癌治疗。

癌症免疫治疗最终将成为多种癌症的新治疗方法，但是，对于宫颈癌，证据仍然有限。在等待正在进行的试验结果的同时，也有必要使用良好的生物标志物，来缩小预期可以达到满意疗效患者的范围，并考虑将其与现有治疗联合使用。为了理解和发展免疫治疗，需要进一步研究肿瘤免疫微环境和免疫相关基因的特征。

第五节 子宫内膜癌

子宫内膜癌治疗中的免疫检查点抑制剂虽然有潜在的预期疗效，但直到最近才有可报告的数据。PD-1 及其配体 PD-L1 在 61%~80% 的原发性子宫内膜癌和 100% 的转移性子宫内膜癌的肿瘤浸润性免疫细胞上表达。肿瘤浸润淋巴细胞也是Ⅰ型和Ⅱ型子宫内膜癌中独立的预后因子。POLE 突变和 MSI-H 子宫内膜癌亚组中的高突变负荷与 PD-1 表达相关。大约 26% 的复发性子宫内膜癌患者具有错配修复缺陷（d-MMR）或 POLE-E 外切酶结构域突变，并且可能是 PD-1 靶向免疫治疗的优选患者。但绝大多数复发性子宫内膜癌是拷贝数低的子宫内膜样和拷贝数高的浆液样子宫内膜癌，可能需要更多的定制的免疫治疗和联合治疗方法。在 Ib 期临床试验 KEYNOTE-028 研究的初步结果中，24 例进展期子宫内膜癌且 PD-L1 表达≥1% 的患者中，部分缓解率为 13%。在几个小鼠模型中的观察显示，口服 TKI 乐伐替尼显著降低肿瘤相关巨噬细胞数量，导致抗肿瘤活性增加和 PD-1 抑制信号上调。

乐伐替尼联合帕博利珠单抗治疗的Ib/Ⅱ期临床试验 KEYNOTE-146（NCT02501096）是一项单臂，多中心，开放标签，多队列研究，包括子宫内膜癌在内的一些实体瘤患者。该研究招募了108 例转移性子宫内膜癌患者，至少经过一项先前的全身性治疗后出现进展。患者每天口服一次 lenvatinib 20 mg，并与每 3 周静脉注射帕博利珠单抗 200 mg 联合治疗，直至出现不可接受的毒性或疾病进展。在 108 例患者中，有 94 例不是 MSI-H 或 dMMR 肿瘤，11 例是 MSI-H 或 dMMR 肿瘤，而 3 例患者的 MSI-H 或 dMMR 状态未知。94 例肿瘤非 MSI-H 或 dMMR 患者的 ORR 为 38.3%，其中 10 例完全缓解（10.6%）和 26 例部分缓解（27.7%）。因此，FDA 加速批准 lenvatinib 联合帕博利珠单抗二线治疗晚期子宫内膜癌。数据截止时未达到中位 DOR，且 25 例患者（占反应者的69%）的反应持续时间≥6 个月。在子宫内膜癌中，lenvatinib 和帕博利珠单抗治疗的患者有 3% 发生致命不良反应，包括胃肠道穿孔、可逆性后脑白质脑病综合征（RPLS）与脑室内出血和颅内出血。严重不良反应为高血压（9%）、腹痛（6%）、肌肉骨骼疼痛（5%）、出血（4%）、疲劳（4%）、恶心（4%）、精神错乱（4%）、胸腔积液（4%）、肾上腺功能不全（3%）、结肠炎（3%）、呼吸困难（3%）和发热（3%）。

第六节　食管鳞癌

一、前言

食管癌是最致命的肿瘤之一，虽然在癌症发生率方面排名第八，但与癌症相关的死亡率排名第六。在美国，5 年生存率仅为 20%，而结直肠癌的生存率为 65%，胃癌为 31%。与大多数胃肠道癌症（胰腺癌除外）不同，在过去 30 年中，食管癌治疗的进展未能对临床产生影响，导致生存率不到两位数的改善。尽管如此，近 10 年来，FDA 已批准 2 种靶向和 1 种免疫治疗药物，还有数种药物正在等待批准。

食管/食管胃交界处癌，包括腺癌和鳞状细胞癌（SCC）两种组织学亚型，具有不同的危险因素和临床病理特征。靶向 HER-2（曲妥珠单抗）和血管内皮生长因子（ramucirumab）的药物仅适用于腺癌。尽管在西方国家，腺癌的发病率正在增加，但是食管鳞状细胞癌（ESCC）是包括中国在内的亚洲国家的主要组织学类型。吸烟和饮酒被认为是该癌症的主要危险因素，对癌变产生协同作用。尽管在 ESCC 中未检测到驱动基因突变，但与其他实体瘤相比，ESCC 中的体细胞突变率相对较高。

手术和放疗在内的多学科方法治疗 ESCC 很重要的方法。化疗是远处转移患者的标准治疗方法。常用的药物包括 5-氟尿嘧啶、铂类药物和紫杉烷类药物，尽管仅与有限的临床获益相关。到目前为止，还没有分子靶向药物在 ESCC 中显示出明显的疗效。但是，癌症免疫治疗的发展速度正在加快，已经在 ESCC 的治疗中发挥初步的作用。

二、免疫检查点抑制剂

据报道，PD-L1 的表达率与 ESCC 总体生存期（OS）有利相关，范围为 41.9%～84.5%，因此靶向 PD-L1 的药物可能对 PD-L1$^+$ ESCC 患者有效。与其他实体瘤相比，ESCC 中的体细胞突变率相对较高。

2019 年 7 月，基于两项临床试验 KEYNOTE181（NCT02564263）和 KEYNOTE180（NCT02559687）中的结果，FDA 批准帕博利珠单抗用于复发，局部晚期或转移性食管鳞状细胞癌（ESCC），其肿瘤表达 PD-L1（联合阳性评分［CPS］）≥10 的患者，在一种或多种先前的全身治疗后，疾病进展。KEYNOTE-181 是一项随机、开放标签的试验，入组 628 例先前全身治疗中或之后进展的复发性局部晚期或转移性食管癌患者，随机（1∶1）接受每 3 周静脉注射帕博利珠单抗 200 mg 或研究者选择以下治疗方案：紫杉醇 80～100 mg/m²，每 1、8 和 15 d 静脉注射/周期；多西紫杉醇 75 mg/m² 每 3 周 1 次；或每 2 周静脉注射伊立替康 180 mg/m²（对照组）。使用 PD-L1 IHC 22C3 pharmDx 试剂盒确定 PD-L1 状态。肿瘤表达 PD-L1 CPS≥10 的 ESCC 患者，OS 的 HR 为 0.64（95％ CI 0.46～0.90）。帕博利珠单抗和对照组的中位 OS 分别为 10.3 个月（95％ CI 7.0～13.5）和 6.7 个月（95％ CI 4.8～8.6）。KEYNOTE180 是一项单臂开放标签试验，121 例至少 2 次先前全身治疗中或之后进展局部晚期或转移性食管癌患者，资格标准与 KEYNOTE-181 相似且剂量方案相同。在 35 例表达 PD-L1 CPS≥10 的 ESCC 患者中，ORR 为 20％（95％ CI 8～37），反应持续时间为 4.2～25.1⁺ 个月，其中 71％（5 例患者）的反应为 6 个月或更长；57％（3 例患者）的反应时间为 12 个月或更长时间。食管癌患者的不良反应与单药帕博利珠单抗治疗的 2799 例黑色素瘤或 NSCLC 患者相似。至少有 20％患者报告的常见不良反应包括疲劳、肌肉骨骼疼痛、食欲下降、瘙痒、腹泻、恶心、皮疹、发热、咳嗽、呼吸困难、便秘、疼痛和腹痛。另外，还报道了纳武利尤单抗治疗针对未通过 PD-L1 状态预先选择的晚期 ESCC 患者的 Ⅱ 期研究，64 例可评估患者的 PR 率为 15.6％，CR 率为 1.6％；中位总生存期（OS）为 12.1 个月。上述研究的结果表明，抗 PD-1 抗体治疗是 ESCC 患者的一种潜在疗法。其他感兴趣的研究包括抗 PD-1 抗体纳武利尤单抗的 Ⅲ 期临床试验，用于无法切除的晚期或复发性食管癌患者（JapicCTI-153026，NCT02569242）。帕博利珠单抗的 Ⅲ 期研究正在进行中，针对一线治疗（NCT02564263）后食管或食管胃交界进展的晚期 ESCC 或 ADC 患者。正在评估其他抗 PD-1 抗体的辅助治疗作用。

趋化因子和趋化因子受体控制体内细胞的迁移和归巢。CC 趋化因子受体 4（CCR4）是新型癌症免疫疗法的一个有希望的靶点。mogamulizumab（KW0761）是第一种靶向 CCR4 的生物制剂，于 2012 年获得日本许可，用于治疗成人 T 细胞白血病/淋巴瘤（ATL）。CCR4 在 CD45RA-FOXP3 高 CD4⁺效应调节性 T（Treg）细胞上表达。在一项针对 CCR4 阴性的晚期或复发性实体癌患者的 Ⅰa期研究中，证实了以 0.1～1.0 mg/kg 的剂量输注 mogamulizumab 的耐受性和安全性，未观察到剂量限制性毒性。10 例患者（7 例肺癌中的 3 例和 3 例食道癌患者中的 1 例）在整个治疗过程中均表现出稳定的疾病，并且是长期生存者。现在，一项针对 40 例晚期或复发性癌症患者的Ib期研究正在进行中，以 1∶1 比例进行 0.1 或 1.0 mg/kg mogamulizumab 治疗（NCT01929486）。

仅检查点抑制作用不足以促进大多数癌症患者的肿瘤消退。对于强大的治疗性免疫反应，重要的是不仅要阻断负调节受体，还要增强和触发正刺激信号，包括 CTLA-4、OX40、4-1BB 和 LAG3。此外，正在评估免疫检查点抑制剂与多种其他抗癌策略的联合，包括放射治疗、手术治疗和细胞毒性化学药物。

三、免疫检查点抑制剂与放射治疗联合

对于 ESCC，使用放疗作为根治或姑息性治疗方法已广为接受。已知辐射会产生免疫调节作用，包括将 T 细胞募集到微环境中，细胞因子的分泌以及增强肿瘤抗原的提呈。目前正在进行许多评估帕博利珠单抗联合放疗的临床试验，如帕博利珠单抗联合近距离放射治疗可初步治疗转移性食管癌（NCT02642809）；帕博利珠单抗和姑息性放射治疗可用于食管、胃或 EGJ 转移癌患者（NCT02830594）。

第七节　皮肤鳞状细胞癌

皮肤鳞状细胞癌（cutaneous squamous cell carcinoma）是美国第二大最常见的癌症，每年约有700 000例新病例。大多数是可以经过根治性局部切除的局部肿瘤，但是约有8％会出现局部复发，其中1/4的患者死于该疾病。此外，皮肤鳞状细胞癌会导致严重的功能缺陷和美容缺陷，因为这些肿瘤通常会出现在面部，并且会侵袭血管、神经、眼睛和耳朵。对于远处转移的患者，中位生存期不到两年。皮肤鳞状细胞癌的初始治疗是以适当的切缘进行手术切除，并且在有淋巴结受累的情况下，应进行区域淋巴结清扫和辅助放疗。免疫治疗之前，尚无FDA批准的局部晚期和不可切除或转移性皮肤鳞状细胞癌患者的全身治疗，尽管通常将顺铂、顺铂加5-FU和干扰素α单独或与EGFR抑制剂联合，但是所有都显示出轻度的反应率，没有生存优势。

PD-L1是在肿瘤细胞上表达的配体，可以与免疫细胞上的PD-1受体相互作用并阻断抗肿瘤淋巴细胞的活性。cemiplimab是靶向PD-1受体并阻止其抑制免疫细胞激活的抗体，从而可以杀死肿瘤细胞。2018年9月，FDA批准了cemiplimab-rwlc（LIBTAYO）用于不适合治愈性手术或治愈性放射治疗的转移性或局部晚期CSCC的皮肤鳞状细胞癌患者。R2810-ONC-1423，是一项开放、多中心、剂量确定的研究，在各种晚期实体瘤的患者中进行扩展队列研究；R2810-ONC-1540是一项开放性、多中心、非随机、多队列试验，用于转移性或局部晚期CSCC患者，无论其是否接受过既往治疗，均不建议手术或放疗。在总共108例晚期患者中，包括转移性（$n=75$）或局部晚期（$n=33$）疾病，ORR为47％（95％ CI 38～57），CR率为4％，PR率为44％。75例转移性疾病患者的ORR为47％（95％ CI 35～59），局部晚期疾病患者的ORR为49％（95％ CI 31～67）。未达到中位缓解持续时间（范围：1～15.2个月），并且61％的缓解持续了6个月或更长时间。在两项试验中，评估了534例接受cemiplimab的患者的安全性数据，严重的不良反应是免疫调节的不良反应（例如肺炎、肝炎、结肠炎、肾上腺功能不全、甲状腺功能减退和甲亢、糖尿病和肾炎）和输注反应。最常见的不良反应是疲劳、皮疹和腹泻。

胡　胜　徐慧婷

参 考 文 献

[1] Brahmer JR,Tykodi SS,Chow LQ,et al.Safety and activity of anti-PD-L1 antibody in patients with advanced cancer[J].N Engl J Med,2012,366(26):2455-2465.

[2] Hamanishi J,Mandai M,Ikeda T,et al.Safety and antitumor activity of anti-PD-1 antibody,nivolumab,in patients with platinum-resistant ovarian cancer[J].J Clin Oncol,2015,33(34):4015-4022.

[3] Chiang CL,Kandalaft LE,Tanyi J,et al.A dendritic cell vaccine pulsed with autologous hypochlorous acid-oxidized ovarian cancer lysate primes effective broad antitumor immunity:from bench to bedside[J].Clin Cancer Res,2013,19(17):4801-4815.

[4] Szender JB,Papanicolau-Sengos A,Eng KH,et al.NY-ESO-1 expression predicts an aggressive phenotype of ovarian cancer[J].Gynecol Oncol,2017,145(3):420-425.

[5] Tsuji T,Sabbatini P,Jungbluth AA,et al.Effect of montanide and polyICLC adjuvant on human self/tumor antigen-specific CD4$^+$ T cells in phase I overlapping long peptide vaccine trial[J].Cancer Immunol Res,2013,1(5):340-350.

[6] Nanda R,Chow LQ,Dees EC,et al.Pembrolizumab in patients with advanced triple-negative breast cancer:Phase

Ib KEYNOTE-012 Study[J].J Clin Oncol,2016,34(21):2460-2467.

[7] McArthur HL,Diab A,Page DB,et al.A pilot study of preoperative single-dose ipilimumab and/or cryoablation in women with early-stage breast cancer with comprehensive immune profiling[J].Clin Cancer Res,2016,22(23):5729-5737.

[8] Mittendorf EA,Clifton GT,Holmes JP,et al.Final report of the phase Ⅰ/Ⅱ clinical trial of the E75(nelipepimut-S) vaccine with booster inoculations to prevent disease recurrence in high-risk breast cancer patients[J].Ann Oncol,2014,25(9):1735-1742.

[9] Chen G,Gupta R,Petrik S,et al.A feasibility study of cyclophosphamide,trastuzumab,and an allogeneic GM-CSF-secreting breast tumor vaccine for HER2＋metastatic breast cancer[J].Cancer Immunol Res,2014,2(10):949-961.

[10] Ott PA,Elez E,Hiret S,et al.Pembrolizumab in Patients with Extensive-Stage Small-Cell Lung Cancer:Results From the Phase Ib KEYNOTE-028 Study[J].J Clin Oncol,2017,35(34):3823-3829.

[11] Lin S.J,Gagnon-Bartsch JA,et al.Signatures of tumour immunity distinguish Asian and non-Asian gastric adeno-carcinomas[J].Gut,2015,64(11):1721-1731.

[12] Cho J,Lee J,Bang H,et al.Programmed cell death-ligand 1 expression predicts survival in patients with gastric carcinoma with microsatellite instability[J].Oncotarget,2017,8(8):13320-13328.

[13] Eto S,Yoshikawa K,Nishi M,et al.Programmed cell death protein 1 expression is an independent prognostic factor in gastric cancer after curative resection[J].Gastric Cancer,2016,19(2):466-471.

[14] Schlößer HA,Drebber U,Kloth M,et al.Immune checkpoints programmed death 1 ligand 1 and cytotoxic T lymphocyte associated molecule 4 in gastric adenocarcinoma[J].Oncoimmunology,2015,5(5):e1100789.

[15] Muro K,Chung HC,Shankaran V,et al.Pembrolizumab for patients with PD-L1-positive advanced gastric cancer (KEYNOTE-012):a multicentre,open-label,phase Ib trial[J].Lancet Oncol,2016,17(6):717-726.

[16] Janjigian Y,Adenis A,Aucoin J-S,et al.Checkmate 649:a randomized,multicenter,open-label,phase 3 study of nivolumab(Nivo) plus ipilimumab(Ipi) versus oxaliplatin plus fluoropyrimidine in patients(Pts) with previously untreated advanced or metastatic gastric(G) or gastroesophageal junction(GEJ) cancer.J Clin Oncol.2017,35(4_suppl):213.

[17] Le DT,Uram JN,Wang H,et al.PD-1 Blockade in Tumors with Mismatch-Repair Deficiency[J].N Engl J Med,2015,372(26):2509-2520.

[18] Weiss GJ,Blaydorn L,Beck J,et al.Phase Ib/Ⅱ study of gemcitabine,nab-paclitaxel,and pembrolizumab in metastatic pancreatic adenocarcinoma[J].Invest New Drugs,2018,36(1):96-102.

[19] Le DT,Wang-Gillam A,Picozzi V,et al.Safety and survival with GVAX pancreas prime and Listeria Monocytogenes-expressing mesothelin(CRS-207) boost vaccines for metastatic pancreatic cancer[J].J Clin Oncol,2015,33(12):1325-1333.

[20] Posey AD Jr,Schwab RD,Boesteanu AC,et al.Engineered CAR-T Cells Targeting the Cancer-Associated Tn-Glycoform of the Membrane Mucin MUC1 Control Adenocarcinoma[J].Immunity,2016,44(6):1444-1454.

[21] Planes-Laine G,Rochigneux P,Bertucci F,et al.PD-1/PD-L1 Targeting in Breast Cancer:The First Clinical Evidences Are Emerging.A Literature Review[J].Cancers(Basel),2019,22;11(7).pii:E1033.

[22] Lheureux S,Braunstein M,Oza AM.Epithelial ovarian cancer:Evolution of management in the era of precision medicine[J].CA Cancer J Clin,2019,69(4):280-304.

[23] Raufi AG,Almhanna K.Immune checkpoint inhibitors for esophageal cancer:are we moving in the right direction [J]. Ann Transl Med,2019,7(Suppl 3):S102.

[24] Barsouk A,Rawla P,Hadjinicolaou AV,et al.Targeted Therapies and Immunotherapies in the Treatment of Esophageal Cancers[J].Med Sci(Basel),2019,7(10).pii:E100.

[25] Barsouk A,Rawla P,Hadjinicolaou AV,et al.Targeted Therapies and Immunotherapies in the Treatment of Esophageal Cancers[J].Med Sci(Basel),2019,26;7(10).pii:E100.

[26] Kagabu M,Nagasawa T,Fukagawa D,et al.Immunotherapy for Uterine Cervical Cancer[J].Healthcare(Basel),2019,17;7(3).pii:E108.